新時代に希望をもたらす
未来医療

サリー・カーク *Sally Kirk*
石原まどか＝訳
内山葉子＝医療監修

発達障害は栄養で良くなる

ヒカルランド

Hope for
the Autism Spectrum

すべての発達障害の子どもたちと、その子たちを愛する人々に捧ぐ

HOPE FOR THE AUTISM SPECTRUM by Sally Kirk

First published in the UK in 2009 by Jessica Kingsley Publishers Ltd.
73 Collier Street, London, N1 9BE, UK
www.jkp.comAll rights reserved. Printed in UK
Japanese translation published by arrangement with
Jessica Kingsley Publishers Ltd.
through The English Agency (Japan) Ltd.

医師監修にあたって

　この本は、自閉症スペクトラムのお子さんのいるお母さまが書かれた壮絶な子育て日記です。この本の作者に共感するのは、自閉症スペクトラムのお子さんがいる方だけではありません。慢性疲労、頭痛持ち、パニック障害、起立性低血圧もしくは起立性調節障害、アレルギー、月経困難症、精神の不安定、もしくは、思春期のお子さんなら〝病気〟とは言えなくても不安定な毎日を送っているでしょう。そんな子どもと奮闘している方には本当に他人事とは思えないこの母親の心の様子が手に取るようにわかります。なんとか苦しんでいる我が子を助けてあげたい、でもどうやったら？　自分でできることならなんでもしてあげたい、でもどのように？　そんな思いがどの親やサポートされている方にもあると思います。

　実は、今、アメリカだけでなく日本でも急増している発達障害の原因は、親の愛情の問題や遺伝の問題だけでは説明がつかなくなっています。遺伝子トラブルが一つの要因であることは、言えますが、それよりもはるかに問題なのが、環境因子（栄養障害、外からの毒、有害金属や化学物質、電磁波など）であるということが判明してきているのです。

　それなのに、未だに発達障害の治療といえば、向精神薬などの薬や療育であるのが実情です。

　しかし、この作者が出会ったバイオメディカル療法は、発達障害の実態である身体の問題（免疫力の低下、消化能力の低下による栄養吸収障害、身体・脳に起こっている炎症、不必要な薬などの使用、環境から入ってくる多くの毒、バランスを崩したために起こるホルモン異常やアレルギー）を改善することにより10年近く悪化の一途をたどっていた我が子を驚くほど改善させるのです。そして、希望を見つけて奮闘しています。

　私も10年ほど前から発達障害のお子さんたちにバイオメディカル療法（当時はそのような名前としてではなく、腸の改善、炎症の改善、食生活の改善、代替医療の取入れ、サプリメンテーション、ストレスケアなど）を用い始めました。すると、まったく目を合わせてくれない、言葉をほとんど発しない、いつも風邪や中耳炎などを繰り返していた子が、キラキラした瞳で「せんせー！」と元気よく、診察室に入ってくれるようになり、お熱もほとんど出さず、じっと診察のいすに座ってくれるようになるのです。こんな幸せな瞬間に立ち会えて本当に喜びでしかありませんでした。親御さんは、食事から生活からサプリメントから勉強から本当に大変ですが、その分しっかりと成果が出るので、本当に喜ばれます。

日本ではバイオメディカルや栄養療法をやられている医療機関は少しずつ増えてきてはいますが、まだまだ少ないです。そのため、海外に渡航されてまでこの治療を受けようと奮闘されている親御さんもいます。そしてこの本の中にもあるようにほとんどが英語の資料であってなかなか理解に苦しむことも多く、サプリメントや検査も簡単に日本で手に入ってできるものばかりではありません。

そんな中、この本では、作者は医療従事者ではないものの、大変詳しく、実践的に書かれています。専門家でないが故に、わかりにくい生化学反応や専門用語も彼女自身が工夫してわかろうとした表現で描かれていて、専門でない方でも楽しく学べる本になっています。

我が子や苦しんでいる周りの方、医療従事者やサポートをされる方に本当に参考になる本だと思います。ただし、内容はアメリカでのものですし、多くの説がある中の一説なので、参考にして、自分が助けてあげたい人に最も合う方法を選ぶことができれば作者のサリーさん、この本を翻訳して日本で出版したいと頑張られた石原さんも喜ばれると思います。

最後に、発達障害の症状は改善します。おもてに出ている行動異常や発達の遅れだけに目を向けるのではなく、身体の悲鳴を聞いてあげてください。療育が役に立たないと言っているのではありません。本文中に「画鋲の上に腰かけていたら、どんなに行動訓練をしても、じっと座っているのは難しい」という表現があります。私も親御さんやサポートされる方にお話しします。「あなたはインフルエンザにかかって高熱でふらふらしているときに初めて教えられる公式が頭に入りますか？」と。彼らの身体の中には炎症があるのです。不足している栄養があって生化学反応がうまくできず、代謝できていないのです。邪魔な原因を取り除き、炎症を鎮め、栄養を入れてあげて、代謝をスムーズにさせてあげれば子どもなら必ず成長が再開します。そのあとに療育をしてあげればとても役に立つのです。大人でもストレスが軽減されるのと、とても穏やかになってきます。

この本の監修ができたことを心から感謝して。

内山葉子

目次

第四部　発達障害のバイオメディカルな問題点とその治療法

カバーデザイン　坂川栄治＋鳴田小夜子（坂川事務所）
装画　オオノ・マユミ
校正　麦秋アートセンター
本文仮名書体　蒼穹仮名（キャップス）

はじめに

本書の内容はあくまで情報の一つであり、医療的な助言ではありません。著者はなんの医療の資格もないごくふつうの主婦なので、本書の内容を医療的な助言と受けとめたり、医師と議論したりすることは、どうかやめてください。医療的な助言や推奨は、しばしば論争の的になります。そして時代とともに変化します。

急速に研究が進み、日々進化しつつある発達障害の分子栄養学的療法《バイオメディカル》の分野では、なおのこと刻々と情報が進化しています。本書の情報も、お手元に届く頃にはすでに古くなっているかもしれません。けれども第二十九章で、最新の情報を入手できる情報源を紹介してあります。ほかにも詳しい医療的な情報の入手先はいろいろあります。たとえばあなたの主治医、いろいろな製品のパッケージ内の広告やウェブサイト、米国食品医薬品局《FDA》のウェブサイト（www.FDA.gov）など。また、ここで紹介する情報は完全なものではありません。実用性や有効性、副作用、リスク、経過観察、薬物やほかの因子との相互作用などに関しては、もうじゅうぶん厚い本なので、詳しい議論は割愛させていただきます。また、本書で述べた薬物治療や薬品のなかには、米国食品医薬品局《FDA》により、子どもへの使用や実用性が公的に認可されていないものもあることをご承知ください。

＊訳註　本書で紹介されているBiomedical Treatmentは、日本ではなじみがなく、ふさわしい訳語がまだないため、バイオメディカル療法と訳させていただきました。分子栄養学を用いて、代謝の改善をうながし、心身の機能を改善する治療法です。分子整合栄養医学《オーソモレキュラー》とも通じる新しい発想の医療です。

序文

発達障害の問題は、今や早急に対処すべき社会的な緊急事態になっている。発達障害と診断される人々が急激に増加したのは、過剰な診断や診断の変更、診断基準が変わったせいなどであると専門家たちは主張するが、現場の医師や教師、親たちは今の子どもたちの身になにかが起きていると気づいている。神経発達に障害のある子どもたちが、診療所や教室、近隣の地域にますます増えていると感じている。

一般開業の小児科医である私は、地域で診療を行うなかで、一九九〇年代半ば頃から、病気の子どもが多くなったと感じていた。湿疹、アレルギー、ぜんそく、小児糖尿病、ADHD、自閉症、いずれも数が年々増えている。私が働くバージニア州では、過去十五年間で自閉症は十一倍、ADHDは六十六倍になった。仮にその半分が過剰診断や誤診だとしても、やはり私たちの元気で生き生きとした子どもたちの身に、なにか恐ろしいことが降りかかっていると思わざるを得ない。

バージニア大学で小児医学を学んでいた頃、小児学科の設立に尽力されたバードソング博士の教訓の言葉を、私たち学生は繰り返し胸に刻みつけた。「赤ん坊をよく見て、母親の言葉に耳を傾けなさい」患者の話をよく聞くことで、互いに得るものは大きい。けれども医師に相談したことのある発達障害の子どもたちの親は、口をそろえて同じことを言う。医師が無関心、母親の頭がどうかしているように扱われる、技術も時間も足りない感じ。つまり医師がちゃんと話を聞いてくれないというのだ。それが本当なら、かれらは小児科医としての重要な掟を無視していることになる。第一に、注意深く患者の話を聞くこと。優秀な臨床医であれば、患者の話に耳を傾けることで、より良い治療をしてあげられるだけでなく、自分の技術も磨けることをちゃんとわかっているはずだ。

発達に課題のある子どもたちの親の話を聞いていて、私が強く関心を持ち、いったいなにが起きているのだろうと心配になったのは、「最初は健康そのものだったのに、突然、発達が後退した」というものだ。この十年間、私はたくさんのさまざまな臨床医、保護者、患者たちに出会い、医師としても個人としても、想像を超える経験を積ませてもらった。かれらもみな一様に、今の子どもたちにいったいなにが起きているのか、関心と懸念を抱いていた。

わが子が突然、発達障害になるのを目《ま》の当たりにした、聡明で献身的な親たちは、なにが原因なのか、わが子を回復させるにはどうすればいいのか、それぞれの探求をはじめた。わが子の健康と幸福のために身を捧げる親たちの粘り強さをあなどってはならない。発達障害のあるわが子の育児に疲労困憊しながらも、かれらは真夜中過ぎから明け方までパソコンに向かい、調べものに専心した。そしてそれぞれの専門知識を、発達障害のコミュニティに持ち寄った。看護師は、発達障害の外因的な引き金として考えられる要因について調べ、弁護士はワクチン訴訟の判例をまとめ、広告会社の重役は発達障害の啓発キャンペーンに取り組み、資金調達の専門家は発達障害に関する研究費を募り、研究者は発達障害を自分たちの科学的な研究の対象にし、医師は発達障害の子どもたちを診察するようになった。

私たちの発達障害に対する考え方は時とともに変化してきた。昔は母親の愛情不足が原因の精神病だとみなされていたが、その後、先天的な不治の脳障害とされた。しかし新しい解釈では、発達障害は遺伝的体質と環境因子、身体と脳、神経系の炎症と代謝機能の相互的な作用の結果であると考える。この新たな解釈により、この病気を治療できるという、胸躍る可能性が見えてきた。医学的な問題を体系的に調べ、治療をしていくと、ずっと閉ざされた世界にこもっていた子どもたちが、言葉や社会性に目をみはる回復を見せ、治療する私たちを鼓舞してくれるのだ。

本書では、類いまれな母親が発達障害のわが子と歩んだ道のりについて語り、ほかの大勢の子どもたちや家族にとって大いに役立つ知識を惜しみなく分け与えてくれている。発達障害の子どもが抱える医学的な問題について、わかりやすい言葉で解説し、家族がすぐにはじめられる安全な療法を教えてくれている。子どもの状態に合わせた良い栄養と特別な食事療法を紹介し、わが子の回復を願う親たちを力づけてくれている。

発達障害を抱える多くの子どもたちの苦痛を取りのぞいてあげられる治療法があるというのは、そうした子どもたちの家族にとってはまさに福音だ。これらの素晴らしい子どもたちを救うために、私たち医療の専門家は持てる技術を活かすべきである。研究成果を上げたいのなら、今現在、発達障害に苦しんでいる子どもたちを助ける治療の研究を優先させるべきだ。リムランド・センターの入り口には、目の高さに医師としての私たちの矜持《きょうじ》の言葉が額に入れて飾られている。「患者の言葉に耳を傾けよ」自分では説明することのできない子どもたちのために、本書で語られているサリーの言葉にどうぞ耳を傾けていただきたい。

エリザベス・マンパー医師
自閉症研究所主任医師
リムランド・センター創設者

本書の出版を可能にしてくれたすべての方に多大なる感謝を捧げます

まずは親愛なるわが夫、リッチに。最初はバイオメディカル療法に懐疑的でしたが、私たちの息子、ウィルの回復ぶりを見て、熱烈な応援者になってくれました。夫の温かい支えに心から感謝しています。本書の出版も「いざとなったら自費出版しよう！」と励ましてくれました。そして家族のみんなが〝象牙の塔〟と呼ぶ、私のパソコンとバイオメディカル療法に関する本が山ほど積まれた屋根裏の物置部屋に私がひきこもっている間、文句も言わず我慢してくれていた息子たち、アラン、ウィル、ルーカスにも心からの感謝を。

幸運にもジェシカ・キングスレー出版が、これは革命的な本だと認めてくれたおかげで、自費出版しなくてもよくなりました。社長のジェシカ・キングスレー、そして文章表現に磨きをかけてくれた情熱家で才能あふれる編集者のリサ・クラークとともに仕事をできて、本当に光栄でした。

自閉症研究所と〈Defeat Autism Now!〉の多忙な先生方にも、本当にお世話になりました。見ず知らずの私のために、快く耳を傾けてくださり、いろいろな専門家の方につないでいただき、私のつたない原稿に目を通し、医学的・専門的な記述をチェックしてくださいました、スティーブ・エデルソン医学博士、エリザベス・マンパー医師、ジョン・パングボーン医学博士に心より感謝いたします。

私の父、ウェイン・ストラードは、最初は小ばかにしていたものの、一番熱心な読者になってくれました。父の現実的で率直なコメントは、とても役立ち、自信を与えてくれました。そしてほかにもたくさんの家族や友人たち、知人たちが、原稿を読んで励ましてくれました。私の母（ナンシー・ストラード）と妹たち（ジニー・ポーレン、ローラ・カバノー）の協力のおかげで、子ども時代のおもしろいエピソードを盛り込むこともできました。マルシア・デルスク、ダイアナ・フィッシャー、アイリーン・アボット、パトリック・カバノー、エリザベス・リビー・ストラード、キャスリーン・ブッシュと黄色い大型犬。みなさん、本当にありがとう。

　なかでも息子のウィルに最大の感謝を捧げます。たくさんの人たちを救うために、プライベートを快く公開させてくれてありがとう。原稿を読んだウィルの感想は、「おもしろいね。ぼくはいいよ」という単純明快なものでした。この本が、本当は彼と私について書かれたものではないことを理解するには、まだ幼いのでしょう。

　じつはこれはあなたの物語です。あなたと、あなたの大切な人の。あなた方を救うために書かれた本なのです。

本書が書かれた理由と、本書に関わる人たちについて

　私は発達障害の息子を持つ母親です。あなたとあなたのお子さんが、道の先に待ちかまえるいくつもの落とし穴をよけて、最短の近道でより良い人生を送れるようにと願って本書を書きました。あなたはこうした子どもの親御さんか、もしくは教師、セラピスト、医療関係者、あるいは個人的に関心を持たれている方かもしれません。いずれにしてもどうか従来の常識を問い直し、じっくりと本書の内容について考えていただきたいと思います。

　バイオメディカル療法のおかげで、息子のウィルは驚くべき改善ぶりを見せ、かつてない快適な日々を過ごしています。その効果をこの目で見ていた私が、この療法の素晴らしさをこれから詳しく説明しますので、どうぞご期待ください。発達障害の真の原因は健康障害であると、私は確信しています。あなたも大切なお

子さんを助けてあげられるように、分子栄養学《バイオメディカル》的な問題とその原因、治療法について、できるだけわかりやすく説明していきたいと思います。発達障害とみなされたら、そのことをまず直視しましょう。バイオメディカル療法は万人に効くわけではありませんが、多くの人に有効です。私たちの大切な人の健康や脳機能や行動を改善するのに役立ちます。これを機会に、今までの医療に関する常識を問い直し、新たな希望を抱くことを、どうぞ選んでください。

　その前に、まず私の自己紹介から。私はイリノイ州シカゴのお隣、インディアナ州の片田舎で生まれ、両親と兄と二人の妹とたくさんのペットたちに囲まれて育ちました。やがてパーデュー大学へ進み、コンピュータ・サイエンスを学びました。そして同じくパーデュー大学で機械工学を学んでエンジニアになった、高校時代からの恋人リッチと結婚しました。

　リッチと私は地元で数年働いたのち、インディアナ州の端っこのエヴァンズヴィルの近くの町に移り住みました。私たちはその町でともに働きながら、〝家族計画〟への取り組みを開始しました。本書の物語はそこからはじまります。〝家族計画〟の成功により、三人の可愛い男の子が誕生しました。アラン、ウィル、ルーカス。わが家のLAW《法》(Lucas、Allan、Will)として知られる三人は、じつにいろいろなことを私たち夫婦に教えてくれ、思いもしなかったさまざまな道へと導いてくれました。

　わが家の次男ウィルは、生まれたときは健康優良児でしたが、一歳半から二歳頃に退行しはじめて発達障害になりました。それ以来、私たち一家は息子のウィルとともに、前人未踏の道なき道を歩んできました。曲がりくねり、山あり谷ありの険しい道のりでしたが、その厳しい旅のおかげで、私たち一家はみな大きく成長し、生まれ変わることができました。

　現在、長男のアランは十六歳（恐怖のティーンエイジャー！）、ウィルは十四歳（恐怖のティーンエイジャーがもう一人！）、ルーカスはめきめき成長期の十一歳。工場長のリッチは、余暇にランニングやゴルフや釣りを楽しんでいます。私はアランが一歳になるまでフルタイムで働いていましたが、その後はパートタイムになり、だんだんそれも減って、ときどき在宅で仕事を請け負う程度になりました。その代わり、家事に専念し、ウィルの世話にひたすら明け暮れていました。発達障害に関する本や資料を山ほど読み、数えきれないほどの会議や発表会や会合や講座に聴講生として出席し、ノートを取り、質問を重ねてきました。考察、分析、吟味、疑問、実験、反映の日々。ウィルとともにバイオメディカル療法に、セラピーに、教育に、交流活動にと幅広く取り組んできました。ウィルも自分から進んで、活動や勉強、セラピーに頑張ってきました。そうしたさまざまな試みのなかで、もっとも早く、めざましい改善が見られたのが、バイオメディカル療法です。

この旅のおかげで私は本当にたくさんのことを学びました。それをみなさんと分かちあいたいと思います。あなたとあなたのお子さんが、私たち親子が経験したような間違ったまわり道をすることなく、一番の快適な近道を行けるなら、本書を書いた努力は大いに報われます。この本を機会に、あなたの健康に対する常識が変わりますなら幸いです。

さて、私たちの物語をはじめましょう。

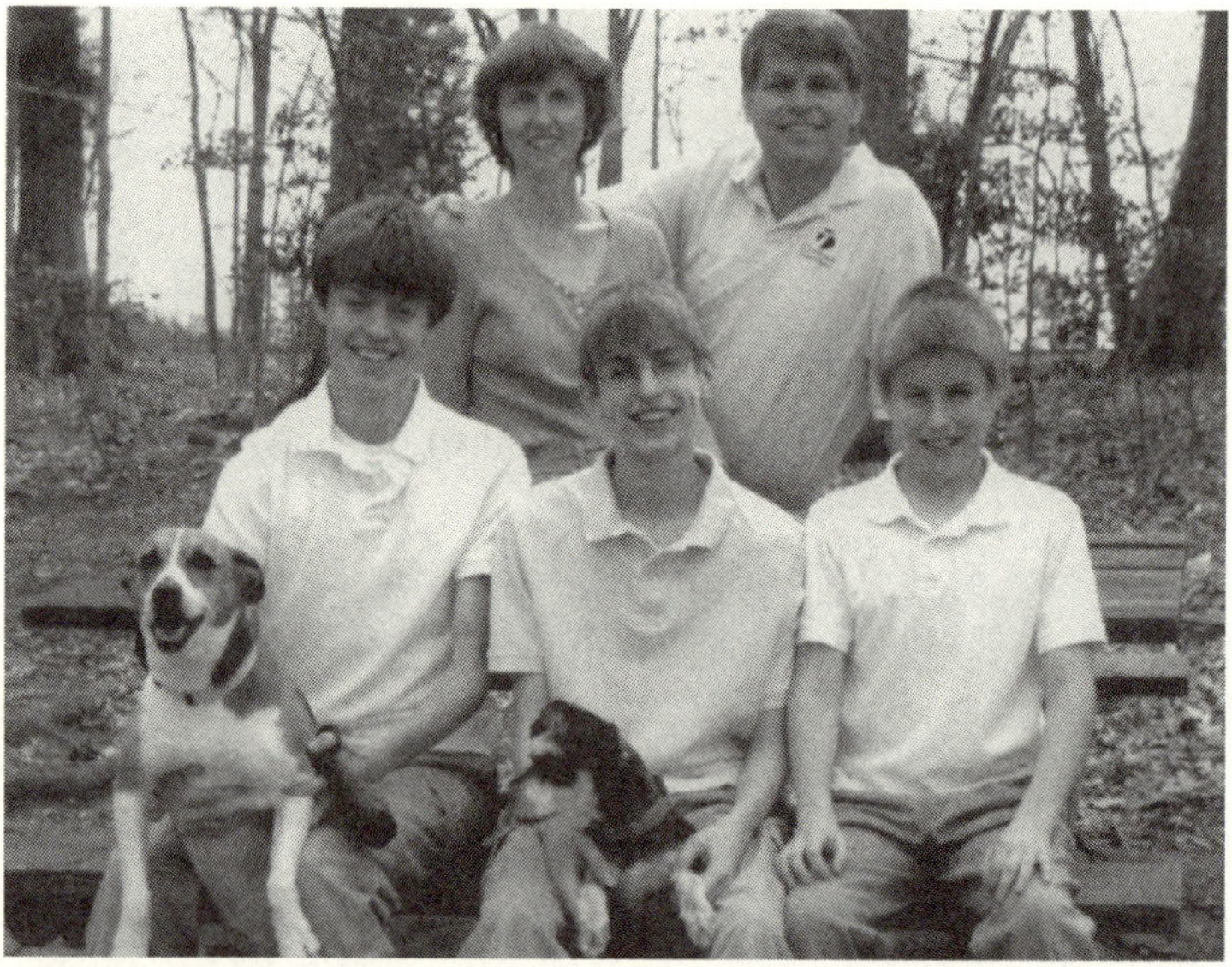

著者一家の写真　私たち一家。後列　サリーとリッチ。前列　アラン(16)、ウィル(14)、ルーカス(11)

第一章　これはなんについて書かれた本なのか？

この本には希望がつまっています。あなたとあなたのお子さんはきっと幸せな人生を送れます。この本を読んで、あなたがお子さんの心と体のしくみについて学び、働きかけていくことによって、あなたの人生も変わっていくでしょう。発達障害という旅路には、いくつもの障害物や天からの贈り物がちりばめられています。この本があれば、あなたはそれらの障害物をよけて、天からの贈り物をいち早く手に入れられます。あなたの身近に、このような人たちがいるなら、本書の内容がきっと役立つはずです。

○注意欠陥障害（ＡＤＤ）
○注意欠陥多動性障害（ＡＤＨＤ）
○広汎性発達障害（ＰＤＤ）
○アスペルガー症候群（ＡＳ）
○高機能自閉症（ＨＦＡ）
○自閉症

本書は、発達障害と診断されていなくても、なんらかの感覚や運動発達の問題、あるいは攻撃性や不安症など精神面での問題を抱えているお子さんたちにも役立つはずです。このような症状は、発達障害の先触れかもしれません。

でも大丈夫。発達障害につながる分子栄養学的《バイオメディカル》な心身の問題について親が学び、治療に取り組めば、退行を防ぐことができます。まずは親がしっかり学んで、強くなることです。子どもの状態を傍観していてはいけません。子どものために、親自身が舵を取って、潮の流れに立ち向かいましょう。あなたがお子さんの心配な行動や症状を治して、発達障害にならないようにするために、ぜひ本書を役立ててください（ちなみに、ある理由から発達障害になる子どもの四人のうち三人は男の子なので、本書では読みやすさもかねて、あえて〝彼〟と表現しています)。

本書は発達障害の子どもを持つ親や家族に向けて書いたものですが、教育関係者や療法士や医療の専門家、また発達障害と診断されている若者や大人にも役立つことと思います。

より良い人生のために、どうぞ取り組んでみてください。まずは心の問題、それから体の問題について説明していきます。

発達障害の子どもの心を理解する

子どもを助けるため、そしてあなた自身のためにも、子どもの心を理解することが重要な鍵です。理解とは目線の変換です。子どもと同じ目で世界を見れば、その子の行動の理由がよくわかります。理解は共感につながります。理解することで、不満や腹立ちはとけて尊重の念へと変わり、心からの励ましと感嘆の思いが湧いてきます。親子の関係がぐっと良くなります。理解することで、あなたとお子さんはチームになり、力を合わせて困難に立ち向かえます。まさに鬼に金棒です。子どものことをきちんと把握していれば、的確に助けてあげられます。目的は子どもを変えることではありません。子どもの行く道をはばむ障害物を取りのぞき、必要なときに手をさしのべることです。あなたのお子さんを健やかで幸福な最良の状態にして、持てる力を最大限に発揮させてあげてください。

本書では、おそらくあなたにはなじみのない新しい解釈やアイディアが紹介されています。また、親子の関係を改善するだけでなく、ほかの発達に問題のない兄弟との関係も良くできる実用的な方法も盛りこみました。さらに不安やパニック発作や社交性についての対応策も紹介しています。あなたとお子さんがより良い人生を送るためには、親自身が必要な知識を身につけなくてはなりません。おめでとうございます！　この本のページを開いたあなたは、もう学びはじめています。読み終わる頃には、役立つアイディアや有益な情報、サポートなどが得られる相談先や資料について、じゅうぶんな知識を身につけているでしょう。

サポートと言えば、あなたには心のサポートも必要ですね。わが家の苦難の旅をここでご紹介するのは、あなたの頑張りを認め、励ますためであり、今までとはべつの視点を提供するためです。まずあなた自身が精神的に健康であることが大事です。あなたが崩れてしまったら、子どもを助けるどころではなくなります。子どものためにも、あなたが元気でいてあげなくては。家族や友人のサポートはとても大事なので、それについてもお話しします。また、サポートが得られる相談先についても後述します。

なぜ体について理解するべきなのか？

　現在、発達障害の診断は、行動のみにもとづいて下されていることにご注目ください。残念ながらこの診断だけでは、そうした行動の医学的な原因はなにもわかりません。たとえば、もし私が兄にかみついたとして（行動）、それは私が兄に腹を立てているのか、狂犬病にかかっているのか、どちらでしょう？　行動の真の理由を知るには、詳しい観察が必要です。その結果、私は狂犬病だと判明したとします。あなたは、かみつく行為を抑える薬を処方しますか、それとも狂犬病（真の原因）の治療をしますか？　当然、狂犬病の治療ですよね。そうすれば、かみつく行為も含めて、背景にある身体の不調を治せるのですから。

　発達障害の子どもに、注意集中や抗不安や鎮静の薬を服用させることが、必ずしも悪いわけではありません。どうしても必要な場合もあるでしょう。けれどもそれはあくまで表面的な症状を抑えているだけだということを、わかっていてください。本来は、表れている症状のもとになっている医学的な要因に目を向けるべきなのです。ほとんどの人は（医療の専門家も含めて）、行動のもとになっている医学的要因を探ろうとはしません。行動や身体の状態を見ても肩をすくめ、「この障害はそういうものだから」と言うだけ。でも鵜呑《うの》みにしてはいけません。私の息子が驚くべき回復ぶりを見せたのは、行動を抑えたからではなく、根底にある分子栄養学的《バイオメディカル》な原因を見つけて、治療したからこそなのです。これはその驚きの効果について書かれた本です。つまり、バイオメディカル療法をはじめて一年九ヵ月のビフォー＆アフター物語です（十四章）。それまで何年も一生けんめい努力して、いろいろ試して、それでも悪くなるいっぽうだったので、この見事な回復ぶりには本当に驚きました。学習や行動療法も助けにはなりましたが、やはり健全な心身によって、はじめて効果があるものだと思います。

発達障害の体を理解する

精神面も重要ですが、発達障害ではとくに身体の問題が見落とされがちです。精神面だけを見て、身体の不調に目を向けないと、脳機能や発達障害の行動を改善するチャンスは失われてしまいます。子どもたちを助けるには、まず身体の問題を理解するべきです。そこを理解し、治療していくことで、健康状態や脳機能や行動を改善できるのです。

本書の大部分は、発達障害に共通する身体の問題の解説に費やされています。これらの問題は表面的には見えにくいかもしれませんが、どこに注目すべきかがわかれば、気づいてあげられます。子どもが示すさまざまな手がかりで、その子の謎を解いていくのです。問題について知り、どうしてそうなったかが理解できれば、この治療法がいかに理にかなっているものかわかるでしょう。バイオメディカル療法は安全で、効果的で、これまでにもたくさんの子どもたちを救ってきました。いくつかの章に分けて、そのいろいろな方法について詳しく説明しています。

子どもはそれぞれ十人十色なので、バイオメディカル療法に対する反応も一人一人違います。なかには驚異的な回復を見せて、発達障害の診断が外れる子もいます。www.autism.com で、回復した発達障害児の映像を見ることができます。いっぽうで、私の息子のように、大半の子どもは大きく改善はするものの、完治と言えるまでには至っていません。残念ながらほとんど、あるいはまったく進展が見られない子も少数います。幼い子ほど反応が早く、効果も大きい傾向にあります。最も有効な年齢は一歳半から五歳までとされていますが、それ以上の子どもも、あるいは大人であっても、改善の見込みはじゅうぶんにあります。十一歳でバイオメディカル療法をはじめた息子のウィルが、その生き証人です。まったくなにもしないより、何歳でもやってみて損はないと思います。

バイオメディカル療法についてまったく知らないという人は、十六章の「発達障害のバイオメディカルな問題とその治療法を理解する上で、知っておくべき背景」が興味深いと思います。この章では、発達障害の原因とその治療についての今の考え方を解説しています。また、治療に対する分子栄養学的《バイオメディカル》な解釈やアプローチについても論じています。そのあとの章で、基礎的な代謝、消化管、免疫システムなどにおける遺伝的体質の問題と、それに対する効果的な治療法を説明していきます。これらの章を読めば、あなたのお子さんのどんな身体や行動のサインに注目すればいいかを学べるでしょう。多くの場合、発達障害の一番の原因は、代謝障害にあり、十七章でそれを詳しく説明していきます。行動の背景にある身体の問題を治療することで、発達障害の症状は軽減できます。発達障害は治療できる、そしてさらに言えば、予防できる病気なのです。

バイオメディカル療法をはじめるときは、この療法をよく心得ている医師に相談しながら進めるのが望ましいでしょう。それでも、自分で行える療法もいろいろとあります。あなたさえその気になれば、いくらでもお子さんを助けられます。そのために参考にできる専門的な情報を詳しく書いておきました。

なんについての本か、もうわかりましたね？

これは希望について書かれた本です。手の届く、現実的な希望です。この本によって、あなたがお子さんの心と身体に本当はなにが起きているのかを理解し、ともにより良い人生を送れますように願っています。理解とは力です。あなたと大切なお子さんを救う力です。理解することで、困難をチャンスに転じられます。このチャンスをつかんでください。行動を起こしてください。本書の内容を実行することで、あなたのストレスは軽くなり、心が安定し、自分で状況をコントロールし、力を及ぼしていると感じられるようになります。そしてさらに、お子さんとの関係も良くなり、親としての喜びを実感できるようになるでしょう。

お子さんにとっては、ものすごいビッグ・チャンスです。本当の意味で理解され、尊重され、励ましと支えを得られたら、どんなにうれしいでしょう？　健やかな身体と健全な脳機能、情緒の安定、円滑な身体の動きを満喫できるとしたら、どんなに素晴らしいでしょう？　幸福感、明晰さ、自尊心、社交的な楽しみを、ぞんぶんに味わえるとしたら？

人生を好転させることは可能です。私がこの目で確かめました。ほかにも成功した人がたくさんいます。あなたの手の届くところに、その可能性はあるのです。

あなたも理解をチャンスに変えて、より良い人生を実現させてください。そう、ここには希望があります。その希望を見つけて、あなたとお子さんのために活かしてください。

　お子さんが発達障害と診断されたばかりの親御さんへ。この診断名は本当に憂鬱なものです。あなたとお子さんの頭の上にいつも重たい雲がたれこめているような気分だと思います。でも本当は違うんです。私の息子は数年前に発達障害と診断されましたが、その頃とは想像を絶する回復ぶりです——ときに変化は横ばいになり、また飛躍的に改善し、たまに後戻りしたりしながら、それでもめざましい改善の可能性があることをどうぞ知ってください。あなたのお子さんにもその可能性はあります。お子さんにとって親であるあなたは、世界一強い味方です。診断名を一生の宣告などとあきらめないで、あなたとお子さんがより幸せな人生を送るための、回復の旅のはじまりだと思ってください。ときには険しい道もあるけれど、親の愛はそう簡単にはへこたれません。挫《くじ》けそうになっても、わが子への愛がいつも私を前へ進ませてくれました。楽な旅ではないかもしれませんが、親子のかけがえのない強い絆できっと乗り越えられます。あなたたちもその絆で結ばれているのですから。とりあえずの旅支度としては、それさえあればじゅうぶんです。

第一部

模索の年月

第二章　育児のすべては順調そのものだったが……

〈幸福な日々〉

一九九三年八月、夫のリッチと私は大きな喜びとともに、元気な赤ちゃんを授かった。ウィルはとても愛らしく、その産声を聞いて、この子が健康に生まれてきたことに感謝と歓喜の思いが胸にあふれた。リッチは親戚や友人に手当たり次第に電話をかけまくり、たった今息子のウィルが、体重３２３１・８グラム、身長52・７センチで生まれたと報告していた。誇らしげにお兄ちゃんのバッジをつけた二歳のアランは、赤ちゃんの弟を歓迎していいものか、内心で決めかねているようだった。

長男のときと同様に、正常な妊娠で、きわめて順調に臨月までを過ごした。幸運なことにつわりもまったく経験せず、血圧も血糖値もつねに正常値で、足のむくみもなかった。もちろん、日々大きくなるお腹に住人を抱えての生活は楽ではないが、恐ろしい病気や事故は一つも起こらなかった。けれども最初の分娩では、そのつけがまわってきた。アランのときは気が遠くなるほど何十時間も陣痛に苦しみ抜いたあげく、最後は帝王切開の緊急手術で生まれた。医師には〝異常な分娩経過〟と言われたが、平たく言えば自力では生めなかったわけだ。オーケイ、それは認めよう。ふだんは負けず嫌いの私だけれど、このときばかりは可愛い赤ちゃんを無事に取りだしてもらえて、心の底から安堵《あんど》した。そんなわけで、ウィルの出産のときも帝王切開にしようと決めていた。そしてウィルは帝王切開で無事に生まれ、入院中もなにごともなく過ごし、ごくふつうに退院して自宅へ戻った。

ウィルは驚くほどいつもごきげんで、育てやすい赤ちゃんだった。よく飲み、よく眠り、たまにぐずっても、あやせばすぐにきげんをなおしてくれる。二歳頃まではそんな明るく穏やかな性格だった。

〈小児科医とは大の仲良し〉

まじめで良い母親の見本のような私は、子どもが少しでも具合悪そうだと、すぐに小児科に駆けつけた。乳児健診も定期予防接種も、一度たりとも欠かしたことはなかった。わが家の大事な宝物が風邪をひこうものなら、お医者さんに抱えていって、必ず抗生物質をもらって帰ってきた。

ウィルが生後二ヵ月になると、私は週に三日だけ、仕事に戻ることにした。託児所はいいところで気に入っていたけれど、ばい菌どもの巣窟《そうくつ》でもあった。どれだけ家庭で清潔を心がけてもムダ。一部屋に八人の赤ちゃんが一日中いたら、咳、鼻水、よだれでばい菌がぐるぐる循環するのは必然だ。ウィルもしょっちゅう耳の感染症や口腔《こうくう》カンジダ症（うえっ！　私の赤ちゃんの口の中のこの不気味な白い斑点はなに？）にかかっていた。それともちろん、あっという間に広がる伝染性の結膜炎。目が真っ赤になるので、見ればすぐにわかる。家族の誰かがなると、〝はやり目〟という名のとおり、延々とうつりまくる。うちの子どもたちは、判で押したように全員が同じ病気になったが、口腔カンジダ症を繰り返していたのはウィルだけだった。でもそれはしかたのないことで、なんとか対処をする、そういうものでしょ？　乳幼児を持ったいていの親たちは、そうやって三歳くらいになるまで、抗生物質をもらいに小児科へお百度参りを繰り返す。

ウィルは四ヵ月のときに、なんとヘルニア（脱腸）になってしまった。いったいどうして？　重量挙げをしたわけでもないのに。こんな赤ちゃんに手術を受けさせるなんて。ええ、どうせ私はひどい心配性の母親ですとも。実際、病院の廊下を手術室へ向かう間も泣きわめきながらウィルのそばを離れず、優しい看護師さんになだめられて、手術室の外へ閉めだされたほどだ。だってどうにも耐えられないことって、誰にでもあるでしょう？　それはともかく、ウィルはとっても勇敢で、お腹を切る手術にもひるみはしなかった。なんて強い子なの！

それからまた、兄弟のなかでウィルだけが何週間もつづく慢性的な下痢をよく繰り返していた。小児科医は〝乳幼児の下痢症〟だからいずれ治まると言い、そのとおりになった。

〈いくつかの発達段階——見た目はすべて順調〉

生後四週間から五週間で、ウィルはにこにこ笑うようになった。周りから早いわねと言われ、この子は天才かも、と私は浮かれた。とくにウィルの笑顔はとびきり愛らしくて、えくぼとキラキラお目々にうっとりさせられた。まあ、どの母親もわが子の笑顔が最高だと思うものだけど。でもそれは本当にそうなのだからしかたない。

ウィルが言葉を発するようになったのは一歳頃で（あーあ、バイバイ、わんわん）、8ヵ月でハイハイをはじめ、一歳三ヵ月ぐらいで歩きはじめた。育児書に書いてあるよりは遅めだが、上の子もそうだったので、とくに心配はしなかった。むしろ私は、歩きだすのが遅いほうがありがたいと思っていた。床を這《は》っているうちは、まだ手はかからない。私の妹ローラの子はまるでターザンみたいで、七ヵ月でもう歩きはじめ、引きだしを足がかりにカウンターの上でもなんでも登ってしまうのだ。とにかく危険にまっしぐら、一日に何百回も両親は決死のレスキューを繰り返していた。その愛すべき甥っ子のために、ローラの家では椅子という椅子は床に倒してあり、必要なときだけ起こして座るようにしていた。椅子が空いたら、また床に倒しておく。すべてのドアはきっちり閉められ、人類が知りうるかぎりのありとあらゆる危険防止策が、ローラの家では日々、このちびっ子ターザンによって試されていた。そんなものすごい赤ちゃんもいるのだ。妹の家で可愛い甥っ子に会うたび、うちの子は歩きだすのがゆっくりでよかったと胸を撫で下ろしたものだ。

ウィルが一歳四ヵ月の頃、わが家のクリスマス・レターにはこんなふうに書いた。「ウィルはお兄ちゃんに憧れていて、なんでも指さし、食べ物で芸術的なフィンガー・ペイントと、ヘアメイクをするのが大好き」この頃の家族で撮ったビデオを見返してみると、すでに協調性運動や注意集中に問題があることがうかがえる。でも当時はふつうに成長しているものと誰もが思い、なんの疑いも抱いていなかった。

〈やがて暗雲が〉

最初にウィルの発達が気になりだしたのは、一歳半から二歳になる頃だ。歩き方がへんてこで、すぐにバランスを崩してしまう。当時、友人にウィルと同い年の女の子がいて、その子はコーヒー・テーブルによじ登り、両手を使わないで立つことができた。ウィルにはそんなバランス感覚はまるでない。あまりの違いに、はじめて「どこかおかしいのかも？」という疑念が頭をもたげた。もとは楽天家の私だが、この頃から心配性の母親になりはじめた。思えばあれが発達障害の〝旅路〟のはじまりだった。

〈当時、受けられたらよかったと思うテスト〉

九年前のその頃以来、一歳半の幼児のための発達障害を診断する簡単な心理テストの開発が進められてきた。幼児自閉症検査（注釈：ＣＨＡＴ。日本では現在Ｍ－ＣＨＡＴという修正版が使われます〈日本語版あり〉）と呼ばれるもので、小児科医が一歳半の乳幼児健診で使用するように考案されたものだ。じつはとても簡単なテストで、子どもの知らない誰かに手伝ってもらえば、親でも自宅で行える。心配な結果が出たら、医師に相談することをお勧めする。ＣＨＡＴは、両親向けの九項目のイエス・ノー解答式の質問と、小児科医向けの五つの観察項目から成っている。両親向けの質問は「あなたのお子さんは人さし指で物を指さし、それがなにかたずねますか？」とか「あなたのお子さんは高い高いをしたり、膝の上で跳ねさせたりすると喜びますか？」など。小児科医向けの観察項目は、「診察の間、子どもと視線が合うか？」など。“Childhood Autism Test”で検索すると、www.AutismNDI.com やほかのウェブサイトで、このテストの親への質問や医師の観察項目を見ることができる。

ウィルの発達が心配になりだした頃、この簡単で有効なテストがあれば、早期に正しい対応ができたのにと悔やまれる。

第三章　はじまりは運動発達の遅れから

〈トラウマ的体験〉

二歳児健診で、私はウィルのチャップリンみたいな歩き方について医師に相談した。骨盤と脚のレントゲン検査では、なにも異常は見つからなかった。半年後、私は指示どおり再診に連れて行った。ウィルのおかしな歩き方は相変わらずで、運動機能の発達に遅れがあるようだと医師は言った。なんだか恐ろしいことになってきた。私は恐いのが苦手で、ホラー映画も大嫌いなのに。

小児科で、運動面、作業面、言語面の療法士による総合的な検査を受けることになった。私は結果に愕然とした。私の大事なウィルには明らかな発達の遅れがあった。いつもごきげんで可愛らしいよちよち歩きのわが子が、この先ずっと同じことをするのにほかの子の二倍も努力しなければならないという厳しい事実を、とうてい受け入れられなかった。遊び場は公平なところではない。発達の遅れがあることなど、誰も考慮してくれない。みぞおちの辺りがぎゅっと痛くなった。こんな愛らしい幼い子なのだから、人生は公平であるべきだ。冷たい現実に私はつぶされそうな気がした。でもウィルのために、母親の私がしっかりしなければ。私は自分を励ますとき、いつもこんなふうに言う。「オーケイ、サリー。気を確かに持って。世界の終わりじゃあるまいし、誰も死んだりしない。たまには望みどおりにいかないこともあるわ。でも負けるものかと思って、できる努力をするの。セラピーを受ければ、ウィルの発達もきっとほかの子に追いつく。遅れがあったことなんて、大きくなる頃には忘れているわよ。気を引き締めて、飛びこみなさい。荒波もいずれは過ぎ去っていく。さあ、めそめそしないで。泣いてもなんの役にも立たないんだから」

もしあなたがこのようなトラウマ的体験のさなかに

いるのなら、その気持ちが私には手に取るようにわかる。本当につらい時期だと思う。でもなぐさめになるかどうかわからないが、最悪の瞬間はわりとすぐに過ぎて、あなたは慣れるだろう。頭上の黒雲はあたりまえの存在になる。慣れれば楽しい日もある。時間をかけてショックを乗り越えたら、前へ進もう。これは〝旅〟だということを覚えていてほしい。最初の診断ですべて終わりだなんて、どうか信じこまないで。ウィルは何年もの間に診断名が三回も変わり、今後も変化があるかもしれない。その道筋には重要な発見や出来事がいろいろとあった。でもそれはいいニュースだ。一歩進むごとに、あなたはお子さんを助けてあげるための知識を身につけるわけだから。最初の診断に動転しないで。それはお子さんの状態にあなたが気づくためのヒントにすぎず、まったく間違っている可能性もある。まずは気づくことがスタートだ。モノポリーのスタート地点にコマを置いたばかりだと思ってほしい。これから進むいくつものマス目に、手助けや治療や障害物の取りのぞき方の秘密が隠されている。

〈私はできる、私はできる……〉

運動発達の遅れが認められたウィルは、州立の早期療育を行う保育施設に入園できることになった。毎週、運動療法（粗大運動機能）と作業療法（微細運動機能）と言語療法が、月曜から金曜の午前中の保育時間に組み込まれていた。専門の教育を受けた有能な保育スタッフが、言語、認知、自立、社会性、感情面などに特化したスキルを身につけさせてくれる。しかもすべて無料。早期の療育はきわめて重要であり、州立の幼児療育施設の職員はそのことをよく心得ていた。インディアナ州に祝福あれ！

小学校にうまく適応するためには、ウィルの手先の動きを良くすることがとくに大事だと感じていた。字を書いたり、ハサミで切ったり、道具を使ったりするのに、手先の器用さはどうしても必要だ。さもないと、ウィルはどうやって先生が見ていない隙に手早く紙を丸めて投げつけられるだろう？　まあ、それは冗談として、ＯＴは必須の訓練で、ＯＴとはOccupational Therapy（作業療法）の略である。ほらね、私ったらこんなに専門用語に詳しくなっちゃって。そのＯＴを多めに受けさせようと、療育施設のほかに個人の作業療法士のもとへウィルを毎週通わせていた。療育施設が夏休みの間は、自腹でセッション料を払っていた。少しでもウィルがほかの子に追いつけるように、動作のスピードを上げさせようと、私たちは一生けんめいだった。

療法士の人々や療育施設の先生たちと日々接するうちに、私は〝感覚統合〟や〝固有感覚〟や〝前庭系〟などという難しい概念や言葉が渦巻く、ミステリアスで興味深い世界へと迷いこんでいった。ボードに並んだボタンをはずすと、おやつが取り出せる訓練用のおもちゃを買って、ウィルに練習させた。ウィルが使うコップやボウルは、ストロー付きの派手派手なデザインに変わった。お風呂場の壁には、シェービング・クリームを塗りつけるようになった。はたから見たら、さぞかし妙な母親だったに違いない。食料品店の客たちは「あの女の人、どうしてあんなちっちゃな子に、出入り口のドアを自分で開けさせようとやっきになっているのかしら？」と首をかしげていたことだろう。

そうした療育的な訓練のおかげで、ウィルは健常な子どもたちに大きく後れを取らずにすんだのだと思う。決して追いつくことはなかったけれど。しかし運動の遅れをべつにすれば、ふつうに発達しているようで、物覚えも良く、形や動物、色の名前もちゃんと言えた。ほかの幼児たちとも仲良くできたし、食事や睡眠も問題なく、絵本をひっきりなしに私たちのもとへ持ってきて、読んでほしいとせがんだ。動物が大好きなウィルは、動物園へ連れて行くと大喜びで、しょっちゅうわが家のかわいそうな我慢強い犬たちに熱烈なハグをして困らせていた。少したつとビデオの面白さを知ってしまい、ほかの有益な遊びをさせようと、テレビの前から引っぺがすのに苦労した。わが家ではバットマンは無敵のヒーローだった。いかにもわんぱくな男の子が好きそうなものばかりだ。

第四章　話がますます込み入ってきた

〈なにかが起きている〉

わが子の様子がなにかふつうとは違うときの、なんとも不安な気持ちを、あなたは味わったことがあるだろうか。私はある。それも一度だけではない。しかし小児科医に相談しても、肩をすくめるだけ。どうしようもない、と開き直っているように私には思えた。しかたなく私は、ひたすら息子を見守り、不安を抑えこもうとした。でもいっこうに胸騒ぎは静まらず、焦りはつのるいっぽう。そこで報告書を作成しようと思い立ち、ウィルが実際に困難を抱えていて、専門的な詳しい検査を必要としていることを医師に証明できるような、ウィルの問題行動をリストにまとめた。でも今思うと、最高裁判所へ提出するわけでもあるまいし、私は手間をかけすぎたかもしれない。一つでも確実な証拠を示して、いつもの小児科か、べつの医者にもう一度診察をしてもらい、専門の病院に紹介してもらうよう頼めばよかった。本当は、もたもたしている場合ではなかったのだ。

〈医師への過信〉

この際だから、ついでにお節介な助言を一つ。あなたの主治医の言葉を鵜呑みにしてはいけない。医者はほかにいくらでもいるし、すべての医者がまったく同じ意見とはかぎらない。そんなのは今や常識だろう。でもこの当時の私は、かかりつけの小児科医をあてにしすぎていた。小児科医が肩をすくめたら、どうしようもないのだと思っていた。〝私たちは運が悪かったのだ。この状況に慣れるしかない〟とあきらめ、運動発達に遅れが出た理由も知ろうとしないままだった。一九九六年当時、インターネットはまだ今ほど普及していなかった。そして私も、かかりつけの小児科医以外に、情報を求めようという発想はなかった。べつの小児科に行くことも考えたが、それで治るともかぎらない。ましてや保険外の治療など考えもしなかった。経済的にまったく余裕がないわけではなかったのに。

私は自分の常識にとらわれすぎていた。医者は専門家だから知識も経験もあり、子どもの病気のことならなんでも知っていると思いこんでいた。だってお医者さんは何年間も医学部に通って、身体や脳の勉強をしていたわけでしょう？　ウィルみたいな問題のある子どもを、毎日数えきれないほど診ているんでしょう？　その子たちを日々〝治療〟しているんだから、有効な方法があれば、当然わかっているはずよね？　医学雑誌の論文もいろいろ読んで、学会とかに出席しているんでしょ？　それは専門的な知識や最先端の医療に精通しているってことじゃない？　それにひきかえ、いったい私になにがわかるだろう？　なんにも。でも大学で心理のゼミを取っていたから、脳の仕組みについての知識はゼロではないけど、ネズミの迷路や犬のよだれについて学んだところで、ウィルの治療に役立つとは思えない。私の医学的、心理学的ノウハウは、もっぱら応急救護の講座で習ったことと、テレビ番組から仕入れたにわか知識にかぎられている。そんな私が、経験豊富な専門家である医者をさしおいて、どんな判断ができるというのか？

さらにこうも思っていた。もしもその小児科医の専門外で、ウィルのような子を治療してくれる医療機関があるなら、きっと知っているはずだ、と。でもそんな期待をしてはいけない。お医者さんも人間だ。土曜の夜につまらない医学論文を読みたくない気持ちはよくわかる。それになんらかの効果的な治療法を小耳に挟んでいたとしても、自分は疑問を抱いているので患者には勧めないという場合もあるだろう。なにごとにも慎重さは大事であり、医者というのはたいてい保守的な人々だから。その効果的な治療法が〝代替医療〟と呼ばれるものであれば、もっと一般的に認められてからでないと、患者には勧めないだろう。でも私は、ただ肩をすくめられるより、少しでも役立つ情報をくれるほうがどんなにいいかと思う。これはあくまで個人的な意見にすぎないけれど。

〈報告書は完璧な仕上がり〉

ともかく、ウィルが四歳に近づく頃には、私は半狂乱になっていた。まだ赤ちゃんみたいによだれをたらし、トイレトレーニングも成功率ゼロ。〝おしっこが出そう〟という感覚がわからないのか、いつも突然もらして、まわりだけでなく本人もびっくりという状態だった。ほかにも心配なのは、いくつかの選択肢をたずねると、決まって最後の言葉を選ぶこと。質問の順番を変えてたずねても、最後に言った言葉を繰り返すだけなのだ。注意集中力にひどくムラがあるのも、不安でたまらなかった。言葉は話せて、直接的な質問には答えるけれど、それ以上の会話はまったくつづかない。それに話題は今この瞬間の出来事についてだけで、少し前のことはすべて灰色の霧に包まれ、なに一つ思い出せない。マルチタスクの指示に従うのも難しかった。たとえば、おしっこをするのに「トイレに行きなさい」ではわからず、トイレに連れて行き、「便座を上げて」「パンツを下ろして」「はい、おしっこして」など、一つ一つそばで指示しないとだめ。さらにもっと心配だったのは、家のなかでしょっちゅう迷ってしまうこと。もちろん、わが家はお城ではない。運動発達の遅れがあるのはしかたないとして、知的な問題となるとまたべつだ。私は恐怖にあわてふためいて小児科医のもとへ駆けこんだ。医師はすぐさま小児神経科医に紹介状を書いてくれた。

ここでぜひ、お伝えしておきたい。当時、この愛しいわが子はきっと一生自立できないだろうと思っていた。けれど今、十四歳の息子の驚きの成長ぶりを見ていると、自立も決して夢ではないと思う。だからあなたが旅のどの地点にいるとしても、絶対にあきらめないで。治らない障害だからと、無理に〝事実を受け入れる〟必要はどこにもない。どうか未来を見て、歩きつづけてほしい。道の先になにが待っているかは、誰にもわからない。でも私の経験から言えば、当時と今では、ものすごい進展があったことは確かだ。

〈治った――かに見えたのだが〉

私には、正義のヒーローと呼ぶべき存在がいる。しかもその人は、現実にいる生身の人間だ。私たち親子は、幸運にも何人かのそうしたヒーローとの出会いに恵まれた。この小児神経科医もその一人だ。ご本人はヒーローのつもりなんてなかっただろうけど、私たちにとってはまさに正義の味方だった。あのとき、不安と恐怖のかたまりと化した私たち親子は、小児神経科という未知の世界に、恐る恐る足を踏み入れた。その診察は、私たちにとってきわめて重大なものだった。医師になんと言われるか、私は恐ろしくてたまらなかった。彼は私たちの運命を文字どおりその手に握っていたのだ。

一見するとごくふつうの若い医師だったが、彼はたまたま睡眠外来で研修医を務めた経験があった。そこで彼の問診はまず睡眠についてだった。それならなんの問題もありません、ウィルはとにかくよく寝る子で、ベッドに寝かせたら十二時間はぐっすりです、と私は答えた。そのうえお昼寝もします。いびきはかきますか？　ええ、そうですね、三バカ大将みたいに［訳註　米国のドタバタ喜劇の三人組］。じつは……父親ゆずりのようで……。私は正直に答えた。寝返りはよくしますか？　はい、それはもう、四方八方に転がって、一緒に寝たらカンフー・パンチを浴びせられて、眠るどころじゃありません。注意集中に問題はありますか？　はい、いくつか書きとめてきました。

問診が終わる頃には、私たちの胸に希望が湧いてきた。ウィルは睡眠に問題があり、それがいろいろな症状の原因になっているようだ、と医師は考えていた。深い眠りに入ると、なんらかの理由で呼吸が妨げられ、なんとか息をしようといびきをかくのだろう。寝返りが多いのも、呼吸がしづらくて熟睡できず、少しでも楽に息をしようと無意識に姿勢を変えているのだろう。そうした睡眠の質の悪さを量で補うしかないので、長時間寝ているのだ。かわいそうに、ウィルは歩くゾンビも同然だったなんて！　一晩中眠れず、翌日も起きていなければならなかったら、頭がぼんやりとして、なにをするにもうまくいかないのはあたりまえだ。こんな幼い子が、毎日毎日ずっとそんな状態で、よく頑張っていたものだ。夫のリッチと私は期待に胸を躍らせた。それがウィルの困難の原因だったのか。とても理にかなった説明だし、それなら治る見込みもありそうに思えた。

ウィルは病院に一泊し、コードにつながった小さな吸着カップを頭にいくつも付けて、一晩の睡眠状態を観察することになった。その結果、ウィルは睡眠時無呼吸症候群だと判明した。寝ている間に何度も無呼吸状態、あるいは呼吸が浅くなってしまう睡眠障害で、ひどいときは一晩に三〇〇回近くも起こり、睡眠の質が悪く、血液中の酸素濃度も低下してしまう。

病院での二度目の検査は、ウィルに麻酔をかけて行われた。先端に極小のカメラが付いたチューブが、ウィルの鼻から喉へ挿入された。グロテスクな眺めだが、とても興味深かった。極小カメラが気道を進んでいく様子が映しだされる画面を、私は食い入るように見守った。麻酔による深い睡眠状態で、気道は扁桃腺《へんとうせん》とアデノイドのあたりでひしゃげていた。ところで、アデノイドっていったいなに？　ともかく扁桃腺のそばにぶら下がっている、なんかいらないものらしい。そのアデノイドと扁桃腺が、ウィルの閉塞性睡眠時無呼吸症候群の原因になっているという。発達障害の子どもは閉塞性睡眠時無呼吸になる確率が高いということを知ったのは、それから十年ほどたってからだ。対処法はじつにシンプル。悪者を取りのぞいてしまえばいい。そこで私たちはそうすることにした。実際は外科医が手術で取ったわけだけど。

すると、速効でめざましい効果があった。ウィルのよだれが止まり、聞かれた選択肢の最後の言葉を繰り返すのではなく、ちゃんと選べるようになった。手術から二週間ほどすると、長いセンテンスの言葉を話せるようになり、マルチタスクの指示も実行できて、なんと、トイレトレーニングもうまくいくようになった！　これらの注意集中、記憶、思考の画期的な改善に、私たちは心躍らせた。手術からわずか二週間で、ウィルは会話をできるようになり、過去のことも思い出して話せるようになったのだ。療法士からも、ウィルは前より積極的に活動に取り組み、成功率も上がってきたと報告をもらった。それもこれも障害物を取りのぞいたおかげだ。ウィルを押しつぶしていた巨大な氷山をどけてあげたからなのだ。ドクター・ヒーローによれば、半年もすればふつうの子に追いつくだろうとのことで、私たちは天にも昇る心地になった。病院の雑誌にウィルの特集記事が載り、夕方のニュース番組で紹介され、一時はちょっとした有名人だった。そして平穏な日々が戻ってきた。ところで、その頃、わが家には三人目の男の子が誕生していた。当時一歳半のルーカスもそれは可愛らしく、ウィルはお兄ちゃんと赤ちゃんの弟の両方から刺激を受けて、これからは順調に成長していくに違いなかった。

〈楽園にさす影〉

手術から七ヵ月後、ウィルの状態がふたたび悪化したときの、私たちの落胆ぶりを想像いただけるだろうか。何ヵ月も完璧だったトイレトレーニングを失敗するようになり、とても疲れやすく、食事どきの会話もまるでかみあわなくなった。バットマンだけがウィルのお気に入りの話題で、私たちがほかのことを話そうとしてもまったく受けつけない。家族の誰かが話している最中でも、大きな声で切れ目なくしゃべり、同じ内容を何回も繰り返す。まわりのことなどおかまいなしで、自分の世界にだけ没頭する様子を見ていると、とても不安になった。学習能力も目に見えて低下し、注意散漫さが目立ってきた。療育施設の保育士たちからも、注意欠陥を指摘された。面と向かって三、四回、名前を呼んでやっと反応することもあり、その際は、保育士がこっそり忍び寄って耳元で鍋のふたを鳴らしたかのように、飛びあがって驚くのだそうだ。なんとかしなければいけないのは火を見るより明らかだが、いったいどうすればいいのか？　私たちはあわててドクター・ヒーローのもとへ舞い戻った。また睡眠時無呼吸症候群がぶり返したのかもしれない。私たちの正義の味方は、ふたたび睡眠の検査をしてくれたが、まったく異常はなかった。彼は小児精神科医に紹介状を書いてくれた。

〈ケース・マネージャーとしての初の症例報告〉

小児精神科での診察は一筋縄ではいかないとわかっていた。今回のウィルの問題は、手術すれば治るたぐいのものではない。私のほうから積極的に関わって、情報を提供していく必要がある。そこで心配な点をなるべく簡単にわかりやすくワープロでリストにまとめた。わが子のケース・マネージャーを務めるからにはこれも大事な仕事だ。医師が見てすぐに的確な治療を行えるよう、完全無欠で正確、かつ簡明でわかりやすい報告書でなければならない。医師が知るべき内容を前もって入念にまとめておけば、それを見るだけでいいので、重要な情報を伝え忘れることもない。漠然とした気持ちでただ不安を訴えるだけでは、診断も治療方針もはっきりしないまま、帰されるはめになる。それではなんの意味もない。それに書面にまとめておけば、この時期にこういう問題があったという記録として残しておける。記憶はあてにならないが、紙に残しておけば保護者や医師にとって、将来貴重な情報源として役立つかもしれない。私自身、書いた当時は予想もしていなかったけれど、これらの記録が今とても役立っている。

そうした記録のなかで、一番心配な問題は大きな字で目立つように書いた。たとえば〝ウィルの注意を向けさせるのはひどく困難。注意を向けたとしても、理解力と記憶力がひどく乏しい〟さらに四つの問題点を挙げ、各々に二つ、三つの具体例を記しておいた。

〈小児精神科の大先生ご登場〉

予習をきちんとやっておいたので、小児精神科医との面談は非常にうまくいった、と言えたならどんなにいいだろう。けれど今回、幸運には恵まれなかった。診察はごく短時間で、精神科医は私が入念に書きあげた報告書に目もくれず、私が書面に注意をうながしてもまるで無視。その代わり、ウィルがしたこともない奇妙な行動について、しつこくたずねてきた。もしウィルが毎日何時間も、ひたすらおもちゃを一列に並べていたら、リストに挙げているに決まってるでしょ？　そもそも医者は患者のために働いている人々のはずだ。私たち患者は報酬を支払っているのだから、患者が相談したい内容に応じるのが筋というものだ。でもご存じのように当時の私は、医者は全能だと信じこんでいた。だから精神科医の的外れな質問の数々が終わるのをじっと待って、リストの内容について相談するつもりだった。ところがなんと、医師はリストには一切触れず、三ヵ月後にまた受診するようにとだけ言って、診察は終わってしまったのだ。まったく冗談じゃないわ。百万年大学に通ったとしても、この人は私たちの助けにはならなかったに違いない。人の話を聞くすべを知らないのだから。私たちは法外な診療費を支払い、二度と受診しなかった。世の中、当たりハズレはよくあることだ。必ず努力が報われるよう、曲がり角を間違えないよう、あらかじめ予測できたらどんなにいいだろう。まあ、ごくたまに思わぬ幸運に恵まれるからこそ、ありがたみがわかるのかもしれないけれど。

結局、問題は解決されずじまい。べつの精神科医にかかるべきだろうか？　でもどのお医者さんに？　どんな医者がいいかなんて、素人の私たちには知りようがない。ドクター・ヒーローが太鼓判を押したのが今回の小児精神科医なら、ほかはもっとハズレかもしれないではないか。精神科という選択が間違いなのかもしれない。でも、どうする？　いったいどうすればいいの？

〈退行が止んだ〉

これからどうするか、私たちが気を揉んでいる間に、ウィルの状態は不思議と改善しはじめ、五ヵ月あまりつづいた退行は消えていった。なぜ退行が起こり、やがて治まったのか、今も原因は不明のままだ。けれどその過程で、私は睡眠時無呼吸症候群が真の原因ではないことを認めざるを得なくなった。いよいよ問題は深刻になってきた。

第五章　ＡＤＨＤという誤診とともに

〈ＡＤＨＤという名のピンボール・マシンに翻弄される日々〉

ドクター・ヒーローも小児精神科医も、もはやあてにはできず、不安のなかでじりじりと日々は過ぎていった。数ヵ月して、療育施設の先生から、学校専任の精神分析医の診察を受けるように勧められた。私はその医師にドクター・スクールとあだなをつけた。ドクター・スクールはウィルにいくつかテストを行い、二つの診断を下した。一つは、ウィルは知能的に通常の小学校へ入れるということ。これはいいニュースだ。そして二つめは、ウィルが注意集中や衝動のコントロール、多動などの問題がある発達障害、注意欠陥多動性障害（ＡＤＨＤ）であるということ。ＡＤＨＤには弟分のＡＤＤ（注意欠陥障害）があり、多動性(hyperactivity)をのぞいて症状はほぼ同じだ。ウィルのＡＤＤの部分は納得できたが、Ｈは違うんじゃないかという気がした。私が見るかぎり、ウィルに多動の傾向はまったくない。それどころか正反対で、エネルギー不足なのだ。ドクター・スクールは、注意欠陥の改善のための薬物治療を勧めてきたが、私はもっと慎重に考えたかった。幼いわが子に向精神薬を飲ませるのは気が進まない。ドクター・スクールの診断を疑うわけではないけれど、Ｈ（多動）についてきちんと確かめたかったので、べつの個人診療の小児精神分析医のもとへウィルを連れて行った。個人診療のドクター・プライベートの診察は丁寧で、検査結果の説明もとてもわかりやすくて、好感が持てた。けれども結局、ドクター・プライベートもドクター・スクールと同意見で、診断名はＡＤＨＤのまま、やはり服薬を勧められた。〝長いものには巻かれろ〟で、私はついに観念し、注意欠陥の薬物治療を試してみることにした。

〈お医者さんの言うとおり〉

一九九八年の当時、ウィルは五歳半になっていた。アデラルという薬［訳註　アドレナリン受容体刺激薬で、日本では無認可だが、同様の薬が日本でもＡＤＨＤに使用されている］の適量がわかるまで、飲みはじめの頃は試行錯誤の連続だった。服用量は体重に応じてではなく、薬に対する個人の反応を見て判断する。量が多すぎるとウィルはいらいらして不機嫌になり、まわりのみんなもドミノ倒し的にその余波を浴びる。量が合えば、薬が実際にウィルの注意集中力を改善する効果があることがわかった。けれど最大の効果で、副作用が出ないようにするには、微妙なさじ加減が必要だった。私はやっぱりウィルは本当にＡＤＨＤなのだと自分を納得させ、ＡＤＨＤに関する本や雑誌や記事を集めて、猛然と勉強をはじめた。いったいどういう病気なのか、とにかく知りたかった。なかでもとくに役立ったのは、ラッセル・Ａ・バークレーの『Taking Charge of ADHD（ＡＤＨＤの子どもの育て方）』（未邦訳）という本だ。このおかげで、ウィルの注意集中の困り感や上手な接し方を学べてとても助かった。

〈ちょっと予告編〉

ウィルはこのあと九年間、服用量を調節しながらアデラルを飲みつづけた。薬の助けは絶対に必要なものだと思っていた。けれども、十一歳でバイオメディカル療法をはじめてからのウィルの回復ぶりを見て、毎日欠かせなかったアデラルをそのうちやめられるかもしれないという希望が出てきた。それでたまに薬を抜いてみたが、一日以上は無理だった。私のほうが我慢できなくなってしまうのだ。夫のリッチも薬を抜くとすぐに気づき、「ウィルはどうしたんだ？」と聞いてきた。ウィルは注意散漫になり、人が話していてもかまわず、ひっきりなしにしゃべりつづけ、動作がぎこちなくなって、人や物にぶつかってしまう。どうにか一日十五ミリグラムまで減らせたが、やはりアデラルは必要なようだった。ところがバイオメディカル療法をはじめて三年たった今では、薬を抜いても目立った変化は見られなくなった。夫も気がつかず、学校からもなんの苦情も来なかった。七ヵ月間、アデラルなしで過ごしたが、その後やはり学校で授業に集中しなければならないときには薬を有効的に使うことにした。息子の状態は確実に良くなっている。でもこれはずっとあとの話で、五歳の当時は、ＡＤＨＤに関する本や記事に答えを求めるしかなかった。だがつじつまの合う答えは、ほとんど見つからなかった。

〈なんだか納得がいかない。でもどうすればいい？〉

ＡＤＨＤに関するどの本にも、運動機能の発達の遅れについては触れられていなかった。むしろＡＤＨＤの子は運動神経が良く、過活動だと書かれていた。どうもおかしい。また、感覚統合の問題についての記述もなかった。ウィルは髪や爪を切るのをすごくいやがり、特定の感触や音にひどく敏感だ。でも音に敏感なのに、どうしてあんな大声でしゃべりつづけるのだろう？　ＡＤＨＤの本には、視線が合わないことについても書かれていなかった。それに相手の気持ちにおかまいなく自分の話したいことだけしゃべるという、社交性の乏しさはどういうわけなのか？　ウィルはいつも自分の大好きなもののことだけを、一方的に際限なくしゃべりつづける。相手が表情やしぐさや口調で退屈していることを示しても、まるで気づかない。ふつうの会話は意見のやりとりをするものだが、ウィルの場合、言葉をはさむ隙がまったくない。そして大好きなものについても、もはや大好きというレベルを超えて、固執していた。その強迫的な執着の対象は、バットマンから恐竜、レゴへと移り変わっていった。ウィルはお気に入りの対象に脳内を占領され、ほかのことは一切考えられないようだった。ときどきひどいかんしゃくを起こすのも悩みの種だった。二、三歳頃まではいつもにこにこときげんのいい子だったのに、なぜこんなに不満のかたまりのようになってしまったのか？　さらに、問いかけや指示に対して、ウィルは反応するのに三秒から五秒かかる。スローモーションで思考するみたいな感じだった。ほかにも気がかりだったのは、その後の数年間、宿題を手伝ってあげているとき、記憶力がまるで一貫していないことだった。土曜日はどうしても解けなかった算数の問題が、日曜日にはまったくヒントを出さなくても、一人ですらすら解けたりするのだ。ちゃんと考えられる日もあれば、「頭が動かない！」と泣き叫ぶこともあり、不安定という言葉がウィルの代名詞だった。私はとまどい、困惑し、いらだった。けれどそれはましな日のことで、ひどい日は、怒りとパニックと激しい落ち込みで、もう見るに堪えないありさまだった。

その数年前まで、私は子育てに関する本や雑誌やテレビ番組で熱心に学ぶ良き母親だった。ふだんは『くまのプーさん』や『セサミストリート』ばかりなので、気持ちの切り替えにもちょうどよかった。なかでも座右の書は、アンソニー・E・ウルフ著『It's Not Fair, Jeremy Spencer's Parents Let Him Stay Up All Night!: A Guide to the Tougher Parts of Parenting（不公平だよ、ジェレミー・スペンサーの親は一晩中起きていても叱らないのに！　子育ての悩み解決法）』（未邦訳）［訳註　米国で大ロングセラーの子育て本］と、アデル・フェイバ、エレイン・マズリッシュ著『憎しみの残らないきょうだいゲンカの対処法――子どもを育てる心理学』（きこ書房）の二冊だ。ベッド脇のテーブルはすでに本が山積みだったので、音声版を仕事に行く途中に車の中で聴いていた。

そうした勉強のおかげで、私は子育ての知識はじゅうぶん身につけたつもりだった。息子たちはとても素直で、ほめる機会も多かった。一緒に仲良く遊び、そばにいるだけで楽しい子たちだった。けれどウィルにとって、日々の生活はしだいに困難だらけになっていった（つきあう家族も同様に）。定番の子育てスキルは、日に日に通用しなくなった。注意集中に問題があるせいなのはもちろんだが、どうにも不可解なのは、ときどき強烈なヒステリー発作を起こすことだった。いつ怒りの発作が起こるか、そしてどうしたら治まるのか、誰にもわからなかった。激しい感情の波がひとたび起こると、たちまち津波となってすべてを呑み尽くしてしまう。子どものそんな状態を、私はそれまで見たこともなかった。なんとかウィルを落ち着かせようと、専門家が勧める対処法を試してみたり、無我夢中で思いつくかぎりのテクニックを試みたが、奇妙なことにウィル自身にもどうにもできないようで、完全に気が動転し、まわりの人間はおろか、本人も静め方がわからないのだった。

ＡＤＨＤに関する本には、ウィルのそうした精神不安定だけでなく、とにかく家から出たがらない理由についての説明もなかった。ウィルは自宅や自分の部屋という安らぎの場から引き離されるのを、拷問のように感じるらしかった。家族での外出は、地域の催しに二、三時間出かけるのも、週末にいとこたちと一緒にキャンプに行くのも、ウィルにとっては不安と苦痛の種でしかないのだ。お出かけは楽しいはずなのに、なぜウィルはすぐにうちに帰りたがり、一人だけ隅っこでめそめそしているのだろう？　なぜリラックスして、みんなと一緒に楽しめないのだろう？

運動発達の遅れ、音や感触に対する感覚過敏、社交性の乏しさ、好きなものへの強迫的な執着、ふきげんでキレやすい精神状態、収拾のつかないほど激しいヒステリックな発作——これらのウィルの行動すべてが、私たちにはまったくわけのわからない謎だった。かわいそうに、ウィル自身もどうすればいいかわからず、彼にとっては私たちの行動のほうが理解できないのだ。どうしてぼくのことをわかってくれないの、どうして助けてくれないの、という気持ちでいっぱいだったろう。けれど残念ながら、私が読んだＡＤＨＤのどの本にも、そういう問題行動の理由や対処法は書かれていなかった。注意欠陥だけは当てはまるものの、ＡＤＨＤという診断には納得がいかないまま、どうすることもできない日々がつづいた。

〈もっとなにかできないの？〉

ＡＤＨＤの診断が覆され、アスペルガー症候群と診断されるまでの二年ほどの期間、ウィルは公立小学校の教育システムで適切なサポートやセラピーを受けていた。それはとてもありがたいことだったが、私はもっとなにかできないものかと焦っていた。苦手なことを訓練してくれる療育は役には立つけれど、私はその苦手の原因となっている重荷を取りのぞいてやりたかった。アデノイドの除去手術のときのように、可愛い息子にのしかかっている重たい氷山をどけてやりたい。でもどうやって？　私は情報を求めて方々を訪ねまわった。口にするのも情けない失敗も一度や二度ではない。希望に胸ふくらませて訪ねてみたら、まったくのいんちきでがっくり、なんてこともざらにある。でも親として、ほかになにができたろう？　とにかく方法を探し求めるしかない。見込みがありそうなら、とりあえず試してみる。なんの保証もないが、財布の中身が減ることだけは確かだ。ときにはごっそりと。げんなりしてしまうけれど、それでも試さずにはいられない。少しでも効き目があるのなら、試す価値はある。苦しんでいるわが子を助けてやりたい。その痛切な思いが親を突き動かすのだ。

〈母の苦しみ〉

わが子が怪我をしたら、ぶつけたところにキスをして、〝痛いの、痛いの、飛んでいけ〟と言って手当をする。母親ってそういうものだ。親ならあたりまえのこと。でも、痛いのが治まらなかったら？　わが子がひどく痛がっているのに、手当のしようがなかったら？　親は嘆き、苦しみ、心配でいても立ってもいられず、必死になって痛みを飛んでいかせる方法を探すだろう。私はもともと猪突猛進タイプだが、ウィルが発達障害になったことで、こうと決めたらとことんやり抜く性格にいっそう磨きがかかった。息子にほかの子と同じチャンスを与えてやりたい、あらゆる手を尽くして息子を助けたい。私の長年の奮闘ぶりを見ていた妹のローラは、「お姉ちゃんって、産卵するために逆流を遡《さかのぼ》っていくサーモンみたいね」と表現した。私は流れに逆らって泳ぐことを決してやめない、やめるわけにはいかない。道のりがどんなにつらく苦しくとも、大事な目的を達するためならなんのその。それが母親というものだ。夫のリッチも、きみはウィルのことになると本当に不屈の闘士だなあ、と言う。それは私がそういう生き方しかできないからだ。ウィルが助けを必要とするかぎり、そして試してみる価値のある治療法が存在するかぎり、わが子を思う胸の痛みが私を突き動かしつづける。ウィルは二歳から十四歳までのあいだにものすごい進歩を遂げた。それは彼自身の努力と同時に、私の努力のたまものでもある。私たちはチームで、ウィルがそうした特別な努力と手助けを必要としなくなる日に向けて、ともに着々と歩んでいる。ウィルの状態が改善して、私の苦しみは軽くなったけれど、今も痛みは残っている。そしてウィルがたまにつまずき、退行しかけると、その痛みは鋭くなる。痛いのはいやだけれど、それが燃料となって、ウィルが最良の自分を謳歌《おうか》できるようになる日まで、私を前進させつづけてくれるのだ。

私のことはこれくらいにして、あなたの話をしよう。あなたは今、そこに座って発達障害についての本書を読んでいる。家事をしたり、オフィスで働いたり、寝たり、釣りをしたり、ジェットコースターに乗ったり、ほかにすることはいくらもあるのに、そこに座って、この本を読んでいる。ふむふむ。そこからなにがわかるかね、サーモンの同志諸君？　あなたの助けを必要としている誰かがいると？　まさしく適任ですとも。

あなたはお子さんにとって、世界一強い味方なのだから。

すべての試みがうまくいくとはかぎらないけれど、なにごとも試してみるべきだ。誰しもつねに正解を予測し、完璧な判断をできるわけではない。たとえばずっと昔、私の父は、幼い私とローラがお風呂に入っているところにわが家の三毛猫も仲間入りさせたらおもしろいだろうと考えた。でもそれは名案とはほど遠かった。はた迷惑にも放りこまれた猫が這い上がろうと大暴れして、楽しい水浴びタイムは一瞬にして、阿鼻《あび》叫喚《きょうかん》の渦と化した。自分の失態を悟った父がガラスの引き戸を開けた瞬間、ずぶ濡れの猫は私の肩からロケットのごとくジャンプして、廊下の奥に消えた。あれは父の思いつきのなかでも最悪の部類に入るだろう。

このように、すべての思いつきが実を結ぶとはかぎらない。それでもあなたはベストを尽くすのみ。子どもたちはみんなそれぞれ違い、発達障害に関する人類の知識はまだごく浅いので、どの子にどんな方法がいいかなんて、誰にもわからない。まるで双六《すごろく》ゲームのようなものだ。したがって、行き止まりの道に入ってしまうこともある。夫のリッチが自分はあまり納得していなくても、いつも私の考えをともに実行してくれたことは、本当にありがたかった。そして彼は、その方法がうまくいかなくても、決して私を責めはしなかった。

〈〝通常小学校〟大作戦〉

ウィルは特別支援教育で言語セラピーだけを受けながら、公立の通常小学校へ入学した。私は前もって担任の教師に会いに行き、ウィルのＡＤＨＤについて説明した。その女性教師は長年の経験があり、子どもに関する知識も豊富で、わざわざ教えてもらうまでもないと思っているようだった。彼女の最大の関心事は、授業の時間までに効き目が表れるようにウィルが毎朝ちゃんと早めに薬を飲んでくるかどうか、ということだった。そしてどうにかこうにか、小学校生活がはじまった。しかし学期の途中で、夫の仕事の関係で転校することになった。初めての担任教師は電話で、「ウィル君はちゃんとできているから、お母さんもそんなに心配しないで大丈夫ですよ」と言ってくれた。私は有頂天で電話を切った。なんて素晴らしい知らせだろう。六歳の平均からはずれていると私が思っていた行動は、ふつうの範囲内だったのだ！　バンザーイ！　ところが残念なことに、その女性教師の言葉は間違いだったとのちに判明する。じつは彼女は、あまりウィルのことを見ていなかったのかもしれない。たいして気にかけていなかったのかもしれない。あるいはふつうの範囲について、きわめて独自の尺度を持っていたのかもしれない。ともかく、私の浮かれ気分はすぐにぺしゃんこにされた。

新しい小学校に通いはじめて二週間もしないうちに、担任の教師から電話がかかってきた。「心配なことがあるので、面談をしたいのですが」おっと、なんだかいやな響き。面談っていったいなんのために？　ウィルはちゃんとできているから大丈夫なはずじゃなかった？　そして面談日。予感は的中し、新しい担任教師は、母親の私と同じ目線でウィルの気がかりな行動に着目し、同じ不安を抱いていた。ウィルはクラスの子どもたちとうまく関われず、担任に対して頑固で強情な態度を取るけれど、担任のことは大好きらしいとのこと。ぬか喜びしていた私は、一気に現実に引き戻された。ただし不幸中の幸いは、この担任教師がウィルの困難に気づいてくれただけでなく、つねに対応を探り、ウィルの味方でいてくれたことで、本当に心から感謝している。

〈二年生：不安が大爆発〉

ウィルは二年生でも細やかに気配りをしてくれる熱心な教師に恵まれた。いろいろと大変な一年だったので、本当にありがたかった。最初に私がウィルのそれまでの状態を説明し、まあ、言ってみれば相当な変わり種であることを伝えると、この心優しい女性教師はひどく困惑していた。長年教師を務めてきた彼女は、どんな事態にも対応できる自信があったに違いない。〝近頃の過保護な母親ときたら。世界でただ一人、自分だけが子どもを育てています、みたいに思っているのかしら〟という心の声が顔に書いてあった。ところが、ウィルの最初のパニック発作を目の当たりにして、さすがに面食らったようだ。ちょっと泣きわめく程度ではない。ウィルのパニック発作は本当に原発のメルトダウン級の一大事なのだ。一瞬前までふつうにしていたのに（あるいは教師にはそう見えていたのに）、つぎの瞬間にふり返ってみると、大音量で泣きじゃくっていて、理由をたずねても答えられない。どんなになだめても、しばらくは泣きやむことができない。担任教師はそれほど急激で激しい、しかも長時間ずっと大泣きするようなパニック発作を見たのは初めてだった。献身的なその教師はびっくり仰天し、大あわてで声をうわずらせて電話をかけてきた。彼女にとっては衝撃的な事件だったようだ。だから言ったでしょ、大変なんだって。どうせ心配性の母親が大げさに騒いでいるだけだと思ったんでしょうけど。その後、私はウィルの学年が上がるたびに、まるでデジャヴュのように、同じ説明を繰り返すはめになる。最初に警告し、心配しすぎだとたしなめられ、つぎに電話が鳴り、金切り声で一大事を報告される。うちの子はこうだって、ちゃんと説明したはずですけど？　どうしてはじめからすぐ信じてくれないのだろう？　まあ、人間って実際に体験しないと信じない生き物なのかもしれない。でも私はたしかに警告したわけで、その点は責められずにすんだ。教師に納得してもらうには、面倒でもそれがベストなやり方だったのだろう。

　ウィルの二年生のときの担任は、学年の終わりに「ウィル君は私の教師生活において、最大の難問でした」と打ち明けた。受け持ちの一年間、彼女はしょっちゅう私に助言や協力を求める電話をくれて、連絡帳のやりとりもひんぱんにしていた。パニック発作や、大きな問題が起きたときは、必ず知らせてくれた。彼女がウィルの行動や困難から真剣に学び、知恵を絞ってふさわしい指導法を探ってくれたことは間違いない。ウィルをわが子のようにみなして、力を尽くしてくれた。細やかで献身的で、ウィルにとっては望みうるなかで最良の味方でいてくれた。

　彼女がウィルのためにあらゆる方法を試みてくれたおかげで、ウィルは本当に助けられたと思う。算数の概念を理解するのが、ウィルにとっては大きな課題で、担任の女性教師はいろいろな魔法の道具を取りだしてくれた。数を覚えるための学習おもちゃを使ったり、数字の上に丸いシールを貼ったり。そういうことも教育学科で学ぶのか、と私は妙に感心したものだ。そうした気遣いにもかかわらず、ウィルはたびたびパニック発作を起こし、教師にとっては恐怖の種だったが、彼女は体当たりでパニック発作対策を学び、ごく小さな前兆も察知できるまでになった。大勢の子どもたちがいる教室で、たった一人の子どものかすかなサインに気づくのは、きわめて至難の業だ。しかしウィルのパニック発作は、どんな犠牲を払ってもくいとめたいほどの破壊力なのだ。担任教師はウィルの気をそらしてパニック発作を回避する技も編みだした。けれどもいつも成功するとはかぎらない。そしてひとたび起きてしまうと、その衝撃と余波が静まるまで、教師にとってもウィルにとっても永遠とも思えるときを要する。学校でどうにかパニック発作を我慢できることもあるが、そんな日は〝安全地帯〟であるお迎えの車に乗るなり、超弩級《ちょうどきゅう》のパニック発作が爆発する。「おかえり！　今日はどうだった？」と明るく話しかけるやいなや、これである。やれやれ。私はまたしても担任に電話をかけて、今日は学校でなにがあったのか聞くはめになる。そうやって私たちは、ウィルのパニック発作のスイッチを押さないようにするための技や知識を日々交換しあっていた。肝心のウィル自身はなんの対策も学ばなかったが、親と教師はひたすら努力を重ねていたのだ。

〈パニック発作癖〉

　ウィルはほんのささいなきっかけで、断崖から突き落とされてしまうような、強烈な不安と恐怖のなかで日々を過ごしていた。そんな息子を見て、私は母が入院していた頃の不安でたまらない気持ちを思い出した。母はひどく衰弱して、歩くこともできなかった。検査で血球数の値が少ないとわかり、さらにいろいろな検査を受けた。お医者さんはなんて言うだろう？　なにか恐ろしい病気だったらどうしよう？　幸い、命に別状はないとわかったが、結果が出るまでの数日間は極度の不安のなかで過ごしていた。ふだんはなんとも思わないごくささいなことでも、すぐに動揺してパニックになった。でも私の場合はストレスの理由がはっきりしている。ところがウィルは、はっきりした理由もないのに、つねにそういう極度の不安状態がつづいているのだ。まだ七歳の子どもなのに。こんな幼い子が、なにをそんなに不安がるのだろう？

　さらにウィルは、いったん不安の引き金が引かれると、それを手放す能力が備わってないかのように、いつまでたっても気持ちを静められず、最初と同じ激しさで三、四十分くらいずっとパニック発作がつづく。もちろん、子どもはちょっとした理由ですぐに泣いたり、わめいたりするものだ。ののしったり、地団駄を踏んだり、ボールを奪い取ったり、クラスメイトをぶったりもする。良い行いとは言えないが、それらはみなふつうの範囲内の行動だ。どんなに腹が立っても、少しすれば怒りをおさめ、行動をあらためて、もとの日常へ戻っていく。けれど、この時期のウィルは自制心がまったく働かない状態だった。自分をコントロールすることは、ウィルの能力の範囲を超えていた。絶対的にそれが必要であるのにもかかわらず。パニック発作が極限に達して燃え尽きると、ウィルはすっかり消耗してしまい、その後の数時間、あるいは半日ずっと、弱々しい状態がつづいた。

〈家庭でのパニック発作〉

学校より頻度は少ないが、パニック発作は家でもよく起きた。ウィルは一人で自分の部屋にこもり、バイオニクルというレゴのいとこ的なプラスチックの組み立ておもちゃで遊ぶ時間をこよなく愛していた。バイオニクルは、いろいろな接続部品で手足を動かせるようになっていて、武器を内蔵したかっこいいロボットを組み立てることができる。それぞれのバイオニクルのキャラクターごとに特殊なパワーや弱点などを記した解説本も出ていて、ウィルはそのすべてを暗記し、バイオニクル・ファンの前ですらすらとまくしたてることができた。今でもそうだが、ものづくりの才能に恵まれているのだ。何時間もロボットを組み立てて、戦いごっこをして過ごしていた。これだけなら、まだ固執とは言わないはず、よね？

しかしバイオニクルのことになると、ウィルはガチガチの完璧主義者で、大好きなバイオニクルで遊ぶ楽しい時間が、ごくごくささいなきっかけで悪夢に転じることもある。たとえばある日、ウィルが半狂乱で○○バイオニクルのオレンジ・マスクが見つからないと叫びながら、部屋から飛びだしてきた。ママも一緒に探して、と懇願されながら、頭のなかにつぎのようなさまざまな考えがよぎった。

●いったいどんなものを探せばいいの？
●超オタクのウィルに見つけられないものを、私が見つけられるわけないじゃない。
●バイオニクルの部品がうずたかく積もった墓場のようなウィルの部屋で、小さな部品を探すなんて、文字どおり干し草の山で針を探すようなもんだわ。
●ほかに何万個とあるマスクを代用できないの？　ど

れでも同じようなものでしょ。

けれども苦い経験を山ほど積んでいる私は、そういう理性的な反論を口に出しては言わない。そこまでばかではない。その代わりに、今までいろいろと学んできたリラックス法を試してみることにする。結果、私はやはりばかだった、それもメガトン級の大ばかだ。ゆっくりと深呼吸してごらん、という私の提案に、ウィルはますます半狂乱になり、怒りを爆発させた。ママは完璧なアホだ。世界が滅亡しそうなときに、立ちどまって深呼吸しろだなんて！　信じられない！　ウィルの自爆ボタンが押される寸前に、私はウィルの部屋に瞬間移動し、膨大な部品の山のなかでオレンジのものを探しはじめた。幸運にもすぐにウィルがオレンジのマスク〈聖杯《ホーリー・グラール》〉を見つけてくれた。〈聖杯〉が見つかり、私も心底うれしかった。なんとありがたき幸せ。パニック発作のきっかけは、たいていこんな具合だ。セルフ・コントロールを教えようなどという私の試みは、いつも失敗に終わる。そしてそのたびに、憤懣《ふんまん》やるかたなき思いを味わうのだ。

なかでも華々しく記憶に刻まれているパニック発作がある。ある日、弟のルーカスを学校帰りに体操クラブへ送っていかなければならないことを、ウィルに前もって伝えるのを忘れていた。学校でのつらい時間をどうにか耐え抜いたウィルは、まっすぐ家に帰りたがっていた。いつもはすぐに帰りたいウィルの気持ちを尊重しつつ、どうにかなだめすかしてルーカスを送り届けるのだが、この日はうっかり伝えそびれ、体育館に寄ると言ったとたん、ウィルがわっと泣きだした。私は、ルーカスを待っているあいだ遊べるようにバイオニクルを持ってきたわよ、終わったらすぐに帰れるわ、となぐさめたが、まるで効果はない。私がとうてい償えないほどの重罪を犯したかのように、ウィルは運転席の後ろから涙ながらにキックを繰り返した。ウィルにしてみれば、部屋で一人になれる時間を命がけで必要としているのだ。学校という嵐のなかで死に物狂いに耐え抜き、荒波に呑まれそうになりながら、やっと岸辺が見えたというのに、安全な砂地に足を着けたと思ったとたん、無情な母親によって荒海に引き戻されたのだから。

けれども私の視点はまったく違う。ちょっと遠まわりするぐらいでこんなに大騒ぎするなんて、と怒りに歯を食いしばる。事前に警告しようがしまいが、体育館には行かなきゃならないのよ。なんで世界の終わりみたいに泣きわめくの？　体育館に着く頃には、私たちはお互いを絞め殺しそうな剣幕になっていた。こいつはいったいどこの惑星からやってきたのだろう、とっとと故郷の星に帰ればいいのに、とお互いに思いながら。

とまあ、パニック発作はいつもこんな感じだ。いつだろうとどこだろうと、なんの警告もなく、ふり向くと、おなじみの涙目で怒りに顔をこわばらせたウィルがいる。それを見ると、巨大な球をまともに胃に食らったような気分になる。また来るぞ。恐怖の瞬間を怖れつつ、私はともかくいったん手を止め、危機に備える。どうにかウィルの気をそらして、大噴火を回避できたときは、心の底からほっとする。それが最善の場合。最悪の場合は、怯えて疾走する馬に、片脚だけひっかかって森のなかを引きずられていくのとほぼ同じ心境を味わうことになる。どうなってしまうのか、いつ終わるのか、まるでわからない。家族以外の人がいる前でパニック発作が勃発すると、とりわけつらい。恥ずかしいやら、腹が立つやら、人目を気にして神経をとがらせ、へとへとに疲れてしまう。けれどもいったんパニック発作が起きたら、押し寄せる波をかぶりながら、どうにか水面から顔を出そうとあがく以外に選択肢はないのだ。

第二部

理解の年月

第六章　正しい診断：アスペルガー症候群

〈担任のアイディア〉

二年生の担任の先生は、私と同じくらい、あるいは私以上に不安を抱いていた。とくに後半の二学期は必死になってあらゆる手段を試みたが、うまくいかず、焦りをつのらせていたようだ。ウィルのパニック発作はあまりに予測がつかず、あまりに激しく長くつづくので、とても手に負えないとへきえきした担任教師から、首都にある小児専門の大きな病院でウィル君を診てもらってくださいと頼みこまれた。まったく知らない病院だし、行ったところで、魔法で治してくれるわけでもなし、とためらう私に、担任はとにかくお願いしますとゆずらなかった。またべつの新しいお医者さんに診てもらうことで、なにかの突破口が開けるならと、私は同意した。

〈優秀なチームによる入念な診察〉

それから二ヵ月ほどして、担任が勧める病院の初診日がやってきた。もうじき八歳のウィルを連れて、アーカンソー州リトルロックのアーカンソー州立医科大学付属病院の小児科の一角にあるジェームズ・L・デニス発達専門センターへ入っていった。ここで診察してもらったところで、どんな違いがあるのだろうと、私はきわめて懐疑的だった。けれど運は私たちを見放さなかった。新たなヒーローたちが現れてくれたのだ。

〝診察室〟に入るなり、うれしい驚きに包まれた。そこは、今までの硬くて冷たいプラスチックの椅子に座って二言三言話すだけの、三分診療の診察室とは大違いだった。皆さんご存じのように、大病院では患者は流れ作業で診察室に送りこまれ、ものの三分で追いだされる。医師はカルテを見つめたまま、こちらの訴えをすべて聞き取ってくれているとはとうてい思えない短い単語を書きつけるだけ。あるいは患者の顔を見ようともしないで、一心不乱になにごとか書きつけていたかと思うと、やおら一つ二つ質問をしておしまいだ。ところがこの病院の診察はまったく違っていた。広々とした室内には、座り心地のよさそうなソファが置かれ、四人の異なる分野の専門家が穏やかにくつろいだ様子で座っていた。私は慎重にソファの端っこに腰かけて、今までお目にかかったことのないリラックスした雰囲気にどうにかなじもうとした。ウィルは床の上で遊んでいた。専門家たちは自己紹介をして、診察の手順を説明してくれた。「まずお母さんから、これまでの経緯をうかがいます。つぎにこちらからお母さんにいくつか質問させていただき、ウィル君にはテストを受けてもらいます。その後、お母さんとウィル君がランチに行っている間、結果について話しあって、総合的に診断をします。ランチのあとで、テストの結果と診断およびその理由について、詳しく説明いたします」それだけでじゅうぶんすぎるほどだが、母親の私ができる日常的な工夫や、ウィルを診てくれるお薦めの小児科医も紹介してくれるという。配慮の行き届いた、共感的な説明や態度に私は心から感激した。真の診察とは、こういうものではなかろうか。まさしく私が求めていたものであり、こんな素晴らしい病院があるとは夢にも思わなかった。

とてもリラックスした雰囲気のなかで、真摯《しんし》に関心を持って耳を傾けてくれる専門家たちの問診に答えながら、安心と希望が胸に広がっていくのを感じた。かれらはしっかりと私たちのほうを見て、ほかにすることがあって忙しいなんてそぶりはまったく見せず、ちゃんとウィルと私に向きあってくれた。私がなにを言っても、かれらはいっさい驚いたり、当惑したりすることがなく、そのことも驚きだった。ウィルのような行動をする子をほかにも知っているのだろうか？　そういう行動の対処法も心得ているのだろうか？　ただおろおろして、悲しむだけでなく？　きっとそうよ、たぶん、なにかいい道が開けるかもしれない。

〈胸のつかえが取れてひと安心〉

約束どおり、ランチのあとでふたたび診察室に呼ばれた。私はソファの端っこに座り、審判が下されるのを待った。それぞれの専門家が順番に所見を述べ、〝アスペルガー症候群〟という診断名が伝えられた。

え、なにそれ？　適当に思いついた病名じゃないの？しかし専門家たちは真剣そのもので、アスペルガー症候群のさまざまな特徴と、ウィルの行動やテスト結果がぴったりと当てはまることを説明した。まさしく影法師のようにぴったりだった。

私は大いにほっとした。ようやくちゃんとした病名がわかったのだ。しかもこの症状を抱えた人がほかにもいるらしい。以前に来院したほかの患者たちの症例から、参考になる情報やアドバイスも得られる。今日は本当にラッキーな日だ。まさに人生のターニングポイント。ウィルの一番困っている症状にはまったく当てはまらないＡＤＨＤという納得のいかない診断名に、もうふりまわされずにすむ。釈然としない気持ちで、専門書を読みあさらなくてもいい。ただ最初にＡＤＨＤと診断した医師にも公平を期して言うと、ウィルの状態はあれからさらに悪化している。それでも当初からアスペルガー症候群の特徴は表れていたと思う。不注意だけではなく、運動機能や認知の問題など。おそらくウィルが最初に診断された頃は、ＡＤＨＤのほうが専門家にはよく知られていたのだろう。もっと早く再診断をあおげばよかったと、心から悔やまれる。発達障害の子どものいる家庭では、その子の特徴を理解することがきわめて大きな助けになる。その子がどの惑星の出身（どのタイプの発達障害）か、どんな苦手や困難を抱えているのかがわかれば、はるかに効果的に助けの手をさしのべてあげられるし、その子が問題にうまく対処できるよう導いてあげられる。だから診断名について、親が知識を持っておくことも必要だ。その診断が本当に自分の子どもに当てはまっているかどうか、一番わかるのはわが子の専門家である親なのだから。同じ診断名でも、もちろん個人差はあるけれど、わが子がそこに属するかどうかは、親なら絶対にわかるだろう。

この病院に来ることを熱心に勧めてくれた二年生の担任教師に、私は心から感謝した。最後に、専門家チームは参考になるいくつかの記事やインターネットのページをプリントアウトしたものを渡してくれた。それらの資料には、アスペルガー症候群の特徴や、得意なこと、苦手なことへの対処法も載っていた。その後、診断や助言などをまとめた十三ページもの報告書が、わが家のポストに届いた。そのニュースを伝えると、担任教師は同情して泣いてくれたが、むしろ私たちにとっては新たな夜明けなんです、と逆に私は彼女をなぐさめた。

〈不安を抑える薬〉

ウィルがアスペルガー症候群と診断されてから、専門家チームに勧められた抗不安薬を処方してもらうために、小児科へ行った。専門家チームの報告書に目を通した医師は、ためらいがちに言った。「本当に投薬が必要だと思いますか？」わが子にこれ以上薬を飲ませるのはもちろんいやだけれど、私はすぐさま返事をした。「息子か私か、どちらかに抗不安薬が絶対に必要です。息子が無理なら、私に処方してください。ああ、それから、担任の先生にも薬が必要だと思います」医師はすぐに処方箋を書いてくれた。賢い彼は、絶望的な母親には逆らわないほうが無難だと悟ったのだろう。

やっとウィルが抗不安薬を飲みはじめる頃には、二学年はほぼ終わりだった。学校という大きなストレスが軽減され、幸か不幸か、安定剤を服薬しているウィルの様子を、担任の先生が授業の場で観察することはできなくなってしまった。

のんびり過ごせる夏休みになり、ウィルのパニック発作はぱったりと止んだ。こだわりの強い性格は変わらないけれど、日常で必要とされることはふつうにこなせるようになった。副作用は見られなかった。私たちはこの状態が長続きしてくれるように祈った。専門家チームは、お薦めのトレーニングやセラピーも紹介してくれて、それらも実行したけれど、一番目に見えて効果があったのは抗不安薬だった。

〈ちょっと予告編〉

抗不安薬はバスパーという薬［訳註　セロトニン受容体作動薬で、日本では未承認だが、同様の薬は存在する］で、ウィルは量を加減しながら五年間飲みつづけた。その頃の私たちにとって、抗不安薬はライフラインであり、病気を治すわけではないけれど、欠かせないものだと考えていた。けれどもバイオメディカル療法をはじめて一年半が過ぎた頃からは、本当に必要なのだろうかと疑うようになった。ウィルの不安定で爆発しやすい気分は落ち着いて、ひどいパニック発作を起こすこともなくなり、動揺することはあっても自制心を保てている。身体という土台が健康になったおかげで、激しい不安の嵐はすっかり治まっている。バスパーはもう必要ないかもしれない。止めてみる？　私はふたたび戦傷へ戻るかどうか検討する心的外傷後ストレス症候群《PTSD》の兵士みたいな心境だった。なかなか踏み切れなかったが、服薬の必要がないことはどう見ても明らかだった。ウィルはもうバスパーという名の松葉杖がなくても大丈夫だ。私は目をぎゅっとつぶり、指をクロスさせて祈り、崖から飛んだ。なんの水しぶきも上がらなかった。担任からの電話もEメールも来ない。恐る恐る片目を開けてみた。どこにも水しぶきは見あたらない。あたりまえの日常生活がつづいている。両目を開けて、まわりを見まわしてみた。二ヵ月が過ぎても、どこからも水しぶきは上がらない。これってちょっと、すごくない？

第七章　アスペルガー症候群と自閉症スペクトラム

〈アスペルガー症候群とはなにか?〉

アスペルガー症候群（以下アスペルガー）は、一九四四年にオーストリアの小児科医ハンス・アスペルガーが初めてこの症例を報告したことから命名された。アスペルガーの診断基準は、おもに二つの分野の障害に集中している。

1.【社交性の欠如】視線が合わない。表情、ボディランゲージ、ジェスチャーなど、言語以外のコミュニケーション能力が乏しい。アスペルガーの子どもは、社会的、感情的なきっかけを察したり、やりとりをするのが苦手。同年代の仲間と年相応の関係を作れない。

2.【興味や行動の制限】特定の興味があることに過度に集中する。加えて、ルーチンや一貫した行動にこだわり、予測できないことへの対応が困難である。

アスペルガーと診断されるには、このすべての特徴を持っていなければいけないというわけではないけれど、両方のカテゴリーのなんらかの特徴を示さないといけない。

アスペルガーにはほかの症状も併発していることがある。てんかん発作、触感・音・味・匂い・視覚的な刺激（蛍光灯など）に対する感覚過敏がある。痛みに極端に弱い子もいれば、極端に鈍感な子もいる。筋肉の低緊張が見られ、きちんと姿勢を保てなかったり、運動が苦手だったりする。視覚的な情報の理解や識別が苦手で、不器用だったり、すぐ道に迷ってしまったりする。書字や靴ひもを結ぶなどの細かい作業が苦手。

言葉は達者なのに、人と会話がうまくかみあわない。人と話をするより、自分だけ一方的に話すほうが好きで、話し方は小さな教授といったイメージ。言葉を文字どおりに受けとめてしまうので、皮肉や冗談や比喩的な表現が通じない。たとえばどしゃ降りのことを英語ではIt's raining cats and dogs（猫と犬が降ってくる）と表現するが、アスペルガーの子は猫や犬が落ちてくるのかと思って空を見上げるだろう。そのような比喩の意味を説明してあげないと、アスペルガーの子にはイメージできない。また、アスペルガーの子は、ほかの人々にもそれぞれ違う考え方や学んだ知識があるということがわからないので、コミュニケーションが混乱したり、相手の行動が理解できなかったりする。

問題解決や柔軟な考えが苦手で、規則や決まった行動にこだわり、状況にうまく対応できない。学んだ知識や体験を新しい場面に適用できず、古い行動パターンを繰り返そうとする。そのため、いつもと違う状況、未体験の出来事に出くわすと、混乱して不安になる。ひどいときは恐怖に駆られ、パニックになる。

さらに感情のコントロールや気持ちをうまく表現することが苦手で、ストレスを感じると、理性的でなく感情的に反応してしまう。だから新しく学んだことを実践するのが難しい。時間の管理や整理整頓も苦手で、情報を整理して記憶したり、順序立てて思い出すのが困難なので、作文を書くのは大の苦手。

その反面、アスペルガーの子のなかには、秀でた才能を持つ子も多い。正直で、ルールに忠実で、強い正義感を持っている。裏表がなく、率直で、態度に嘘偽りがない。献身的な友であり、卓越したユーモアのセンスを持っている。知的レベルは平均的だが、自分が学びたいことには情熱的で、丸暗記や既成の事実を記憶するのが得意。

〈思考回路〉

アスペルガーの子どもは状況に対してちょっと違う解釈をする。それを障害と捉えずに、違う見方をする子たちなのだと理解してあげることが大切だ。その点について、キャサリン・ファーティ著『Asperger's…What Does It Mean to Me?（アスペルガーって、どういうもの？）』（未邦訳）では、とてもわかりやすく解説されている。アスペルガーや高機能自閉症の子どもの自己理解と生活術についての手引き書だ。この本では、はじめにその子の得意なことや才能を見つけようと書かれている。そしてアスペルガーを「自分のもう一つの側面」と紹介している。たとえばこんな感じだ。

「ほとんどの人はアスペルガーを持っていないけれど、アスペルガーを持っている人もいる。私はその一人だけれど、ひとりぼっちじゃない。アスペルガーを持っている人は世界中にいる。見た目にはわからないけれど、アスペルガーを持っている人と持っていない人では、脳の働き方が違うことがある。アスペルガーの私の脳は、アスペルガーのオペレーティング《O》・システム《S》で動くコンピュータみたいなものだ。アスペルガーではない人の脳は、定型版《プレーン》のOSで動いている。だからお互いに、理解しあえないことがある。異なるOSのコンピュータ同士に互換性がないのと同じで、ものの見方やとらえ方が違うのだ。どちらがいいとか、悪いとかではない。ただ違うのだ」こんなふうに説明してあげたら、アスペルガーの子どもは安心するのではないだろうか。私たちのような定型版《プレーン》のOSの人々も、このようにわかりやすく説明されたら、アスペルガーの子どもたちのものの見方やとらえ方を尊重してあげられると思う。

　私はこれをウィルに図で示すことにした。まず〝アスペルガー〟というタイトルの下に棒人間の小さなグループを描き、そのなかの一人にウィルの名前をつける。つぎに〝プレーン〟というタイトルの下に大きな棒人間のグループを描いて、ママ、パパ、アラン、ルーカス、先生、と名前をつけた。それぞれのグループの人は、もう一つのグループの人の気持ちをわかってあげるようにしなければいけないのだと、ウィルに説明した。でも実際は、アスペルガーのグループの人の気持ちをわかってくれないプレーンの人もいる。それでも、プレーンの人の気持ちをわかってあげることは、ウィルにとって役に立ついいことだ。だってプレーンの人のほうがとても多いから。これから一緒にワークブックをするのには、二つの理由がある。一つはプレーンの人たちの気持ちを知るため。プレーンの人たちの気持ちがわかれば、仲良くしやすいでしょう？　もう一つの理由は、ママがウィルのいるアスペルガーグループの人たちの気持ちを知るため。ウィルは理解されたいと強く願っていたようで、熱心な教師になって私に教えてくれた。そうやって遊び感覚で、ウィルが自己理解をするとともに、私たち定型の人々について理解できたらと私は思ったのだ。ウィルはすでに自分がほかの人たちと違うことに気づいている。みんなが自分に対して、驚きや困惑を示すこともわかっている。

それと同時に、ほかの人たちがどうしてそういう態度を示すのか、理解できないでいる。ウィルの不安感や自意識の過剰さは、自分がなにかおかしいことに気づいて、怖れているからなのだと私は感じていた。

アスペルガーとプレーンの説明にウィルは夢中で食いついた。自分がほかの人々と違う理由がはっきりして、安心したようだ。ほかの人々が彼を受け入れてくれるかどうかはともかく、彼は自分を受け入れることができるようになった。どっちの考え方もおかしいわけじゃない、ただ違うのだ。自分はこれでオーケイなのだ、と。

〈アスペルガー症候群と自閉症スペクトラム〉

図７・１のように、アスペルガーは自閉スペクトラムという直線上に位置している。右端は典型的な自閉症で、最も早期より起こり多様で深刻な症状を示す。そのすぐ左は高機能自閉症（ＨＦＡ）で、つぎに症状や行動の深刻さはやや軽いアスペルガー（ＡＳ）、そして広汎性発達障害（ＰＤＤ）、注意欠陥障害（ＡＤＤ）、注意欠陥多動性障害（ＡＤＨＤ）となっている。ＡＤＤとＡＤＨＤを自閉スペクトラムという直線上に

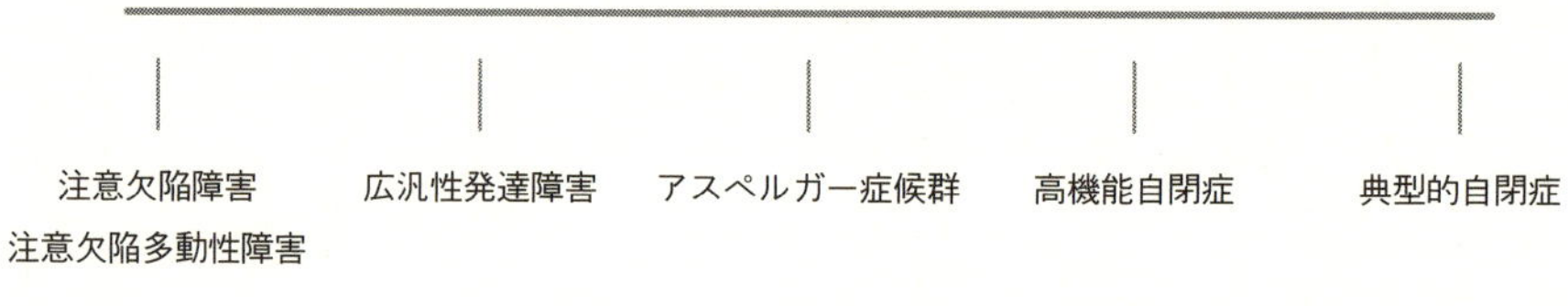

図7．1　自閉症スペクトラム

位置づけることに反対する意見も多いが、私は同じ直線上に位置づけることに賛成だ。専門家ではないので、医学的な議論をする資格などないけれど、わずか三年でわが子がＡＤＨＤからアスペルガーへ移行したのを目の当たりにした一人の母親として、アスペルガーはＡＤＨＤの延長線上のより深刻な状態だという実感がある。さらに、後述するバイオメディカル療法は診断名に関わりなく自閉スペクトラムという直線上のすべての症状に適用できる。つまりＡＤＨＤの子も典型的自閉症の子も、同じアプローチができるのだ。［訳註　発達障害の分類の仕方はさまざまで、ここでの分類はあくまで著者の判断です］

一歳半から二歳までの頃に、ウィルは自閉スペクトラムの線上に乗り、行動や症状の深刻さが増して、典型的な自閉症の方向へじりじりと移動していくのを、私はなすすべもなく見ているしかなかった。けれどもバイオメディカル療法によって、問題行動が軽減して、もとのウィルに戻っていくのをこの目で確かめることができた。ウィルがウィルであることに変わりはないのだが、問題行動や激しさはぐんと減った。バイオメディカル療法をはじめてから、より自閉症っぽさがなくなり、より本来のウィルらしくなった。身体の不調に左右されなくなり、より自由に自分らしくいられるようになった。今も自閉スペクトラムという直線上ではあるけれど、はるかに快適な位置にいる。いつかこの直線から完全に降りられる日が来るかもしれない。それが私の切なる願いだ。時がたてばいずれわかるだろう。唯一悔やまれるのは、バイオメディカル療法をはじめるのが年齢的に遅すぎたこと。すでに閉じてしまった神経発達の扉もあるかもしれない。それは誰にもわからない。でも私はあきらめはしない。これは希望の道だと信じているから。

〈自閉症を発症するタイミング〉

子どもの自閉症は、胎内で発症するものから、三歳頃までに発症するものがある。つまり、生まれつき自閉症の子（早期発症自閉症）もいるいっぽうで、最初は正常だが、一歳、二歳頃から発達に遅れが見えはじめ、自閉症になる子もいるのだ（退行性自閉症）。一九八〇年頃までは、退行性の自閉症は自閉症全体のうち三分の一ほどだと言われていた。残りの三分の二の子どもは早期発症の自閉症とされていた。ところが一九九〇年代のはじめ頃から、予想外の逆転現象が起こりだした。自閉症の子ども全体の数が増えると同時に、退行性の自閉症にかかる子どもが急激に増加したのだ。今では二歳頃から発症する退行性自閉症の子どもが全体の三分の二を占め、早期発症の自閉症の子どもは三分の一になっている。これはどうしてなのだろうか？　なにかおかしなことが起きている。でもいったいなにが？

〈自閉症の不穏な急増ぶり〉

一九五〇年代のアイゼンハワー大統領の時代を思い出してほしい。テレビがメディアの主流となり、アラバマ州モンゴメリーで、ローザ・パークス［訳註　アメリカの公民権運動の活動家］がバスで白人に席を譲ることを拒んで逮捕された。その頃、自閉症は一万人に一人か二人のめずらしい病気だった。さらに時代は進んで一九八〇年代に入り、ロナルド・レーガン大統領が麻薬戦争［訳註　違法薬物の取引の削減を目的とする、アメリカ合衆国連邦政府による軍事介入］を宣言し、キャベッジ・パッチ人形を求めて人々がおもちゃ屋に押しかけ、十代の子どもたちはパックマン・ゲームに夢中だった頃、自閉症になる子どもの数は二〇〇〇人に一人に増えていた。そして現在、アメリカ疾《C》病予《D》防管理セ《C》ンターの報告では、自閉症の子どもは一五〇人に一人で、多発性硬化症、嚢胞《のうほう》性線維症、小児がんなどに比べて、ごくありふれた病気になった。この急激な増加の重大さがおわかりだろうか？　つまり、わずか二十五年前は二〇〇〇人に一人だった自閉症の子どもが、今は二〇〇〇人に十三人、十三倍という異常な発生率なのだ。合衆国政府は、診断技術が進歩して、自閉症に対する一般の知識が広まったおかげで、患者が増えたような印象を与えているだけ、と急増説を否定しようとしている。しかしある程度はそれで説明がつくかもしれないが、やはりこの増加ぶりは異常としか言えない。

ちょっと理性的になって、あなたの子ども時代と今を比べてみてほしい。私が子どもの頃、ＡＤＨＤとかＰＤＤとかアスペルガーとか自閉症の子は近所に一人もいなかった。もしいたらとても目立っていたはずだ。今と同じように。発達障害と言われる子どもたちの注意欠陥、ひどいパニック発作、強いこだわり、コミュニケーションの苦手さ、自傷的な行動は、近所で一緒に遊んでいたら気づかないはずがない。食料品店でも、教会でも、学校でも、そういう子は見たことがなかった。幼稚園から高校まで、特別支援クラスなどというものはなかった。学校で、処方薬を飲むために保健室に並ぶ子どもなんて一人もいなかった。そういう子どものための支援費が、州の教育・福祉の財政をいかに圧迫しているかという悲観的な新聞記事について、両親が話しあっているのも見たことがない。

そんなわりと最近の過去の時代と、今を比べてみると、大人になった私が以前に住んでいたアーカンソー州インディアナや、現在暮らしているバージニア州で、一見して明らかに〝問題〟を抱えている子どもを何人も知っている。離れたところからも、その子たちはすぐにわかる。激しく動きまわって落ち着きがない、急に叫びだす、乱暴、ひどいかんしゃく。私が子どもの頃には、そういう子はたしかにいなかった。私の子どもたちがかつて通っていた三つの州のすべての学校で、発達障害の子どもたちのための特別支援クラスが設けられている。特別支援クラスに通う子どもたち用のバスも今はあたりまえのように走っているが、かつては存在していなかった。授業の前に保健室で〝向精神薬〟を服用するために並ぶ生徒たちの長い列を見たときは驚愕した。親たちは好んでわが子に薬を飲ませているわけではない。飲ませざるを得ないのだ。なにか大変なことが起きている。発達障害の子どもたちの教育支援費が、行政の財政を圧迫しているというニュースや新聞記事を、私は日常的に見聞きする。

はたして発達障害は異常発生しているのか、それとも診断技術の向上のおかげで発見率が高まったのだろうか？　天才的な頭脳の持ち主でなくとも、なにかがおかしいことはわかるはずだ。私は一目瞭然だと思う。これは明らかな異常発生だ。数字については意見が分かれるかもしれないが、この異常な増加は診断技術の向上などという説明では片づけられない。

では発達障害の増加率という事実を、べつの角度から考えてみよう。昔から発達障害の患者は一五〇人に一人いて、一九八〇年代もその確率で発達障害の子どもたちがいたが、正しく診断されていなかったと仮定するなら、診断技術が向上した今、発達障害と診断される成人は一五〇人に一人はいるはずだ。スーパーや街の通りで、あるいは親戚の集まりでも見かけるかもしれない。ウォルマートで叫んでいたり、公園のベンチで身体をゆすっている姿をふつうに見かけるだろう。知りあいにも一人はいるだろう。しかしそうではない。発達障害の成人は、診断技術が向上し、一般の知識が高まった現在でも、ごく少数だ。つまり、一九八〇年代は一五〇人に一人もいなかったのだ。誰が見てもわかりきったことだと思う。したがって、発達障害は異常発生していると考えるのが妥当だろう。［訳註　二〇一八年のＣＤＣの報告では、五十九人に一人が発達障害とされ、本書が書かれた十年前の二〇〇八年よりさらに増えている］

〈遺伝子のせいなのか？〉

自閉症は遺伝だとする説がある。もちろん遺伝的な要因も考えられるだろうが、たかが二十年で自閉症を発症する遺伝子を持つ人が、爆発的に増えたりするとは思えない。たしかに遺伝子は変異や進化をして次世代へと受け継がれていく。だからキリンの首はあんなに長くなった。けれどもわずか二十年でそんな急激な変化はまず起こらない。遺伝的な病気の確率は、せいぜい何百年で一パーセント増えるぐらいだ。〝遺伝的な異常発生〟という言い方は、どう考えても矛盾している。それに結婚して子どもを持つ自閉症患者は、どれぐらいいるだろうか？　自閉症が純粋に遺伝病で、子孫を残す可能性も少ないなら、むしろ減っていくのが自然なのではないだろうか？　しかし実際は、減るどころか急増しているのだ。

遺伝子の変異だけではない、なにかが起きている。それはいったいなんなのか？　興奮して先走ってしまったけれど、私たち親子の歩みにふたたび話を戻そう。

＊訳註　現在は発達障害について、いろいろな定義や診断名が混在している過渡期であり、自閉症スペクトラムよりも、発達障害という呼び名のほうが一般的に広く認知されているので、この第七章以外の章ではAutism Spectrumを発達障害と訳させていただきました。

第八章　新たな足がかりを探し求めて

〈アスペルガー症候群という道に入って〉

リトルロックの小児病院の専門家チームは、アスペルガー症候群についての詳しい情報が載っているウェブサイト（www.tonyattwood.com.au）を紹介してくれた。トニー・アトウッド博士は、アスペルガー症候群を専門とするオーストラリアの臨床心理学者で、著作もいくつかあり、アメリカ国内でも講演を行っている。

そのアスペルガーに関するウェブサイトやほかの情報を見るかぎり、あらゆる特徴がウィルにぴったりだった。もちろん、アスペルガーでもいろいろ個人差はあるので、すべてが当てはまるわけではないが、少なくともウィルの行動はすべてアスペルガーの範ちゅうに収まっていた。アトウッド博士の本は、〝いったいどうなってるの？〟という私の疑問に答えを示してくれた。特徴的な行動とその理由や、アスペルガーの思考プロセスについての説明を読んで、今後の見通しが立ち、ウィルの困難を好意的に理解できるようになった。アスペルガーの子を持つ親への共感や励ましの言葉に、大いに支えられ、元気づけられた。そして親身なアドバイスが本当にありがたかった。さんざんな思いをして、すっかり打ちのめされていた私には、たくさんのアスペルガーの子どもたちを扱ってきた専門家の分け与えてくれるスプーン一杯の知恵が、山盛りのごちそうに思えた。かれらは避けるべき落とし穴や、成功の秘訣を知り尽くしていた。実用的なアドバイスをくれた専門家の方々に祝福あれ！

〈無人島にひとりぼっち〉

本を読んで、わが子のほかにもアスペルガーの子どもたちがいることは、とりあえず納得できた。その子たちはたしかに実在するのだろう。そうでなければ、アスペルガーに関する本がこんなにたくさん書かれるはずがない。それでもやはり、その子どもたちの存在は遠い世界のことのようで、たんなる空論のようにしか感じられない。私の住んでいる小さな町でアスペルガーと診断された子には一人もお目にかかれないからだ。学校などの教育機関を含めて、誰一人アスペルガー症候群という言葉を聞いたことがない。名前は聞き覚えがあるという人も、具体的にどんなものかは知らない。だから素人の私のほうが、教師や医者に教えてあげなければならない。私にとって〝アスペルガーの子ども〟の存在は、サンタクロースと同じようなものだ。子どもたちは、サンタクロースは絶対にいると信じているけれど、そりに乗って空を駆ける姿を誰も見たことがない。アスペルガーの子どもの存在を、この目で確かめられないのが不満というわけではないのだが、必要とは、満たされてはじめてその必要性に気づくものなのだ。矛盾しているようだけれど。

〈カンファレンス初体験〉

　そんなある日、一通の手紙が届いた。テキサス州ダラスで、アスペルガーをテーマにした三日間のカンファレンスが開かれると書かれていた。ちょっと想像してみてほしい。アスペルガーだけについてのカンファレンスが三日間も行われるのだ。ほとんど誰も聞いたことがない症状について、こんな大規模な会議が開かれるとは。そしてなんと、開催初日の講演者はトニー・アトウッド博士とある。専門家チームに勧められたウェブサイトの先生だ。さらにその後の二日間、アスペルガーについてさまざまな講演があるという。これは絶対に行かなきゃ。

　カンファレンスの初日、アトウッド博士の講演を聴きに、千人もの聴衆が集まった。挙手による統計では、そのほとんどがアスペルガーの子どもを持つ親だった。何百人という保護者の群れのなかで、私はとても心強い気持ちになった。本に書いてあったことは本当だったのだ。私はひとりぼっちじゃない。アスペルガーと診断された子どもを持つ親たちが、こんなにたくさんいる。存在を信じてはいたけれど、この目で見たのは初めてだ。サンタクロース、もといアスペルガー症候群の患者は実在した。

　もう一人、私が注目していたのはアスペルガーの娘を持つジャネット・マカフリー医師の講演だった。彼女の話は、ウィルも苦手とする社交性についてだった。みんなと友達になりたくてしかたがないウィルは、ものすごくフレンドリーなのだが、基本的なコミュニケーションの取り方がわからず、なかなか友達ができない。マカフリー医師は、アスペルガーや高機能自閉症の子どもたちに社交性を教えるために、『Navigating the Social World』というテキストを書いた。私はもちろん、そのテキストを買って帰った。プログラムごとに、ステップ式の指示に従い、目標を達成できるようになっていて、とてもわかりやすく、丁寧な説明で、ウィルのためにまさに私が必要としていた教材だった。

カンファレンスのもう一つの大きな収穫は、ランチのテーブルを囲んで、ほかの親たちと自分の体験を語りあえたことだ。かれらの話を聞いて、攻撃性の強いタイプの子もいることを知った。ありがたいことに、ウィルにはそういう問題はない。わが家に飛んで帰って、うちの可愛い平和主義者を抱きしめたくなった。

それ以来、いろいろなカンファレンスやワークショップに参加したけれど、そのはじめてのカンファレンスほど印象的だったものはない。なにごともはじめてのときが、一番刺激的なのだ。その後もカンファレンスではさまざまな発見があり、同志の親たちからいろいろな話を聞いた。ロビーで販売されていた書籍は、アスペルガーの理解のためにぴったりのものばかりだった。私はたくさんの知識と勇気をもらって、会場をあとにした。私は被害者ではない。ウィルこそが被害者なのだ。今は進むべき方向とプランがはっきりした。やっとひとりぼっちの無人島から脱出し、本を読むだけでは得られない、生きた知識を学ぶことができて、本当にありがたかった。

〈私の変容〉

ウィルがアスペルガー症候群と診断されてから、私はアスペルガーについていろいろと学び、息子を見る目が劇的に変わった。新しい目で見る息子は、私を追いつめて半狂乱にすることを目的とする人物ではない。本人はわざとそうしているわけではなく、彼自身なすすべがなく、困っているのだ。恐るべき困難に一生けんめいに立ち向かっている、本当に勇敢なヒーローであり、その偉業をほめたたえるべきなのだ。息子は自分の力ではどうすることもできない制約のなかで生きていて、母親の私はそのことを認め、配慮してあげながら、愛情をもって支えていくべきなのだ。

　私が変わったことで、親子の関係も大きく変わった。今では私はウィルの味方であり、私たちはチームだ。もうウィルから離れて一人になりたいなどと思ったりしない。この先も困難はあるけれど、一緒に乗り越えていける。ようやく息子がどこの星からやってきたのかわかり、世界を見る目も一変した。母親が前より受容的になり、自分を尊重してくれるようになったことに、ウィルも気づいたようだ。前は怒った顔で「早くしなさい！」と怒鳴ってばかりいた母親が、今はとても辛抱強く、励ましてくれることに。私は彼を追いつめて半狂乱にすることを目的とする人物ではないのだと、ウィルもわかってくれるといいけれど。

〈片頭痛持ちの視点からアスペルガーを理解する〉

　何年も前、私は初の片頭痛発作を体験した。恐ろしくひどい体験だったけれど、今はそれもムダではなかったと思っている。アスペルガーを持つ人の気持ちが、片頭痛を通じて、理解できるようになったのだ。

　片頭痛発作が起きた最初の頃は、どんな薬を飲んでも効き目はなかった。当時、片頭痛が起きるときは、いつもこんなふうだった。猛烈な頭痛がはじまる嫌な前兆があると、エネルギーレベルがどっと低下する。頭のなかに霞《かすみ》がかかり、まわりの世界が遠ざかって、自分だけ孤立しているような感覚になる。意識がどんどん内側に向いていき、表情がなくなり、声が小さくなる。片頭痛が激しくなるにつれて、まわりの出来事や人のことを考えられなくなる。それでもなんとか頑張るけれど、いつもの気力はまるで出せず、ちょっとした失敗やストレスにすぐいらいらして、怒ったり泣いたりしてしまう。わが家の哀れな子どもたちや夫に聞いてみるといい。自制心とともに、思考力、集中力も失せていき、つぎになにをすべきかわからなくなり、よけいな仕事が増えると混乱する。脳が機能停止に陥り、人と会話をするにも非常な努力を要する。相手の言うことに集中し、ふさわしい返事を考えるなんて、とうてい無理。

　それから感覚もおかしくなる。音や光を痛みとして感じてしまうのだ。まぶしい蛍光灯や太陽の光が、ガラスの破片のように目に刺さり、頭がくらくらする。大きな音はもちろん、ふつうの音量でも頭蓋骨にがんがん響き、弾丸がはね返るようなすさまじい痛みに心身が麻痺してしまう。片頭痛のかたまりと化した私は、もはやサリーではなくなる。

それでもけんめいに前へ進もうとするが、しまいにぶっ倒れて、布団にもぐり、十時間から十二時間ほど寝こむという最終手段に訴えるしかなくなる。片頭痛の発作は、なにかをしようという意志だけではどうにもならないときもあることを教えてくれた。それまで、やる気さえあればなんとでもなると思ってきた私には、目からうろこの体験だった。

片頭痛とアスペルガーは別物ではあるけれど、頭痛の発作が起きているときの私の感覚は、アスペルガーの人の感覚と多少似ているような気がする。おかげでウィルの気持ちを温かく思いやれるようになった。片頭痛のとき、私はわざと集中力をなくしたり、考えが鈍くなったり、音や光に敏感になったりしているわけではない。ウィルも同じで、わがままやなまけではなく、本当にできないし、つらいのだ。自制心や社交性をなくしてしまうのも、自分が片頭痛のときを思うと、よく理解できた。

宿題をやらせようとすると、「頭がうごかない！」とウィルが怒って泣いていたことを思い出した。あのときは、宿題をやりたくないから言いわけをしているのかと思っていたが、あれは本当のことだったのだ。片頭痛のときの私と同じで、まさしく脳が動かなかったのだ。算数の問題をやらせると、ウィルは怒って「答えはなんなの!?」と問い返してきた。ウィルの視点からすると、私は答えを知っているのに、わざと教えないようにして、いじめていると映るのだ。そりゃあ、意地悪なママよね？　アスペルガーについて学んでから、ウィルが怒っていた理由がすごくよくわかるようになった。でも当時は、ただ困惑していた。計算問題の解き方を丁寧に教えてあげたのに、どうして同じ問題を解けないの？　おまけにこの逆ギレはどういうわけ？　お互いに相手が理解できなかった。でも今は、すべて合点がいく。かんしゃくを爆発させるのも、コミュニケーションができないのも、融通がきかず、閉じこもってしまうのも、感覚が過敏すぎるのも、片頭痛のときの私の状態を思えば、すべて理解できる。ようやく謎が解けて、ウィルに対する同情と共感の思いで胸がいっぱいになった。

第九章　知識は頭の栄養なり

〈スタート地点〉

アスペルガーに関する書籍はいろいろあるが、私が一番役立ったと思うのは、キャサリン・スチュワート博士の『Helping a Child with Nonverbal Learning Disorder or Asperger's Syndrome（非言語性学習障害またはアスペルガー症候群の子どもへの手立て）』（未邦訳）という本だ。アスペルガーの子どものさまざまな強みと苦手について、とても詳しく書かれている。そしてそれらの強みを活かし、苦手を補って、子どもに成功体験をさせてやれるような手立てのアイディアがつまっている。

こういう情報が満載の本を最大限に活用したいとき、私は蛍光ペンで大事な部分に線を引いておく。そうすれば読み返すとき、ここが大事だとすぐにわかるし、蛍光ペンの部分だけ拾い読みして、その場ですぐに実行できる。記憶を新たにして、本の内容を実践しつづけるために、半年後に蛍光ペンの部分だけ読み返すよう、カレンダーにマークをつけておいたりもする。とくに大事な章にふせんを貼っておくのも役に立つ。記憶力が完璧ならこんな手間はいらないのだけど、あいにく忘れっぽいもので、たまにふせんをつけたページや蛍光ペンの箇所をさっと読み返せると、とても便利なのだ。

〈パニック発作に関する最高に役立つ本〉

自閉スペクトラムの直線上にいる子どもたちの多くは、怒りや不安のコントロールに問題を抱えている。ブレンダ・スミス・マイルズとジャック・サウスウィックの『アスペルガー症候群とパニックへの対処法』（東京書籍）という本は、パニック発作に備えてつねに手元に置いてきたバイブルと呼ぶべき名著だ。アスペルガーの子どもだけでなく、発達障害の子どもたちすべてに適用できるさまざまな手立てが紹介されている。

　この本は、親のしつけや説得でパニック発作を起こさずにすむ子どもや、自分のわがままを通すためにかんしゃくを起こす子どもを対象としたものではない。そういう子は、自分の意志でパニック発作を抑えられる。ちゃんと自制心が働いている。かんしゃくは自制がきいていないように見えるが、本人は目的を達するために計算をしているはずだ。大騒ぎすれば、欲しいものが手に入るとわかっているのだ。

　けれどもこの本が対象としているのは、文字どおり自制がきかない子どもだ。いったん引き金が引かれると、子どもは怒り狂い、攻撃的になったり、自滅的になったりする。もしくは激しく泣きじゃくる。こういう子どもは暴走する馬車の御者のようだ。強烈な感情のおもむくままに、あっちこっちへ引きずりまわされる。人質同然の自制心は、なすすべもなく御者台にしがみついているしかない。必死で荒れ狂う感情を抑えようとするけれど、自分ではもうどうにもできない。暴走する馬車が崖から谷底へ真っ逆さまに落ちていかないよう、ただ祈ることしかできない。恐怖に目を見開き、感情の荒馬にふりまわされている本人も怖いだろうけれど、見ている側もどうなってしまうのかと怖くてたまらない。私はいつも暴走馬車を必死に追いかける新米カウボーイのような心境になる。なんとか馬車を止めようとするけれど、いつもあえなく踏みつぶされてしまう。この本は、そんな新米カウボーイのためのガイドブックなのだ。

　マイルズとサウスウィックの本で、私が気に入っているのは、前兆、怒り、回復という三つの段階からなる〝怒りのサイクル〟という表現だ。前兆の段階では、子どもは微妙なストレスのサインを示す。そのサインは子どもによってそれぞれ違う。ウィルの場合は、不安そうなきつい目つきになる。ごくかすかな変化なので、なかなか気づけない。話しているときだと、声が一オクターブ上がり、首筋がこわばる。これは目の表情よりは気づきやすい。この前兆の段階では、子どもはまだ自制心を保っているので、ここでサインに気づいてやることが肝心だと著者は力説する。前兆の段階だと、有効な手立てがいくつかある。適切に手段を講じれば、パニック発作を避けられるか、少なくとも怒りの段階を短縮できる。この本では、すべきこと、してはいけないことに関する役立つアイディアがたくさん紹介されているので、自分の子どもに有効なテクニックがきっと見つかると思う。前兆の段階はウィルがまだ話せるので、なにがつらいのかを知る最適なチャンスだということを私は発見した。叱られていると感じさせないように、さりげなくつらさの原因から離れさせるのが、もっとも有効だ。

それでも前兆を見逃してしまったり、気づいてもパニック発作を避けられないときがある。そんなときも、しっかりと対策を講じておくべし。『アスペルガー症候群とパニックへの対処法』には、嵐の際に役立つアイディアもいろいろと紹介されている。うちの場合は、私がお手本になって冷静な態度を貫く。スーパーボウルの大観衆を相手にできるぐらい怒りのエネルギーをためこんでいるウィルに対して、私は正反対に静かな湖の岸辺のごとく、穏やかに、リラックスして、落ち着いて、寛容に。もちろん、これはあくまでもふりで、内心は動揺しまくっているわけだが、ともかく表面的には落ち着き払った涼しい顔でいる。われながらアカデミー賞ものの素晴らしい演技力だと思う。

ほかに怒りの段階で有効だったのは、いっさい問題に触れないことだ。パニック発作のときに、ウィルを説得したり、言葉で言い聞かせても、火に油を注ぐのと同じだ。ほかの人が試しているのを見ていて、よくわかった。ウィルの理性の部分は、話しあいにはまったく応じられない状態なのだ。暴走馬車の無力な御者のたとえを覚えているだろうか？　ウィルが必要としているのは、大丈夫だと安心させてもらうことなので、私はそばについてなだめ役に徹する。短く伝わりやすい言葉で、大丈夫、心配ないと語りかける。細かいことはいっさい言わない。パニックの原因がなんなのかわからなくても、とにかく大丈夫と繰り返す。それだけ。言葉は少ないほどいい。

ウィルの場合、注意をべつのことに向けさせるのも大事だ。たとえば「××のことは忘れなさい。今はとにかく落ち着こう」など、単純明快に指示をする。命令されたと感じてよけいに怒りだす子もいるかもしれないが、ウィルの願いは、誰かが代わりに手綱を取って暴れ馬を御してくれることなので。注意をそらすと、つらさの対象から逃れられるだけでなく、落ち着くまでのあいだ、ほかになにか大事なこと、いい気分になれることをしていられる。ウィルに必要なのは、とにかく気分転換なのだ。ウィルがほかに集中してうまくできればほめたたえ、もっと頑張ってごらんとうながす。怒りの段階のウィルに指示を出すというのは、私のアイディアで、いろいろな本のアドバイスを参考に、私たち親子に合う方法を編みだした。

怒りの段階は、私にとってプランを練る時間でもある。問題への対応策や、ウィルが回復段階に入ったらどうするかを考える。ウィルは怒りの段階が終わると疲労困憊して敏感になり、いやな気分をひきずっているに違いなく、パニック状態に逆戻りしたくないはずなので、回復期にはケアが必要となる。これについてもマイルズとサウスウィックの本には、いろいろな知恵がつまっている。

ウィルはすぐに授業や日常生活に戻るのは難しいので、立ち直るまでなにかをさせておくのがキーポイントだ。学校なら、教室に戻れるまで保健室で本を読むとかする。家では、自分の部屋で一人で静かに過ごすのが一番効果的だ。本やレゴなど大好きなものがそろった自分の部屋は、ウィルにとって最高の安全地帯なのだ。ほかの子どもや大人との接触は負担が大きいのでNG。でも犬だけは例外で、うちの犬たちはどんなときもウィルの一番の仲良しだった。無条件の愛をたたえた大きな茶色の瞳とふりふりの尻尾で、ウィルを受け入れ、悲しみを癒してくれる犬たちほど優れた聞き手はいない。ウィルは犬たちを〝どこでもファンクラブ〟と呼んでいる。どこへ行くにも、犬たちはそばにいる。「ぼくを見て大喜びしてくれる相手がいるって、とってもうれしいよ」とウィルは言う。本当にそのとおりだ。犬たちは幾度もパニック発作を静める役に立ってくれた。私自身も、ウィルがパニック発作を起こしたあとは疲れ果てているので、心を癒してくれる犬たちの存在はとてもありがたい。

ウィルが完全にふだんの状態に戻るまで、パニック発作のことには触れない。落ち着いて話せるようになるには、数時間、あるいは翌日までかかることもある。話すときも、パニック発作を起こしたことではなく、うまく対処できたことをほめるようにする。目的は、今後のパニック発作を防ぐためのヒントをつかむことだから。そう、予防こそ最良の治療なのだ。『アスペルガー症候群とパニックへの対処法』では、パニック発作の予防策に大半のページが費やされている。

予防と言うと、一般的には子どもに社交性や行動を教える方法や、場面理解を教える方法が考えられる。もう一つの予防法は、パニック発作の引き金を引く状況に子どもが遭遇しないように、環境を工夫することだ。この本ではそうした環境の工夫についてさまざまなアイディアが紹介されている。

〈ビデオで楽しく社交性を学ぶ〉

マイルズとサウスウィックの予防策のなかでも、とくに役立ったアイディアが二つある。一つはビデオを見ながら社交性を学ぶこと。魔法の一時停止ボタンを押せば、顔の表情や身ぶりの静止画像を見ながら、この人はどんな気持ちだと思うか、話しあえる。表情や身ぶりだけでなく、人同士のやりとりには、学ぶべきことがたくさんある。なにを考えているのか、なにを望んでいるのか、どう反応するか。考えること、言うこと、ふるまいは、人によってさまざまだ。犬みたいに単純明快じゃない。犬は嫌いなら歯をむいてうなるし、好きな人には尻尾をふって飛びついてくる。気持ちがそのまま行動に表れる。複雑な人間社会でふりまわされて帰ってきたとき、大喜びの犬に迎えられるとほっとする。でもあいにく私たちは人間なので、微妙で複雑な心理を学ばざるを得ない。

わが家のお気に入りは、『ギリガン君ＳＯＳ』『もうれつギリガン君』というコメディドラマで、典型的なタイプの七人が小さなボートで、無人島に漂着するというストーリー。強欲な大金持ち、名声が欲しい女優、そして救助されるチャンスをことごとくムダにしてしまうどじな一等航海士のギリガン。さまざまなタイプの大げさな表情やしぐさが、教材にもってこいなのだ。話の筋は単純だけれど、いろいろな人間同士のやりとりが網羅されている。口で言うことが心で思っていることと同じだとはかぎらない、というのは、人間として学ばなければならない教訓だ。このドラマでは登場人物が互いに相手を操ろうと画策する場面を見ながら、内心の隠れた動機やだまされるという概念を学べる。アスペルガーの子どもは言われたことを文字どおりに受けとめてしまいがちで、とても正直なので、ほかの人にも正直さを期待してしまう。白か黒か、いい人か悪い人か、という分け方しかできず、複雑で矛盾した人間同士のやりとりにはとてもついていけない。コメディドラマを見ながら、それぞれの漂流者が完全にいい人、悪い人ではなく、現実の人間のようにいろいろな面が入り交じっていることをウィルに教えた。場面や状況しだいで、誰でもいい人、悪い人になる可能性を持っている。一時停止ボタンというありがたい仕組みのおかげで、登場人物の気持ちについて話しあえるのはじつに便利だ。この方法で、いろいろな人物の動機や意図、微妙なやりとりについて、話しあい、推測しあう。アラン、ウィル、ルーカスに役をふって、単純なストーリーの寸劇をさせてみたりもした。

しくじってばかりのどじなギリガンのおかげで、人はいろいろと失敗をすることもあり、しかも笑っちゃうおかしな失敗もあることをウィルに学ばせられた。失敗をしても、それは屈辱的で死ぬほどの大惨事ではなく、その人が善良で価値のある人であることに変わりはないのだ、と。失敗をすると、世界の終わりのように感じて、パニック発作を起こしてしまう思考回路を、そうやって少しでも変えていくのだ。『ギリガン君ＳＯＳ』のようなドラマの最高にいいところはおもしろいことで、うちの子たちは大笑いしながら学べて本当にありがたかった。

〈ランチ会〉

『アスペルガー症候群とパニックへの対処法』で紹介されているパニック発作の予防策で、私たちのもう一つのお気に入りはランチ会というもので、学校で安心して過ごすための対策だ。担任教師に頼んで、ウィルと一緒に楽しくランチを食べてくれそうな生徒を二人推薦してもらう。そして週に一度、母親の私が学校へ行き、その子たちとウィルと四人でランチを食べる。お楽しみイベントの雰囲気を演出するために、特別なおやつも持っていく。ランチのあとの昼休みには、ボードゲームやトランプをして遊ぶ。ランチ会を一緒に過ごした子どもたちはウィルと友達になってくれた。

学校生活で友達のサポートは必須だ。ランチ会は、社交性を身につける絶好の機会でもある。ウィルの友達はこの特別なランチを楽しみにしてくれて、なにかの都合でキャンセルになってしまうと、とてもがっかりしていた。私にとっても、ウィルが学校でクラスメイトと過ごす様子を観察できるちょうどいい機会だった。頭のなかで気づいたことをメモしておいて、家に帰ってからああいう場面ではこうしようなどと、ウィルと話しあうことができた。

学年が上がっても、毎年ランチ会はつづけていて、担任教師が「ランチ会に出たい人は手を挙げて」と希望者をつのってくれた。いつもたくさんの手が挙がり、ウィルはそれを見て自分はクラスメイトに好かれていると自信を持つことができた。たくさんの候補者のなかから、ウィルもしくは担任教師が、その日に参加する子を決める。

〈小さな女の子となんでも直せるお父さんの話〉

この章の後半で伝えたい重要な概念を、うまく説明してくれるたとえ話をしよう。

昔あるところに小さな女の子がいた。つまり私だ。私はデビーという名前の大きくてきれいなプラスチックのお人形を持っていた。ある日、デビーは私の友達の自転車の後ろに乗ってサイクリングに出かけた。なぜかって？　そのときはいい思いつきだと思ったのだろう。だが不幸なことに自転車の乗り方を知らなかったデビーは落っこちて、後輪に片脚が巻きこまれ、残酷にももげてしまった。

でも心配はいらない。私のお父さんはなんでも直せるから。そこで私は、デビーの脚を元どおりにくっつけてもらおうと、父を探しに行った。ところが父は、不可解なことにデビーの脚は直せないと言う。いったいどういうこと？　お父さんはなんでも直せるはずなのに。直すのがいやだから、意地悪して言ってるの？　いつもは優しいお父さんなのに、どうして自分の娘にそんな意地悪を言うの？　私はお願いだからデビーの脚を直してと父を説得した。けれども父は首を縦にふらず、おかしな返事をするばかり。「硬いプラスチック製だから、これは直せないよ。一度壊れてしまったら、もうしょうがない」一時的に頭の働きが悪くなっているのかもしれない父のために、私はいろいろなアイディアをもちかけた。「のりでくっつけたら？　セロハンテープで貼れば？」「そんなんじゃ、すぐ取れてしまうよ」と父。私はどうしても納得がいかず、内心でこう思った。お願いよ、お父さん。なんでも直せるくせに、どうしてかわいそうなデビーを直してくれないの？　本当は直せるんでしょ？　しつこくせがみ続ける私と、同じ返事を繰り返す父。しまいに父は声を荒らげ、私はすごすごと退散した。

なぜ父がデビーを直してくれないのかを理解するには、私はまだ幼かった。父はちゃんと直せない理由を説明してくれていたのに、私の頭には入ってこなかったのだ。残念ながら読心術などない父は、〝お父さんはなんでも直せる〟という間違った思いこみが私の頭を占領していることを見とおせなかった。もし父が私の頭のなかをのぞけたら、こう言っていただろう。「お父さんはなんでも直せるわけじゃないんだよ、おばかさん！」私はびっくりしてこう答えたかもしれない。「えっ、それ本当？」「本当さ」「そうなんだ、なんでも直せるわけじゃないんだ」「じゃあ、しかたないね」こういう具合に思いこみを正してもらえたら、そのあとの説明も耳に入っていたかもしれない。私は素直にあきらめ、父を怒らせることもなかっただろう。

この話を、さらに展開してみよう。わがままな娘に手を焼いた父が、何人かの小児精神科医に相談したとする。医師たちはさまざまな所見を述べるだろう。私のわがままへの対応法もアドバイスするだろう。でも頭の良い精神科医たちが、私の間違った前提条件に気づくことはおそらくないと思う。一番いい方法は、私の友達に聞いてみることだったかもしれない。幼い女の子はたいてい、お父さんはなんでも直せると信じているだろうから。ただし、こうも思っているかもしれない。私のパパのほうがハンサムだもんね、と。それは違うんじゃない？　あんな太いげじげじ眉毛で……おっと話が脱線してしまった。つまり私はこう言いたいのだ。専門家に相談するのはあなたの自由であり、有益なことに違いない。あなたのお子さんと同じ診断名の子どもたちをたくさん診ている医者の、専門的な意見を聞けるだろう。でももし、アスペルガーの人の頭のなかをのぞけたなら、本当の原因である間違った思いこみに気づけるだろう。そしてその間違った前提条件に対して、ムダな努力をしていたことに気づくはずだ。どうして壊れたレコードみたいに同じことを言いつづけてあなたをいらいらさせるのか、ほかの人には通じない、自分にしかわからない言葉を繰り返すのか、原因がわかるかもしれない。なかなか興味深い可能性ではないだろうか。

〈十三歳の男の子が知っていること〉

ある十三歳のアスペルガーの男の子から、私はいくつかの素晴らしい知恵を教わった。このずば抜けて内省的で理路整然とした思考の持ち主、ルーク・ジャクソン君は『青年期のアスペルガー症候群　仲間たちへ、まわりの人へ』（スペクトラム出版社）という本を書いた。この本のなかで、彼はアスペルガーの人の心理について、僕にはあたりまえのことだけど、と前置きしつつ、とても役に立つ考察をしてくれている。ルークいわく、これは思春期の若者の取扱説明書なのだそうで、思春期の若者と接する親たち、教師たち、アスペルガーの当事者たちに向けて書かれている。とくに目からうろこだったのは、こだわりや執着、言葉、学校、友人、人間関係などの項目だ。

たとえば〝夢中と執着〟の章で、ルーク自身は専門分野と表現する、病的な執着について解説している。専門分野のことを考えていると、どうにも気持ちが昂ぶって、語らずにいられなくなるのだそうだ。身勝手に思われるだろうけれど、その衝動はあまりにも抑えがたいのだとルークは説明する。

これを読んで、目から特大のうろこが落ちる思いだった。それまで私は、ウィルが延々としゃべりまくるのは、他人の表情を読めず、相手が退屈しているのに気づけないせいだと考えていた。だから人の表情や態度を読み取るヒントを教えてあげれば、勝手にしゃべりまくることはなくなるはずだと。それでずっと、専門家の勧めに従い、顔の表情を読み取る訓練をただひたすらウィルにさせてきた。なんたる時間のムダ。ウィルはいつも表情をちゃんと読み取り、複雑なものでも真似することができた。ところが実際に好きなものについてしゃべりだすと、相手が退屈しているのにもかまわず、いつまでも話をやめられない。私は腹を立て、表情や態度や声の調子で感情を読み取る練習をやっきになって繰り返させた。ウィルにしてみれば、なんて口うるさい母親だったろう。でもそれしか方法がないと思いこんでいたのだ。人形のデビーの脚を直してとしつこくせがむ私に困惑していた父の姿が思い出された。驚きの発想の転換！

ルークの説明のおかげで、私の頭を占めていた思いこみが見事に覆された。つまり人の表情を読めないのではなく、実際は〝語るのが楽しすぎて、相手が退屈していようとかまってなんかいられない〟だったのだ。これが、語りだしたら止まらない行動の真の理由であり、表情は完璧に読めているのだ。私はなんて無益な訓練をさせ続けてきたのだろうか。ウィルのおしゃべりが止まらないとき、こう言えばよかったのだ。「ウィルはとっても礼儀正しい子のはずよ。大好きなものの話をするのが楽しいのはよくわかるけど、ほかの人が退屈しているのに話しつづけるのは失礼よね？　みんなつまらなくなって、仲良くしてくれなくなってしまうわ」そして失礼にならない時間や量を守らせるようにすればよかったのかもしれない。あるいは、ほかの人も関心を持てるような話題に、うまくウィルの気持ちを向ければよかったのかもしれない。髪をつんつんに立てた十三歳の男の子から、こんな驚きの発想を得られるとは、誰が想像するだろう？

それと、一つ忠告を。『青年期のアスペルガー症候群　仲間たちへ、まわりの人へ』で述べられている、私たち非アスペルガー人間の奇妙さについてのルークのごもっともな批判に、いちいち目くじらを立てないように。ルークの観点から真摯に学ぶことが、アスペルガーの子どもたちへの理解や尊重や評価につながることと思う。

〈思いこみこそが鍵〉

つまりはどんな問題にしても、最初の思いこみを明らかにすることが解決のこつなのだ。私たちは根底にある動機ではなく、問題行動のほうについ注目してしまいがちだが、そこをぐっとこらえて、まず考えてみよう。怒りの行動に注目するのと、怒りの原因に注目するのでは、対応はまったく異なる。たとえば怒りの背景には、不安があるのかもしれない。怒りの行動を叱っても子どもが言うことを聞かないとき、私たちはいらだち、どうしてこの子はこうなんだろう、と頭をかきむしる。でも本当の理由である不安を取りのぞいてあげれば、怒りの行動を叱る必要はなくなるかもしれない。アスペルガーの思考回路を理解していれば、行動の背景にある動機がわかるはずだ。だから行動ではなく、その原因となっている動機に目を向けよう。その子の本当の問題を解決してあげれば、自然と問題行動は起こさなくなるだろう。

思いこみを知るための手段はいろいろある。お子さんに聞く、自分で推測する、お子さんの学校の教師などからヒントをつかむ、専門家やアスペルガーの当事者が書いた本を読む、などなど。秘密はいたるところに隠されている。

いっぽうでアスペルガーの人たちも私たち定型の人々を理解するのに、同じだけの情報源を必要としている。本来は、かれらのために定型の人々の説明書があってしかるべきなのだ。ウィルの言葉や反応から、彼にとってきわめてナンセンスなことを、私はやってしまったのだと気づくことがある。そんなときは、こちらの考え方や視点を説明するいい機会だ。彼にとってはわけのわからない変な行動でも、説明すれば理解しあえるチャンスがある。発達障害のあるなしに関わりなく、私たち人間は十人十色で、それぞれ考え方も違う。だからお互いに協調できるように、思いやりのある、友好的なコミュニケーションが必要なのだ。

第十章　かけがえのない友人、家族の存在

〈友人や家族の支え〉

発達障害という旅をするあなたにとって、どんなささやかな助けも必要不可欠だ。一人きりで行くには、あまりにも険しい道のりだから。ごくたまに平坦な道もあるけれど、たいていは誰かの助けがなくては前へ進めない。

私の家族や友人たちは、猪突猛進の私の不安や独自の思いつきに耳を傾けてくれるかけがえのない存在であり、心の支えでもあった。話を聞いてくれるだけでなく、関心を示し、なるほどと思う思慮深い質問をしてくれたり、一緒に考え、それぞれの得意分野の知識を持ち寄ってくれたり。みんな私のことを変人だと思っているだろうけど、批判的なことは一言も言わず、私の考えを評価し、認め、励ましつづけてくれた。かれらのおかげで、考えをまとめ、不安をやわらげ、心を養うことができた。独立独歩タイプの私は、なんでも自分だけでやろうとするくせがあるけれど、子どもという最も大切な問題については、温かく支えてくれる家族や友人の存在は、なぐさめや安心のためだけでなく、生きるために必要なのだと気づいた。かれらの存在なくしては、私は絶望の岩場に転落して、ばらばらに砕け散っていたかもしれない。

だからまわりの人々との関係を大切にしよう。ときには新しい人脈づくりも必要だ。でも多ければいいというものではなく、本当に信頼できる人は数人でいい。特別な支援を必要とする子どもの親同士なら、よりわかりあえるだろうが、必ずしもそうである必要はない。お子さんが学校の特別支援教室や、サッカー・チームなどに参加しているなら、親御さんたちと仲良くなってみよう。教会もいいかもしれない。教会では礼拝以外にもさまざまな勉強会を開いている。あなたが中心になって、特別な支援を必要とする子どもを持つ親の

勉強会をはじめてみてはどうだろうか？　発達障害者の支援団体もお薦めだ。すぐに心が通じあい、悲しみや不安をわかちあえることだろう。教育のこと、健康のこと、お薦めのコミュニティ、そのほかにもたくさんのお役立ち情報をもらえるはずだ。あなたも誰かの役に立てて、その見返りは大きいだろう。ストレスや心配で心が壊れてしまう前に、ぜひともサポートグループや支援機関につながっておこう。それはあなた自身と家族を守るための最善の対策だ。

インターネットで友人を作るのもいい。私の場合、発達障害者のグループのメーリングリストがすごく役に立った。メンバーはリストにメールを送り、子どもの学校や地元の医療機関、交流グループなどについて、なんでも問い合わせることができる。するとグループの誰かしらが答えてくれて、みんなでその情報を共有できる。ときには発達障害に関する国際的な情報や地域のイベントなどの知らせが寄せられることもある。メンバーがお互いに目となり、耳となって、情報の収集や交換をするのだ。あなたに合うグループがすぐに見つかるとは限らないが、試しに参加してみてはどうだろうか。

一つだけ忠告をさせてもらうと、家族や友人をあてにしすぎて、エネルギーを消耗させてしまってはいけない。あなたがもし私のような猪突猛進タイプなら、愛するわが子を助けたいあまり、暴走してしまう怖れがある。大切なわが子が助けを求めているのを見ながら、突っ走らないようにセーブするのはとても難しい。でもなるべく議論はしないよう気持ちを抑えてきた。家族や友人はそうは思っていないかもしれないけれど。私の顔を見るたびに、また演説がはじまると思ってかれらがたじろぐような状況には、なってほしくなかった。まわりの人々の気持ちを尊重しつつ、自分の欲求を通すには、なかなか難しいけれど、うまくバランスを取っていかなければならない。

〈兄弟のありがたみ〉

兄弟はほかでは得られない貢献をしてくれる。他人と違って、遠慮なしに感じたままの反応をする。しゃべりすぎたり、声が大きかったりすると、うるさい、黙れと言う。自分のなわばりを侵害されると、乱暴に押しやる。遊びたくないときは、あっちへ行けと言う。なんの気遣いもない。兄弟はうむを言わせぬ権力をふ

る う。大好きな遊び仲間の兄弟に拒まれれば、自分のどこが悪かったのか、おのずと自省をうながされる。兄弟のやりとりは、現実社会のルールを学ぶのに最適だ。ウィルはアランとルーカスから、社会の厳しさを実践的に学ぶことができた。ときには荒っぽすぎることもあるが、それが兄弟というもので、三人それぞれが大いに学び、鍛えられている。わが家では里子を預かっていたことがあり、その子たちも社会訓練に貢献してくれた。毎日、ともに過ごさざるを得ないなかで、全員がいい刺激も悪い刺激も与えあいながら成長していく。幼い頃は猫みたいにけんかしていたのに、若者になったら最良の友になるのは、お互いにひどいことをやり尽くしたからこその絆があるのだろう。

兄弟たちに紙とペンを渡して（まだ小さくて字が書けない場合は、言葉で）質問をすると、興味深い答えが聞けるかもしれないので、ぜひお試しを。紙にはほかの兄弟についての質問を書いておく。たとえば「モーティマーの得意なことは？」「モーティマーのどんなところを直したほうがいい？」「モーティマーのどんなところが一番好き？」「仲良くするには、モーティマーはどうすればいい？」特別な助けを必要とするお子さんも含めて、子どもたちからは、親が思ってもみない驚くほど洞察力のある答えが返ってくることが多い。案外、子どもたちのほうが現実的で、本質をよく見ているのかもしれない。

〈親子のオープンなコミュニケーション〉

特別な支援を必要とする兄弟に対して、定型発達の兄弟は独特の困難を抱いている。兄弟の弱点をほかの兄弟がどう見るかは、親の考え方や伝え方に強い影響を受けるという事実をしっかりと認識しておこう。それは特別な支援が必要な子も定型の子も同じだ。私たちはみんな、なにかしら弱点を持っている。子どもたちの年齢に応じた説明をしてあげることが大切だ。大事なことについて、それぞれの子どもとオープンに気持ちや考えを伝えあうべきだと思う。

子どもたち一人一人の話に耳を傾け、それぞれの気持ちをプライベートに聞いてあげると、自分は特別で愛されていると子どもは感じることができる。それぞれの個性を尊重し、個々に向きあっていくことは、とても大事だ。子どもたちは親が思いもしないさまざまな考えや不安を抱えている。こちらから聞きだしてあげないと、そういう不安を解消するチャンスを逃してしまう。たとえば、かつてわが家がほかの州へ引っ越すとき、大事なものはみんな持っていけるから大丈夫よ、と子どもたちに伝えた。家族全員、ペットも、おもちゃも、本も、みんな一緒だからね、と。すると子どもの一人が、新しいお家には電気がある？　と聞いてきたので、びっくりした。そんなことを心配していたとは。先住民のテントに引っ越すとでも思っていたのかしら？　大丈夫よ、新しいお家には電気はもちろん、水道も水洗トイレも暖房もクーラーもあるから。なんでもそろっているわよ、と私は子どもたちを安心させた。だからぜひ、お子さんに気持ちをたずねてみてほしい。創造力あふれる小さな頭のなかには、あなたが思いもよらない考えや心配ごとがつまっているだろう。

私の場合、子どもたちとプライベートな話をするのに最適なのは、寝かしつけるときだ。小さい子は絶対に寝たがらない。日頃はおとなしい子も、寝る前はおしゃべりになる。車で移動しているときも、一対一でじっくり話せるので、絶好のチャンスだ。一人だけお出かけに連れだして、大好物を食べさせてあげる作戦も、子どもが喜んで心を開いてくれるのでお薦め。

〈定型発達の兄弟たちへの接し方〉

兄弟のどちらかがウィルとけんかをしていると、私はなかなか客観的になれない。どうしてもウィルは敏感で繊細だから守らなければ、という意思が働いてしまう。ところが、ウィルをかばうことで、よけいに争いを激しくさせてしまうと気づいた。ママは不公平だ、ウィルをひいきしていると受け取られてしまうのだ。親は感情的にならずに、子どもの不きげんや怒りに向きあわなければならない。トラブルと関係のない第三者として、冷静に客観的に子どもたちの訴えに耳を傾けなければならない。定型発達の子どもたちも、親が自分にちゃんと注意を向けて、気持ちを尊重し、言い分を理解してくれていることを確かめたいのだ。その子の身になってみると、気持ちが理解できる。質問をして、言葉の裏にある本当の怒りの理由を探ったりもする。けんかの原因がわかったら、私は自分の立場に戻り、ときには私なりの判断や解釈を伝えることもある。それで問題が解決する場合もあるし、じっくりとどうしたらいいか、話しあうときもある。これでおしまい、と動作で話をしめくくることもあるし、子どもがそうすることもある。ほかの第三者に意見を求めることもある。面倒がらずに、丁寧に向きあおう。特別な支援が必要な子にとって、定型発達の兄弟との関係はきわめて価値あるものだから。

ときには子どもたちの非難が親に向けられることもある。しかしそれはむしろチャンスだと捉えよう。完璧な母親になろうとは思わないが、非難を受けて、改善すれば、より良い母になるべく一歩前進できる。そのためにオープンな心で批判を受け入れ、そこから学ぶのだ。定型の兄弟たちは、特別な支援の必要な兄弟のことを〝あいつはなにをしても叱られなくてずるい〟と感じている。そのことを子どもの発言で気づかされ、私ははっとした。あるとき長男のアランがこう言ったのだ。ぼくやルーカスが言われたとおりにしないとすぐ怒られるのに、ウィルはママの言うことを聞かなくても絶対に叱られない、と。たしかにそのとおりだと私は反省した。私の主義として、子どもたちに指示をするとき、まず一度言い、すぐに聞かない場合はもう一度言うが、それが限度だ。二度言っても聞かなければ、行動を起こす。何度も同じことは言わない。子どもたちは耳と頭があるのだから、私の言葉を理解し、反応することができるはずだ。子どもたちからは鬼軍曹と呼ばれ、怖れられる存在として、私自身も満足していた。ところがアランの言うように、ウィルに関してはたしかに規律を甘くしていた。注意欠陥障害のあるウィルには、必要以上に指示を繰り返し、それでも聞かないときは行動を起こすが、叱るのではなくうながす形になる。最初は、ウィルの状態をアランが理解していないから、ずるいと感じるのだと思った。どの子にも同じ対応をすることが、必ずしも公平ではない。ウィルに多少、寛容に接することはあたりまえなのだと。私はウィルに甘い理由を説明したが、アランは納得しなかった。ママが思っているより、ウィルはちゃんとやれるんだから、ぼくたちと同じように叱られるべきだと言う。それはどうかしら？　夫のリッチに話すと、彼はアランの意見に賛成だった。そこで試しにウィルをほかの兄弟と同じように扱うことにした。すると、アランが言ったように、ウィルはきちんとできるのに、自分は叱られないからだらけていたことが判明した。あいつめ！　アランの言うとおりだったのだ。でもまあ、完璧な母親にこれで一歩近づけたのだから、よしとしよう。

より対応が難しいのは、定型の兄弟が特別な支援を必要とする繊細な兄弟に対して、傷つけるようなひどい言葉を言う場合だ。しかし親としては、痛む心をぐっとこらえ、頭ごなしに叱りつけてはいけない。抑圧された感情は心のなかにわだかまったまま、べつのときにもっとひどい形で噴き出す可能性がある。そういう問題を解決するのはとても困難だ。心の奥にわだかまった感情を探りながら、慎重に対応を考え、良い方向に導いていかなければならない。簡単にはいかないだろう。そういうとき、私は第五章で紹介したアデル・フェイバ、エレイン・マズリッシュ著『憎しみの残らないきょうだいゲンカの対処法――子どもを育てる心理学』（きこ書房）に解決のヒントを求めて、蛍光ペンで線を引いた部分を読み返した。

〈違いではなく、共通点に注目する〉

親が及ぼす影響力をつねに意識しつつ、特別な支援が必要な兄弟と定型発達の兄弟との違いではなく、共通点に注目してほしい。たとえば、特別な支援の必要な子が上きげんでおもしろくないジョークを連発し、定型発達の兄弟を不きげんにさせているとき、親は通訳として、定型発達の子どもをわきに呼び、どうしてあの子はああいうことをするんだと思う？　とたずねてみる。そして定型の子の考えに丁寧に耳を傾け、共通点に着目した解釈を伝える。たとえばこんなふうに。

「ねえ、あの子はあなたに好かれたいんじゃない？　誰かに好きになってもらいたいときってあるでしょ？」そしてお友達になりたいとき、あなたならどうする？とたずねてみる。その方法はうまくいった？　そのとき、どんな気持ちがした？　そしてこう提案してみる。「あの子もあなたを楽しませようとしているんじゃない？　おもしろいやつだって、思ってもらいたいのよ。そしたら好きになってくれるんじゃないかなって。たしかにあんまりおもしろくないけど、気持ちはわかると思わない？」そのような建設的な視点で行動の説明をしてやると、障害のある変なやつとみなすのではなく、同じ兄弟の一人として、健やかな関係を作っていけるのではないかと思う。

兄弟間の問題を解決できるアイディアを、もう少し考えてみよう。前述のような状況で、定型の兄弟はまずこう言うだろう。「うるさい、黙れ！」それで本人のいらだちは発散できるだろうが、問題の解決にはまったくならない。状況を解決するためには、具体的な情報のこもった返答をするように導くと良い。たとえば「おもしろくないよ。それより〇〇の話をしようぜ」あるいは「お決まりのジョークはおもしろくないから、学校で聞いたやつを教えてくれよ」「ぼくの部屋の本棚にジョーク集があるから、それを持ってきて読んでくれ」なんにしても、「うるさい、黙れ！」と怒鳴るよりは、いい結果を生むはずだ。

〈定型発達の兄弟への外部からのサポート〉

特別な支援の必要な兄弟がいるほかの定型発達の子どもたちと遊ぶ機会があると、大いに役立つ。わが家のように、定型発達の兄弟もサポートを必要としている。アランとルーカスはSibshops（兄弟の遊び場）と呼ばれるスペースでさまざまなプログラムを楽しんでいる。ここは特別な支援の必要な兄弟がいる子どものためのスペースで、ゲームをしたり、工作をしたり、おやつを食べたり、特別な支援の必要な兄弟に関する悩みを打ち明けあったりする。同じ境遇の子どもたちが、心から理解しあい、共感できる憩いの場所であり、特別な支援の必要な兄弟がいることの不満を発散し、お互いから学び、そういう兄弟がいるのは自分たちだけじゃないと励ましあえるのだ。

〈完璧な母親《マザー・パーフェクト》〉

ずいぶん前になにかの本で、男性は自分の業績をまわりの人の業績と比べて自己評価すると書いてあった。ところが女性は、実際には存在しない完璧な理想像をお手本に、自己評価するそうだ。自分の行いを評価するのに、いろいろな方法があるとわかって、興味深かった。それまでは、私は自分を〈完璧な母親《マザー・パーフェクト》〉と比較しているとは思いもしなかった。幻の理想像であるマザー・パーフェクトは、無制限に使える時間があって、無尽蔵のエネルギーを持っていて、深い忍耐心と寛容な心の持ち主で、知恵海のごとし、わが身を顧みずに家族のためにひたすら尽くし、もちろん月経前症候群《PMS》などはありえない。子どもにとってはなにからなにまで完璧の母親だが、私からすると欠点もある。彼女はひどいがみがみ女で、私がどんなに頑張って母親業をこなしても、必ず文句をつけてけなしてくる。彼女のように完璧になりたいという意欲は、激しいバッシングでたちまちしぼんでしまう。だからマザー・パーフェクトを理想にして、心のなかで語らせるなんて、愚かな自滅行為なのだ。想像の産物のがみがみ女と自分を比べて評価するなんて、なんの意味があるだろう？　私は他人を物差しにして自分を評価しようとも思わないが、自分と同じように一生けんめい頑張っている心優しい親たちを、公平かつ現実的に扱うべきだと思っている。私ならかれらに休みを与える。だったら私も休んでしかるべきだ。

マザー・パーフェクトの正体を見破った私は、再三にわたり彼女を追い払ってきた。心のなかで、彼女を宇宙空間に送りだしたり、フルスピードで走る車から突き落としたり、トイレ用洗剤を飲ませたり、崖下に放り投げたり。それでも彼女は周期的に戻ってきて、心のなかでささやく。でも私はすぐに送り返す。だって彼女はつねに不満だらけで、人をけなして自信をなくさせる、ただの愚痴女だから。そんな人のアドバイスなんて、誰がいるもんですか。あなたのもとに意地悪で口やかましいマザー・パーフェクトやファーザー・パーフェクトはいないだろうか？　もしいたら、箱に詰めて地の果てに送ってしまおう。やつらはあなたのエネルギーを吸い尽くす、最悪の敵だから。

〈定型発達の兄弟を公平に扱い、必要を満たしてあげる〉

マザー・パーフェクトが下す非現実的な指示は、母親の幸福感や自信を台なしにする自虐的な考えばかりではない。どの子も公平に扱わねばならないという固定観念も押しつけてくる。しかし兄弟のなかに特別な支援の必要な子どもがいる場合には、葛藤がともなう。わが子のそれぞれにかける時間やエネルギーを考えると、特別な支援の必要な子は明らかにより多くの時間と手間を必要としている。特別な支援の必要な子と同じだけの時間を、定型発達の子にかけていない自分を批判するのは簡単だ。でもどの子も同じように扱うことは、本当に公平と言えるのだろうか？　私はそうは思わない。親としては子どもたちに公平でなければいけないが、それは必ずしも同じ対応をするという意味ではない。それぞれの子どもの必要性をきちんと満たすことが、本当の公平だと思う。そして同じ兄弟でも、必要とするものはそれぞれ違う。たとえば去年、ルーカスがオレンジを喉につまらせたことが二回あり、私は大あわてでハイムリック法［訳註　食べ物を喉につまらせたとき、後ろから抱えこむようにして、みぞおち付近を突きあげて、つまった異物を出そうとする方法］の応急処置をして、オレンジを吐きださせた。もしもまったく同じ対応をするのが公平であるなら、アランとウィルにもハイムリック法の処置をするべきだが、二人は喉をつまらせていないのだから、それはばかげている。ルーカスだけにハイムリック法の処置をしてあげて、アランとウィルにはしてあげなくても、私の良心がとがめることはない。つまり、それぞれの子どもの必要に応じた時間とエネルギーの使い方をすべきなのだ。ある子どもの要件はすぐに満たされるものかもしれないし、べつの要件はもっと時間と手間がかかるかもしれない。それでも兄弟それぞれの必要性をちゃんと満たしていれば、じゅうぶん公平な母親と言えると思う。

それに定型発達の兄弟のどちらかが、特別な支援の必要な子どもになった場合は、私の手厚いケアが保証されている。むしろかれらは、特別な支援が必要でない自分の幸運に感謝すべきなのだ。私が忙しいときは、定型発達の兄弟たちには手がまわらず、自分で自分のことをさせておく。でもそれは悪いことではない。自分でなんでもやることで、自信や自立心が養われていく。マザー・パーフェクトの細やかな世話よりも、多少放っておくぐらいの手抜き育児のほうがちょうどいいのだ。けれども大事なときにはもちろん手助けをする。子どもたちが泣いているのに、なぐさめもせず、ほったらかしだったことなんてある？　宿題も教えてあげているし、サッカーの送り迎えもしているし、誕生日パーティも開いてあげているわよね？　スポーツや学校のイベントには、必ず応援に駆けつけているはずよ。サッカー・クラブのマネージャーも務めたし、シリアルの箱で作ったへんてこなドレスを着て、学校の寄付金集めの女王様役もやったわ。あなたもぜひ、自分の良い行いをリストに書きだしてみてほしい。きっと長いリストになるはずだ。もっと母親としての自分に自信を持とう。心のなかでマザー・パーフェクトがいくら批判しても耳を傾けてはいけない。あの口やかましい女は、想像の産物でしかないのだから。

さらにあなたのお子さんは、あなた以外の人に育てられた経験がないので（もちろんマザー・パーフェクトによっても）、ほかの親と比較して批判する材料を持っていない。あなたが理想の母親像と自分を比べて落ち込んでいたとしても、それをわざわざ言わないかぎり、子どもたちは理想の子育てとはどんなものか知らないままだ。有能な養育係であるあなたのもとで、じゅうぶん満足していることだろう。

夫のリッチの協力の仕方はとてもユニークで、彼はよく子どもたちに、「こんないいママで、おまえたちはものすごくラッキーなんだぞ」と言って、私の素晴らしさを大げさにほめたたえ、子どもたちも一緒になってスタンディングオベーションで拍手喝采、お辞儀をするのだ。おかしな儀式だけど、みんなそれを楽しんでいる。私もこのときばかりは、あの嫌味なマザー・パーフェクトを見返してやれる。でも一番いいのは、現実とは関係なく、遊び感覚で子どもたちがリッチに賛成して、ママはすごいと思いこんでくれるところだ。おかげでリッチがいないときも、子どもたちは私を励ますような言葉を言ってくれる。あなたもぜひ身近な応援団を見つけてほしい。旦那さんや奥さんと取り決めをしてみるのはどうだろうか？　拍手喝采でほめたたえられるのは、とってもいい気分だから。

〈兄弟それぞれに自分は特別だと感じさせる〉

応援団がいなくても、素晴らしい親であることを自分で子どもに宣伝すればいい。でも本当の目的は、子どもたちに自分は特別だと感じさせてあげることだ。たとえば、子どもの大好物を買って帰ったとき、盛大に華々しく告知する。「きみのママはこの惑星でもっとも素晴らしいお母さんです。きみを宇宙一愛しているママは、きみはなんて素晴らしい息子だろうと思っています。さてさて、この袋にいったいなにが入っているでしょう？」子どもはなにかすごくいいことが起きるのを期待して、目を輝かせる。袋の中身は果物とかアイスクリームとかふだんは買わない特別なお菓子だが、それでも子どもは大喜びする。大事なのは、優しい女神のようなママが、自分を想って買ってきてくれたという実感を子どもに与えること、子どもに自分が愛され、可愛がられていることをはっきりと感じさせることだ。すべての子どもたちが最初に感じる、もっとも重大な存在にかかわる欲求だろう。あなたのお子さんに、自分は特別に愛されていると感じさせてあげるには、どうしたらいいだろう？　読みたがっていた本を図書館で借りてきてあげる？　どこかへ遊びに連れて行く？　それともお友達を家に呼んであげる？　選択肢はいくらでもある。楽しみながらいろいろ考えてみよう。

わが家では、定型発達の兄弟のどちらか一人と私、二人だけでなにか特別なことをして楽しむ時間を作ることが、とても役に立った。そんなに頻繁ではなく、月に一度ぐらいでいいと思う。子どもの年齢に応じて、親子で一緒に楽しめることを選んだ。小さかった頃は、ミニチュアゴルフとか、ボウリング、図書館の催しなどに連れだした。肝心なのは、二人きりで一緒に過ごす時間、自分は特別に愛されていると子どもに感じさせること。お金をかけて大げさなことをする必要はない。私がその子を愛し、尊重し、気持ちを知りたいと思っていることが、ちゃんと伝わればいい。子どもたちが少し大きくなって、会話ができるようになると、子どもたちの大好物をつめたランチを学校に持っていって、一緒に食べたりした。あるいは、レストランに連れて行ったり、アイスクリームショップに行ったり。二人きりで親密に、というのが重要なのだ。わいわいうるさい家族のじゃまが入らないところで、子どもが私にだけ打ち明けてくれる内緒の話を聞くのは、本当に得がたい喜びだった。

第十一章　学校でのパニック発作対処法……道のりはつづく

〈三年生はとくに目立つこともなく〉

三年生に上がるときも、緊急事態であわてないように、前もって担任と面談をした。これまでの学校での様子と、パニック発作を起こしたときの効果的な対処法を紙に記して、いざというときに参考にするように渡しておいた。そして困ったときは、いつでも連絡してくださいと伝えた。

そのおかげか、三年生はわりと順調だった。ウィルはときどきパニックになりかけたが、パニック発作まではめったに至らなかった。学校で我慢していたパニック発作が、帰りの車のなかで爆発することもほとんどなかった。担任教師はうちの番号を暗記していなかった。三年生はおおむね小康状態と言えた。あいかわらず算数は苦戦していたが、特別支援でサポートしてもらえた。全体的に穏やかな一年だった。

〈安定が約束されていた四年生〉

四年生はウィルにとって最良の状態でスタートした。担任は、以前にアランのクラスを受け持っていた教師で、私もとても信頼していた。例年にならってウィルの様子とパニック発作の対処法を記した手紙を渡したが、一学期の終わりまで担任と会うことはなかった。私は気をゆるめはじめた。担任教師が私の手紙をちゃんと持っていて、大事な部分に蛍光ペンで線を引いてあるのを見たときは、とてもうれしかった。この教師が担任なら、ウィルも安心だ。学習面でも心の面でも細やかに見てもらえて、今までで最高の学年だったが、算数は苦手なままだった。作文もまた苦手であることがわかった。考えを順序立てて、まとまりのある文章にすることは、ウィルには難しかった。それでもウィルはよく頑張っていた。月日がたつにつれて、パニック発作は遠い過去の出来事に思えてきた。

〈引っ越し？　安定の四年生が台なしに〉

安定した四年生も半ばを過ぎた頃、夫のリッチがバージニア州に転勤することになった。べつの州へ引っ越し？　やれやれ、えらいことになった。引っ越しが明らかになると、ウィルは学校でその年はじめてのパニック発作を起こした。そしてその後もひんぱんに起こすようになり、家庭でもパニック発作が起きるようになった。私は引っ越しにまつわるウィルの不安をやわらげるのに必死だった。ウィルは引っ越しが楽しみだと口では言うが、内心では赤信号が点り、危険を知らせるサイレンが鳴り響いているのは火を見るより明らかだった。その余波で、家族全員が精神的に不安定になった。医師はウィルの安定剤の量を増やしたが、パニック発作は治まらなかった。私たち一家はやむを得ず、帆をたたみ、嵐のなかへ船出した。

〈いざ、突撃〉

引っ越しがすんだら、ウィルも多少は落ち着くだろうと、たかをくくっていた私がばかだった。なにもかもが初めてで、慣れない環境にとまどうことばかり。バージニア州の学校では、新しく二人の教師がウィルを担当することになった。算数の特別支援の教師と、ほかの教科全般の担任教師だ。二人とも早速、ウィルのパニック発作の洗礼を受けた。パニック発作は一日に二回以上起こすこともあり、しかも非常に長くつづいた。新しい学校での毎日に圧倒されて、ストレスのかたまりと化したウィルは、つねにどん底の絶不調で、教師たちもそんな子どもを見るのははじめてで、相当に面食らっていた。けれども幸いなことに、かれらは経験豊富で思いやりにあふれたチームだった。ウィルの痛みを理解することはできないが、とても共感的で、とことん丁寧な対応をしてくれた。ありがたいことに、私たちはまたもや親切で熱心な教師に恵まれたのだ。人間性も素晴らしく、まさしく教師の鑑と呼ぶべき人たちだった。

ふり返ると、私たちはいつも教師とはうまくいってきた。それにはウィルの功績が大きいと思う。精神的に不安定じゃないときは、ウィルはとても模範的な生徒なのだ。前の学校では、優秀な模範生として何度か表彰されたこともある。だからこそ、不安で泣きわめいていると、ものすごく対照的で目立つので、教師たちは心配して、熱心になんとかしようとしてくれるのだ。もしもウィルが、不安を攻撃性や破壊的な行動で表すタイプの子どもだったら、教師が困り感を察して同情的に手助けしてくれることはなかったかもしれない。乱暴で攻撃的な子どもの背景にある困り感を察してあげることはとても難しい。その子たちはウィルと同じぐらい困っているだろうに、不安が怒りとして表れてしまうせいで、まわりに理解されにくくなってしまっている。

引っ越しのダメージは大きかったけれど、幸運にも恵まれた。バージニア州の学校では発達障害児の受け入れ体制が整っていて、ウィルの担任はすぐに行政の発達障害児のサポート・スタッフに連絡してくれた。発達障害に関する教育を受けたスタッフが、教師に対して、問題が起きたときの対応など、専門的なアドバイスをしてくれる。さらにサポート・スタッフは、ウィルの療育士と、図工や音楽や体育などの教師と面談し、ウィルの苦手な事柄について話しあい、ふさわしい支援を提案してくれて、今後のための個別記録を作成してくれた。そしてクラスでウィルが受け入れてもらえるように、生徒たちに向けて、みんな違っていて、それぞれに個性があり、長所があることを話してくれた。ウィルの学校との関わりはまだつづいているけれど、もう私たち親子は孤立無援ではない。頼もしい味方ができて、本当にありがたかった。

〈船から人が落ちた！　救命用の浮き輪を投げてくれ！〉

教師たちやサポート機関の対応は素晴らしかった。けれどもサポート・スタッフは複数の学校をかけ持ちしているので、教師が困ったときにいつも駆けつけてくれるわけではない。パニック発作を繰り返すウィルを抱えながら、担任一人で授業を進めていく大変さは並大抵のものではないだろう。しかし教師たちはそんな日常にもどうにか順応し、数ヵ月が過ぎると、パニック発作の予兆を察知して、防いだり、なんとか切り抜けたりできるようになった。けれどもパニック発作の回数はわずかに減ったものの、発作は日常的で、精神状態がつねに不安定なウィルは、いつ爆発するかわからない。教師たちも学校側もこれ以上は対応しきれないと感じていた。途方に暮れたかれらは、救命用の浮き輪を探しに行った。

市内の小学校のうちの一校に、アスペルガー症候群／高機能自閉症の支援プログラムが設けられていて、そこが救命用の浮き輪となった。その学校の校長らと、私たちと教師たちが会って話しあい、ウィルは五年生からそこに通うことが決まった。夏休みに入り、ウィルは算数と作文を支援プログラムのサマースクールで先取りして勉強することになった。かなり大変だったけれど、授業時間が短いので、どうにか耐えられた。

〈宿題〉

ウィルと私の関係がもっとも悪化するのは、宿題という名の苦行の時間だった。ウィルの頭のスイッチがオンの日ですら苦行なのに、スイッチがオフの日は、まさしく拷問の苦しみだ。子どもの宿題は私の宿題でもあり、昨日覚えたことを今日は忘れているウィルに、ストレスがつのり、血圧は上がるいっぽう。算数の概念をさっぱり理解できないときは、もうお手上げ、どんづまり状態だ。宿題はやらなきゃいけない、でもどう頑張ってもできっこない。二人でいくら頭突きをしても、宿題の壁はびくともしなかった。

熱心でまじめな性格の私は、たかが宿題とほうっておくことができず、きちんと仕上げなければ気がすまなかった。とうていできないとわかっていながらも、泣く泣く取り組んでいると、頭のなかで半狂乱の声がする。「こんな算数の問題もわからないなんて、中等部に上がったらどうすればいいの？　その先はどうなるの？　高校は行ける？　大学は？　就職して、自立することなんてできるの？　こんな算数もわからないんじゃ、結婚も無理かもしれない」自分でも異常だとわかっていたけれど、先走った心配をせずにはいられなかった。大事な可愛い息子に順調な人生を歩ませたい。アスペルガー症候群に関する本の、宿題をさせるテクニックの部分を穴が開くほど読み、片端から活用した。それでもまたウィルがリュックを背負って学校から帰ってくると、たまらなく憂うつな気分になる。あのなかにまた宿題が山ほどつまっているの？　今日のウィルは〝オン〟かしら、それとも〝オフ〟？　また今夜も泣く泣く宿題と格闘しなきゃならないの？

さて、お察しのとおり、こんなサイコの母親と宿題をするのは、ウィルにとってもおよそ楽しい経験ではない。宿題をさせているあいだじゅう、ずっとこう言っていた。「もうこれでおしまい？」私は寛容に励ましながら教えているつもりだったが、敏感な彼は母親の内心の焦りといらだちを肌で感じていたのだろう。宿題の時間は私たちにとって我慢比べであり、スタミナと忍耐心の一本勝負だった。なかでも最悪なのは、親子の関係がひどく悪くなることだ。愛情たっぷりに子どもの世話をする優しいママでいたいのに、宿題のときはがみがみ口うるさい現場監督にならざるを得ない。日々繰り返されるこのはてしない闘いに、私たちはいつもへとへとだった。

〈偉大なる援軍と同盟を結ぶ〉

そんなわけで、私とウィルの精神安定のために、宿題を教えてくれる家庭教師に来てもらうことになった。彼女は四年生でウィルに算数を教えてくれていた特別支援の教師で、それ以来ずっと頼もしい味方でいてくれる。転校してきたばかりの一番大変な数ヵ月をともに過ごしたおかげで、彼女はウィルのことをよく知り、教え方も心得ていた。特別支援教育の経験が豊富なので、教えたことをすぐに忘れる子どもには慣れていて、まったく動じない。むしろ想定内のこととして、淡々とはじめから教え直す姿勢に、私は敬服した。さらにすごいのは、今日の課題として冷静に宿題に取り組めることだ。大学へ行けるかどうか、ガールフレンドができるかどうか、夕食の支度はどうしよう、なんてことをあれこれ悩んだりしない。どうしてそんなに冷静に教えられるのだろう？　それとも私がおかしいの？　まあ、それは自他ともに認める事実ではあるけれど。

家庭教師の先生とウィルは、月曜から木曜まで宿題を一緒にしているのだが、彼女は私以上にウィルの成績を気にかけている。ある意味、彼女の成績でもあるからだろう。ウィルが勉強できるようになったのは、本当に彼女のおかげだ。ウィルは尊敬する大好きな家庭教師の先生の言うことはちゃんと聞き分け、一緒に宿題をするときは、とても意欲的に頑張っている。おっかないママゴジラなんて、もうまっぴらだ。今や、ウィルにとって私のすることなすことが間違っていて、たまに宿題を教えるときは、全能なる家庭教師の教え方とまったく同じでないと気がすまない。彼女はまさにウィルの第二の母であり、愛情深い理解者であり、学年ごとに変わる担任やサポート・スタッフと違い、つねに変わらない安定した関係を約束してくれる存在だ。人生は素晴らしい。ふたたび空には小鳥のさえずりが聞こえ、私はただの母親でいればよくなった。それだけでじゅうぶん幸せだ。

〈深呼吸して。さあ、つぎは五年生〉

アスペルガーの子ども向けの特別プログラムがどういうものか、私たちはまったく知らなかった。新学期がはじまる直前に、ウィルとリッチと私は新しい学校へ見学に行った。そこで見た光景は、まるで天国のようだった。その学校には発達障害について経験と知識のある専門の教師がいて、ウィルを含めて二、三人の生徒を担当してくれる。その女性教師には専用の教室が用意されていて、パニック発作を起こしたときに、一人で落ち着くためのスペースも設けられていた。毎日、算数はその教師に個別で指導してもらえて、それ以外のときもいつでも相談に行ける。ほかの時間は通常学級で、アスペルガープログラムの学習支援を受けながら授業を受ける。集中力がつづかないとき、不安が高まってしまったとき、特別な指導が必要なときなどに、支援員が手助けしてくれる。きめ細やかな観察により、トラブルになりそうなときはすぐに対応してもらえて、支援員がウィルを教室の外へ短時間だけ連れだしたり、アスペルガープログラムの教師がいる教室に戻したりしてくれる。申し分のない万全な体制だと思った。支援員の数も一気に増加し、ウィルはとてもスムースに五年生へ進むことができた。同じプログラムに参加している生徒のなかに親友もできた。周囲に合わせられなかったウィルのために、周囲のほうが彼に合わせて変わってくれたのだ。それはぜひとも必要な変化だった。ウィルは前向きになり、できることも増えて、パニック発作を起こすことも少なくなった。大喜びでハレルヤを歌っているのが誰かはお察しのとおり。

〈発達障害に関する相談機関や情報源〉

都会（バージニア州リッチモンド）へ引っ越したことで、じつは私たちは素晴らしいチャンスに恵まれた。以前に住んでいた小さな町では、ウィルのためのオーダーメイドのアスペルガープログラムを受けられるなんて、夢にも想像していなかった。さらに周辺地域には、発達障害の支援機関や相談施設がたくさんあって、まさによりどりみどり。全部をまわる時間がなくて、逆に困るほどだった。

私が見つけたなかで最良の相談機関は、アメリカ自閉症協会（ＡＳＡ）だ。バーナード・リムランド医学博士によって一九六五年に創設された、この分野ではアメリカでもっとも古く、かつ最大の民間の相談機関で、自閉症に関するあらゆる情報提供や啓蒙をはじめ、支援の相談や取り次ぎなどを行っている。州都リッチモンドの協会では、月に一回、自閉症関連の講座が開かれ、参加者は保育サービスに子どもを預けておける。ときにはグループに分かれて、ディスカッションすることもあり、その日のテーマについて、保護者たちがお互いに情報交換できたりもする。毎回の講座の際には、ほかの相談機関のものも含め、たくさんのパンフレットや宣伝チラシをかき集められるし、協会の図書室で本やビデオを借りることもできる。この協会では、バイオメディカル療法やアスペルガー症候群など特殊なテーマの勉強会も毎月開かれていて、すべての講座に参加できなくても、会員になっていれば、月に一度送られてくる会報で読むことができる。会報には、近々開かれる予定のワークショップや地域のカンファレンスの情報も載っている。各地域の支援グループの紹介や連絡先、さらには自閉症に関する州や国の政府の取り組みなどの記事もある。

アメリカ自閉症協会（ＡＳＡ）は私たち当事者やその家族と、各地域のさまざまな団体の重要な架け橋だ。私たちが参加したことのある勉強会、カンファレンス、講座、講演会、ウィルが参加した発達障害の子どもの遊びの会など、すべてはＡＳＡによってつながっている。全国にＡＳＡの支部があり、ウェブサイト（www.autism-society.org）で調べれば、最寄りの支部がどこにあるかわかるようになっている。あなたの地元の支部は、ここで紹介した支部と活動内容が違うかもしれないが、そこで働くボランティアの人々や経済事情によって多少の違いはやむを得ない。

たくさんの情報源や相談機関を知った今、数年前の小さな町に住んでいた私に会いに行けたらと痛切に思う。あの頃の私は、発達障害のコミュニティや情報や知識、支援についてなにも知らず、とても孤独だった。昔の私に会いに行けるなら、ちょっと遠いけれど最寄りのＡＳＡの支部に連絡するように伝えたい。その支部まで行けなくても、発行している会報やお知らせは家にいても読むことができる。それだけでも大きな一歩だ。

それから、『Autism/Asperger's Digest Magazine』という雑誌を定期購読しなさいと伝えたい。発達障害に関するさまざまな生活上のお役立ち情報が満載で、とても読みやすい雑誌だ。この雑誌が郵便受けに届くたびに、世界のあちこちで私と同じように発達障害の子どもや家族がいたり、当事者だったりする人々がたくさんいることをあらためて思う。かれらからいろいろなことを学び、遠く離れていても、支えあっていると感じられる。会って話せれば一番いいけれど、どんなに小さなつながりでもありがたいものなのだ。

さらにもう一つ。当時は自分が中心になって小さな町で自閉症の親の会を開くことに抵抗があったが、自閉症のメーリングリストのグループに参加したり、勉強会や講座に参加したりするようになって、そういう不安はなくなった。親の会を開けば、学校や病院や療育の場で、知りあいができるかもしれない。ほかにも自閉症の子どものいる親はきっと近くにいるはずだ。今、親の会を開くなら、過去のＡＳＡの会合のプログラムからその日のテーマやスピーカーを決めるアイディアももらえる。最寄りの支部の過去の会報は、www.asacv.org でダウンロードできる。自閉症をテーマにした読書クラブもいいかもしれない。共通の関心がある人々が集い、役立つ情報や意見交換をできるだろう。なにも立派なことをする必要はない。ちょっとしたつながりが持てればいいのだから。

第三部

運命を変える重大発見
バイオメディカル療法

第十二章　はじめまして、バイオメディカル療法

〈まったく新しい世界への飛び込み台〉

アメリカ自閉症協会のとある集まりに出かけたとき、情報を求めてパンフレットや広告チラシが並べられたテーブルをあさっていると、近々開かれるなにやら興味深いカンファレンスのチラシを見つけた。タイトルは〈Defeat Autism Now!（今すぐ自閉症をやっつけろ！）〉ワオ。なんと過激な宣言。でもなんだか気に入った。今まで自閉症にやっつけられる立場で、攻めるよりも守る側だったので、自閉症をやっつけるというのがすごく奇抜な考えに思えて、かえって興味を引かれた。

医師や看護師や保護者に参加を呼びかけるそのチラシには、保護者に向けてこう書かれていた。

「親御さんは、お子さんの発達障害の症状に関与している、あるいは原因となっている生理学的な問題について、本当の理解を深めてください。じつは、下痢、便秘、食物アレルギー、酵母菌《イースト》［訳註　膣炎や口内炎を起こすことで知られる真菌（カビ）の一種。カンジダなども酵母菌に分類される］の過剰繁殖、栄養不足、水銀・鉛など有害金属の過剰蓄積などの身体や物質的な問題が、お子さんの正常で健やかな発達の妨げとなっている可能性があります。発達障害の背景にある原因に対して、バイオメディカル療法に取り組んでいる専門家や保護者たちの話にどうか耳を傾け、お子さんを安全かつ効果的に治療する方法についてぜひ学んでください」

下痢や便秘が発達障害と関係しているという部分を読んでびっくりした。そんな話は聞いたことがない。でもたしかに、ウィルはしょっちゅう下痢や便秘を繰り返している。赤ちゃんの頃に比べたら、それほど深

刻ではないものの、不快な症状は今もつづいている（こんなことをばらしてしまい、ウィルには本当に申しわけない。ひどい母親でごめんね）。ともかく、下痢などの身体の不調を治療すれば、ウィルのアスペルガー症候群の症状が軽減する可能性があるという記述に、心が惹きつけられ、期待に胸が躍った。けれども、手放しで信じすぎるのもどうかという思いもあった。それまで何度も、あやしげな療法に過剰な期待をして、お金をどぶに捨てるような目に遭っていたから。

さらに私を混乱させたのは、ここで言うような安全で効果的な発達障害の治療法が存在するなら、どうして今まで一度も聞いたことがないのか、という点だ。私たちは中西部、南部、西部とアメリカの三つの州を渡り住み、そのたびに小児科医、専門家、療法士の世話になってきたが、誰の口からもこんな話は聞いたことがない。

〈Defeat Autism Now!〉の人たちは、子どもの治療に熱心な親からお金をだまし取ろうとしているんじゃない？　この人たちの言う治療って、効果がないばかりか、なにか危険なことなのかも？　あやしい実験の被験者を集めようとしているの？　でもチラシで紹介されている講演者たちは、名前の知られた病院や大学の博士や医師で、保護者の代表として話をする人々も、作家やその団体の創設者で、教養も高そうだ。ともかく聞いてみる価値はあるかもしれない、と私は思った。

当初、チラシに書かれている下痢や便秘以外の症状は、ウィルにはないと思っていたが、その後、すべての症状を持っていることが判明した（ただし鉛の過剰蓄積はなかった）。そして勉強するにつれて、そのような不調がいかに全身に影響するかということが、よく理解できるようになった。なによりもありがたいのは、バイオメディカル療法のおかげで、ウィルの精神状態が目に見えて良くなり、不安に対処できるようになり、注意集中力や理解力、社交性が劇的に向上したことだ。その時点ではまだ知るよしもなかったが、私はついに息子にのしかかっている氷山を溶かす火を見つけたのだ。

〈ついにやってきた！　バイオメディカル・カンファレンス〉

二〇〇四年春、〈Defeat Autism Now!〉カンファレンスが、ワシントンD．C．で開かれた。私の家からは車で行ける距離だったが、自宅の私道でも迷ってしまうほど方向オンチなので、連邦首都の特別行政区というう大都会に分け入っていくのは不安でしかたなかった。それでも勇気をふりしぼり、カーナビを命綱に、四日間のカンファレンスの一日目のチケットを握りしめて会場を目指した。そして広告チラシに書いてあったとおり、〝自閉症の子どもたちの効果的な治療法について最先端の研究をしている世界的に有名な大学の研究者たちや、さまざまな専門分野の医師たちが一堂に会するカンファレンス〟で、常識を覆す新情報を怒濤《どとう》のように浴びた。どの講演者も非常に博識で、かれらの研究や治療の方法は厳正かつ科学的であり、同じ分野の学者による審査、研究結果の反復性、科学的手法にこだわっていた。質疑応答のセッションでも、講演者たちは研究や臨床経験によって証明された事実に基づいて質問に答え、推論や粉飾はいっさいなかった。かれらは自分たちが語っていることの内容を熟知しており、それを裏づける根拠《エビデンス》もじゅうぶんに持っているのは明らかだった。その後、自由討論の時間もあり、まだよくわかっていない情報もあり、さらなる研究が必要とのことだった。

そしてうれしいことに、講演者たちはみんなとても熱心で、研究心旺盛で、共感的な人々ばかりだった。医師や専門家のなかには、自身も発達障害の子どもを持つ親や祖父母であり、従来の服薬や行動療法を試みた結果、効果がなかったと感じている人々もいた。だからかれらは、わが子を救うために本当に効果のある治療法を求めて、従来の正統派とされる〝白い巨塔〟に安住することをやめたのだ。そしてかれらは〈Defeat Autism Now!〉に合流し、専門家ならではの情報や知識、バイオメディカルな治療の臨床結果を、団体のデータベースに盛り込んだ。これ以上ないほど信頼性は抜群だ。医師であり親でもあるかれらが、わが子に試して効果を確認できた療法なのだから。

意外に聞こえるかもしれないが、かれらは過激な革新派とはほど遠かった。あくまで科学的手法にこだわり、安全第一主義で、むしろあらゆる意味で保守的と言えた。ただ一つ違うのは、型にはまった考え方をやめたことだ。保守的ではあるけれど、安穏と従来の古い考えに流されはしない。だから自閉症に関する典型的な医療的見解には従わない。それまでウィルを診た医師や専門家たちからは同じことを言われた。アスペルガーの唯一の治療法は、症状を抑える向精神薬を飲むことと、行動セラピーや特別支援の訓練だと。〈Defeat Autism Now!〉では、自閉症的な行動の原因となっている身体の不調を見つけて、治療すれば、そういう行動は多くの場合、軽減していくと信じている。行動セラピーや訓練は、身体症状の治療とあわせて行うことを勧めている。なるほど、なるほど。〈Defeat Autism Now!〉は、あくまで科学的アプローチにこだわるところは保守的だが、考え方においては革新的なのかもしれない。

〈Defeat Autism Now!〉のやり方に、私はおおいに感銘を受け、がぜん興味を引かれた。大勢の患者たちが体験した効果をこの目で見てみたい。わが家でも効果があるだろうか。〈Defeat Autism Now!〉に賛同する医師の検査を、ぜひともウィルに受けさせたいと思った。きちんとした医師の検査はやはり必要だ。多くのバイオメディカル療法は、医師にかからなくても家庭で行えるが、詳しい医師に相談しながらのほうが安心だと思った。当時の私は、バイオメディカル療法についてまったくなにも知らず、一人で家庭で実践する自信がなかった。もともと関連する書籍を読み、カンファレンスに参加したり、無料のオンライン講座を聴いたりしていれば、知識も自信もあっただろうけど。もちろん今では、家庭でできることがたくさんあるのはわかっている。でもそのときははじめて聞いた療法で、どこで学べばいいのかもわからないし、息子で〝実験する〟みたいでなんだか怖かったのだ。けれどもあとで紹介する素晴らしい情報源のおかげで、そんな心配はすぐに消えてなくなった。今まで聞いたこともないバイオメディカル療法。かつて足を踏み入れたことのない領域へ、医者任せにすることなく、自分の判断で進んでいくことは、医者の言いなりで保守的な母親にとっては大冒険だ。けれどもやれることはすべてやり、それまでの道に行きづまりを感じていたので、新しい道にわくわくしてもいた。だから読者のみなさんにも、従来の医療以外にも選択肢があることをぜひとも知ってもらいたい。

〈Defeat Autism Now! ってどこから生まれたの?〉

〈Defeat Autism Now!〉の発足の経緯について知れば、所属するさまざまな専門家や信頼のおける研究実績、治療の安全性、かれらの子どもたちを救いたいという強い熱意に、あなたもきっと感動するはずだ。そういうすべてのものを一つの思想としてまとめあげ、具体的に行動しているのが、この〈Defeat Autism Now!〉という団体なのだ。保護者や専門家に対しても、簡単にアクセスして情報を入手できるよう門戸を開いている。

一九五六年三月、自閉症の男の赤ちゃん、マーク・リムランドが誕生したことがそもそもの発端だった。当時、自閉症は一万人に一人か二人とされるきわめてまれな病気だった。その点ではまだ〝古き良き時代〟だったのかもしれない。その頃の専門家は、自閉症は冷酷な母親の無関心が原因であるとみなしていた。医者がそんなこと言うなんて、想像ができるだろうか？大切なわが子の身を案じて、半狂乱になった母親に対して、あんたの愛情不足のせいだなんて。信じがたい暴言だ。今ではとんでもない考えだが、当時はそれが一般的な通念だったのだ。社会的通念なんて、だいたいそんなものだ。

マークの父親、バーナード・リムランド博士〔訳註　自閉症の権威として世界的に認められ、自閉症・学習障害・ＡＤＨＤの子どもたちの支援活動を手がけるとともに、自閉症の有害金属原因説を主張する研究者としても有名。トム・クルーズ、ダスティン・ホフマン主演の映画『レインマン』では自閉症に関するアドバイザーを務め、息子のマークは登場人物のモデルとなった〕は、自閉症に関するどんな小さな情報も逃すまいと、あらゆる言語で書かれた記事や書物をかき集めて研究した。インターネットもコピー機もワープロもない時代では、気が遠くなるほど膨大な作業だ。そしてついに、リムランド博士は『小児自閉症』（海鳴社）という金字塔的な本を著した。この本は一九六四年のセンチュリー・アワードを受賞し、当時の主流だった〝自閉症は母親の愛情不足が原因の情緒障害〟とするお粗末な医学的見解をきっぱりと退け、バイオメディカルな治療を必要とする生物学的な原因によって発症する、そのような治療法〔訳註　体内の代謝などの生命現象を解析したり、環境や微生物などとの関係を明らかにする〕は今後ますます必要とされ、研究されていくべきだと主張した。本の出版で有名になったリムランド博士のもとには、ビタミンの大量投与で症状が改善した子どもの親たちからたくさんの便りが寄せられた。さらに本の内容に関心を持った科学分野の研究者たちからも続々と連絡があり、活動は大きなうねりとなって、リムランド博士を中心に親たち、研究者たち、医師たちをつなぐ世界的なネットワークができあがっていった。

一九六五年、リムランド博士は、親たちが自閉症に関する最先端の情報をつねに入手できるような情報交換の場として、アメリカ自閉症協会を設立した。さらに二年後の一九六七年には、自閉症研究所（ＡＲＩ）という非営利団体を設立した。ＡＲＩでは「自閉症は治療可能である」ことを中心的なテーマとして、世界各地で自閉症の研究に取り組み、その成果を世界中の親たちや専門家たちに広めることに力を注いでいる。自閉症の原因、予防法、診断、治療法について、さらにどういうものが自閉症の予防や治療の妨げとなるか、それらをどう取りのぞくかについても研究している。たとえば、かつては一般に受けられなかったいろいろな専門的な検査を行える検査施設を作った。自閉症の治療に最適なサプリメントやビタミン剤がなかったので、ビタミン製造工場を傘下に引き入れ、専用のビタミン剤やサプリメントを作らせた。ＡＲＩのウェブサイト（www.autism.com）には、自閉症に関するありとあらゆる情報が満載だ。

〈Defeat Autism Now! の登場〉

一九九四年、リムランド博士は優秀な二人の協力者とともに、〈Defeat Autism Now!〉を結成した。シドニー・ベイカー医師（一九六四年イエール大学卒業）、ジョン・パングボーン博士（生化学者で、自閉症の息子の父）、そしてリムランド博士。かれら三人の目的は、自閉症のもっとも安全で効果的な治療法に関する知識をより深めること、そして自閉症の子どもを持つ家族や専門家たちにこの知識を迅速に広く普及させることだ。従来の型にはまった世界では、医学的進歩は耐えがたいほど遅いことをかれらは痛感していた。安全で効果的な治療法が一般に実用化されるまでには何十年かかるかわからない。しかし自閉症の子どもたちを救うために、〝今〟できることがたくさんあるのに、何十年も待っていられるか。

〈Defeat Autism Now!〉の最初の専門家カンファレンスでは、自閉症の研究や治療に関する特別な知識を持つ医師や科学者が招待され、三十人ほどの専門家がアメリカだけでなくヨーロッパからも集まった。それぞれの専門分野は精神医学、神経学、免疫学、アレルギー、生化学、遺伝子学、胃腸病学などじつに多岐にわたる。これだけの頭脳集団が自閉症の複雑なパズルを解くための戦略会議に集結したのだ。

専門家たちは、〈Defeat Autism Now!〉の取り組みが、もっとも有効かつ安全な治療法であるとして意見が一致した。そしてこの有効かつ安全な最高の治療法の知識や実践を、世界中の医師や自閉症児の親たちに広めるために、ぜひとも本にまとめてもらいたいという熱烈な要望を受けて、団体の設立者であるパングボーン博士とベイカー医師は『Autism Effective Biomedical Treatments（自閉症の効果的なバイオメディカル療法）』（未邦訳）という本を書いた。以来、何年ものあいだにさまざまな大学や研究所でさらなる研究がなされ、定期的に開かれる専門家カンファレンスで報告された新しい見解やより洗練された知識を取り入れて、何度も改訂版が出され、バイオメディカル療法を実践する医師や患者の親たちにとって、今やなくてはならない実用書となっている。自閉症の問題は複雑な要因がからまりあっているため、やや難解かもしれないが、自閉症のバイオメディカル療法のバイブルであり、便秘から睡眠の問題までとても役に立つあらゆる情報がつまっている。治療法のおおまかな説明と、自閉症によく見られる症状とその治療法が解説されていて、平たく言えばバイオメディカル療法のガイドブックだ。検査の目的や結果データの読み方も説明されている。最後の章では、自閉症の改善に有効なサプリメントと服用量、安全な服用法なども説明されている。生化学の解説もあり、ちょっととまどうかもしれないが、苦手でよくわからないという人は飛ばし読みでかまわない。この本はＡＲＩのウェブサイト（www.autism.com）か、www.amazon.com で注文できる。

専門家カンファレンスに加えて、私が最初に参加したような一般公開のカンファレンスも開催されている。毎年、東海岸では春に大きなカンファレンスがあり、西海岸では秋に開かれている。ミニカンファレンスも年に数回あり、ＡＲＩのウェブサイトにカンファレンスの開催予定が載っている。また、過去のカンファレンスの講演の動画もアップされているので、自宅のパソコンで無料で視聴できる。ＤＶＤやＣＤとしても販売されている。それぞれのカンファレンスの内容をまとめた講演集もあり、ウェブサイトで購入できる。講演のスライドや講演者の論文も収録されていて、参加者はもちろん参加していない人にとっても役立つ情報が盛りだくさんだ。また、自閉症のバイオメディカル療法を行うための医師や看護師向けの研修コースもある。〈Defeat Autism Now!〉の講演者や専門家は、自身でも啓蒙のための本を出版していて、ARIのウェブサイトでも購入できる。外国語に翻訳されているものもある。

〈Defeat Autism Now!〉の設立者たちの思い描いていたことは、年月とともに現実化し、とても有力な組織に成長した。発達障害の子どもたちを救うためにさまざまな活動が行われている。カンファレンスに参加するたびに、新しい情報がつぎつぎに入ってくるのは本当に驚きだ。新しい情報を患者の家族や医療従事者に届け、実践に移すスピードもびっくりするほど速い。〈Defeat Autism Now!〉は自閉症の安全かつ効果的な治療法の謎をつぎつぎに解き明かし、たくさんの子どもたちを着実に救っている。

あるカンファレンスで、リムランド博士は聴衆に"marapoia"の心を持つようにと呼びかけた。誰も聞いたことがない言葉で、みんなとまどっていた。すると博士はこう説明した。Paranoia（被害妄想）というのは「誰かにひどいことをされる」と怖れる心だが、marapoiaは「誰かが助けにきてくれる」と信じる心なのだと。ARIと〈Defeat Autism Now!〉の神髄とも言える存在のリムランド博士は、まさに私たちを助けに来てくれた。博士は四十年ものあいだARIの先頭に立って活動に身を捧げたのち、二〇〇六年十一月にこの世を去り、われわれはかけがえのない英雄を失った。ARIの副代表で、リムランド博士の三十年来の友であり同僚であり、ともに同じヴィジョンを描いてきたスティーブン・エーデルソン博士がその遺志を継ぎ、今は代表を務めている。ARIと〈Defeat Autism Now!〉は今後も、自閉スペクトラム上にいる、あるいはかぎりなくスペクトラムに近い人々のために、豊富な知識や手立てを、多くは無料で提供しつづけていくはずだ。これからご覧になるように、私とウィルも言葉に尽くせないほど救われた。

第十三章　バイオメディカル療法、スタート！

〈初診の予約をする〉

まず自閉症研究所（ＡＲＩ）のウェブサイト（www.autism.com）で、ウィルを診てくれる医師を探した。〈Defeat Autism Now!〉の方針に沿った診療をしている医師のリストがあり、住所、電話番号、バイオメディカル療法の研修経験、診療内容などが記されている。私は自宅から近い開業医を選び、〝ドクター・バイオメディカル〟とあだ名をつけた。初診の予約は二〇〇四年六月。ウィルのカルテを作るために問診票を郵送すると言われた。問題なし。今まで何度も書いてきたから、問診票なんてカンタンよ。

〈問診票〉

ところが送られてきたのは、かつて見たこともないほど詳細な何ページにもわたる問診票だった。まるで大統領選に立候補するために、徹底的に経歴を洗い出されるかのよう。発達段階、腸の状態やお通じ、歯の治療、抗生物質の服用歴などなどあらゆる質問がずらりと並んでいる。なにこれ、びっくり！

ドクター・バイオメディカルはよほど質問好きのようだ。今までウィルの報告書を書いて持っていっても、見向きもしない医者ばかりだった。引っ越しのたびに、私はまず地元の小児科医へウィルを連れて行き、生まれてからの経緯を記した自前の報告書をさしだしてきた。ウィルの過去の様子を知ることは、これから診療するうえで必要だろうと思ったから。でもどの医者も過去の経緯と今の状態は無関係だと思っているようだった。二言、三言質問して、そのときの病気が特定できれば、ほかのことはどうでもよくて、毎回の診察はそれぞれべつの出来事であり、過去の診療とはなんの関係もない。今日は中耳炎、その翌週は鵞口瘡《がこうそう》と呼ばれるカンジダ口内炎、そのつぎは慢性の下痢。お腹が痛い？　長引くようならもう一度診察に来なさい。過去をふり返ることはいっさいなく、つづけざまに起きるいくつもの症状につながりがあるとは考えもしない。今思えば、そういう診療のやり方で、発達障害の複雑な謎が解けるわけがないのだ。身体はばらばらな部品の寄せ集めではなく、一つの大きなまとまりであり、全身のシステムが互いに作用しあっているので、一部で問題が起きればほかの部分にも影響し、当然脳へも影響する。ウィルの睡眠の問題を見抜いたドクター・ヒーローをのぞけば、これまでウィルを診てきたどの小児科医、小児神経科医、小児精神科医も、包括的《ホリスティック》な視点で発達障害を診察することはなかった。どの医者も、行動や脳の障害だけに注目し、その背景にある要因を探ろうとはしなかった。問題を解決するのではなく、抑えこむことに一生けんめいだった。

ところが、ドクター・バイオメディカルにとっては、私が書きあげたハイレベルな報告書でさえ、とうてい満足のいく代物ではなかった。すべてにおいて事細かく、なにもかも知りたがった。ウィルの状態を理解してもらおうと必死だった私にしてみれば、うれしい驚きだ。あとでわかったのだが、これが〈Defeat Autism Now!〉の標準的な診療のやり方なのだ。徹底的かつきめ細やかな問診はとても頼もしく、大いに期待が持てそうに感じた。

〈ドクター・バイオメディカルの初診日〉

二〇〇四年六月の初診日、ウィルは五年生を終了し、もうじき十一歳の誕生日を迎えようとしていた。ドクター・バイオメディカルに会うと、問診票に目を通し、ウィルの身体の状態を診察し、いくつかの質問をした。それぞれの質問と答えに、発達障害という謎解きゲームのヒントが隠されているらしい。そしてすべての情報をよく分析したうえで、ウィルに適した検査を選んだ。血液検査と尿・便の検査と毛髪検査だ。検査結果が出てから再度診察し、服用するビタミンやサプリメントを決めましょう、と彼女は言った。その日は、なんの薬も処方されなかった。こんな診察は初めてだ。薬を出さないお医者さんなんて。その代わりにドクター・バイオメディカルは、一冊の本を薦めてくれて、今後は三ヵ月ごとに診察して様子を見ていきましょうと言った。ともかくこれでスタート地点に立った。あとは正しい方向へ向かうことを祈るしかない。

〈漠然とした疑念〉

私はそれまで、ビタミン剤はあくまで健康の補助であると教わって育った。医者がよく言う〝適切な食事と運動とたっぷりの睡眠〟というお決まりのアドバイスと同じようなものだと。ほとんどの人がそう思っているはずだ。私たちはアドバイスにうなずきつつも、日頃は好き勝手に不健康な生活をしている。体調が悪かったり、病気になったり、年を取ったりしないかぎりは、ビタミン剤には見向きもしない。人間とはじつに愛すべき愚かな生き物なのだ。ともかく、ドクター・バイオメディカルに勧められた多量のビタミン・ミネラル剤やサプリメントに、最初はとまどいと疑いを感じざるを得なかった。ウィルの深刻な障害を、ビタミン剤なんかでどうやって改善させるの？　骨折の怪我に絆創膏を貼るようなものじゃない？

さらに、牛乳は地球上でもっとも健康的な食品だと信じて育ったのに、〈Defeat Autism Now!〉のカンファレンスでは、乳製品は発達障害の子どもにとって、問題を起こしやすい食品だと力説していた。一般的に健康にいいとされるほかの食品も、カンファレンスでは問題視されていて、今まで習った栄養学に反しているように思えた。

それにドクター・バイオメディカルが依頼したいろいろな検査は、なんのためなのだろう？　あんなにたくさん受ける必要があるの？　やけに料金が高いけど、ちゃんとした正規の検査なのかしら？　彼女が〈Defeat Autism Now!〉のやり方を守らずに、勝手におかしな診療をしているのかどうか、素人の私には確かめようがない。

そんなさまざまな疑いや不安が心に忍びこみ、バイオメディカル療法をはじめようという固い決意が、しだいにゆらぎはじめてきた。どうか彼女が詐欺師じゃありませんように。すでにかなりな額の検査費や診療費を払ってしまった。これがいんちきだったら、もう夫は私のすることを信じてくれなくなるだろう。そうなったらどうしよう。

〈疑いを克服する〉

私はけんめいに自分に言い聞かせた。これは彼女一人が思いついたでたらめな治療ではなく、〈Defeat Autism Now!〉は世界的な団体だ。でもウィルの検査結果を待つあいだ、不安を静めるのに一番役立ったのは、バイオメディカル療法について自分自身で学ぶことだった。ドクター・バイオメディカルが勧めてくれた、ジャクリーン・マッカンドレス医師の『Children with Starving Brains : A Medical Treatment Guide for Autism Spectrum Disorder（脳が飢えている子どもたち　発達障害の治療法）』（未邦訳）という本を、私はすがる思いで読んだ。マッカンドレス医師には自閉症の孫娘がいて、自閉スペクトラム上の子どもたちにバイオメディカル療法を行ってきた豊富な実績があり、〈Defeat Autism Now!〉でも積極的に活動している。彼女の本には、自閉症を起こす要因と、それらの要因にバイオメディカルに働きかける治療について説明されていて、まさに親や医療の専門家に向けたとても詳しい治療ガイドだった。

さらに、幸運な偶然がつづき、発達障害のバイオメディカルな検査に前向きになれるような知らせが、郵便受けに届いた。わが心の友である定期購読誌『Autism/Asperger's Digest Magazine』に、スペクトラム上の人たちのバイオメディカルな検査の種類と、どの検査を受けるべきかについての記事が載っていたのだ。記事を書いたのは、医学的な知識も経験も大変豊富なウィリアム・ショー博士で、自閉症を中心とした代謝や栄養に関する検査を専門とする研究所の所長としての十年間の経験にもとづいて、患者の状態に合わせた検査を勧めていた。ショー博士が所長を務める〈グレート・プレーンズ・ラボラトリー〉は、自閉スペクトラム上の人々のバイオメディカルな検査においては、世界最高峰だ。博士には奥さんの連れ子である十代の娘がいて、深刻な自閉症を患っていたその娘を治療した経験を持っている。ショー博士が症状に応じて勧める検査と、ドクター・バイオメディカルがウィルに選んだ検査を比べてみると、まさしく的確で、彼女に対する信頼感が一気に跳ねあがった。

マッカンドレス医師の本とウィリアム・ショー博士の記事のおかげで、発達障害の健康問題についての合理的な裏づけが得られて、期待がふくらみ、疑いは希望に変わった。あとはひたすら信じて検査結果を待つのみ。

〈最初の検査結果は乳製品アレルギー〉

最初の検査で、ウィルは乳製品に過敏であることが判明し、ドクター・バイオメディカルは、ウィルの食事から乳製品を除去し、ほかの食品やサプリメントで不足する栄養を補うよう指示した。いわゆる即時型アレルギーのように摂取してすぐ呼吸困難やじんましんが出るタイプではなく、体がなんらかの反応を起こすのだそうだ［訳註　遅延型アレルギー反応や食物不耐症とも言われる。その食べ物に対する消化能力の低下等により、さまざまな反応が通常十二時間から三日後くらいで出現するとされる］。そんな話は初耳だったが、ともかく真剣に除去食に取り組むことにした。おかげで商品パッケージの裏に書かれている乳製品のいろいろな別名にはずいぶん詳しくなった。後半の章で説明するが、これは〝カゼイン・フリー・ダイエット〟と呼ばれる食事療法だ。私の説得で、ウィルはしぶしぶ乳製品抜きの食事をつづけた。

すると、一週間から十日ほどして、質問や指示に対して五秒ほど遅れて反応することがなくなった。私は夢じゃないかと思い、考えつくかぎりの質問をしてみた。算数の問題も出してみた。ウィルはすべての問いにすぐさま答えた。どうしてこんなことが？　あの反応の遅さはどこへいったの？　ウィルの頭から謎の霧が晴れたかのようだった。まさか本当に乳製品のせいだったってこと？　私は喜びつつも、まだわけがわからなかった。それまでずっと、ウィルになにかを聞くときは、いらだって質問を繰り返したり、声を荒らげたりしないで、じっと答えを待つように自分を訓練してきた。ウィルの返事の遅さは、しかたがないとあきらめてきた。ところがあきらめなくてもいいとわかった。治せたのだ。なんと素晴らしい驚き！　もし首の骨を折らずに宙返りができたら、十回ぐらいまわっていただろう。

どんな薬もセラピーも療育訓練も、こんな効果はなかった。シドニー・ベイカー医師が『Autism：Effective Biomedical Treatments』で述べているように、〝画鋲の上に腰かけていたら、どんなに行動訓練をしても、じっと座っているのは難しい〟のだ。〈Defeat Autism Now!〉も行動セラピーには賛成の立場だが、お尻の下に画鋲があったら、いくら行動セラピーをしても、痛みは取りのぞけないだろう。ウィルにとって、その画鋲の一つは乳製品だったのだ。乳製品という画鋲を取りのぞいた結果、行動セラピーや学習支援の効果もはるかに高まった。

さらに乳製品をやめてから、ウィルが関心を示す事柄が一夜にして三つから五つに増えた。かつてない革命的な出来事だ。それまでは食事時も自分の関心事だけしゃべっていたが、除去食後は家族の会話に加われるようになり、話題の幅も広がった。

乳製品をやめて、ビタミン剤を飲むだけで、こんなに改善するなんて、本当に驚きで、喜びに胸が躍った。これはすごい療法かも!? 私はがぜん興味が湧いてきて、バイオメディカル療法について夢中で学びはじめた。その好奇心はいまだ尽きず、ウィルを苦しめるすべての画鋲を見つけだし、それらを取りのぞく方法を探求しつづけている。

〈バイオメディカルな問題へのアプローチ〉

すべての検査結果で判明したウィルの問題は、腸のトラブル、有害金属の蓄積、亜鉛不足、乳製品に対する過敏症。ほかの食品にも過敏症があった。でも一時的に過敏でも、一定期間除去することで、いずれ食べられるようになる場合もある。それから〝メチオニン・サイクル〟と呼ばれる代謝反応がうまくいっていない可能性があることも判明した。メチオニン？　なにそれ、造語？　とお思いだろうが、れっきとした化学用語だ。ともかく、このようないろいろな問題が複雑にからみあっているため、すべてを解消するには手間がかかる。実際、私たちも今でもつづけている。でも見返りが大きいので、じゅうぶんなモチベーションになる。バイオメディカルな問題に取り組むのは、あちこちの前線で同時に闘う戦争に似ている。自閉症スペクトラム上の子どもたちには、これが定番の戦略法だ。身体にはさまざまな複雑なシステムがあり、どこか一部が不調だと全身のいたるところに影響が及ぶからだ。

私たちは三ヵ月から半年ごとに、ドクター・バイオメディカルの診察に通っている。実践している治療によって期間は異なる。医師の指導があるとはいえ、ウィルの治療は母親の私が中心になって行うので、発達障害の原因とバイオメディカルな治療法について、しっかりした知識を身につける必要があった。ウィルの行動や様子、身体の状態をよく観察することも重要だ。バイオメディカル療法とウィルの状態をよく理解できるようになると、症状に応じて治療法を自分で考えられるようになった。そんなふうに診察までの期間は、医師の指示と自分なりのアイディアでバイオメディカル療法をつづけている。

それと、忍耐も必要だ！　それがなかなか難しい。良い効果がすぐ表れることもあるが、たいていは時間がかかる。魔法の薬やランプの精が、一瞬で悩みを解決してくれたらどんなにいいだろう。でも現実の世界では、ひたすら信じて待つのみ。

急激に症状が改善することもあれば、ゆっくりと成果が表れることもあり、たまに後退することもある。けれども全体的には確実に前進している。〈Defeat Autism Now!〉に出会う前の、いつ転げ落ちるかわからない滑りやすい坂道を、不安いっぱいでもがきながら進んでいた頃とは、まるで雲泥の差だ。一朝一夕にはいかないけれど、見返りは本当に大きい。

第十四章　バイオメディカル療法の驚きの効果

〈ウィルが得られたバイオメディカル療法の効果〉

私たちの目的は、ウィルを変えるのではなく、正常な身体の働きを妨げる障害物を取りのぞき、最良の状態でいるために活力をつけさせてあげることだ。バイオメディカル療法のおかげで、今のウィルはより幸せに、より健康になり、より本来の能力を発揮できるようになった。苦しみもがき、後退しながら、何年も過ごしてきたのに、これほど短期間で改善したことは、成長などほかの理由では説明がつかない。〃ウィルの専門家〃である私は、もちろん最初に変化に気づいたが、しだいにほかの周囲の人々もウィルくようになった。久しぶりにわが家を訪の好転ぶりに気がつれた知人は、とりわけびっくりしていた。教師やセラピストや家庭教師が自然と口にする感嘆の声に励まされ、バイオメディカル療法を頑張ってつづける意欲が湧いてきた。

一見なんの関係もなさそうなウィルのさまざまな身体の不調を治療することで、行動や発達に目をみはる進歩が見られたわけだが、どうかその仕組みを私に聞かないでいただきたい。いまだに身体と脳の関係については、よくわかっていないので。けれど幸い小難しい化学式を理解できなくても、恩恵はじゅうぶん受けられる。なんてラッキーなのだろう。私たちが取り組んだのは、代謝反応、腸内環境、ビタミン・ミネラル不足、有害金属の過剰蓄積などの改善。自閉スペクトラム上にいる子どもたちに共通するこれらの問題と、その治療法については、後半の章で詳しく説明する。

子どもたちは十人十色なので、バイオメディカル療法への反応もそれぞれ違う。けれども多くの子どもが回復している。自閉症からの回復を、たとえば自動車事故からの回復だと考えてみてほしい。怪我の痕跡をすっかり消すことはできないかもしれない。多少、足を引きずるかもしれないし、傷跡が残るかもしれないが、それでも幸せなふつうの生活に戻れるなら、それは回復したと言えるのではないだろうか？　ＡＲＩのウェブサイト（www.autism.com）では、自閉症から回復した子どもたちの映像を多言語で視聴できる。本当に感動もののビデオで、見たら勇気が湧いてくると思う。私はティッシュの箱なしには見られない。二〇〇五年の国際映画祭でゴールド・レミー賞に輝いた作品もある。けれどもたくさんの子どもたちが完全に回復したいっぽうで、ウィルのように大きく改善したもののの、まだスペクトラム上にとどまっている子どもたちもいる。これは『Children with Starving Brains』の著者、マッカンドレス医師の長年の臨床経験でわかったことだ。それでも、トイレに一人で行けて、夜はぐっすり眠れるなら、どんなにいいか。攻撃性や不安が和らぐなら、どんなにましか。しかしマッカンドレス医師の経験では、ごく少数だがバイオメディカル療法を行っても、残念ながらほとんど、あるいはまったく回復しない子どもたちもいることがわかっている。

それぞれの治療に対する反応も、子どもによって違う。ウィルに効果的だった方法が、ほかの子にはあまり効果がないこともある。その逆もまたしかりだ。どの子にどの治療が効果的かを予測するのは、医療の専門家でも難しい。ともかく試してみるしかない。それぞれの子どもの遺伝子的な体質や、症状を患っていた期間など、さまざまな要素によって、反応は異なる。幼い子どものほうが反応が早く、回復する度合いも大きい。もっとも効果が望めるのは、一歳半から五歳までだ。でもそれ以上の年齢でも、あるいは大人であっても、じゅうぶん効果が期待できる。十一歳でバイオメディカル療法をはじめたウィルが、その生き証人だ。まったくやらないより、遅くからでもはじめるほうが断然いい。

治療をはじめてから一年半ぐらいまでは、劇的な改善がつづいた。これはやせるダイエットに似ている。最初の二キロはすぐに落とせるけれど、その後はなかなか体重を減らせない。バイオメディカル療法をはじめたばかりの頃は、めざましい効果が表れて、大喜びだった。けれども二年ほどたつと、ダイエットと同じで、横ばい状態になった。五〇〇グラム減らすのが厳しい闘いであるように、なかなか目立つ効果が上がらなくなる。長い期間をかけて、ごくわずかな変化が表れるだけになった。ダイエットでリバウンドするように、たまに状態が戻ってしまうこともあった。それでも以前に比べれば、確実に前へ進んでいる。今でもウィルはバイオメディカル療法をつづけているが、定型発達の子どもとほぼ変わらなくなっている。この章では、バイオメディカル療法をはじめてから一年九ヵ月あまりの、ウィルの〝ビフォー&アフター〟を比べてみよう。ウィルはこの間、六年生から七年生になり、前半の一学期が過ぎた。

〈幸福度〉

ウィルの生活の質が上がったことは、なによりも得がたい喜びだった。治療をはじめる前のウィルは、いつも不きげんで不満だらけで、悪夢のようなパニック発作をしょっちゅう起こしていた。不安が強く、過剰なまでに敏感で、他人のなにげない言葉に、ばかにされたと思って怒りだすなど被害妄想的な面もあり、手がつけられないほど怒り狂って泣きわめく。恥をかくのがとにかくいやで、失敗すると立ち直れない。新しいことに尻込みする。バイオニクルのようなおもちゃの組み立てなど、唯一関心のあることに没頭しているときだけが安らぎの時間だった。

治療後のウィルはまったく対照的で、いつもきげんがよく、にこにこして、楽天的。優しく、愛情深く、ジョークが大好きで、ユーモアたっぷり。いろいろなことができるようになり、自信や自尊心がしっかりと回復した。極端な警戒心がゆるみ、安心して落ち着いている。新しいことにも進んで挑戦し、うまくできなくても以前のようにすぐ落ち込まない。

〈不安と自制心〉

バイオメディカル療法の二つめの恩恵は、ウィルの不安が軽減し、自制心が強まったことだ。治療前のウィルは、毎日安定剤を欠かさず服用していた。目に見えない危険を怖れるように、いつも緊張して気を張りつめて、まるで水飲み場で待ち伏せしているワニや、群れに忍び寄るライオンを怖れる臆病なシマウマみたいだった。もちろんわが家の近くにはワニもライオンもいない。いったいなにがそんなに怖いのか、ふつうの日常でどんな危険と闘わなきゃならないのか、私にはさっぱりわからなかった。

ごく些細なきっかけもパニック発作の火種となり、

母親の私でさえ予測できなかった。くすぶっている段階で回避できないと、パニック発作へまっしぐら。ロもきけないほど激しく泣きじゃくり、自分ではどうにもできなくなってしまう。パニック発作への唯一の対処法は、理由を棚上げにして、ひたすら落ち着くのを待つしかない。理由を問いつめたり、下手に説得しようとするのは壊滅的な間違いで、まずはパニック発作のエネルギーを散らし、感情の爆発を静めることが先決だ。嵐の海が静まり、回復するまでには三十分から四十五分ぐらいかかる。その後も何時間かは感情的にもろく、いつまたパニック発作が再発するかわからない。家族もその余波をかぶる。不安定なウィルのなだめ役である私も、ぴりぴりして疲れきってしまう。ウィルの場合は、大好きなこと（バイオニクル）に没頭する時間が、大事なはけ口になっていたが、私はストレスを抱えこむいっぽうだった。

不安でいっぱいだった以前のウィルは、本当にかわいそうだった。本来はそんな性格ではないのに、いったいなにがあんなに激しいパニック発作を起こさせたのか。バイオメディカル療法はウィルを解放し、なりたい自分にならせてくれた。治療後のウィルは、とてもリラックスしていて、陽気でふざけ好きだ。何ヵ月もパニック発作を起こしていない。たまに動揺することはあるけれど、以前のパニック発作とはまったく違う。ちゃんとした理由があり、自制心も保っていて、どうしようもないほど泣きわめくことはなく、ふつうに納得がいかないと腹を立てるだけ。怒った理由や気持ちを自分で説明できる。説得に耳を傾け、問題解決に協力できる。問題が解決したら、深呼吸して、つぎのことをはじめられる。本当に怒ったときは、二時間くらいは不きげんだが、安定剤はまったく必要ない。以前とは昼と夜ほども違う。不安に対処する能力が、驚くほど高まったことで、なだめ役の私も肩の荷が下りた。

〈移動〉

ウィルは、場所の移動が大の苦手だった。午後や夕方にどこかへ行く予定があるときは、朝に念押ししておかなければならない。うっかり伝え忘れると、ひどいしっぺ返しを食らうはめになる。ウィルは怒ってものすごくきげんが悪くなり、いつもなら喜ぶことでもまったく楽しめず、ずーっとすねっぱなし。だから移動のときは、事前に言い聞かせておくことが必須だった。

治療後は、状況に合わせてより柔軟に行動できるようになり、怒ってきげんを損ねることはなくなった。予定外のことにあまり気は進まないようだけど、「えーっ」とか「やだなぁ」とか言いながらも、ちゃんとつきあう。暇つぶしに本を持っていくなど自分で工夫する。

〈注意集中力〉

注意力は、さまざまな心の働きの重要なギアであることを、ウィルは身をもって私に教えてくれた。注意力が勝っていると、記憶力、理解力、社交性などほかの働きはすべてあとからついてくる。しっかりと意識が目覚めて、まわりのことに注意が向いていると、ほかの能力もよりよく発揮できる。注意力がすべての能力を使いこなす鍵なのだ。

以前のウィルは、〝不注意〟というのが、もっとも困ったハンデだった。じっと座って、無表情でぼうっと宙を見つめ、心ここにあらずということがしょっちゅうあり、目の前で手をふっても気がつかない。話しかけても、名前を呼んでも、気がつかない。しかたなく大きな声で呼ぶと、まるで私が忍び足で背後に近づいて、いきなりトランペットを吹き鳴らしたかのように、飛びあがって驚く。この催眠状態から目覚めさせるには、そっと肩に触れるほうが、死ぬほどびっくりさせずにすむ。でもいったいどうして、こんなふうになってしまうのだろうか。ふつう、人はここまで放心しないものだ。月曜の朝、コーヒーを飲む前なら、多少はぼんやりしているかもしれないけど。

もう一つ不思議なのは、ウィルの注意力が不規則に、これといった理由もなく、高まったり低下したりすることだった。今、思い返してみると、食べ物のせいだったのかもしれない。乳製品などの遅延型アレルギー反応で、注意力が散漫になっていた可能性がある。

治療後のウィルは、宿題をするときや興味のない授業のときに注意散漫になってしまうことはあるが、深刻な放心状態はなくなった。家でもぼんやりすることはなくなり、あれこれ忙しくしている。はっきりと目覚めて、記憶力、理解力、社交性も高まったウィルは、生まれ変わったようで本当にうれしい。

〈記憶力〉

治療前のウィルは、つねに〝今〟だけに生きていた。今穿《は》いているズボンの色は答えられるけど、学校で担任の先生に会ったかどうかは思い出せない。過去についてたずねると、ごく最近のことであっても「わかんない」が定番の答えだ。たまにうわの空で「うん」とか「ううん」とか答えることもあるけれど、まったくあてにならない。入ってきた情報はたしかに頭のどこかにしまわれているらしいのだが、それを見つけられないのか、見つけだす集中力が足りないのか、どっちなのだろう？　ウィルが仲介役を務められないので、家庭教師の女性と私は、ウィルの担任教師とじかに連絡を取りあっていた。ウィルが学校でどうにかついていけたのは、そうした周囲の努力のたまものだ。けれども五年生の一年間を通じて、親身に助けてくれた先生たちの名前をウィルはまるで覚えていなかった。買い物先で学校の友達に声をかけられても、その子の名前も、どうしてその子が自分を知っているのかもわからなかった。ところが興味のあることに対しては、人並み外れた驚異的な記憶力を発揮するので、本当に謎だった。好きなことだと、〝写真記憶〟の能力を発揮し、本の内容も一字一句たがわずにすらすら言うことができた。

治療後のウィルは、ちゃんと理解しているとは思えなかった幼い頃のことまで覚えていることがわかり、本当に感激した。霧のなかにいた年月は、失われてはいなかった。傍目にはそう見えなくても、ちゃんと情報を記録していたのだ。もう「わかんない」という答えは定番ではなくなり、質問に対してほぼ正確に答えられるようになった。学校でも大勢の先生やクラスメイトの名前を覚えていられるようになった！　なんと七年間分の先生や特別支援員やクラスメイト全員の名前と、用務員さんの名前まで覚えていたのだ！　いったいこの子は誰？　バイオメディカル療法をする前のウィルとはまるで別人のようだ。

新しいウィルは、宿題をちゃんとやったかどうか、気にするようになった。前代未聞の出来事だ。それどころか、もうじき楽しみにしている学校行事があるとか、学校に提出する書類にサインをしてほしいとか、教材費の集金があるからお金を渡してとか、そんなことまで私に言ってくる。二年前まで〝今〟だけに生きていた子が、過去を思い出し、未来のことを予測できるようになった。スムースに情報をファイルにしまい（記憶）、取り出せる（思い出す）ようになったのだ。

〈理解力〉

ズボンが後ろ前にならないよう、靴下のかかとが上に来ないよう、ウィルにはき方を教えることは不可能だった。どんなに丁寧に教えても、翌日そのとおりにはける確率は五分五分。うまく着るための秘策やコツをいくら伝授しようと、壊れたラジオみたいに何度も同じことを言おうと、翌日の成功率はやはり半々。しまいに教える気力もなくなり、私はあきらめた。そして「（かかとが下になるように）靴下をくるっとまわして」とだけ言うようになった。不本意ではあったが、とりあえずそれで用は足りた。

バイオメディカル療法をはじめて、ウィルの理解力が向上したので、この古くからの難問に取り組んでみることにした。するとなんと、一回お手本を示しただけで、ズボンも靴下もちゃんとはけるようになり、ごくたまに間違えることはあるが、今日この日まで、教え直さなくてすんでいる。そんなに驚くほどのことかと思われるかもしれないが、私にとってはまさしく奇跡だ。それから、以前のウィルはいつも部屋で一人で遊んでいて、兄弟と一緒にボードゲームやトランプやプレイステーションをすることはなかったのだが、治療をはじめてからは、よく兄弟と遊ぶようになり、プレイステーションやコンピュータ・ゲームで競い合っているのを見ると、今でも信じられない驚きに包まれる。理解力が向上したおかげで、ウィルにとってゲームは混乱していらいらするものではなく、楽しい遊びに変わったのだ。まるで頭のなかの霧が晴れて、賢い少年がさっそうと姿を現したかのようだ。バイオメディカル療法をはじめて十一ヵ月が過ぎた頃、ウィルが去年よりも算数の概念を理解できるようになったと家庭教師の先生が教えてくれた。算数がわかるようになるなんて、まさに世紀の大ニュースだ。

〈情報処理能力〉

治療前のウィルは、質問や指示に対していつも四、五秒遅れて反応していた。何年もその状態があたりまえのようになっていて、ウィルが人からなにかたずねられたとき、返事の遅さや答える気がないのではないかという気まずさから、母親の私が代わりに答えなければならないプレッシャーをつねに感じていた。

ドクター・バイオメディカルの指示で乳製品を食事から除去すると、反応の遅れがなくなった。バイオメディカル療法のほかの取り組みも関係していると思う。学校の授業や宿題をしているときには、たまに反応が鈍くなるが、ふだんの生活では遅れは見られない。もうウィルに返事を急かさなくても、自分ですぐに答えるので、本当にありがたい。

〈一貫性〉

治療前のウィルは、とにかくすべておいて、一貫性がなかった。気分、注意力、記憶力、理解力など、非常に満ち引きがあり、いつどのような状態か、予測がつかなかった。昨日教えた宿題の内容を、今日はすっかり忘れてしまい、翌日また思い出すという状態で、どうしてそうなのか、私にはまったくわからなかった。治療後のウィルはすべてにおいて安定していて、記憶力や理解力などをあてにできる。これについても、食べ物が影響していたのではないかと推測している。

〈社交性〉

○アイコンタクト

アイコンタクト（視線が合うこと）は、人間同士のコミュニケーションをする上での基本だが、呼吸と同じように本能的なその行動を、どのように教えればいいのだろう？　治療前のウィルに対して、私はいつも口を酸っぱくして、ちゃんと目を見てと言っていたが、成功率は五分五分だった。写真を撮るときに、カメラのほうを見るのもウィルは苦手だった。私が撮ったほとんどの写真で、ウィルはぼんやりとよそ見しているか、目をつぶって不自然な笑顔を浮かべている。だからいつも同じポーズを何枚も撮ることにしていた。どれか一枚はちゃんとこっちを向いているかもしれないと期待して。デジタルカメラが発売される前は、ずいぶんフィルムに散財したものだ。

治療後のウィルは、視線が合わないのが逆にめずらしいくらいだ。バイオメディカル療法をはじめて半年ほどで、アイコンタクトの問題は消失し、ウィルは他人の目の微妙な表情を読み取り、行動を改めるようにまでなった。たまに目をそらすのは、相手に対して気まずいときだけ。それと、今では一、二回シャッターを押すだけで、いい写真が撮れる。

○会話

治療前のウィルにとって、会話のキャッチボールはとても厄介なスキルだった。相手が話している内容に集中して理解し、答えを考えて話すことが、どうにも難しいようなのだ。だから私たちの会話は、いつも会話もどきだった。つまり質問と答えの一方通行のみ。私がウィルにたずね、ウィルが答える。その機械的なやりとりには、本来の会話の目的であるいろいろな思いやアイディアの楽しい交流は存在しない。質問と答えだけでも用は足りるが、どちらにとってもつまらない。

もう一つの会話もどきは、一方的に延々としゃべること。ウィルは相手の関心や退屈のサインなど関係なく、とにかく自分の大好きなことだけについてしゃべりまくっていた。もちろん視線が合わなくてもおかまいなしだ。ウィルにとって、相手から新しい考えを聞き取り、そこに自分の考えも合わせて、言葉を返すという難しいスキルを必要とする本物の会話より、自分が一方的にしゃべるほうがはるかに楽だったのだ。大好きなもののことなら、いくらでも語れた。まわりの人々が不満そうになり、話題を変えようとしても、おかまいなしに自分の関心があることだけをしゃべりつづける。話に飽きたまわりの人々は、ウィルをほうっておいて、自分たちだけで話しはじめる。そのことに気づくと、ウィルは落ち込んでうなだれてしまう。よくないのはわかっているけれど、話しはじめると止まらないのだ。本当は仲間に入れてほしくてたまらないのに、いつもみんなの輪に入れず、ひとりぼっちで、寂しい思いをしていた。

治療後のウィルは、やはり好きなもののこととなると饒舌《じょうぜつ》だが、以前とはまったく違う。一方的なおしゃべりの回数はぐっと減り、相手の意見を聞き入れて、会話の変更にもついていけるようになった。質問と答えという最低限の会話もどきではなくなり、本物の会話らしいやりとりができるようになった。夕食どきも、家族みんなの会話に加われるようになり、一人だけ関係ないコメントをすることもめったになくなった。話す前に相手の目を見て表情をうかがい、話している最中の人に話しかけなくなった。治療後のウィルは「ママ、今日はどうだった？」などと声をかけてくることさえある。そんなふうに息子のほうから話しかけてくるなんて、それまでなかったことなので、本当に感激ものので、幸せで胸がいっぱいになった。

○ユーモア

バイオメディカル療法をはじめてからのウィルは、以前は理解できなかったユーモアを理解するようになり、同じ人に同じジョークを繰り返し言わなくなった。自分だけに通じるジョークではなく、ジョーク集を参考にして冗談を言うようになった。

〈関心の幅〉

ウィルは何年ものあいだ、わずか一つか二つの関心事だけに強いこだわりを持っていた。幼児期にはバットマンで、その後は恐竜に夢中になり、ほんの数ヵ月だが、スピード・レーサー［訳註　日本のアニメ『マッハGoGoGo』が原作のアメリカ映画］にハマっていた。やがて興味はレゴに移り、つぎにわが家の犬たち、そしてバイオニクルになった。一つのことにハマると、考えること、話すことはそれだけに集中し、自由な時間はそのことだけに費やされる。興味の対象は、ウィルにとって存在理由そのものだった。情熱を抱くのはいいことだが、ほかのすべてがないがしろになるのは困りものだ。

バイオメディカル療法をはじめてからは、興味の幅が広がり、関心の程度もふつうになった。今でも犬たちやバイオニクルは大好きだが、それだけが生きがいというほどではない。本を読んだり、カードゲームをしたり、犬と散歩に出かけたり、兄弟とダンジョン&ドラゴンズのロールプレイングゲーム（RPG）をしたり、コンピュータ・ゲームやプレイステーションで遊んだり、テレビ番組を見て笑ったり、いろいろなことで楽しんでいる。集団での遊びもできるようになった。以前は兄弟と一緒に近所の子の家に遊びに行っても、みんなの輪に入らず、その子の部屋に一人でこもって、ずっとレゴをしていた。治療後のウィルは一人でどこかへ行ったりしないで、みんながなにをしていても、仲間に加わって一緒に遊べるようになった。

また、一つの対象に一、二週間ほど熱中するようになったのだが、これも今まではなかったことだ。たとえばスペイン語を学んだり、首都の名前を覚えたり。私も子どもの頃、夏休みに妹のローラと夢中になって蝶を追いかけたものだ。すごい蝶のコレクションを作ろうと張りきっていたが、ほかの楽しいことに目移りしてしまい、完成しなかった。でも長続きするかどうかにかかわらず、いろいろなものに興味を持つのは健全なことだ。今のウィルはいろいろな男の子らしい遊びやものに興味を持っていて、〝限定的なことに強い関心やこだわりを持つ〟というアスペルガー症候群の特徴は当てはまらなくなった。

〈協調運動やバランス感覚〉

この前いつウィルが食事の席でグラスを倒したか覚えていないほどで、いつも飲み物をこぼして始末が大変だったのは、もう過去の出来事になった。それから、以前はつまずいたり、滑ったり、なにかにぶつかったりして、怪我が絶えなかったが、今ではずいぶん回数が少なくなった。私が手を取って支えてやらなくても、ウィルは丸太の上や低い塀の上を軽々と歩いていける。以前は落っこちてしまうのが怖くてできなかったが、今では自分から楽しんで登っていく。かつてのようなぎこちない操り人形みたいな身体ではなく、自分の意思で自由自在に動ける快適な身体になった。

〈体力〉

以前のウィルはすぐに疲れてしまい、学校に一日行くともうへとへとで、家に帰ったら部屋で静かに一人で遊びたがっていた。不器用で疲れやすく、外で活発に遊ぶことはほとんどなかった。夜には倒れ込むようにベッドに入っていたものだ。

新しいウィルはまるで疲れ知らずで、夜になってもまだ起きて遊んでいたいのに、と不平たらたら。犬の散歩にも元気いっぱいで出かけていく。さらに集団の遊びに進んで加わっていけるようになった。よく外で兄弟と、フォースクエアというボール遊び［訳註　田の字の区画に一人ずつ入り、ボールを順にはずませる］をしている。庭で水鉄砲の撃ち合いをして、びしょ濡れになって走りまわっていることさえある。本当に驚きだ。以前のウィルなら、顔に水がかかろうものなら、泣き叫んで家に駆けこんできただろうに。新しいウィルはスタミナもあり、とても積極的で、元気にあふれ、気分もいいのが、見た目にもよくわかる。

〈感覚過敏と痛みへの耐性〉

外界の刺激や音などすべてが不正確に伝わる身体で、

生きなければならないことを想像してみてほしい。学校のカフェテリアのにぎやかなおしゃべりが、耐えがたいほどの轟音に聞こえるとしたら？　膝を軽く叩いただけなのに、爆発したかのような激痛を感じるとしたら？　フィンガー・ペイントやシェービング・クリームの気持ちいい感触を、吐き気を催すような不快感触として感じるとしたら？　ちょっとした刺激もゆがんで伝わり、拷問のような苦痛に感じるとしたら？　そんな身体で生きていくなんて、とても想像できない。以前のウィルはどんなにか生きづらかっただろう。

幼い頃のウィルは、南北戦争の再演劇やカウボーイ・ショー、打ち上げ花火の大音量に恐れおののいていた。少し大きくなると、どうにか我慢できるようになったが、大きな音にはものすごく緊張し、とくに予想外の音には過敏に反応していた。学校のカフェテリアや集会の騒音に耐えるために、耳栓をつけるのはあたりまえ。それなのに、家族団らんの食事どきには大声でしゃべるので、もう少し小さな声で話すようにといつも注意していた。学校では聞こえないほどか細い声で話すのに。まるでボリューム調節器が壊れているみたいだった。

それから、セラピストがどんなに練習させても、シェービング・クリームやプリンのようなぷるぷるした感触のものに手をつけることが、どうしてもできなかった。学校でクリスマス用のTシャツに手形をつけるときには、クラスメイトの女の子が代わりにやってくれた。爪や髪を切るときは、ウィルが眠っている隙にやるしかなかった。どんなにいかしたヘアスタイルだったか、ご想像いただけることと思う。さらにウィルは、痛みへの耐性がきわめて低かった。ちょっとぶつかっただけで、わあっと泣いてしまう。よそ行きの黄色いジャケットがちくちくすると言って、四十分以上も泣きわめきつづけ、すっかり消耗してしまったこともある。かわいそうに、外からの刺激がとんでもない苦痛として脳に伝わってしまうせいで、ウィル自身も混乱してどうしていいかわからなかったのだ。

治療後のウィルは、自分の五感と身体が伝える刺激を正しいものとして信頼できるようになった。七年生になってから、学校で耳栓を使ったことは一度もない。大きい音や予期しない音にも過剰に驚かない。声の調節はまだ少し苦手だが、以前ほどではない。ぶつかっても平気になり、今までの小さな安全地帯から出て、活動の幅が広がった。ウィルの身体が敵から味方に変わり、以前よりずっと快適な乗り物になったような感じだ。

〈学校の成績と宿題〉

治療前のウィルの成績は平均するとBだったが、治療後はAが増えて、Cはわずかになった。さらに重要なのは、能力が高まったおかげで、学年が上がって学習量や内容のレベルが上がっても勉強についていけるようになったことだ。バイオメディカル療法をしていなかったら、落ちこぼれてしまっていただろう。

ふだんは家庭教師に宿題を見てもらっているが、土日は私の担当だ。治療前のウィルに宿題をさせるのは、レスリングの試合に等しかった。一問、一問、ウィルを押さえつけて攻めるような感じで、とくに算数は数の概念や段階を踏んだ計算が苦手だった。文章問題はさっぱりわからない。簡単な足し算も覚えていられず、計算機もかえって混乱して使えなかった。治療後のウィルは記憶力がしっかりして、文章題も解けるようになった。より複雑な二次方程式や連立方程式なども解けるようになった。今でもミスはするけれど、以前のように取り返しがつかないほど落ち込むことはない。

治療前のウィルは、作文も大の苦手だった。まとまった考えを、順序立てて説明するなんてことは不可能に近く、ひたすらごねてごねまくる。なんの興味もないことについて無理やり文章を書かなきゃいけないなんて、ひどすぎる云々。文句たらたらのウィルからどうにか言葉を引きだして、結局私がタイプする。とにかく作文が嫌いで、一回で終わらせたがるので、あらすじをまとめて、編集して、清書をするなんてとんでもない。そんなひどい仕打ちがあるもんか。なんで作文なんてばかみたいなものを書かなきゃならないんだ。もはや宿題を手伝うというより、ライオンの調教をしている気分だった。お母さんが子どもに宿題を教えてあげる微笑《ほほえ》ましい家族の図なんてものはみじんもなく、ウィルにしてみれば頭を押さえつけられて牙を一本残らず抜かれているような気分だったに違いない。

治療後のウィルは、家庭教師や私が監督してはいるが、手取り足取り教えたり急かしたりしなくても、自分から宿題をやるようになった。問題集も自分で解き、私たちは見直しや答え合わせをすればいいだけ。作文はまだ苦手のようだが、以前のように激しくごねたりはしない。理解力や記憶力をはじめ、いろいろな能力が高まったおかげで、自分を律して、しっかりと勉強に取り組めるようになった。

〈乗り物酔い〉

乗り物酔いは先天的な体質によるものだと思っていたので、ウィルの乗り物酔いに関して、とくに治療をしたことはなかったが、バイオメディカル療法はこの長年の悩みも解消してくれる効果があったようだ。

三、四歳頃のウィルは、大型バンの後部席に乗ると必ず大噴出するので、前に乗せるようにしていた。それまでさんざんひどい経験をして学んだのだが、なかでも忘れられない思い出は、イエローストーン国立公園に家族で出かけたときのことだ。キャンプ地をあとにして、私たちはバンにぎゅう詰めになって乗りこんだ。ウィルは後部席にいた。みんな興奮してバッファローを探していた。ほら、見て、間欠泉よ！　でもウィルだけはちっとも楽しそうでなく、泣きだしてしまい、どうしたの？　とたずねても答えられない。目的地はもうすぐよ、すし詰めのバンを降りたら、ウィルの機嫌も治るでしょう。バンが停まると、妹のジニーは泣きべそをかいている可愛い甥っ子を抱きあげて、駐車場に降りた。ところが愛情あふれる光景は一変し、なんとウィルが妹のシャツのなかに大噴出したのだ。背景で激しく噴きあげる間欠泉と、見事にマッチした眺めだった。ちょうど間欠泉を撮ろうとした母がシャッターを押し、ぎょっとした表情でシャツのなかをのぞきこむ妹の決定的な瞬間が撮れた。この本にその写真が載らなかったことを妹はさぞ感謝しているだろう。さんざんな休暇の思い出だったが、それでも子どもたちの運動療法士として働きつづけたいというジニーの気持ちはゆらがなかった。それに、この出来事がきっかけで、ウィルが乗り物酔いをすることに気づいたのだ。

ところで、スクールバスという黄色い大きな乗り物をご存じだろうか。一番前の席に乗ってもかわいそうなウィルは吐いてしまい、小学校生活の長きにわたり、苦労することになる。けれどあまり詳しく書いても、食事どきの方がいたら申しわけないので、ここでは端折ろう。バイオメディカル療法をはじめて三ヵ月、ウィルは六年生になった。いつも帰りは比較的我慢できるのだが、朝食を食べたばかりの登校時がじつにやばい。一学期はずっと、週に二日はバスのなかで大噴出していた。ところが二学期に入ると、三、四週間に一回になり、乗り物酔いは大いに改善したのだ。バスの運転手に聞いてみてほしい。

七年生になると、バスに乗る時間がやや短くなり、まったく乗り物酔いしなくなったウィルは調子に乗って、好きな席で、本を読んだりするようになった。すると七ヵ月ぶりに大噴出をやらかした。ほらね、言わんこっちゃない。これに懲りて、ウィルも気をつけるようになり、乗り物酔いが治ってからは、学校に予備の着替えを預けることはなくなった。ウィルにビニール袋を渡してくれるよう、バスの運転手や養護教師や学校の教師たちに頼むこともなくなった。べとべとの服が入ったビニール袋をウィルが持ち帰ることもなくなった。ああ、人生は薔薇色。まるで女王様みたいな気分よ。

〈現在〉

この章では、バイオメディカル療法をはじめてから一年と九ヵ月間の効果について述べた。その後、さらに一年九ヵ月がたち、今にいたっている。あらゆる面において、ウィルは改善し、成長しつづけている。唯一の例外は、最近、必要があってはじめたある治療の影響で、乗り物酔いが再発したことぐらい。この先、ウィルの注意力、会話力、整理整頓能力、自己管理能力、時間管理能力などが、さらに高まってくれることを期待している。バイオメディカル療法をはじめて三年半、かつてのウィルと比べたら、長足の進歩を遂げたと思う。背丈も私を追い越して、どんどん自分の道を行くようになった。息子はもう大丈夫だ。人生のスタートは険しいでこぼこ道だったけれど、これから進む先にはたくさんの楽しい出来事が待っているだろう。

第十五章　人生はつづく——長所を伸ばす道筋へ

〈六年生　バイオメディカル療法一年目〉

六年生はいろいろと山あり谷ありの刺激的な一年だった。バイオメディカル療法をはじめて三ヵ月もしないうちに、新学期がはじまった。前年度の特別支援の担当教師は異動になり、新しい教師が来ていた。不安が的中し、この新しい教師はスペクトラム上の子どもたちどころか、小学生に教えた経験もないことがわかった。なんてこった！　またこっちが教師に発達障害の子どもへの接し方を、一から教えなきゃならないのかしら。ウィルのような子には、経験豊富なベテラン教師が必要なのに。でも、私はなるべく楽天的にかまえることにした。するとどうだろう、私たちはラッキーだったことが判明したのだ。しかもものすごくラッキーだった。新任の女性教師はじつに自然体で直感的な人で、たちまちウィルと仲良しになり、ウィルのつたないジョークに大受けしてくれた。数学の勉強のあとで一緒に見て楽しもうと、ジョーク・カレンダーを買ってくれさえした。いっぽうでウィルの注意力の足りなさに関しては、素晴らしい忍耐心を発揮し、ウィルの行動や苦手なことの理由を考え、洞察的に対応してくれた。つまり結果的に、ウィルがバイオメディカル療法をはじめた最初の一年間をともに過ごすのに、まさしく理想的な教師だったのだ。六年生の一年間、彼女はウィルのさまざまな進歩や成長について、たくさんのEメールや電話をくれて、私をいつも元気づけてくれた。教師からのフィードバックは、家庭でウィルを見ている私が確信していた改善を、力強く裏づけてくれた。

けれども六年生は、パニック発作をよく起こした一年でもあった。五年生はわりと落ち着いていたので、バージニアへの引っ越しが大きな原因だったのだろうと私は思って、安心しかけていた。引っ越してからだいぶたつし、こちらの学校では発達障害の支援教育も充実しているので、ウィルのストレスもずいぶん軽減したはずだ。ところが、事態はそう単純ではないことがわかった。理由の一つは、支援プログラムで親友になった子が、中等部へ進級してしまい、またひとりぼっちになってしまったことだ。さらにバイオメディカル療法で注意力や理解力が高まり、今までは意識していなかった新たな心配ごとに悩まされるようになったのだ。

引っ越してきたばかりの頃ほどではないが、かなりな回数でパニック発作が起きていた。学校から呼ばれて、ウィルを迎えに行ったことも四回ほどあった。車に乗るなり、一気に感情が爆発して激しく泣きわめき、今までのどのパニック発作よりも強烈だった。かつてのパニック発作が取るに足りないものに思えるほどで、見慣れているはずの私も心配になるくらい。超弩級の竜巻に巻きこまれたようで、ウィルはまったく泣きやむことができなかった。少し前までは、自制心を保っていられたので、改善していると安心していたのだが、再発したばかりか、かつてないほど手のつけられない激しい泣きように、正直、見慣れている私も恐怖を覚え、ウィルを小児精神科のカウンセリングへ連れて行った。けれども結局、ウィルが落ち着いたのはカウンセリングのおかげではなく、バイオメディカル療法で心身が健康になり、それに比例して感情を自制する能力も高まったからのようだ。

六年生の後半になると、大きなパニック発作は一度も起こさなくなった。支援教育の教師は、ウィルがパニック発作を起こしそうになると、自分でなにが原因なのか言うことができ、解決に向けて努力できるようになり、本格的なパニック発作に至らずにすむようになったと報告してくれた。この一年間、さまざまな面で成長や改善が見られたが、自分でパニック発作を回避できるようになったことが、ウィルにとっては一番大きな進歩だった。

〈七年生　中等部進学に向けての母の不安〉

私はウィルの七年生への進級を怖れていた。この一年間で、ウィルはいろいろな面で大きく改善したけれど、中等部で環境ががらりと変わってしまったらどうだろう？　校舎は古い大きなこみ入った建物が二棟あり、一五〇〇人の生徒を収容できるが、それでも教室はぎゅう詰めで、校舎の裏に予備の教室用のトレーラーハウスが並んでいた。わかりやすい配置の小学生の校舎でも、ウィルは迷子になっていたので、あんなごちゃごちゃした校舎で、自分の教室がわかるかどうか、とても心配だ。それに小学生の頃は、教室を移動するときは、廊下に一列に並んでみんな一緒に行っていたが、中等部ではベルが鳴るといっせいに生徒たちが、花の蜜を求める蜜蜂の群れのように廊下にあふれ返る。騒がしい生徒たちでごった返したなかで、自分の教室を探し当てるのは、ウィルにとっては至難の業だ。一年先に中等部に進級した親友がどこかにいるはずだが、運よく会える確率は0に近いだろう。中等部への進級が近づくにつれて、私の心配はつのるいっぽうだった。教師が二人だけしかいない少人数の支援級という守られた小さな世界から、一気に七クラスもあるマンモス校へ放りだされるのだ。今まで二十人の同じ顔ぶれだったのが、教科ごとに違う教室で、大勢の生徒たちと過ごさなければならない。おまけに最初はまったく知らない顔ばかり。ウィルの今までのクラスメイトたちはほかの学校へ行ってしまい、アスペルガープログラムを受けていた生徒で、今年度その中等部へ進級するのはウィル一人だった。これほどの急激な変化に、あのウィルが適応できるのだろうか？

過去のさまざまな大事件が頭のなかをめぐり、めまいを覚えた。新しい環境になじめず、絶対に超弩級のパニック発作を起こすに違いない。そこで中等部に慣れるまで支援をしてもらえるよう、パニック発作を起こさないように気を配ってもらえるよう、ウィルの状態や必要な手立てを紙に書いて学校へ持っていった。そして校長の前で、私の不安を裏づける証拠として、小学部の教師と支援級の担任の報告を読みあげ、四年生で引っ越してきたときのウィルの深刻な状態を説明した。さらに今回の進級は、引っ越したばかりの頃以上に大きな変化なので、より深刻な事態が予想されることも説明した。過去の経験から、私には絶対の確信があった。幸い、中等部でも配慮してもらえることになったが、それでも手がつけられないほど激しいパニック発作の数々が脳裏にちらつき、心休まることはなかった。バイオメディカル療法でウィルの状態ははるかに良くなってはいるけれど、こんな大きな環境の変化があれば、絶対に一悶着あるはずなのだ。

そこで、七年生の教師全員に私の携帯電話の番号とメールアドレスを伝え、〝ウィルの取扱説明書〟を配っておいた。教師たちはみんな、あの心配性の母親には精神安定剤か、もしくはショック療法が必要だと思っていたことだろう。でもこっちはさんざん修羅場をくぐり抜けてきた百戦錬磨の兵士。そしてなにも知らないかれらをよそに、運命の上陸作戦の日（中等部進級）は迫っている。そして始業式がやってきた。私は胃薬をしこたま飲んで、ウィルをスクールバスに乗せた。まあ、しこたまというのは冗談だけど、本当にそれでウィルがパニックを起こさずにすむなら、一瓶でも飲んだだろう。

そして、どうなったか？　なにもなかった！　ウィルはふつうに学校へ行き、何ごともなく過ごしてきた。電話で呼びだされることもなく、パニック発作も起きなかった。信じられない。大騒ぎして〝オオカミが来るぞ〟と学校中に触れまわっていた母親を尻目に、ウィルはごくふつうに登校できたのだ。あんなに環境ががらりと違う中等部で、あの子が落ち着いて適応できるなんてことがありうるのだろうか？　たしかに特別支援の教師はとても有能で、経験豊富で、自身もアスペルガーの弟がいる人だけど。それでも本当にこの子はうちのウィルなの？　本物のウィルはどこかに誘拐されて、目の前にいるこの子は別人なんじゃなかろうか？　いやいや、ウィルは本当に大丈夫だったのだ。とびきり最高に大丈夫だったのだ。いっぽうで私は、とんだオオカミ少年ならぬオオカミ母親になってしまった。学校では過保護ないかれた母親として、有名になっているはずだ。でもそんなのはどうでもいい。なんと素晴らしいのだろう。ウィルが幸せなら、私も幸せ。嘘つきのばかな母親と言われようが、全然平気よ。私の警告が正しいより、ずっといいんだから。

その後も小さな問題は多少あったが、大きな騒ぎは一度も起きなかった。パニック発作を起こして学校から呼ばれることも一度もなく、毎日が穏やかだった。ほかの生徒の行動に腹を立てたり、迷惑がったりすることはあっても、それは正当な怒りであり、誰でもそういう目に遭えば怒るはずで、ウィルの気持ちはよく理解できた。特別支援の教師や言語セラピストのきめ細かい指導のおかげで、ウィルはほかの生徒ともうまくつきあっていけた。さらに、学校専属の心理相談員がとても素晴らしい人で、ウィルのよき理解者となり、定期的に面談して、難しい状況や場面での対処法や新しい見方を助言してくれていた。ウィルは彼の言うことをよく聞き、ちゃんと心に留めていた。かつてはそんなことは不可能だった。以前のウィルは言われたことをすぐに忘れてしまっていたが、今はちゃんと覚えていられるようになったのだ。そしてパニック発作とおぼしきものを一度も起こさず、無事に毎日を過ごせたおかげで、その一年は勉強や社交性の向上に力を注ぐことができた。たくさんの成功体験を積めた一年だった。ウィルは私の立派なヒーローだ。

〈八年生　厳しいはじまり〉

八年生がはじまる頃に、腸内細菌叢の乱れで消化管の炎症がひどくなった。秋いっぱいは、〝ダイオフ反応〟（カビや悪玉菌が死滅するときに大量の毒素を放出する）の対処に追われた。この〝ダイオフ反応〟については、後半で説明する。大々的なパニック発作を一回起こして、私が学校に呼ばれたこともあった。六年生のとき以来だった。それでも腸内戦争に勝って、腸内環境を改善できたので、払う価値のある犠牲と言えた。腸内環境が良くなると、ウィルの行動や能力はふたたび改善した。

〈学校の養護教師からのコメント〉

ある晴れた冬の朝、私はウィルが昼食のときに飲むビタミン剤を届けに、学校の保健室へ寄った。すると養護教師は、「ウィル君が、学校のダンスパーティのチケットをどこでもらえるか私に聞いてきて、とっても可愛かったですよ」と話してくれた。ウィルは恥ずかしそうに、友達と行くんだけど、と早口で言いわけしたそうだ。あの子が女の子をダンスパーティに誘うなんて。さらに養護教師は「ウィル君の成長ぶりは本当に目をみはるほどですね」と感慨深げに言った。七年生の頃は指示しても、そのとおりにできないことが多かったけど、最近はちゃんとできるようになったし、本当に目をみはる成長ぶりだと彼女は繰り返した。私はお礼を言って、車に乗りこむと、目頭が熱くなるのを抑えきれなかった。養護教師の言葉を何度も思い返し、思わず頬《ほお》がゆるんだ。目をみはる成長ぶりですって。中等部に上がってから一年半、その短い期間に、ときどきしか会わない養護教師が気づくほどの進歩があったのだ。彼女の言葉を心で繰り返し思い出し、喜びをかみしめた。うれし涙が頬を伝う。私の努力はすべて報われた。気力、体力ともに限界まで使い果たし、大枚もはたき、食事療法に取り組んだ苦闘の日々は、すべて報われたのだ。人生は素晴らしい、じつに素晴らしい。本当に目をみはるほどだ。真心のこもった言葉をかけてくれた養護教師に祝福あれ。彼女の宝石のような言葉は、私の心の糧《かて》だ。今度わが家で評判のリッチお手製チョコチップ・クッキーをごちそうしよう。

〈学校の心理相談員からのコメント〉

　中等部に上がって間もない頃、学校の心理相談員から連絡があった。彼はウィルに初めて会ったばかりで、どう対応したらいいかわからないので、助けてほしいと言ってきた。面談のとき、ウィルはなにも話さず、椅子に座って脚のあいだに頭を突っこんでいるだけで、心理相談員の男性は自分の仕事に自信をなくしていた。私は、カードゲームのウノを一緒にやると、うち解けられると思いますよ、とアドバイスした。そして毎回ウノをするようになり、その儀式は魔法のような効果を発揮した。二人は大親友になり、ウィルはカードゲームの相棒の貴重な助言を聞き入れながら、ともに学校生活のでこぼこ道を乗り越えていった。ウィルが八年生になって、ある春のとびきり素敵な日、心理相談員の男性が私にEメールをくれた。「ウィルと僕はものすごく楽しく過ごしています。もうゲームはしないで、ただおしゃべりをしています。一年半前に僕のもとにやってきたあの少年と同じ生徒とはとても思えません！」

〈特別支援の教師からのコメント〉

　八年生も終わりに近づいた頃、もう一通の心温まるEメールが私のもとに届いた。今度は特別支援の教師の一人からだった。ある日を境に、ウィルが自分の言い分をはっきりと説明できるようになったことを彼女は報告してくれた。「以前は動揺したり腹が立ったりすると、なかなか立ち直れず、つぎの行動に移れませんでしたが、今ではちゃんと自制して、その後の授業にも参加できています。前は家に帰りたがって、迎えに来ていただかなくてはなりませんでしたが、本当にすごい成長ぶりで、びっくりしています！」私はうれしくてダンスを踊った。その調子よ、ウィル！

〈九年生　数学で大躍進〉

算数・数学はウィルがもっとも苦手な教科だった。低学年の頃から、算数だけは取り出し学習（別教室での個別指導）をしていた。教師とマンツーマンか、最大でも生徒四人までの少人数制だった。けれども八年生の終わり頃、数学を教えてくれていた特別支援の教師から、驚くべきメールをもらった。ウィルは数学がとてもよくできるようになったので、九年生からは通常学級で大丈夫だろう、と言うのだ。あまりにびっくりして失禁しそうになったほどだ。なんてすごいニュースだろう。ウィルが六年生の頃、学校に様子を見に行ったことがある。当時は、バイオメディカル療法をはじめて、まだ二、三ヵ月しかたっていなかったが、私はなにか改善があるものと大いに期待していた。特別支援で個別指導してくれている教師が、教科書の一つの問題を解いてごらんとウィルに言い、じっと座って待っていると、ウィルはその問題を解けないだけでなく、べつの問題を見ていて、しかもそのことに気づいていなかった。私は暗い気持ちで帰宅した。ウィルは一生数学ができないかもしれない。それが、バイオメディカル療法をはじめて三年近くなる今では、なんと通常学級に移って、代数の勉強をするまでに進歩したのだ。新しいクラスでは、半分の生徒が特別支援を必要としていて、補佐をするために教師がもう一人ついてくれる。いろいろとつまずくこともあったが、ウィルはなんとか頑張り、学期の終わりにはC＋をもらってきた。三年前まで、問題を一つも解けなかった子にしては、じつに上出来だ。

〈貴重なありがたい進歩〉

最近、ウィルは家に帰ってくると、学校であったおもしろいことをあれこれ話してくれる。以前はそんなことはありえなかった。かつては時空のトンネルのなかでたまにぶつかりあう別々の生命体のようだったが、今では自分の思ったことや気持ちを話してくれるようになり、心が通じあって、楽しく会話をできるようになった。ときどき皮肉を言うことさえある。以前はなんでも言葉どおりに受けとめてしまい、皮肉を理解することができなかった。なんという違い、本当にうれしい驚きだ。さらにさらに、以前はウィルを急かしてなにかをさせるのは不可能だったのに、今ではバスに遅れそうだと自分で気づいて、急いで支度するようになった。あれほどしつこく「早くしなさい」と急かしていた息子から、今度は私が早くしてと急かされることさえある。自己管理はまだまだだが、着実に進歩している。半年前のウィルは、今日が何曜日かわからなかった。曜日の名前は知っているが、意味がわかっていないようだった。朝はいつも、まるで一週間の曜日がランダムにめぐってくるかのように、「今日は学校の日？」と聞いてきた。「今日は火曜日よ」とか「今日は金曜日よ」と答えても、学校がある日かどうかというウィルの質問の答えにはならなかった。けれども今では、ウィルは今日が何曜日かちゃんとわかっている。この前の日曜日の夜は、なんと翌日の月曜の朝に備えて、目覚まし時計をセットしていた！　まったく信じがたいことだ。曜日とその意味がわかるようになり、先の見通しが立てられるようになったのだ。自己管理をする上で、これは基本中の基本であり、大きな進歩と言える。さらにウィルの学校では、自己管理の革新的なアイディアが導入され、大人が仕事でスケジュール管理に使うような、てのひらサイズの電子機器をウィルは渡された。予定を入力しておけば、時間になると音が鳴って、知らせてくれるのだ。ウィルはそれを学校で、宿題を提出する、図書室で借りた本を返す、部活動のミーティングに行く、など役立てている。家庭では、朝学校へ行く前の支度をするときに使っている。この道具のおかげで、ウィルは自分が自立して、しっかりと自己管理している気分を味わえて、「これさえあれば、ぼくは万能だ！」と大いに喜んでいる。ほかの面でも、ウィルの進歩はめざましい。この前は、ランニングマシンで走りながら、プレイステーションのコントローラーも操っていた。私にはそんな芸当は無理だ。少し前まで、平らな床でもつまずいたり、こけたりしていた不器用な少年と同じ子だとはとても思えない。人生は順風満帆。そして日々、ますます良くなっている。

〈学校の友達〉

小学校低学年の頃のウィルは、休み時間には本にしがみつき、クラスの子どもたちとの交流はまったくなかった。だから私が、お友達作りを手伝っていた。五年生で、特別支援プログラムに入ると、友達ができた。その子とは今でも仲良しだ。その二年後、特別支援プログラムで、もう一人友達ができた。そして八年生から九年生にかけて、なんと自分の力で通常学級の友達もできたのだ。しかもそのうちの二人は女の子だ！　それを知ったとき、最初の一人はたまたまかと思った。でももう一人、女の子の友達ができて、これはすごいぞと思うようになった。実験の授業でパートナーになったり、集会で隣に座ったり、一緒に廊下を歩いたり、ランチを一緒に食べたりしているそうだ。お互いにおもしろい話をしたり、興味のあることについて語りあっているという。まさに驚天動地！　いったいなにが起きているのだろうか？　さらにさらにウィルは女の子をダンスパーティに誘い、もう一人の女の子からは、彼女がやっているバンドのコンサートに招待された。そして気づけば、その子に電話をするまでになり、彼女からも電話がかかってくるようになった。こんな夢みたいなことがあるだろうか？　いやいや、本当に現実なのだ。ウィルの成長ぶりと適応力の向上を思うと、喜びと驚きと誇らしさで私の胸はいっぱいになる。もうウィルにお友達ができるように、未来永劫そばについている必要はなくなった。息子は自分で友達を作り、交友関係を楽しめるようになったのだ。これで私も安らかに永眠できる。

〈長所に注目する〉

アルベルト・アインシュタインが、自分の欠点ばかり気にしていたら、世界的に有名な科学者にはならなかっただろう。彼はもう少し髪型をちゃんとできたかもしれないが、科学の世界にとってそれがなんの役に立つだろうか？　発達障害の子どもたちの能力はでこぼこで、できることとできないことの差がいちじるしい。親たちはどうしても欠点を直させることに集中しがちだ。欠点を直すためのサポートやトレーニングやセラピーをするのは、もちろんいい考えだと思う。けれども、わが子の長所や強み、得意なことを見逃してはいけない。得意なこと、好きなことのなかにこそ、喜びや自尊心や自信、成功の芽を伸ばすチャンスが眠っているのだ。将来は苦手なことではなく、好きなことを専門にした職業に就けばいい。

たとえば、ウィルは物作りが得意だ。小さい頃はレゴに夢中だった。説明書どおりにいとも簡単に複雑なものを作ってしまう。その後、より複雑な構造のバイオニクルにハマった。驚くほどの手早さで、新品でもあっという間に組み立てられる。兄弟が言うには、ウィルは最初だけ説明書を見れば、あとは組み立て方を暗記して、なにも見ないで作れるそうだ。本当にすごいよ、と兄弟たちも感心している。しかも細かい部品が二百個から四百個もあるのだ。だから、ウィルはきっと物作りの仕事に向いているだろう。得意なことを楽しみながら、自尊心や自信を養い、将来の職業に役立てていけばいい。機械のデザインとか整備、あるいは建築士とか、設計士？　まだわからないけれど、ものを組み立てるのが得意なウィルの才能を活かせる仕事が、きっとあるはずだ。

またウィルは、興味のあることにかぎっては、抜群の記憶力を発揮する。たとえば、わが家に不動の伝統を築いたあの有名なハリー・ポッター・シリーズ。新刊が発売されると、夫のリッチは夜遅くに本屋へ行き、誇らしげに戦利品を持ち帰る。そして翌朝、期待にわくわくしながら見守る子どもたちの目の前に、最新版のハリー・ポッター・シリーズを掲げてみせるのだ。ハーメルンの笛吹きにつられるように、子どもたちはリッチのあとについて、お決まりの読み聞かせ場所へ行く。リッチが延々と読み聞かせるあいだ、子どもたちは魔法にかけられたように一語一句に聞き入っている。途中で、「ごはんよ～」などとじゃまが入ろうものなら、猛烈なブーイングの嵐だ。「えーっ、もうちょっとだけ～」と、大人までもが抗議する。一冊を読み終えるまで、子どもたちが先をのぞき見しないように、本は内緒の場所に隠しておく。ハリー・ポッター・シリーズを読んだことのある方はご存じかと思うが、物語にはさまざまな人物が登場し、いくつもの謎や伏線が巧みに織りこまれ、独特の難しい言葉や造語が使われている。さらに続きものなので、前巻の内容を覚えていないと、話についていけない。ぼんやりしていると、あれ、どうしてこんな展開になったんだっけ、とすぐに話の筋を見失ってしまう。だからリッチは、ときどき読むのを中断して、今の展開にいたる原因となった前巻の出来事を、子どもたちに質問する。すると、ウィルがすぐさま、どんな細かいことでも答える。ときには何巻も前の内容を細部まで覚えていて、指摘することもある。まわりのみんなは、ゆっくりと「ああ、そんなこともあったっけ」とおぼろげに思い出すのだ。このものすごい記憶力は、きっと仕事に役立つだろう。ひょっとして天才学者になるかもしれない。ただし、ふだんは心ここにあらずのうっかり者だろうけど。

ウィルはまた大の読書好きで、読解力もあり、読書スピードも速い。七年生のときに、学校の図書室の主催で読書クイズバトルが開かれることになった。参加する七年生と八年生に、その学年のあいだに読むべき二十八冊の本のリストが渡される。年度の終わりが近づくと、チームが結成され、バトルが開催された。ウィルはリストのすべての本を完読した数少ない一人だった。試合開始と同時に、次々と本の内容に関するクイズが出題され、生徒はブザーを押して答える。解答時間は三秒しかない。ウィルの愚かな母は、よけいな心配をしていた。ウィルったら、興奮しすぎて、答えもわからないのにブザーを押しちゃうんじゃないかしら？　みんなのペースについていけるかしら？　ちゃんと早口で答えられる？　そんな心配はうれしい意味で、大きく裏切られた。息子を信じていなかった自分が恥ずかしい。最初の試合で、ウィルはなんとトップに躍り出た。目にも留まらぬ速さでブザーを押し、正確に答えていく姿に、これがわが子かと私は目を疑った。ウィルは二十八冊分の内容をすべて頭に詰めこんでいるのだ。頭のなかはさぞごちゃごちゃの状態かと思いきや、一つ一つ精確に、しかも質問が終わらないうちに素早く答えていく。見ている私のほうは、完全にまぬけもいいところだった。でも誇らしさでいっぱいのまぬけだ。思わずうれし涙がこみあげてきた。あれがうちの子なのよ！　ウィルも心からバトルを楽しみ、自分の戦いぶりに満足そうだった。家族でウィルの手柄を喜び、その評判は親戚一同をはじめ、学校の教師たち、家庭教師や療育サポートの人々、友人、知人、近所の人々にまで広められ、みんながウィルをほめたたえた。もしかしたら将来は作家？　編集者？　弁護士助手？　読解力と速読力が必要な職業って、ほかになにがあるかしら？　ウィルのこの才能が、どんな仕事で活かされるのかは、いずれわかるだろう。

ウィルが一番大喜びしたのは、『女王陛下の少年スパイ！　アレックス・シリーズ』で人気の作家アンソニー・ホロウィッツのサイン会に行けたことだ。第一作の『ストームブレイカー』が映画化されて人気沸騰中で、アレックス・ライダー・ファンは興奮で沸き立っていた。一人の女性ファンが有名作家に、どうして小説を書きはじめたんですか、とたずねると、アンソニー・ホロウィッツ氏は、ほかにできることがなかったからと答えた。そして学校でどんなに自分がなにもできない、だめな生徒だったかを話してくれた。勉強はからきしできず、手先も不器用で、通知表を持ち帰るたびに、両親をがっかりさせていた。そんな彼が唯一得意だったのは、作り話をすることだった。なにか一つできることがあればいいんだよ、と大作家はファンを励ました。なんでもこなせるすごい子もいるけど、実際は一つだけでいいんだ。みんなもきっと、なにか一つは得意なことがあるはずだよ、と彼は子どもたちに語りかけた。本当にそのとおりだ。ウィルは私に身を寄せてささやいた。「最高の気分だよ」

だからどうか、お子さんの欠点ばかり見ないでほしい。欠点に気づき、改善する努力をさせるのは、いいことかもしれないけれど、ぜひ長所を認めてあげてほしい。お子さんの才能を見つけて、それを伸ばしてあげられる方法を考えてほしい。その才能は、きっとその子の最強の武器になるだろう。相対性理論を提唱したアインシュタインの髪がぼさぼさだって、誰も文句を言ったりしないはずだ。

第四部

発達障害のバイオメディカルな問題点とその治療法

第十六章 発達障害のバイオメディカルな問題とその治療法を理解する上で、知っておくべき背景

〈この章の目的〉

発達障害のバイオメディカルなアプローチのオリエンテーションへ、ようこそ。この章では、発達障害に特徴的に見られるバイオメディカルな問題と、その効果的な治療法について説明していくのだが、その前に、これまでの背景的な事情について知っておくと、より理解が進むことと思う。この章では、発達障害の原因と治療についての最近のいろいろな考え方と、バイオメディカルなアプローチの解釈について述べていく。かつての私のように、バイオメディカル療法をはじめて知る人や、懐疑的な人にとっては、この章はとても役立つことと思う。

〈医学界の主流派は、なぜバイオメディカル療法に懐疑的なのか〉

自閉症についてのはじめての論文は、一九四三年、レオ・カナーという小児精神科医による『情緒的交流の自閉的障害』だった。子どもたちの免疫システムや消化器の問題にも多少は触れていたが、彼が強調していたのはおもに行動面の特徴だったため、今日でも自閉症は精神疾患とみなされている。

また、アメリカ精神医学会による『精神障害の診断と統計マニュアル』は、なんと、なんと現在でも精神的・行動的疾患に関する医学書として高く評価されている（土曜の夜にベッドで読むには最適な本だ）。この医学書には、自閉症、アスペルガー症候群、広汎性発達障害、ＡＤＤ／ＡＤＨＤの症状についての記述も見られる。そのために、自閉症をはじめとする発達障

害の治療法が限られてしまった。発達障害が本当に精神疾患であるなら、精神科的な治療をすればよいのであって、内科的な治療をしても意味はない、とみなされたのだ。そこで、自閉症をはじめとする発達障害の治療は向精神薬と行動療法という考えが医学界の主流として定着した。そしてそれ以外の洞察的で、斬新な発想は、いっさい閉めだされてしまう。発達障害の患者に血液検査や尿検査をするだって？　なにをばかなことを！　精神疾患にそんな検査をしてなんになる？　そんなふうに主流派は、科学的に実証できるデータには目もくれず、発達障害イコール精神疾患という考えにとらわれたまま、今にいたっているのだ。

けれども、心の啓かれた人が、曇りのない目で〈Defeat Autism Now!〉のアプローチを見れば、どんなにそれが理にかなった方法か、わからないはずがない。じゅうぶんに信頼性ある科学的・臨床的な裏づけもあり、実際にバイオメディカルな身体の不調を治療して、発達障害の症状が劇的に改善し、健康な生活を楽しんでいるたくさんの子どもたちがいるのだから。ところが、バイオメディカル療法に対しては、しばしば痛烈な批判が寄せられる。多くの主流派の人々は、自分の信じるもの以外のことは、信じようとしないからだ。そういう人々に対しては、二〇〇五年の十月に開かれた〈Defeat Autism Now!〉の会議でスピーチをしたジェフ・ブラッドストリート医師の言葉をここに引用しようと思う。彼は中国のことわざを引き合いにしてこう述べた。「できっこないと言う者は、それをやっている者のじゃまをしてはならない」しごくもっともだと私も思う。革新的な大発見が目の前にあるのに、どうして古い信念をかたくなに守ろうとするのだろう？　いつの日か、主流派の人々が〈Defeat Autism Now!〉の考えに合流し、協力しあえることを願っている。

〈第一の学派〉

現在、発達障害の原因とその治療法に関して、二つの相反する考え方がある。前述した主流派の考え方は、発達障害は遺伝的な脳の障害なので、向精神薬と行動療法と療育訓練で対症的に治療するしかないというものだ。

〈Defeat Autism Now!〉に出会う前、私はこの考え方しか知らなかった。けれども私や夫の家族や親戚に発達障害の症状を示す人は一人もおらず、遺伝的な脳の障害という部分に、私はいつも疑問を感じていた。ウィルの発達障害の遺伝子は、いったいどこからもらったのだろう？　どの医者も、私たち家族の遺伝子検査をして、ウィルと発達障害の遺伝的なつながりを調べましょう、などとは言わなかった。たんに遺伝的な欠陥がどこかにあったから、しかたがないのだと納得するしかなかった。もう一つ、疑問に感じていたのは、遺伝子疾患と言われる病気、ダウン症や脆弱《ぜいじゃく》X症候群、ウィリアムズ症候群などは、たいてい顔つきや身体にも特徴が表れるが、発達障害と呼ばれる遺伝子疾患にはそういう特徴がまったく見られないのは、どうしてなのか？

これらの疑問に、納得のいく説明は得られないまま、遺伝子研究が進んで、原因が解明されるのをひたすら待つしかなかった。過去二十年から三十年のあいだに、発達障害の原因を探る遺伝子研究には大金が投じられてきたが、発達障害を引き起こす染色体は一つも特定できていない。家族や双子の研究では、遺伝的要因が働いていることがわかっているが、それは果たして決定的なものなのだろうか？　研究によれば、一卵性双生児が両方とも発達障害になる確率は、四〇パーセントから九〇パーセントだそうだが、なぜ一〇〇パーセントではないのだろう？　同じ遺伝子なのだから、片方だけに遺伝子の欠陥があるというのは、ありえないのでは？　発達障害は、遺伝子だけが原因ではないのでは？　環境的な原因もあるかもしれない。もしそうなら、一歳半ぐらいでウィルの発達に遅れが出はじめたのは、環境のせいという可能性もじゅうぶんありうる。

でも当時は、そんな考えは浮かばなかった。はっきりした根拠もないし、いろいろと疑問もあるけど、発達障害とはそういうものなのだと必死に信じこもうとしていた。だって科学者でもない私に、なにがわかるだろう？　発達障害は遺伝子疾患、ともかくそう納得するしかなかった。専門的な知識がある医者がそう言うのだから。専門家たちの言葉には、はっきりとしたメッセージがこめられていた。〝遺伝子はあらかじめ決まっている。運命なのだから、あきらめなさい。発達障害になってしまったのは、運が悪かったのだ。治療法を探してもムダだから、現状でできることをしなさい。薬で症状を抑えて、療育的なセラピーや特別支援教育で、サポートしていくしかありませんね。以上〟

このような固定観念に、私は目隠しをされていた。向精神薬や療育的訓練や支援教育以外には、治療法は存在しないのだと、信じこまされていた。一見、なんの関係もなさそうなウィルの健康問題をじっくり観察することもなく、ほかの治療法を探してみようとも思わなかった。ただ医師の診断を受け入れ、現状のなかで最善の努力をするしかなかった。ウィルの苦しみに対してなにもできず、無力な状態のまま、ウィルが見ている世界を理解し、共存していける方法を探ることしかできなかった。そうした努力は決して無意味ではなかったと思うけれど、とうていじゅうぶんとは言いがたい。主流派の考えに盲従して、貴重な時間をムダにしてしまった。本当は、自閉症は息子の身体が悲鳴を上げているサインだったのに。一刻の猶予もゆるされなかったのに。

〈第二の学派〉

第二の学派は、生まれ持った遺伝子トラブルにより、ある程度は影響が出るが、環境要因による遺伝子の表現型、つまり脆弱性の影響がよほど大きいと考える。つまり、遺伝子によって最初の足場は決められているけれど、どう生きるかで、運命は変わってくるということだ。ある環境要因に対して、遺伝子的に影響されやすい時期に、その影響を受けると、身体のいろいろな部分や機能に健康問題が生じ、それが脳にも影響する。その影響は胎内で受けることもあるし（生まれつきの発達障害）、乳児期、幼児期に受けることもある。ダメージを受けた身体やその機能を、健康な状態にする治療は、身体だけでなく、脳機能や行動も改善し、強化する。発達障害は脳の障害ではなく、身体の不調が脳に影響を及ぼしている状態というのが、この第二の学派の基本的な考えなのだ。子どもの発達障害は、とくに最初はできていたことが途中からできなくなるなど、退行性の場合、環境的な要因が影響していることが考えられる。

発達障害の患者が急激に増えているいっぽうで、遺伝子の変化はごくゆっくりであることを考えてみてほしい。しかも、先天的な発達障害と比べて、成長の途中から発達障害になる退行性の患者が、激増しているのだ。現代においては、環境的な要因が大きな役割を果たしていると考えるほうが、最近の発達障害の大流行の説明としてふさわしくないだろうか？　そうした環境要因については、後の章で述べていく。

私とウィルの場合、主流派が勧める向精神薬も、多少は役に立った。でも効果は短期的で、表面的な症状を抑えることしかできない。長期にわたって多大な効果が得られたのは、やはり第二の学派に従って、身体全体を治療したおかげだ。

たとえば、私がプールで溺《おぼ》れているとして、向精神薬は一時的に水に浮くようにしてくれる魔法の薬だ。いっぽうで、バイオメディカル療法は、プールの栓を抜いて、自分の足で立てるようにしてくれる。水は胸まで、あるいは腰や、足首まで残っているかもしれない。運がよければ、乾いた地面に立てるかもしれない。ともかく、ずっと泳いでいるのと、地に足がつくのでは、大きな違いだ。主流派の考えに従っていたら、自分ではどうすることもできず、いつもあっぷあっぷしていただろう。でも後者の考えに従えば、自分で学び、考えて、人生を良い方向へ変えていける。

〈じゃあ、遺伝子の件はどうなったの？〉

もちろん遺伝子トラブルの因子もある。たとえば、私の遺伝子が、私の目は茶色だと決めれば、私の目は茶色になる。どんな環境要因によっても、遺伝子が決めた目の色は変わらない。それと同じように、自閉症を引き起こす遺伝子は存在する。難しい専門用語で申しわけないが、アデニロコハク酸リアーゼ欠損症というのが、自閉症を引き起こす遺伝子なのだ。脆弱X症候群、レット症候群、アンジェルマン症候群などの原因でもある。けれども、このような自閉症になる純粋な遺伝子を持っているケースはごくまれだ。

遺伝子は結果を指定するのではなく、そういう結果になりやすくするケースのほうが、一般的だ。たとえばうちの家系に、ある遺伝病の人が多いとしよう。それが仮に〝へんてこ病〟という奇病だったとする。当然、私もへんてこ病の遺伝子を受け継いでいるので、医者からはへんてこ病になるリスクがふつうの人より高いと警告されている。リスクというのがキーワードだ。医者はわが一族にかけられた呪いの病を、私が確実に発症するとは言わなかった。へんてこ病の遺伝子トラブルは、私の運命ではなく、最初の足場を設定しただけなのだ。ちょっぴり不安定な足場で、いつへんてこ病に襲われるかわからないけれど、幸いにも、生活習慣によって、へんてこ病が出現するリスクを最小限に抑えることは可能だ。へんてこ病を発症するリスクは、たとえば喫煙、高脂肪食、女性であることだったとしよう。性別はどうしようもないが、環境的な要因を避けて、リスクを減らすことはできる。さらにへんてこ病は、一日一回アスピリンを服用し、フルーツと野菜とガールスカウト・クッキーをたくさん食べれば、予防できるらしい。そうした涙ぐましい努力のかいあって、遺伝子トラブルを持っているにもかかわらず、私はへんてこ病にならずにすんだ。良い環境的な影響（生活習慣）によって、遺伝子の発現、つまりへんてこ病を阻止することができたのだ。めでたし、めでたし。

発達障害も、環境的な影響によって、発症したり、しなかったりするのでは？　遺伝因子で発達障害になりやすい、あるいはなりにくい足場が設定されるけれど、結果がどうなるかは環境的な要素しだいなのでは？　たとえば、発達障害になる確率は、男の子のほうが高い。けれどもすべての男の子が発達障害になるわけではない。さらに、自閉スペクトラム上にいる子どもの家系には、自己免疫疾患を持つ人が多い。自己免疫疾患というのは、自分の免疫システムが間違って自分の身体を攻撃してしまう疾患だ。ふつうは病原菌などの外敵によって病気になるのだが、この場合は、自分の免疫システムがうっかり者の犯人なのだ。慢性関節リウマチ、インシュリン依存性糖尿病（1型糖尿病）、乾癬《かんせん》、甲状腺機能低下症、全身性エリテマトーデス、リウマチ熱などの疾患を持つ人が、通常発達の子どもに比べて発達障害の子どもの家系には、有意に高い確率で存在する。一九九九年の科学雑誌『小児神経学』に発表された研究では、家族に二人以上、自己免疫疾患の人がいる子どもは自閉症になる確率が二倍になることがわかっている。さらに家族に自己免疫疾患の人が三人以上いると、子どもが自閉症になる確率は五・五倍になる。もっとも発病するリスクが高いのは、母親に自己免疫疾患がある子どもで、確率は八・八倍にもなる。あとの章で、発達障害の子どもたちの免疫システムの悪化状態について説明していく。そのような免疫システムの不全が、子どもたちの身体のさまざまな不調に大きく関わっている。けれども自己免疫疾患の家族がいる子どもすべてが、発達障害になるわけではない。発症するかどうかは、環境的な要因と深い関わりがあるのだ。

つまり大きくまとめると、遺伝子が結果を決める場合もあれば、たんに最初の足場を設定するだけで、環境しだいでさまざまなシナリオが展開されていく場合もあるということだ。ウィルの遺伝子は、二歳で発達障害になることを決めていたのだろうか？　私はそうは思わない。ウィルの遺伝子は、苦難のなかにいたあの頃も今も変わっていない。けれども心身の状態や能力は、昼と夜ほども違う。私はこう自問せずにはいられない。ウィルの異変に最初に気づいた頃に、主流派の考えを鵜呑みにせず、バイオメディカル療法を実践していたら、自閉スペクトラムの線上に乗らずにすんだだろうか？　この治療をはじめて数年間に目の当たりにしてきた変化を思えば、答えは断然「イエス」だ。

〈発達障害は脳の障害なのか？〉

発達障害について考えるとき、私たちは脳に注目する。けれども本当に発達障害は脳の障害なのだろうか？　行動の原因は、脳だけにあるのだろうか？　行動を改善させるには、脳に働きかける向精神薬しかないのだろうか？

わが家の友人夫婦の六歳になる男の子の話を紹介しよう。かれらはドイツに住んでいて、ある日、男の子は学校の社会科見学で、美術館へ行った。帰宅した男の子は、にやにやしながらお母さんに、裸の銅像を見たよと報告した。お母さんは恥ずかしがってあわてるだろうな、と思いながら。母親は平然としたふりで、男の子、それとも女の子？　とたずねた。男の子は面食らってしまい、銅像には頭がなかったからわからない、ともごもご答えた。どうやらあまりちゃんと見ていなかったようだ。男の子と女の子の違いについて、よく知らないのかもしれない。たぶん髪の毛の長さが、性別の違いだと思っているのだろう。だから身体だけ見てもヒントに気づけなかったのだ。

それと同じように、発達障害の原因は頭だけにあるのだろうか？　それとも身体のいろいろな部分に手がかりがあるのだろうか？　脳以外の部分を治療していけば、脳の状態も良くなるのではないだろうか？　魂に響くこのような素晴らしい問いかけを、バイオメディカル療法は提示しているのだ。

〈スペクトラム上の人に対する新しい概念〉

主流派の考え方から第二の考え方にシフトするにつれて、ウィルに対する考え方も劇的に変わった。理解不能の謎の存在ではなく、身体に不調を抱えている人として、彼を見るようになったのだ。この視点の違いは大きい。以前は身体の不調に着目するという発想自体がなかったが、じつはそこにこそヒントが隠されている。この新しい発想に、私は目を啓かれた思いがして、とても勇気づけられた。初めて眼鏡をかけて、今まで見えなかったものが見えて、視界が大きく拓けたときのように、第二の考え方という新しい眼鏡でウィルを見てみると、彼自身や行動はまるで変わっていないけれど、少し前までまったく気づけなかったたくさんの可能性が見えてきたのだ。

その結果として、主流派に盲従していたら、考えつかなかった問いかけを自分にしていた。たとえば、身体が弱く、病弱な人に対して、自分ならどうケアするか？　相手が高齢者だったら、食事の内容や食べる量に気を配るだろう。ビタミンやミネラルのサプリメントで、足りない栄養を補うよう勧めるかもしれない。さらに健康な人なら影響のない病原菌やそのほかの有害なものにさらされないよう、気をつけるだろう。発達障害の人に対する新しい見方によって、以前は思いつきもしなかったこのような対応が、きわめて理にかなったことだと思うようになった。

〈根底にある問題に対する理にかなった適応策〉

主流派の考えに追従していたときは、奇妙な行動は発達障害の謎の一つで、それ以上深く考えてもしかたがないと思っていた。けれども新しい視点では、いろいろな疑問を持つようになった。謎の行動のいくつかは、根底にある問題に対する理にかなった適応策なのではないか？　たとえば、ウィルはなにかを見るとき、正面から両目で見るのではなく、斜めから横目で見るようにする。どうしてなのかと思い、ウィルが四年生のとき、学校の臨床心理士にたずねてみた。臨床心理士も理由はわからず、発達障害の子どもによく見られる行動だとしか言わなかった。なるほど。じゃあ、横目でものを見るのは、発達障害では〝ふつう〟の行動ってことなのね、と私は納得し、それ以上深く追究しようとは思わなかった。

その後、第二の考え方を知り、ものを横目で見る理由について、ふたたび考えてみた。スペクトラム上にいるという点は差し引いて、〝ふつうの人〟がものを横目で見るとしたら、それはなぜなのだろう？　視覚に問題がある？　おそらく。ラッキーなことに、この疑問についてすでに調べていた。端的に言うと、〈Defeat Autism Now!〉のメアリー・メグソン医師が、こういう説明になる。スペクトラム上の子どもたちの多くは、視覚的な問題を抱えていて、ものを正面から見るとちゃんと見えない。けれども横目で見ることで、桿状体《かんじょうたい》［訳註　網膜の感光性細胞の一種］が密集している網膜の端っこに、望みの画像がおさまるのだ。メグソン医師はさらに研究して、タラの肝油に含まれるビタミンAを子どもに与えると、横目で見なくても良くなることを発見した。いったい誰がそんなことを思いつくだろう。ともかく、タラの肝油はウィルに魔法の効き目をもたらし、横目でものを見ることはなくなった。バイオメディカル療法に対する私の確信は、ますます強まった。

ほかにどんな行動が、根底にある問題に対する理にかなった適応策だと考えられるだろうか？　たとえば、スペクトラム上の子どもたちは小食や偏食で有名だ。ふたたび、〝ふつうの人〟が食べたがらないとき、どんな理由が想像できるか？　人はみんな、食べるのが大好きだ。食べないのには、なにか理由があるに違いない。私自身は、風邪気味のときや喉が腫れて痛いときに食欲がなくなり、食べ物のことを考えただけでうっとなる。スペクトラム上の子どもたちは、胃腸に問題を抱えているので、食べないことで不快感を最小限にしているのでは？　スペクトラム上の子どもたちに共通する腸の問題については、あとの章で詳しく説明しよう。小食や偏食がある子は、腸に問題があると考えたほうがいい。

質問をもう一つ。子どもが食べようとしないとき、逆流性の炎症で喉が痛いからなのでは？　ずっと痛みに耐えている子は、その痛みがあたりまえになってしまい、わざわざ喉が痛いと言わないのかもしれない。とくにまだ言葉を話せず、痛いと言えない子の場合、調べてみたほうがいいだろう。

ほかにも、小食・偏食の理由を想像してみよう。便秘気味ではないか？　腸内がいっぱいにつまっているときに、さらに食べ物を押しこまれるのは、誰だっていやだろう。そういうとき、子どもは大好物だけ食べる。好きなものは別腹って言うものね。

最後にもう一つ。食べ物に味がしないのでは？　味がなくて、まずいものを食べたくないのはあたりまえだ。偏食の子に亜鉛を与えると、食欲や食べ物の好みが改善することがある。亜鉛は味覚に重要な役割を果たしているのだ。

以上の問いはすべて、スペクトラム上の子どもたちに共通している問題に関するものだ。ほかにもいろいろな問いかけが考えられる。大事なのはまず問いを発することだ。なにも問いかけなければ、答えを見つけることもできないから。

スペクトラム上の子どもたちに共通する問題は、まだまだある。発達障害の子どもたちの八割近くに見られる、あの有名な〝夜寝ない問題〟（夜寝られない問題？）はどうだろう？　わが子のふつうと違う行動をリストアップして、〝ふつうの人〟がそういう行動を取るとき、どんな理由が想像できるか、書きだしてみよう。

〈精神科の診断ってなんだろう？　どんな役に立つのだろう？〉

精神科の診断は、行動にもとづいて下される。行動の観察は、たとえば血液検査などと比べて、かなり主観的な分析法だ。けれども発達障害の診断には、血液検査などの明確な数値による検査法が存在しない。だから医師の主観的な行動観察というかぎられた手段で診断をするしかない。そこで、あいまいさや主観性をかぎりなく少なくするために、特徴的な行動を細かくグループに分類して、診断基準にしている。それがこの章の冒頭に挙げた『精神障害の診断と統計マニュアル』だ。医師や専門家は、このマニュアル書を頼りに子どもの行動を観察し、どの診断基準内におさまるかを判断する。つまり、精神科の診断とは子どもの行動を見て、カテゴリーに当てはめることなのだ。もしもこのマニュアルを見る機会があったら、あなたのお子さんのどんな特徴的行動によって、どのグループに分類され、診断名がつけられたかがわかって、興味深いことと思う。またほかの発達障害の診断名がつかなかった理由もわかるだろう。

実際のところ、診断名はおおざっぱな分類であり、正確な定義とは言えない。一人の子どもに診断名がつけられても、その子が診断基準とされているすべての行動を示すわけではない。それでも、だいたい規準を満たしていれば、そのカテゴリーに分類される。それぞれ微妙な違いはあっても、似たような行動であれば同じ診断名がつけられるのだ。駐車場にたとえるなら、トラック専用の駐車場があるとすると、ピックアップトラックでも、清掃トラックでも、おもちゃのトラックでも、セミトレーラー・トラックでも、トラックならなんでも停められる。

精神科の正式な診断は、いろいろな面で役に立つこともある。ウィルが専門機関でアスペルガー症候群と診断されてから、ADHDの丸のなかに、四角い特徴のウィルを無理やり押しこめなくてもよくなり、アスペルガー症候群について学び、彼をよく理解できるようになって、行動の予測や対処もしやすくなった。特別支援教育を受けるときも、正式な診断がついていることがとても大事だ。障害のある子どもは特別支援を受けられることが法律で定められているので、診断がついているウィルは、学校でさまざまな特別支援プログラムやサポートを受けることができた。

〈精神科の診断の限界とは？〉

診断名には限界がある。子どもがどういう行動を取るかはわかるが、なぜそういう行動を取るのかは説明されない。幼児が兄弟にかみつく場合（行動）、幼児の診断名（かりに〝かみつき症候群〟としよう）だけでは、なぜかみつくのかわからない。意地悪した兄弟に仕返ししたのか（この場合、かみついた理由は怒り）、身を守るためなのか（この場合、かみついた理由は恐怖）。あるいは兄弟のシャツのボタンをキャンディだと思ったのか（この場合は、見間違い）。または歯が生えかけて、歯茎のうずきを和らげたくてかみついたのか（この場合は、痛み）。それとも狂犬病にかかっていたのか（この場合はウイルスによる病気）。それぞれ考えられる行動の理由は、まったく異なっている。〝かみつき症候群〟という診断名がついていても、どういう理由でかみつくのか、どう対処すればいいのかはわからないのだ。

かみつく幼児を効果的に治療するには、まず行動の背景にある理由を知らなければならない。狂犬病の幼児を安心させたら、かみつかなくなる？　いいや。怯えている幼児にしつけをしたら、かみつかなくなる？　いいや。行動の理由しだいで、対処法は千差万別だ。間違った対処をすれば、いつまでもかみつく行為はやまないだろう。そしてたとえ行動の理由がわかったとしても、どういう治療が効果的かはわからない。でも私たちはそこが知りたいのだ。幼児の兄弟がおしゃぶり代わりにされているときに、誰が診断名なんかにこだわるだろうか？

〈バイオメディカル療法はどこに介入するのか？〉

さて、診断名はついた。けれども診断が下されて終わりではなく、そこからがはじまりなのだ。行動にもとづいて下された診断だけでは、原因や治療法はわからない。真の原因や効果的な治療法をつきとめるには、あなたが探偵になって推理していかなければならない。わが子の専門家である母親なら、名探偵になれるだろう。感情面の支え、教育支援、療育訓練など、わが子が必要としているものを、きっと見つけられるはずだ。バイオメディカル療法は、この治療プランのなかで非常に重要な部分であり、自閉症様の行動を起こさせたり、強めたりする内科的な問題を探り、欠けている部分を埋めていく。じつのところ、バイオメディカル療法は、行動に対して直接働きかけはしない。身体のなかの不調な部分を見つけて、そこに働きかけていく。不調が改善されると、行動も改善する。本当に不思議で、いまだに謎としか思えない。けれども事実、そうなのだ。私たちは現にこの目で確かめたのだから。

図16・1の自閉症スペクトラムをご覧いただきたい。この図は七章でも見たはずだが、もう一度見る価値はある。プリズムに光が降り注ぎ、スペクトル（連続体）をさまざまな色で照らしている様子を想像してほしい。どの色も個性的でユニークだが、もとはすべて光だ。それと同じように、子どもの個性や診断名はそれぞれ違うけれど、すべて自閉症なのだ。ウィルがアスペルガー症候群と診断された当時は、自閉症とはまったく違うものだと思っていたけれど、どんな色であっても同じ光から発しているように、根っこは同じなのだと今では信じている。見る色によって、人は惑わされてしまうが、実際は一つのスペクトルを照らす同じ光（原因）なのだ。同様に、発達障害の背景にある身体の不調も、同じ原因に端を発している。ただその深刻度が違うだけだ。したがって、背景にある身体の

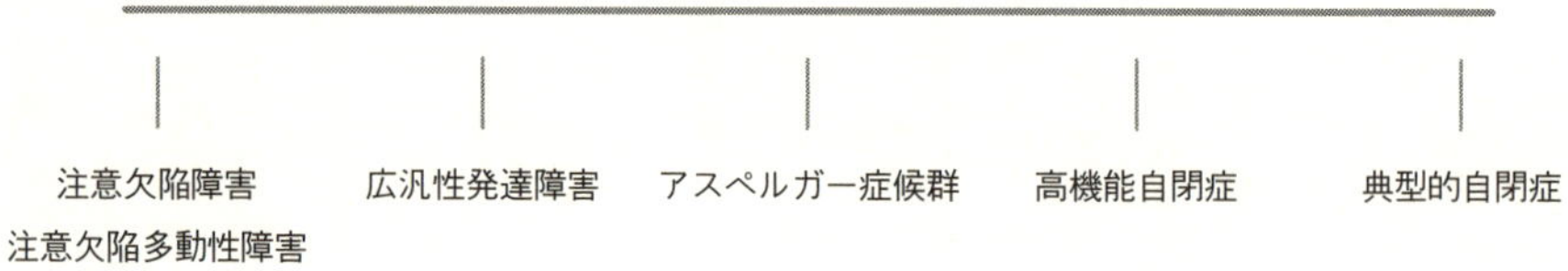

図16. 1　自閉症スペクトラム

不調を治療する方法も同じということになる。精神科的な診断名でスペクトルは区切られているが、背景にある不調やその治療法はスペクトル全体に共通しているので、バイオメディカル療法においては、診断名はあまり関係ない。ＡＤＨＤでも典型的な自閉症でも、アプローチは同じだ。精神科の診断名によってではなく、背景にある身体の不調によって、治療を決めるのだ。主流派の考えでは、行動の原因ではなく、行動を治そうとするが、それでは最初から限界がある。行動を治すことでも多少の進展はあるかもしれないが、行動の原因に働きかけたほうが、はるかに見返りは大きい。

〈発達障害は脱線事故。鍵となるのは個性〉

わかりやすく説明するために、列車の脱線事故を想像してみてほしい。事故に遭った列車の乗客の体験は、それぞれ異なっているだろう。棒キャンディみたいに座席から投げだされる人もいれば、手すりにしがみついて、投げだされずにすむ人もいる。上から落ちてきた荷物がぶつかる場合もある。ハンドバッグが肩にあたる人、重いトランクが背中を直撃する人。割れた窓ガラスで、怪我をする人も。誰かが護身用にバッグに入れていた催涙スプレーが、落ちてきた拍子に発射されてしまうかもしれない。結果的に、同じ列車事故でも、痛みの程度はさまざま。腕を骨折する人、内臓を痛める人、むち打ち症、脳震盪《のうしんとう》、切り傷、あざ。不運にも催涙スプレーを浴びた人は、一時的に目が見えなくなるだろう。全員が同じ怪我をするなんてことは、まずありえない。人によって怪我も痛みもさまざま、事故に遭ったときの状況や、そのときの体調、年齢などによっても異なる。

　けれどもみんな事故のショックでヒステリックになっているので、ひとまとめに〝脱線事故ヒステリー〟と診断され、ラテン語で専門用語っぽい病名がつけられるかもしれない。あるいは〝脱線事故ヒステリー障害〟と新しく名づけられて、ヒステリーの度合いによって、いろいろな診断名に分類されるかもしれない。それほどヒステリックではない人たちは、〝軽度脱線事故ヒステリー障害（頭文字を取ってＡＤＨＤ）〟と診断されるかもしれない。そして同じ被害者のなかでも、極度のヒステリー状態にある人たちは、〝典型的脱線事故ヒステリー障害〟と分類される。しかしヒステリックな行動にもとづいていろいろな診断名がつけられても、被害者の苦痛を和らげる役には立たない。

　そこでもう少し話を進めてみよう。この〝脱線事故ヒステリー障害〟の人々全員に、どのような治療をすべきだろうか？　落ち着かせるために、全員に精神安定剤を処方し、心理セラピーを受けさせる？　たしかにヒステリーは治まるかもしれないが、それで本当に治療したと言えるだろうか？　出血している人、骨折している人、めまいがする人、目が見えない人などに対して、もっとなにかすべきではないか？　さまざまに異なる症状を、すべて一括して治せる方法などないことがわかるだろう。たとえば、むち打ち症の首のコルセットは、全員の役に立つだろうか？　いいや、役に立つ人もいるけれど、ほかの多くの人には役に立つどころか、じゃまでしかない。けれども首のコルセットが悪い治療法だというわけではない。それを必要とする人もいれば、必要ではない人もいるというだけの話。結局は、一人一人を診察して、状態に合わせた治療プランを考えるしかないだろう。不運な集団が、同じ事故に遭い、共通の問題も多く抱えているけれど、必要とする治療はそれぞれ異なっている。十把ひとからげには対応できないのだ。

発達障害にも同じことが言える。多くの子どもたちが共通の身体の不調を抱えているけれど、もれなく全員というわけではない。たまたま催涙スプレーを浴びた乗客のように、きわめて特殊な状態の子どももいる。さらに、発達障害の背景にある問題を見つけて、治療をするのは、骨折やむち打ち症の治療のように単純ではない。自閉症様の行動の原因は一つではなく、いろいろな要因が関わっている場合のほうが多い。座席から投げだされただけでなく、頭の上に荷物が落ちてきて、おまけにガラスの破片も刺さってしまうケースのように、胎児や乳児や幼児は、さまざまな環境の影響を受けやすい。これらの影響については後述する。

発達障害の治療における鍵は、個人の特質を理解することだ。まったく同じやり方で全員ひとまとめに治療することはできないので、ほかの子に有効だった治療法が、うちの子には効かないということも当然ある。反対に、うちの子には素晴らしい効き目があったのに、知りあいの子には全然効果がなかったということもあるだろう。さまざまな理由で、子どもたちの治療への反応はそれぞれ異なる。遺伝的素因、最初に引き金となった原因、影響を受けた時期や程度や期間、身体（消化・代謝や免疫システム、内臓器官）に受けたダメージの程度など、治療をはじめる前には、さまざまな違いを考慮しなければならない。

それでも、何千人もの子どもたちの治療データによって、同じようなバイオメディカルな特徴を持つ子どもたちが、それぞれ一定数いることがわかってきた。同じ特徴の子どもたちのグループがいろいろあるなかで、どのグループに、どの治療法がもっとも効果的か、しだいにわかってきている。今後は、どういう治療がその子に最適か、一目でわかるようになっていくだろう。

一つだけ問題なのは、知りたいことがすべてわかるような検査が、いつもあるとはかぎらないことだ。いくつかの検査では、確実な結果ではなく、部分的な情報しか得られないこともある。目指すべき理想の状態はわかっていても、その子にとって最善のやり方がいつもわかるとはかぎらない。科学技術、知識、経験、すべてにおいてさらなる進歩が求められている。バイオメディカル療法に出会えたことは、もちろんありがたいけれど、もっともっと研究が進んでほしい。それでも、知識や道具が完璧でなくても、今あるバイオメディカル療法の知識や道具を最大限に活用して、子どもたちを救うことはできる。ときには目をみはる効果があり、それぞれ反応は違っていても、ほとんどの子どもたちは改善しているのだから。

〈なぜ健康な赤ちゃんが発達障害へと退行してしまうのか？〉

私にとって、これが一番大きな疑問だった。どんなに細心の注意を払っていても、目の前でわが子が発達障害に退行していくのを、くいとめることはできなかった。健康で正常な赤ちゃんが発達障害に退行してしまう理由は、ほとんどの場合、単純なものではない。複雑に並べられたドミノが次々に倒れ、最後にはすべてが倒れる様子を想像してみてほしい。たった一つの駒から崩壊がはじまる場合もあれば、あちこちで駒が倒れて、同時多発的に崩壊しはじめる場合もある。いずれにしても、いったん崩壊してしまったら、いつどの駒がどんなふうに倒れてこうなったのかを知るのは、とても難しい。それでも崩壊の影響は確実に表れる。いきなりの場合もあれば、ゆっくり表れることもあるが、どっちにしても、脳は間違いなく崩壊の影響を受けている。

二〇〇五年の秋に開かれた〈Defeat Autism Now!〉の会議で、ケネス・ボック医師は、自閉症における遺伝子と環境要因の相互的な影響を、とてもわかりやすく説明してくれた。ここでそれを私なりの言葉で、簡単に説明しよう。一人一人の子どもは、湖であるとイメージしてほしい。それぞれ独自の遺伝子が、湖の深さを決めている。遺伝子的に発達障害を発症しやすい子の湖は浅く、発症しにくい子の湖はとても深い。たとえば同じ遺伝子を持つ二人の子どもがいて、一人は男の子、もう一人は女の子だったとしよう。男の子の湖は、女の子の湖に比べて浅い。なぜなら、男性であることは、発達障害になりやすい遺伝子的なリスク要因だから。前にも述べたように、女の子に比べて、男の子のほうが発達障害になるリスクが四倍高いのだ。さらに性別のほかにも、発達障害の行動を起こさせる遺伝子トラブルがたくさんある。それらの遺伝子トラブルの組み合わせによって、子どもたちの湖の深さが決まる。その湖に雨が降る（環境要因）のだが、洪水になるか、持ちこたえられるかは子どもたちの湖の深さしだいだ。同じ降水量でも、まったくあふれない湖もあれば、底が浅くてすぐ大洪水になってしまう湖もある。

湖の上を雨雲が通り過ぎ、雨を降らせていく。雨水がたまり、湖の水位は少しずつ岸のレベルに近づいていく。雨を降らせる雲とは、どんなものだろう？　たとえばアレルギーや過敏症を起こさせる物質、いろいろな感染源（ウイルス、細菌、カビ、寄生虫）、栄養不足、化学物質や有害金属などの環境毒、ホルモンバランスの乱れ。ストレスなどの心理社会的な要因も雨を降らす。それらの雲が、まったく雨を降らせずに通り過ぎる湖もあれば、ちょっとだけ小雨が降る湖もある。どしゃ降りになる湖もある。それぞれの湖（子ども）の状況によって、どの雲からどれだけ雨が降るかも違ってくる。

雨水をためきれなくなったある湖から、少しだけ水があふれたとしよう。その時点では、問題行動は少ししか表れない。ＡＤＨＤとかＡＤＤなどと診断されるかもしれない。べつの湖は岸を越えて、道まであふれたとしよう。この子は最初の子よりも、もっと問題行動が顕著に表れる。おそらくアスペルガー症候群と診断されるだろう。水があふれる程度は、ピンからキリまでで、あふれる水の量が多いほど、行動は顕著になり、自閉症スペクトラムの重症のほうの診断になる。大洪水になって家まで流れてしまうような場合は、典型的自閉症と診断されるだろう。図16・2は、湖と雲のイラストで、発達障害における遺伝子と環境要因の相互作用を説明したものだ。

それぞれ独自の遺伝子を持つ湖（子どもたち）に、性質や量がさまざまに異なる雨（環境要因）が降り注ぐ。雨が降るタイミングも影響する。たとえば胎内で環境要因の影響を受けるのと、少し成長してから影響を受けるのでは、前者のほうがダメージは大きい。また、異なる環境要因の影響をつぎつぎに、あるいは同時に受ける場合もある。一つの雲から雨が降る場合よりも、同時に二つの雲から雨が降る場合のほうが、影響も大きく複合的になる。イラストのように、大量の雨が連続して降る場合のほうが、一年の間隔をあけて降るよりも、洪水を起こしやすい。

このような図で見ると、発達障害の原因は、とても複雑であることがおわかりだろう。組み合わせのパターンは膨大にある。その子の湖の深さがどれだけか、

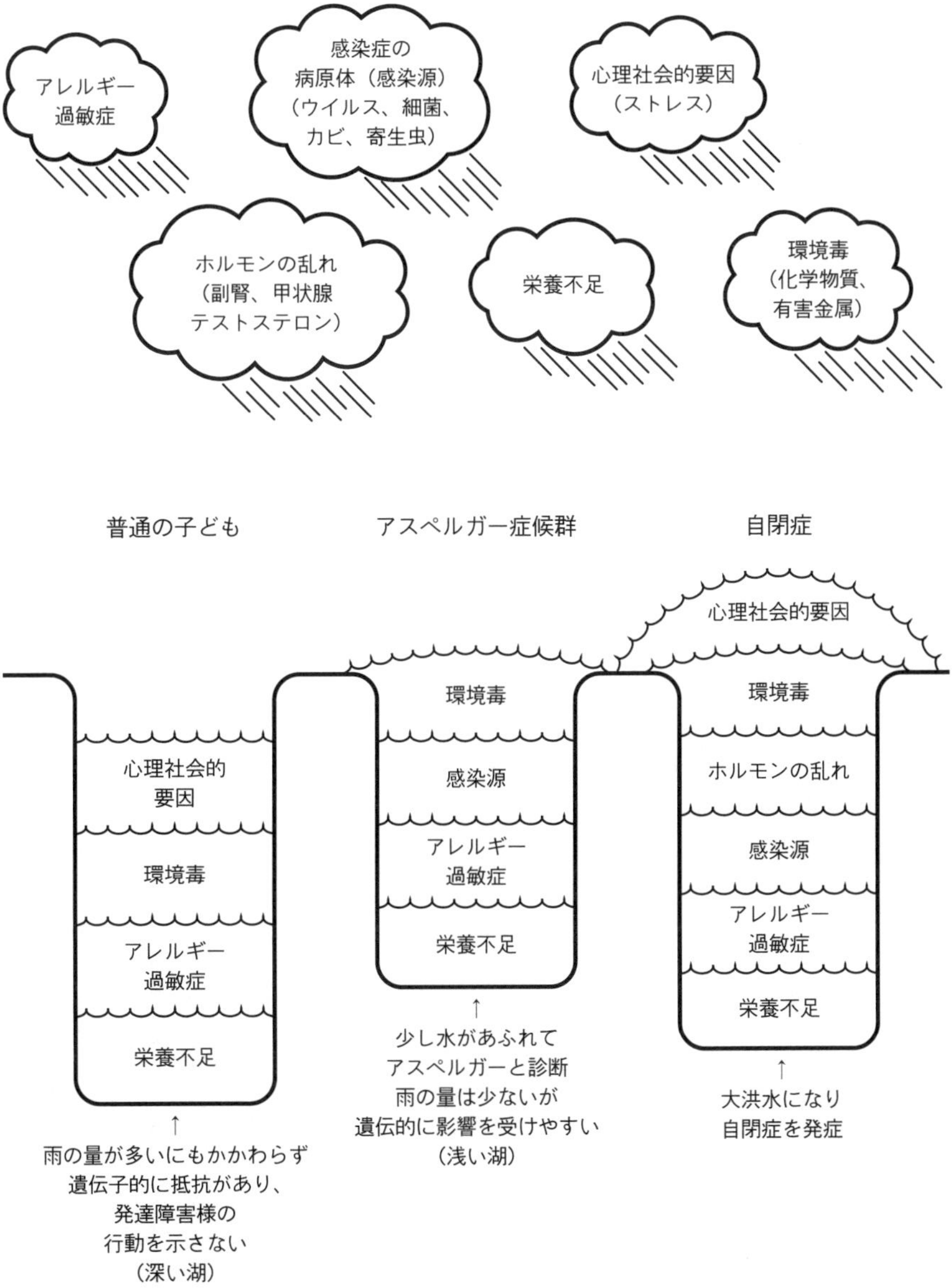
アレルギー
過敏症
感染症の
病原体（感染源）
（ウイルス、細菌、
カビ、寄生虫）
心理社会的要因
（ストレス）
ホルモンの乱れ
（副腎、甲状腺
テストステロン）
栄養不足
環境毒
（化学物質、
有害金属）
普通の子ども
アスペルガー症候群
自閉症
心理社会的
要因
環境毒
アレルギー
過敏症
栄養不足
環境毒
感染源
アレルギー
過敏症
栄養不足
心理社会的要因
環境毒
ホルモンの乱れ
感染源
アレルギー
過敏症
栄養不足
↑
雨の量が多いにもかかわらず
遺伝子的に抵抗があり、
発達障害様の
行動を示さない
（深い湖）
↑
少し水があふれて
アスペルガーと診断
雨の量は少ないが
遺伝的に影響を受けやすい
（浅い湖）
↑
大洪水になり
自閉症を発症

図16. 2

見ただけではわからない。今までにどれだけ雨が降ったのかもわからない。私たちはあふれた水の量（行動）だけで判断しようとするが、その背景にある要因（湖＝遺伝子と雨＝環境要因）は、あふれた水（行動）を見てもわからない。けれども洪水を静めるために、取り組むべきなのは、こうした環境要因なのだ。なんたる矛盾！　残念ながら現在のバイオメディカルな知識では、これらの原因のすべてを詳細に知ることは難しい。けれども子どものどこを観察すればいいのかはわかるし、湖の水を検査して、どんな雨が降ったかを調べることはできる。そして湖から水をくみ出すためのバケツも用意してもらえる。

〈比較アプローチ〉

親は探偵になって、子どもを観察し、手がかりを集める。そして〈Defeat Autism Now!〉が提示する容疑者たちと、手がかりを照らし合わせる。つまり、わが子の身体の不調と、発達障害に共通する内科的な問題を比較するということだ。この推理を効果的に行うには、親が子どもを注意深く観察し、発達障害に共通する健康問題について知識を身につけなくてはいけない。

そしてわが子の状態にぴったり当てはまる症状と原因が見つかったら、まずはその治療に取り組む。

けれども必ず効果があるという保証はない。時間とお金と努力がすべて水の泡になってしまう可能性もある。そうなってほしくない気持ちはもちろんあるけれど、リスクを覚悟で賭けてみなければ、ウィルは今の状態にはなれなかっただろう。それに、すべての治療にお金がかかるわけではない。たとえば子どもの食べるものを変えるのは、効果が大きく、お金もかからない。お金を使うことに関しても、バイオメディカル療法についてしっかりと学んでおけば、どこにお金をかけるべきか、正しく選べる。ときには判断に迷うこともあるけれど。〝やるべきか、やらざるべきか、それが問題だ〟

〈バイオメディカル療法で問いかける質問〉

発達障害の症状も含めて、健康問題を評価するとき、つぎに挙げる三つのおもな質問を、わが子に当てはめて問いかけてみよう。

1．〝身体に必要なものが欠けているか？〟　たとえば栄養不足。その場合は、サプリメントで補う。必須栄養素を体内で作りだすための材料となる栄養を補う場合もある。

2．〝身体が避けるべきものがあるか？〟　身体にトラブルを起こしている環境的な原因がある場合は、それを避けることが治療となる。たとえば、アレルギーや過敏症の原因になる食べ物は極力避けるなど。有害な化学物質や有害金属を避けることも大事だ。

3．〝身体から取りのぞくべきものがあるか？〟　身体に有害な化学物質や有害金属が蓄積している場合は、それらを取りのぞいたり、排出を助けたりする治療を行う。

バイオメディカル療法をするときは、この三つの質問をつねに問う。その結果、さまざまな問題が浮かびあがってくる。わが子に足りない栄養素、避けるべきアレルギー物質、取りのぞくべき有害物質がわかるだろう。それぞれの子どもによって、答えは十人十色だ。

〈驚きの治療法〉

バイオメディカル療法について学びはじめたばかりの頃、ある治療法にひどく面食らった。ビタミンやミネラルなどのサプリメントを飲むことが、治療だというのだ。「身体に必要なものが欠けているか？」という質問に対して、〈Defeat Autism Now!〉は解決策としてサプリメントの服用を勧めている。当初、私はこう考えていた。ウィルには健康的な食事をじゅうぶんに食べさせているし、スーパーで売っているマルチビタミンも飲んでいる。栄養不足なんかになるはずがないわ。それに発達障害の深刻な症状を、ビタミン剤なんかで治せるわけがないじゃない？　ビタミンは薬じゃないんだし。そんなの治療って言えるの？　たまに野菜不足だなと思ったときに飲んでおくとか、そういう健康維持のためならかまわないけれど、病気はお医者さんが処方した薬じゃないと、治らないんじゃないかしら？

ところがなんと、研究によると、栄養素は遺伝子リスク、病気、行動に影響を及ぼすことがわかっている。そして発達障害の子どもたちの多くは、とくに年齢が幼いほど、必須栄養素をじゅうぶんに摂るようになれば、数日から数週間で目に見えて症状が改善することがわかっている。私自身も、〝ただの〟ビタミンやミネラルなどのサプリメントが、驚きの奇跡を起こすのを目の当たりにした。ガチガチの主流派信者だったこの私でさえ、改宗するほどの効果があるのだ。どんな年寄り犬でも、新しい芸を学ぶのに遅いことはない。

それによく考えてみれば、健康な身体を維持するために栄養素が重要な役割を果たすというのは、しごく理にかなっている。壊れた煉瓦《れんが》の家を想像してみてほしい。家を直すには、新しい煉瓦が必要だ。あちこち壊れていたら、たくさんの煉瓦が要るだろう。人間の身体と栄養素の関係も同じだ。ビタミンやミネラルなどの栄養素は、身体にとっての煉瓦であり、最適な機能を保つために役立っている。トラブルのときに必要とされるのはあたりまえなのだ。たとえば脳は、ニューロン（神経細胞と神経突起の総称）同士のコミュニケーションに必要な神経伝達物質や受容体やほかにもたくさんの複雑な生化学物質を生産する化学工場だ。脳の化学工場で生産のために使われる原料は、ビタミンとミネラルとアミノ酸であり、これらの原料が不足すると、脳機能に問題が生じる。つまり、身体を立て直すには、もととなる原料が必要だということだ。

さらに、自閉症スペクトラム上の人々は、見た目にはわからないけれど、もともと完璧な健康体ではない。ほとんどの人々がビタミン、ミネラル、必須脂肪酸などの栄養素が不足していて、小食・偏食や胃腸の機能が弱いために消化吸収が不じゅうぶんで、食べ物から栄養をちゃんと吸収できていない。栄養不足で体内の化学反応がうまくいかないので、本来体内で作られるはずの物質も産生できない。発達障害に共通するこのような生まれつきの機能不全により、身体は栄養不足のままになってしまう。ビタミン、ミネラル、その他のサプリメントを補うことで、生命活動の基本である代謝反応を良好にすれば、身体はふたたび健康になる。身体が自分で作れないけれど、もっとも必要としている栄養素を、サプリメントの形で密輸入してあげるわけだ。ときにはサプリメントが薬となって、治癒に向けて身体の働きをうながすきっかけになることもある。治癒に向かいはじめたら、もうそのサプリメントは必要なくなる。サプリメントは錠剤やかむタイプ、液体、粉、クリームなど、いろいろな形態がある。発達障害の人向けのサプリメントを製造しているメーカーは、発達障害の子どもたちにビタミンのサプリメントを飲ませるのがいかに大変か、よくわかっているので、おいしい味にしたり、食べ物や飲み物に混ぜたりできるように、いろいろと工夫された製品がある。

　発達障害の子どもたちが、栄養素に過敏に反応することはほとんどないが、特定の栄養素が合わないようなときは、おなかに〝悪者〟がいることが考えられる。悪者（クロストリジウム・ディフィシル菌、カビ、寄生虫など）がサプリメントの栄養素を食べて増えてしまい、身体に悪さをするのだ。この場合は、栄養素が悪いわけではない。こういう反応が起きた場合は、まず悪者退治からはじめるのが、最善の対策だ。これについては、二十三章と二十六章で説明する。

　たかがビタミンと思われてしまうのは、宣伝活動がされていないせいだろう。処方薬の宣伝のほうが、広告会社は儲かるのだ。それに、医学生は栄養学よりも処方薬について教育を受けている。だから病気になって病院へ行くと、医師は自分がよく知っている知識によって、その病気を治そうとする。ウィルを見てくれているドクター・バイオメディカルが、薬を処方しないわけではない。彼女は知識も資格もじゅうぶんにあるが、ほかの一般的な医師のように考えもせずにすぐに薬を出すようなことはしないという意味だ。発達障害の心身の健康状態や行動を改善させるビタミンやほかの栄養素の力をあなどってはいけない。

〈ＡＲＩが調査した親によるバイオメディカル療法の評価〉

　私たちはしばしば病気になったとき（高血圧、心臓病、腹痛など）、成功率をよく知らないまま、広告や宣伝されている情報や、かかりつけ医の勧めに従って治療法を選択する。あるいは、同じ病気になった人に、治療法についてたずねたりする。

　発達障害の治療も同じだ。でも誰にたずねればいい？　ほかのスペクトラム上の子どもを持つ親？　その治療に効果があるかどうか、一番よく知っているのは誰だろう？　毎日、朝から晩まで子どもと向きあっている親なら、子どもの行動について誰よりもよく知っているはずだし、それらの行動が治療によって改善したか、悪化したか、変わらないかも判断できるだろう。それに、日常的に子どもと過ごしている教師やセラピストやほかの大人たちからの情報は、すべて親のもとに寄せられる。

自閉症研究所（ＡＲＩ）では、さまざまな治療法の効果を評価する上で、親の意見を重要視している。一九六七年、アポロ計画がスタートしたばかりの頃、ＡＲＩは発達障害の治療（バイオメディカル療法と従来のやり方）に対する親の評価を収集しはじめた。それ以来、向精神薬、特定の食事法、薬物ではないサプリメントなどの効果について、二六〇〇〇件もの親たちの感想が集められた。それぞれの治療法について、良くなった／悪くなった／変化なしの評価項目があり、ＡＲＩではそれらをリストにして保管している。回答した親たちの数も記録してある。さらにそれぞれの治療法の〝良くなった〟感想と、〝悪くなった〟感想の比率も計算されていて、比率が高いほど、〝良くなった〟ことがわかるようになっている。比率が高いと、良くなった子どもの数が、悪くなった子どもの数を上まわっている。反対に、比率が１以下だと、悪くなった子どものほうが多い。比率の幅は、32：１（最高）から０・３：１（最低）まで幅広い。

だから発達障害の治療をした親たちの知りあいが、二六〇〇〇人もいなくても、大丈夫。ここにデータはそろっている。ＡＲＩの親たちの評価が、あなたのお子さんに効く治療を教えてくれるわけではないが、選ぶ上での参考になるだろう。どの治療法が良い評価が高いか、一目でわかるようになっているのだから。また、アスペルガー症候群の子どもを持つ親たち一三〇〇人の回答をもとに比率を計算した、〝アスペルガー症候群限定バージョン〟もある。良くなった／悪くなったの比率の幅は、44：１（最高）から０・２：１（最低）まで。それらの比率表は、毎年寄せられる親たちの回答を含めて、年ごとに再計算して、アップデートされる。最新の比率表はＡＲＩのウェブサイトで見ることができて、冊子三四号（www.autism.comへ）としても入手できる。

この治療法の比率表を見ると、ほとんどの治療法は聞いたことがないようなものだ。けれども、向精神薬の治療はほかのカテゴリー（特定の食事法、薬物ではないサプリメント）に比べて、目立って評価が低いことがわかり、とても興味深い。これからの章で、それらのなじみのない治療法について説明していくので、ご安心を。あなたもすぐに詳しくなれるだろう。

〈とりあえず治療法を試してみる〉

完璧な理想の世界では、発達障害のバイオメディカルな問題について、私たちは熟知していて、身体の状態を正確に判定できる安価な検査法が存在し、どの子どもにどの治療法が最適かを正しく選ぶことができる。けれども残念ながら現実はそれとはほど遠く、不完全な知識と不完全な検査法とかぎられた予算のなかで、最大限にできる努力をするしかない。そうなると、これからの章でも触れていくが、とりあえず試してみるかどうかという話になる。私たちのこの不完全な世界では、なんでも試しにやってみなければ結果はわからないのだ。

わが子にもっとも適した治療法（そして支払うべき費用）がわかるような正確な検査法がないので、どの治療法が効くかを確かめるには、とりあえず試してみるしかない。たとえるなら、脱線事故に遭った列車の乗客全員に、首のコルセットをとりあえず渡すようなものだ。それが役に立つ人は使うけれど、要らない人は脇に置くだろう。『Autism：Effective Biomedical Treatments（自閉症の効果的なバイオメディカル療法）』（〈Defeat Autism Now!〉のアプローチの総まとめ的な本。未邦訳）によれば、サプリメントの服用にともなうリスクは低い。悪い反応が起きたとしても、一時的なものだ。さらに、ほとんどのサプリメントの効用は研究によってじゅうぶんに解明されている。ビタミンB6などは、体内の化学反応において三百通りもの働きをするので、どこにどう効いたかを特定するのは難しいけれど。ともかく体内でどう働くかがよくわかっていて、リスクが低く、効果が見込める可能性が高いので、サプリメントの服用はまず検討してみるべき有効な方法だと思う。

この〝とりあえず治療法を試してみる〟ということを、あなたも日常で知らないうちにやっているのではないだろうか。たとえば風邪を引いたとき、とりあえずビタミンCを飲んで様子を見るとか。それはつまり、医者にかかる前に、ビタミンCのサプリメント療法を試してみたということだ。ビタミンCは一般的に免疫システムの働きを助けてくれると知っているから。自分の知識をもとに、症状に応じて治療法を選んだのだ。バイオメディカル療法でサプリメントを服用するのも、それとまったく同じと言える。

あるいは、やせたいと思ってダイエットをするとき、特別な食事法を試してみたことがないだろうか。特別な食事法は、ＡＲＩの保護者たちが二番目によく実践している治療法だ。ダイエットするとき、食べるものを変えること（治療法）によって、体重（症状）を適正にしようとする。あるいはまた、カフェインを飲むと胃が痛くなると感じたら、しばらくカフェイン入りの食べ物や飲み物を避けて、胃の調子が良くなるかどうか、様子を見るだろう。それも食事法を試していると言える。

精神科の薬は、ＡＲＩの保護者たちが最後に選択する治療法だ。たいていの人は、薬を飲んだことがあるはずだ。なにかの病気で医者へ行き、薬局で処方薬をもらって帰ってきたという経験が誰しもあるだろう。その薬が効くかどうか、あなたは試してみたわけだ。

バイオメディカル療法は、サプリメントや食事法のような、医師の処置がなくても行える治療法が多い。医師に相談するかどうかは、あなたしだいだ。不安や迷いがなければ、自分の判断で行うこともできる。それでも情報はやはり必要だ。〈Defeat Autism Now!〉に共鳴する医師たちが書いた治療ガイドを紹介しておこう。

◎『Healing the New Childhood Epidemics（新たな子どもたちの流行病の治療）』ケネス・ボック医師、キャメロン・ストース（未邦訳）
◎『Children with Starving Brains（脳が飢えている子どもたち）第三版』ジャクリーン・マッカンドレス医師（未邦訳）
◎『Autism：Effective Biomedical Treatments（自閉症の効果的なバイオメディカル療法）』ジョン・パングボーン医師、シドニー・ベイカー医学博士（未邦訳）

これらの本には、サプリメントを服用するときの適量、安全に行うための注意点、サプリメントの体内での働きなど、丁寧に書かれている。さらに最小限の副作用で効果的に治療法を試すためのいろいろな知恵も紹介されている。たとえば、ビタミンＣは体内に溜めておけないことを知っておくと役に立つ。一日一回大量に飲むより、何回かに分けて少量ずつ飲むほうがいい。副作用を起こさないようにする知恵も書かれている。たとえばビタミン

Ｃは緩衝剤でｐＨ調整した形で摂ると、胃が痛くなりにくい。また、ビタミンＣで下痢になってしまう場合、服用を中止せずに症状を緩和する方法なども書かれている。

要するに、試す目的はわが子にその治療法が有効かどうかを知ることだ。もし良い効果があったら、しばらくつづけてみよう。症状が治れば必要なくなる治療法もあれば、長期間つづける必要のある治療法もある。以前は有効だった治療法を、いったんやめてみるという選択もいずれ必要になるかもしれない。試しにやめてみることで、その治療法が目的を果たし、もう必要なくなったか、あるいはもう少しつづけたほうがいいか、確かめることができる。わが子にとってなにが有効で、なにが有効でないのかを知り、最適な治療法を選択するためには、とりあえず試してみるしかないのだ。

〈バイオメディカル療法についての助言〉

ここまで読んで、バイオメディカル療法をはじめてみようと思われた読者に、いくつか助言を。いざ治療をはじめようとすると、わが子に身体の問題が数々あることがわかり、学ぶべきことが山のようにあって、あなたは圧倒されてしまうかもしれない。けれども一度にすべてを行う必要はないということを、心に留めておいてほしい。あなたのできる範囲で、お子さんにもっとも効果がありそうな治療法を、まずは一つ、二つ実行すればいい。くれぐれも頑張りすぎないで。なにもしないよりは、ずっとずっといいのだから。

さらに、発達障害のバイオメディカル療法のやり方は、思いのほか複雑でややこしいので、慣れが必要だ。一般的に病気の治療というと、お医者さんへ行って、薬をもらって帰ってくる。水分を摂り、ゆっくり休養するようにとアドバイスされるかもしれない。じつに単純明快。けれども発達障害のバイオメディカル療法は、そう単純なものではない。発達障害は、脳、代謝機能、腸、免疫システムなど広範囲にわたる身体全体の問題なので、さまざまな不調に対して、さまざまな治療で、多方面から働きかけていかなければならない。したがって、複雑でややこしくなるけれど、慣れればなんとかなる。焦らずに、できることをこなしていこう。

また、バイオメディカル療法をするときは、不確かさに寛容でいなければならない。すべての答えが、明快に出るわけではないからだ。わが子の身体のなかでなにが起こっていて、なにが原因で不調になっているのか、どう治療すればいいのか、答えが出ないときもあるだろう。それでもとにかく、そのときどきでできることをしよう。そして三つの質問をしてみよう。不足しているものはあるか？　避けるべきものはあるか？　取りのぞくべきものはあるか？　なにができるか、選択肢を考えてみよう。あなたの精神的・肉体的・時間的・経済的な状況に照らしあわせて、無理のない方法を選ぶことが大切だ。

〈バイオメディカル療法に医師の診察は必要か？〉

息子のためにバイオメディカル療法を試してみようと決意したものの、当初はなにもかもが謎めいていて、怪しい感じで、自分一人で実行するのは無理だと思った。幸いにも〈Defeat Autism Now!〉のアプローチに共鳴する医師を見つけられたので、私は医師の指導に従って実行する道を選んだ。経済的に余裕があれば、医師の診察を受けることを私はお勧めしたい。医師の助言があるとないとでは、治療の進み具合も格段に違う。ドクター・バイオメディカルは、ウィルにとってどの検査が最適か、検査結果をどのように解釈すればいいか心得ていて、ウィルに適した治療法を教えてくれて、いろいろな助言もしてくれるし、必要なら処方薬も出してくれる。医師が相談に乗ってくれるので、こちらも安心感があった。もしお子さんが小さな変化にも過剰に反応してしまう超敏感体質なら、絶対に経験豊富な医師の指導のもとに治療を行うべきだ。それに治療法のなかには、医師の指導がないと行うべきでないものもある。

〈Defeat Autism Now!〉でよく講演もしているケネス・ボック医師によれば、American College for Advancement of Medicine（www.acam.org）のオンライン相談サービスを利用するのも一つの方法だ。American College for Advancement of Medicine は、統合医療を実践する医師たちの最大の非営利団体で、ここに所属するほとんどの医師が、発達障害のバイオメディカル療法で行うべき検査に精通している。検査だけではなく、治療法に詳しい医師もいる。

ひょっとしたら今のかかりつけの小児科医が、バイオメディカル療法に協力してくれるかもしれないが、可能性は薄いだろう。ほとんどの小児科医は、医師としては優秀かもしれないが、発達障害のバイオメディカル療法という最先端の新しい分野になじみがないし、代替医療に否定的な医師も多い。もし協力的だとしても、バイオメディカル療法で行う検査や結果の解釈、ましてや治療についての知識がなければ、あまり役には立たないだろう。それでも、かかりつけ医にジェイン・ジョンソン&ブライアン・ジェプソン医師が書いた『Changing the Course of Autism（自閉症にならないために）』（未邦訳）という本を渡してみるのはいいかもしれない。この本の目的は、主流派の医師たちに自閉症に対する新しい考え方を知らせることだ。新しい考え方では、自閉症は精神障害ではなく、内科的な病気であると捉えている。主流派の医学雑誌に発表された信頼性のある医療研究による裏づけもしっかりとされている。この本をあなたの主治医が読んだら、バイオメディカル療法に関心を持ってくれるかもしれない。〈Defeat Autism Now!〉では、そうした専門家向けの本のほかにも、年に二回、医師を対象に研修を行っている。

〈Defeat Autism Now!〉のアプローチを学びたいという医師のために、研修センターもある。ＡＲＩの創設者バーナード・リムランド医師に敬意を表して、リムランド・センター（www.rimlandcenter.com）と名づけられた。バージニア州リンチバーグにあるリムランド・センターでは、家族向けにバイオメディカルな診断、啓蒙、治療なども行っている。また、テキサス州オースティンにあるThoughtful House Center for Children（子どものための家）（www.thoughtfulhouse.org）でも、医師の教育をしている。このセンターでは、自閉症やそれに類する発達障害の子どもたちの回復のために、医療と啓蒙教育と調査研究で尽力している。

このように、バイオメディカル療法を実践する医師は全国にたくさんいるので、選ぶ余地はあるだろう。けれどもここで最初の質問。医師の診察は必要か？　多くの子どもたちや治療の内容を見るかぎり、必ずしも必要ではないと私は思う。でももちろん、例外もある。状況はそれぞれ個人差があるし、わが子の状態や試してみようと思う治療の内容によって、あなた自身が決めるべきことだろう。たとえば、バイオメディカル療法が本当に効くのかどうか、あなたが疑いを持っているなら、高い診療費や検査費を払う気にはなれないかもしれない。それはもっともだと思う。そういう場合は、自分でできる治療法をいくつか試して、効き目を確かめるのも一つの方法だ。その上で、効果を確信できたら、医師に相談することを検討すればいい。

あるいは、自由診療の医師にかかるような経済的余裕がまったくないという場合。それはお子さんが、どんなバイオメディカル療法もできないということだろうか？　たしかに医療的な処置が必要な治療や検査はできないかもしれないが、手の届くやり方はいろいろとある。食事の内容を変えて、市販のビタミンやミネラルのサプリメントを利用することはできるだろう。多くの子どもたちは、これだけでも行動が劇的に改善する。食事やビタミンなどの栄養補給は、もともと日頃から親の役目だから、簡単に実行できるはずだ。でもなぜ、食事やビタミンなどのあたりまえのことが、バイオメディカル療法と名づけられたとたん、タロットカードや心霊占いみたいに怪しげな印象になってしまうのだろう？　うちの子どもたちが幼かった頃、小児科医から食事やビタミンについてたずねられたことは一度もなく、栄養面は親に一任されていた。一般にお医者さんは食事や栄養のことはあまり詳しくない。薬はもちろん処方するけれど、食事や栄養に医師は関係ないでしょう？　そういうのはだいたい母親の役目で、料理本やダイエットの本で知識を仕入れるくらいのものだ。

〈お金の問題〉

それぞれの状況や安心のためなど、いろいろな理由で医師の診察を受けるかどうか決めるわけだが、お金も重要な決定要素になる。残念ながら、発達障害のバイオメディカル療法は、ほとんどの場合、保険が適用されない。保険が適用されるのは主流派の医療であり、主流派では発達障害は精神障害とみなしているので、向精神薬や行動療法であれば保険が使える。ほかにも保険が適用される項目はいろいろとあるはずなので、自分が使える保険を調べてみよう。調べるだけなら、財布にも響かない。その上で、バイオメディカル療法に一銭も使わないか、多少は使うか、高額でもかまわないか、それはあなたしだいだ。

①一銭も使わない

お金をかけないなら、食事療法にかぎられるが、これがじつは一番効果が大きい。ウィルの食事から乳製品を除去したら、バイオメディカル療法のさまざまな経験のなかで、最大の劇的な効果があった。乳製品の代用としてカルシウムのサプリメントと水を飲んでいるが、牛乳やチーズより安上がりなくらいだ。

②多少は使う

使える金額は、それぞれの状況しだい。食事療法では、コンビニやスーパーの食品ではなく、品質の良い自然派食材を購入するなど。市販のビタミン、ミネラルなどのサプリメントを買うこともできる。カルシウムなどのサプリメントはわりと安いので、月五ドルくらいですむ。もちろん、品質にこだわれば、その分金額も上がるけれど。さらにもう少しお金を払えるなら、検査を受けることもできる。本書で紹介している検査のほとんどは、百ドルから三百ドルくらいだ。［訳註　日本でもアメリカやカナダにクリニックで採取した血液や尿を空輸便で送り、本書と同じ機関で検査してもらえる。残念ながら国内ではまだ行われていない。遅延型アレルギー検査、尿中有機酸検査、毛髪ミネラル検査など、金額はだいたい一万から五万円くらい］けれども検査結果を読み取って状態を把握し、適切な治療法を指示してくれる医師にかかっていない場合、自分だけで判断するのは難しいかもしれない。

③高額でもかまわない

経験のあるバイオメディカル療法の医師の診察や検査や治療は、一般の感覚からすると高額だ。完璧な理想の世界では、このようなハイレベルの医療サービスを、すべての発達障害の子どもたちがわけへだてなく受けられる。けれども現実のこの世界は、完璧な理想とはほど遠い。

バイオメディカル療法をする上で、私が一番ストレスに感じるのは、治療法そのものではなく、その治療や検査にいくらお金がかかるか、ということだ。わが子が回復する可能性があるかもしれないと思うと、多少無理をしてでもお金を捻出しなければいけない気持ちになる。その決断が苦しい。けれども明らかに無理なときは、可能な範囲の出費でできることをして、それ以上治療にお金をかけられなかったことで自分を責めてはいけない。あなたはわが子を心から大切に想う素晴らしい親で、限られた予算のなかで精一杯のことをしているのだから。あなたを親に持って、お子さんはじゅうぶんに幸せだ。自分を責めそうになったら、いつでもこの言葉を胸に言い聞かせよう。

私が考える最大の恐ろしい出費（損失）はなにか、想像できるだろうか？　息子が発達障害のためになにもできず、一生親が支えつづけなくてはならなくなった場合の出費だ。生涯にわたる出費と損なわれた生活の質と心の痛手は、膨大なものだろう。ほんの二年ほど前まで、それはかぎりなく現実にありうる未来だった。でも今は、希望を持っている。確実な保証はないけれど、希望がある。バイオメディカル療法に一時的にお金を費やしたことで、ウィルが将来自立できる可能性が出てきたのだから。実際に自立できるかはわからないけれど、少なくとも期待を持って見守れる余裕ができた。この二年間、実践してきたバイオメディカル療法が、叶わぬ夢を現実の可能性にしてくれたのだ。治療に費やしたお金は、ムダにはならなかった。

〈バイオメディカル療法について自ら学ぶ〉

〈Defeat Autism Now!〉のアプローチを実践している医師たちはとても忙しく、バイオメディカル療法について、手取り足取り説明してくれる時間はない。だから、医師の指導のもとに行うかどうかはべつとして、自分で学ぶことが重要だ。それにわが子の問題は親が一番よくわかっているので、その子に最適な治療法について親が詳しくなれば、まさに鬼に金棒だ。学んでより詳しくなれば、わけのわからない怪しい療法ではなく、きわめて論理的、科学的で、理にかなった治療法であることがわかるはずだ。ごく手短に言えば、存在する問題をつきとめ、それを治す方法を用いるということ。すべての治療は臨床経験と研究結果と改善した患者の成功例にもとづいている。怪しげな呪術やタロット占いや心霊術などではない。バイオメディカル療法について学ぶほどに、不安はなくなり、わが子を救うための知識が身につくだろう。不安があるうちは、なにもしないほうがいい。疑いがあるなら、医師に相談してみよう。

〈検査結果についての解釈〉

子どもというブラックボックスのなかでなにが起きているかを知るための手段を、本書ではいくつか紹介していく。検査機関での検査は、その手段の一つで、とても役立つ。本書で紹介する検査のいくつかは、医師にかからなくても、オンラインで検査機関に申し込める。ほかのほとんどの検査機関では、医師や栄養士、臨床看護師、カイロプラクター、自然療法医など、医療の専門家の署名が必要になる。トイレトレーニングができていない幼児でも、テープで留める採尿バッグをもらえる。検査の種類や内容については、第二十九章で詳しく説明しよう。

〈これから先の章について〉

発達障害の分子栄養学的《バイオメディカル》な問題は、いくつかの分野に及んでいる。代謝反応、腸、免疫システム。さまざまな治療法の適切さと、その治療法が効くわけを理解するには、まず根底にどういう問題があるのか、知っておかなければならない。そこで、これからの章では、代謝反応や腸や免疫システムなどで起きている問題と、その問題に働きかける安全で効果的なバイオメディカル療法について、順番に説明していこう。

医師や研究者が私のつたない単純な説明を読んだら、ぎょっとするかもしれないが、それは気にしない、気にしない。これを読んでいるあなたにわかってもらえればいいのだから。そもそも私は医者ではないので、医療的な助言をする資格はないわけだし。サプリメントなどの服用量や服用する期間、専門家が考案した製品や栄養補助食品の購入先などについては、〈Defeat Autism Now!〉と協力している医師のテキストからの引用で、私が勝手に指示しているわけではないので、あしからず。これらの参考文献には、あなたが興味を持つかもしれないことが、より詳しく書かれているので、本書が物足りない人は、ぜひそちらを参考にしてほしい。また〈Defeat Autism Now!〉も万能ではないので、使える情報はありがたく活用しながら、それ以外の情報源も利用している。参考文献に書かれている研究について知りたい場合は、インターネットで医学雑誌の論文を読むことができる（www.PubMed.com）。さて、つまらない説明はおしまいにして、本題に移ろう。

〈まず取りあげるべきこと〉

発達障害の問題は、脳、代謝反応、腸、免疫システムなど、幅広く及んでいる。きっとあなたが一番関心があるのは、脳だろう。ところが奇妙なことにバイオメディカル療法では、脳に働きかけるには、ほかの三つの分野から取り組むのだ。代謝反応、腸、免疫システムが健全になると、脳機能が改善する。本当に不思議で信じがたいことだけど、何度もその効果を、しかも劇的な改善をこの目で見てきた。第二十九章で、〈Defeat Autism Now!〉のアプローチを紹介するが、このアプローチでは、まず腸から取り組む。発達障害の子どもの七割から八割は、下痢や便秘や腹痛など、腸の問題を抱えている。それに加えて、発達障害では、腸と脳に明らかな因果関係があることが、研究で証明されている。そこで、次章からは腸の話をしよう。え、違う？　治療はまず腸からはじめるのだが、発達障害の根本的な原因はなんなのかを理解しておくと、子どもの腸を治療する上で大いに役立つ。根本原因を理解するには、まず代謝反応から見ていかなければならないのだ。それを理解した上で、腸の話に進み、最後に免疫システムの話になる。本書を読み進めるなかで、分子栄養学的《バイオメディカル》な問題と、その治療法についておおまかに理解してもらえればじゅうぶんだ。細かいことにこだわって、挫折してしまわないように。大事だと思う箇所には、ふせんや蛍光ペンでしるしをつけておくと、あとですぐに見返せて便利なのでお勧めしたい。

　さて、準備ができたら、代謝反応の話に進もう。多くの人々はこの働きが正常なおかげで、自閉スペクトラムという線上に乗らずにすんでいるのだ。

第十七章　発達障害に共通する代謝反応の問題

〈この章の目的〉

発達障害を治すための要となるパズルのピースは、弱った代謝反応に隠されている。代謝反応がおかしくなると、重要な三つのシステムが損なわれてしまう。脳神経システム、消化管システム、免疫システム。調査研究や臨床試験によって、発達障害の人たちは、この代謝反応のうちの、ある重要なプロセスが機能不全になっていることがわかった。そのプロセスの謎を解くことが、多くの人を救う治療につながる。

この章で説明する代謝反応のプロセスがとても重要な理由の一つは、体内の全細胞でそのプロセスが行われ、しかも全身で一日に何十億回も繰り返されているからなのだ。それぞれの細胞の働きを損なう問題が一つでもあれば、それが全体の機能不全に及び、全身の機能障害に及ぶ。発達障害の場合、なんらかの機能不全があることは見た目にもわかる。でも、その問題行動の謎を解き、子どもたちを救うためには、細胞レベルまでクローズアップして、その働きを見ていかなければならない。

では、細胞のなかで起きている肝心要の化学プロセスとは、どういうものなのだろう？　細胞にとって信じがたいほど超重要なその働きとは？　そしてその重要なプロセスが、どうして発達障害の人は、ちゃんと機能しないのか？　そのプロセスが機能しないと、細胞や身体はどうなってしまうのか？　この章では、このような質問に答えていく。それを知れば、そのあとの章で説明する治療法がいかに理にかなっているか、あなたもわかるだろう。後半ではそれらの化学プロセスを円滑にし、機能不全によって生じた損傷を補修していく方法をお伝えする。

〈化学反応をシンプルに解説〉

バイオメディカルな話題のなかでも、人体の代謝に関わる化学反応の話は、ほとんどの人が難しいと感じる。それにはもっともな理由がある。化学者でないかぎり理解できない、本当に難解な仕組みだからだ。したがってこの章は、きわめて高レベルの内容となる。とにかく化学の話は複雑で難しい。一見わかりやすいようにイラストで説明してあるけれど、鵜呑みにしてはいけない。シンプルに説明するために、さまざまな段階や物質を山ほど省いているので、あしからず。

身体のいろいろなシステムについて考えてみると、聞き覚えのあるものはほんの二つ三つではないだろうか。たとえば、循環器系、消化器系、呼吸器系など。じつは身体は巨大な化学工場のようなものなのだ。つきつめれば化学物質の集合体であり、複雑で精巧に組み合わされた無数の回路で、化学反応が起き、化学物質が運ばれている。それらの回路によって、身体の無数の重要な働きのために必要なさまざまな化学物質が、適切なタイミングに適切な量を運べるようになっている。これらの化学物質を、優美で華麗なバレエ・ダンサーだと想像してみてほしい。かれらは一糸乱れぬ動きで、流れるように、絶妙のタイミングで、芸術的に踊りつづけている。かれらは適切なタイミングで適切な量だけ、結合し、融合する。そして融合したかれらは、化学回路と呼ばれる複雑な無数の相互作用の舞踏を生みだす。代謝反応が正常であるかぎり、それによって支えられている機能、たとえば注意集中力などは、明晰に保たれている。

ところが、ダンサーの一人がこけたとたん、化学回路という名の相互作用の舞踏に乱れが生じる。一人のダンサーという化学物質が不足するということは、ほかの化学物質（踊るべきダンサー）が必要なところに足らず、進むべき化学物質は滞って余る状態がこの回路で起こる。さらに乱れが生じた化学回路から受け取る化学物質に頼っているとなりの化学回路にも乱れが生じる。最初に一人がこけたために、さまざまな化学回路で不足や余剰が生じて、遠く離れた化学回路にも波及していく。全身に張り巡らされた膨大な数の回路で、無数の化学事故が勃発する。はじめは一糸乱れぬダンスを踊っていたバレエ・ダンサーたちが、あちこちでつまずき、倒れだす。まだ立っているダンサーたちも、バランスやリズムが崩れて、踊りがバラバラになる。

　そうなると、こうした化学システムに頼って機能している身体は、どうなってしまうだろう？　ともかく使える機能だけに頼って、なんとか動こうとするはずだ。けれども無理が生じて、どこかしら不具合が表れる。そして発達障害と呼ばれる症状が表面化する。これらの目に見える症状は、基本的な化学レベルで正常な反応が行われていないことを反映しているのだ。望ましくない症状や行動を抑える向精神薬はあるが、症状を抑えているだけなので、乱れた化学回路を修復することはできない。向精神薬は修理工具ではなく、絆創膏なのだ。効き目が薄れると、すぐに発達障害の症状がまた現れる。向精神薬も場合によっては必要かもしれないが、長い目で見れば根本的な解決にはならない。そしてすでにおわかりのとおり、永続的で根本的な解決策がここにある。


〈発達障害の弱った代謝反応〉

　発達障害の人に共通して見られる、機能不全の回路は四つある。それらは身体の細胞の内側で働く回路であり、一つめはメチオニン・サイクルと呼ばれる回路で、ほかの三つの回路の中心をまわっている。すべての生物にはこの回路がある（注釈：もしくはメチル基をやりとりする回路なのでメチレーション回路とも言う）。どんな小さな単細胞の菌類でも。つまりこれは、あらゆる生命の基本的な仕組みなのだ。数ある人体の化学反応のなかで、このメチオニン・サイクルは最重要の回路であり、全身の重要な機能にとって、不可欠のものだ。この回路でトラブルがあれば、発達障害の症状だけでなく、心臓病、がん、アルツハイマー、パーキンソンなど、ぜひともごめんこうむりたい病気になる確率が高くなる。一つだけ絶対に治したい回路を選ぶとしたら、間違いなくこのメチオニン・サイクルだ。ところが残念なことに、発達障害の子どもたちのほとんどは、このサイクルがうまく働いていない。

　次の章からは、メチオニン・サイクルについて詳しく説明していくが、ほかに不調になっている三つの回路とはなんだろうか？

　まず一つめは、メチオニン・サイクルに栄養素を送る回路なので、サイクルを円滑にするためにとても重要な役割を持っている。あとの二つは、メチオニン・サイクルから栄養素を受け取る回路で、メチオニン・

サイクルから適切に栄養素をもらってはじめて、円滑に機能することができる。一つはエネルギー回路で、細胞にエネルギーを届けている。このエネルギー回路からのエネルギーで、脳細胞は統一された同期的な信号を送りだせる。メチオニン・サイクルから栄養素をもらっているもう一つの回路は、解毒回路だ。解毒するのは肝臓の役目じゃないの？　と言うあなた。おっしゃるとおり。肝臓は血流のなかのほとんどの毒素を浄化して、ほかの臓器にダメージを与えないように守っている。肝臓で代謝された毒素は、安全に排泄ルートに乗って、尿や便として排泄される。でも肝臓だけですべての侵入者を撃退できるわけではない。だからすべての細胞は、身を護るためにミニ・デトックス・システムを備えているのだ。このミニ・デトックス・システムには、二つの重要な役目がある。一つは、毒素や有害金属を浄化して細胞の外に出すこと。もう一つは、細胞を傷つけ、働きを損ねる酸化ストレスという名の怪物から身を護ること。酸化ストレスは細胞を死滅させるほどの威力を持っている強敵だ。でも今は、とりあえずわきに置いておこう。ともかくみんなから嫌われている乱暴者なのだ。酸化ストレスについては、

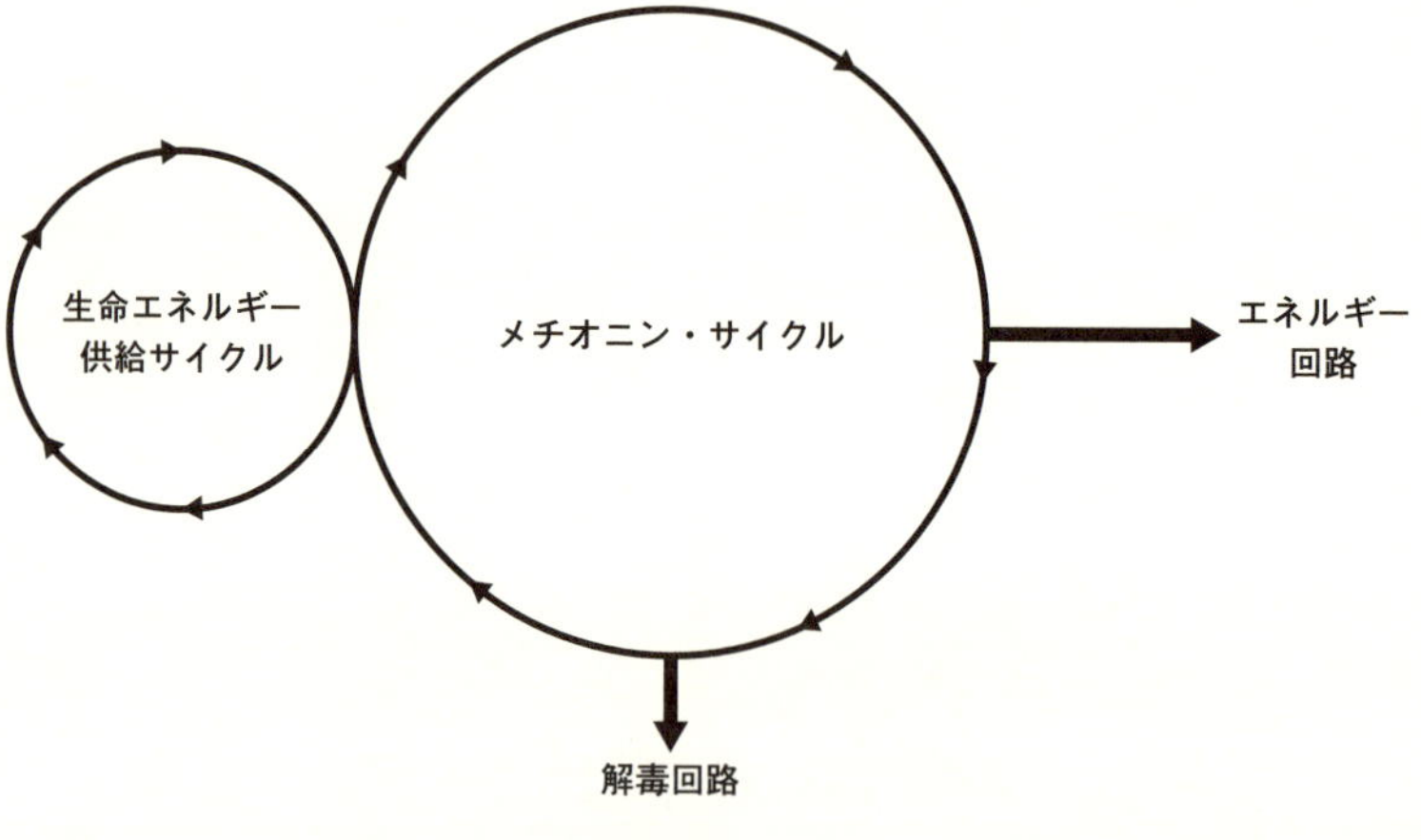

図17. 1

あとの章でまた説明しよう。図17・1は、発達障害の人が共通して阻害されている四つの相互作用している回路を、描いたものだ。私たちのように化学に詳しくない一般人向けに、わかりやすいようにニックネームをつけて、説明したいと思う。

〈メチオニン・サイクルと、そこに栄養を送るサイクル〉

はじめにメチオニン・サイクルを理解するためのキーポイントをいくつか説明しよう。これを覚えておくと、ここのトラブルに働きかける治療法も理解しやすい。メチオニン・サイクルは、ヨーロッパの道路によくあるラウンドアバウト［訳註　自動車用の環状交差点］に似ている。入り口と出口があって、車が出入りできる円形の道路だ。メチオニン・ラウンドアバウトでは、メチオニンという運転手に注目してほしい。メチオニン君は、ラウンドアバウトのてっぺん部分から入ってきて、時計回りに進む。そして四分の一まで来ると、大事なものを配達する。その後、楽しくドライブをつづけて、円の下まで来ると、出口のランプがある。そこでメチオニン君は、大事な決断を迫られる。その出口からラウンドアバウトを出るか、まわりつづけるか。まわりつづける場合、四分の三地点で、ふたたび物資を受け取り、最初の地点に戻る。そしてまた同じように、ぐるりと進んでいく。なんて簡単。これであなたも立派な化学者だ。

いやいや、早とちりは禁物。今度はより詳細な情報を含めて、メチオニン・サイクルのプロセスを説明しよう。この運転手のメチオニン君は、じつは超有名なスーパー・ヒーローなのだ。そう、彼の名前はキャプテン・デリバリー。さっそうとバイクに乗って、ラウンドアバウトに入ってきたキャプテン・デリバリー。バイクの横に取りつけられたバッグには、大事な物資である生命エネルギーがつまっている。ラウンドアバウトを走るキャプテン・デリバリーは、いくつかの出会いを体験する。それぞれの出会いによって、彼は新たなスーパー・ヒーローに変身する（実際は新たな化学物質に変わる）。ラウンドアバウトのなかではたくさんの出会いがあり、変身するスーパー・ヒーローの名前もいろいろあるのだが、ここでは二つだけ紹介しよう。さて、キャプテン・デリバリーのロードマップは、図17・2にわかりやすく描かれている。

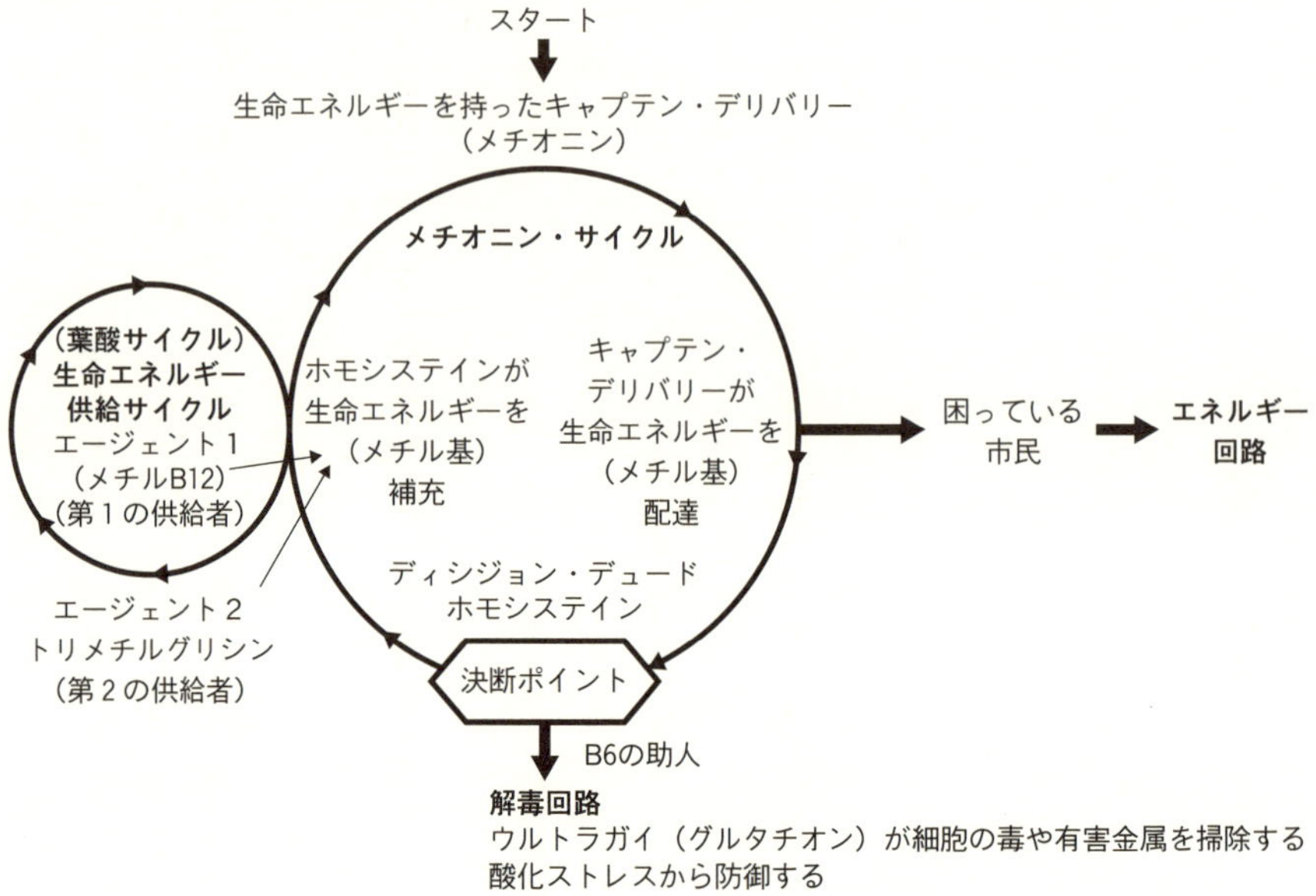

図17. 2　スーパー・ヒーローにたとえたメチオニン・サイクル

キャプテン・デリバリーが最初の四分の一地点にたどり着くと、そこでは市民が彼を待っている。彼が計画どおりに生命エネルギーの物資を渡すと、市民は感謝感激して、ラウンドアバウトを出ていき、エネルギー回路と呼ばれる新しい道路に入って、重要な地区へと元気よく進んでいく。キャプテン・デリバリーは、困っている市民に生命エネルギーという物資を渡すという大事な任務を果たし、サイドバッグが空になると、新たなスーパー・ヒーローに変身する。その名は決断人《ディシジョン・デュード》。彼の任務は、ラウンドアバウトを半分まで来たときに、決断をすることだ。出口ランプから外へ出るか、そのまままわりつづけて、四分の三地点で新しい生命エネルギーの物資を受け取るか。今回は、まわりつづけるほうを選んだとしよう。四分の三地点で、べつのラウンドアバウトと接触する。このラウンドアバウトは、生命エネルギー供給サイクルと呼ばれている。このサイクルと接触したディシジョン・デュードは、生命エネルギーの物資をふたたび受け取る。生命エネルギーの物資を渡すのは、生命エネルギー供給サイクルの特別エージェント、メチルB12（ビタミンBの特殊な形）だ。生命エネルギーの物資を渡す特別エージェントはもう一人いる。彼の名はＴＭＧ（トリメチルグリシン）。二つのラウンドアバウトは、しっかりかみあって、連動してまわっている。一つのラウンドアバウトはディシジョン・デュードを進ませ、もう一つのラウンドアバウトはメチルＢ12とＴＭＧが、新しい物資をディシジョン・デュードに渡せるように進ませている。二つのサイクルが美しく連動してまわるさまは、私たちの全身をめぐる相互依存的で複雑な道路交通網の縮図だ。さて、新しい生命エネルギーの物資を受け取ったディシジョン・デュードは、キャプテン・デリバリーに戻り、サイドバッグを満タンにして、ふたたびメチオニン・サイクルをまわりはじめる。そして困っている市民に生命エネルギーの物資を届け、半分の地点に来たら、外へ出るか、まわりつづけるかを決断する。望めば、いくらでもまわりつづけることができる。

では、サイドバッグ付きのバイクに乗ったキャプテン・デリバリーは、いったいどこから来たのだろうか？　キャプテン・デリバリーの本名はメチオニンというアミノ酸で、私たちは食べ物から摂取する。メチオニン・サイクルでメチオニンが働くためには、健康的な食事を、健康な消化管できちんと消化・吸収して、メチオニンを産生しなければならない。ずっと食べつづけている人はいないので、細胞は食事と食事のあいだも生命エネルギーを配達してくれる手段を必要としている。その必要を満たすために、ディシジョン・デュード、本名ホモシステイン（注釈：ホモシステインは、メチオニンから作られる中間代謝物）はラウンドアバウトをまわりつづけるのだ。生命エネルギー供給サイクルによって、メチルＢ12とＴＭＧが生命エネルギーをディシジョン・デュードに渡しつづけるかぎり、ディシジョン・デュードは何度もまわることができる。ディシジョン・デュードが半分の地点でラウンドアバウトを出る決断をした場合は、食事から新しいキャプテン・デリバリーが入ってこなければならない。

図のイラストでは単純に書いてあるが、実際はメチオニン・サイクルを大勢のキャプテン・デリバリーたちがめぐっている。そしてそれぞれのキャプテン・デリバリーたち（メチオニン）が、大勢の市民に生命エネルギーの物資を手渡し、ラウンドアバウトから出るか、まわりつづけるかを決断している。メチオニン・サイクルは、働き者のかれらが乗ったバイクの群れで大混雑しているのだ。さて、これでメチオニン・サイクルの働きと、メチオニン・サイクルに生命エネルギーの物資を渡しつづける生命エネルギー供給サイクルについて、あなたは学んだわけだ。さあ、つぎは発達障害に影響する三つめの化学プロセス、エネルギー回路について見ていこう。

〈エネルギー回路〉

　キャプテン・デリバリーが生命エネルギーを市民に手渡した地点から、エネルギー回路はスタートする。生命エネルギーは熱々のポテトのようなものだと想像してほしい。それをもらった人は、超元気になって活動できる。怠け者を戦士に変えることができるのだ。生命エネルギーを受け取った市民は、がぜんはりきって、細胞にそのエネルギーを届けるために出発する。私たちの望みは、細胞が元気で、しっかりと役目を果たしてくれることだ。エネルギー不足の細胞は働きが鈍くなり、誤作動を起こす。

　たとえば脳細胞は、人体のなかでもっとも代謝が活発な臓器である脳を支えている。休んでいるときでさえ、脳はほかの臓器の九倍もエネルギーを消費する。だから脳にエネルギーを供給することはきわめて重要な任務だ。おまけに脳はエネルギーを貯めておけないので、燃料不足になったら大変だ。そこで、エネルギー回路からつねにエネルギーを供給される必要がある。

　生命エネルギーを受け取った市民の役目は、細胞にエネルギーを届けることだけではない。睡眠をうながすホルモンのメラトニンを産生する仕事も行っている。メラトニンが不足すると、夜眠れなくなってしまう。市民は細胞内の遺伝子の活動を制御する役目も担っている。すべての細胞は同じＤＮＡを持っているが、それぞれの細胞のタイプに応じた働きをするには、スイッチをオンにしたり、オフにしたりしなければならない。すべての細胞の遺伝子のスイッチを制御している市民たちに、生命エネルギーを渡すことは重要かつ不可欠の任務なのだ。それでは、発達障害の人が、共通して弱っている四つめの回路を見ていこう。

〈解毒回路〉

　図17・2に示されているように、解毒回路はメチオニン・サイクルの下側、ディシジョン・デュード（ホモシステイン）が出るか出ないかを決定する地点から

スタートする。彼が出ようと思うのはどんなときか？じつはエネルギー回路に生命エネルギー物資を配達することだけが、唯一の重要な任務ではないのだ。適量の硫黄を解毒回路に届けることも大事な任務であり、ディシジョン・デュードのポケットが硫黄でいっぱいになると、その配達が可能になる。そのときどきで、生命エネルギーと硫黄のどちらがより必要とされているかを判断し、ディシジョン・デュードはメチオニン・サイクルにとどまるか、解毒回路に出ていくかを決める。

では、ディシジョン・デュードがメチオニン・サイクルを出て、硫黄を解毒回路に届けると、どうなるのか？　前に説明したように、彼はいろいろな出会いをして、新たなスーパー・ヒーローに変身していく。途中で出会う重要な相棒は、ビタミンB6だ。ビタミンB6やほかの仲間の助けを借りて、ディシジョン・デュードは最強の進化形態、ウルトラガイに変身する。ウルトラガイの化学物質としての本名は、グルタチオンという。ウルトラガイ（グルタチオン）は、解毒回路の主人公となるヒーローだ。彼は細胞のために二つの重要な使命を果たす。一つは解毒、もう一つは抗酸化防御。これからその二つの使命について、説明しよう。

〈解毒回路で行う解毒の使命〉

ウルトラガイ（グルタチオン）の重要な使命の一つは解毒で、毒素を細胞の外へ排出させることだ。体内に忍びこんできた毒素を、ウルトラガイは即座に外へ追いだし、細胞を傷つけないように守る。細胞も二段階のプロセスで、自らの解毒に協力する。はじめに、ディシジョン・デュードが解毒回路に届けた貴重な硫黄は、毒素をべとべとにするために使われる。つぎに、べとべとでくっつきやすくなった毒素をつかまえたら、デトックス・ヒーローのウルトラガイ（グルタチオン）が外へ運びだす。有能なごみ収集人でもあるウルトラガイは、べとべとの毒素を見事なキックで細胞のまわりの水分のなかへ蹴りだす。すると毒素は水分と一緒に流されて、尿や便、毛髪や汗のなかへ排泄されていく。身体はべとべとの毒素を、一刻も早く外へ出してしまいたいのだ。べとべとのいやな毒素を放っておくと、体内でせっせと働く従業員たちにくっついて、大事な作業の邪魔をするからだ。

そして、身体が体内の清掃をメインに行う時間帯は、じつは夜なのだ。夜は重要なデトックス・タイムであり、同時に成長や修復を行う時間でもある。身体の外側は寝ているように見えても、内側では忙しく掃除や修復が行われている。昼間に起きて活動するために使われていたエネルギーが、寝ているあいだに今度は体内の作業のために使われる。毒素やゴミをほったらかしにして溜めてしまうと、細胞が傷ついてしまうので、身体はできるかぎり速やかに外へ捨てたいのだ。

〈解毒回路で行う抗酸化防御〉

解毒回路で行われるウルトラガイ（グルタチオン）の二つめの使命は、抗酸化防御だ。これを理解するには、まず酸化ストレスについて知っておかなければならない。酸化ストレスは、でっかくてタフでみんなをいじめる乱暴者だ。彼は無防備な細胞の分子を探して、体内をうろつく。そして獲物を見つけると、ランチ代をカツアゲする。酸化ストレスは誰の体内にもある程度いて、あらゆる分子を攻撃し、老化や病気を引き起こす。酸化ストレスは怪我や日焼けなどのダメージによって発生する。有害化学物質や水銀、鉛などの有害金属にさらされることでも発生する。

細胞が酸化ストレスと戦っても勝ち目はないけれど、買収することはできる。もしもその細胞君にラッキーにも抗酸化能力のある友達がいたら。たとえばビタミンCは、抗酸化能力を持つ味方の代表格だ。ビタミンC君のような頼もしい味方は、酸化ストレスに自分のランチ代をあげて、争いを収めてくれる。ランチ代をもらって満足した酸化ストレスは、その細胞を見逃してくれる。酸化ストレスはつねに金欠病なのだが、すごくお金持ちで親切な抗酸化力のある友人、ウルトラガイ（グルタチオン）がいてくれると、大助かりする。ウルトラガイ（グルタチオン）は、お金を使い果たした酸化ストレスにいくらでもランチ代を渡してくれるので、細胞たちの健康で正常な機能は守られ、働けなくなったり急死したりという災難からまぬかれる。

実際には、酸化ストレスとは電子を奪われることであり、ランチ代ではない。電子と言われてもピンと来ないだろうけど、もしあなたが細胞だったら、自分の分子から電子を奪われたら、もう本当に困って途方に暮れてしまうはずだ。電子を奪われた細胞は、怪我をしたり病気になったり、死んでしまったりする。酸化ストレスは酸素の裏の顔で、一般的には酸素はいいものと考えられているけれど、貪欲に電子を欲しがる電子泥棒でもあるのだ。酸素に電子を奪われた犠牲者は、〝酸化する〟。酸化は非常にストレスのかかる出来事だ。だから酸化ストレスと呼ぶ。目で見える酸化ストレスは、たとえば鉄のさび、銀の曇り、木が燃えること。これらの現象は、犠牲者（鉄、銀、木）が酸素に電子を奪われた結果だ。もしもあなたが魔法の目を持っていたら、酸化ストレスを受けた細胞が傷ついているのが見えるだろう。それはいわば、細胞がさびた状態なのだ。

〈四つの化学反応回路のまとめ〉

発達障害の人が、共通して弱っている四つの化学反応回路について説明してきた。四つの回路のキャラクターたちは、それぞれ役割を担っている。表17・1に、それぞれの回路にいるキャラクターと、その役割をリストにしてある。さらに、スーパー・ヒーローの化学物質としての本名も書いてある。

〈発達障害の人に共通しているとされる代謝反応に関与する遺伝子トラブル〉

身体のすべては遺伝子の影響を受けているが、化学反応回路の働きも例外ではない。研究者たちは、定型発達の子どもに比べて、発達障害の子どもには、メチオニン・サイクルと解毒回路に関する遺伝子トラブルが多く見られることを発見した。つまり、これらの代謝反応の回路で見られる遺伝子トラブルをいくつか持っていると、発達障害になりやすいということだ。環境からのストレスが、この代謝反応の状態でも対応できているあいだは、症状は表面化しない。しかし環境ストレスが過剰になると、遺伝子トラブルがあるためにもともと弱い化学反応の回路では処理しきれず、全身にさまざまな影響が出て、発達障害にいたる。となると、必然的につぎのような問いが浮かんでくる。代謝反応で処理しきれずに、発達障害になってしまうほどの環境ストレスとはどんなものなのか？

〈圧倒的なストレス要因：深刻な酸化ストレス〉

本来は整然とスムーズに行われているはずの代謝反応のプロセスが、発達障害の人では、きわめて高レベ

化学反応回路	主役と役割	実際の物質名―意味
メチオニン・サイクル	キャプテン・デリバリー（メチオニン）はエネルギー回路の入り口で市民に生命エネルギーを渡す ディシジョン・デュード（ホモシステイン）は ●硫黄を持って解毒回路へ ●生命エネルギー供給サイクルで生命エネルギーをもらいメチオニン・サイクルをふたたびまわる	キャプテン・デリバリー―メチオニン（必須アミノ酸） 生命エネルギー―メチル基 ディシジョン・デュード―ホモシステイン
生命エネルギー供給サイクル（葉酸サイクル）	エージェント１かエージェント２がホモシステインに生命エネルギーを補充する	エージェント１―メチルB12（ビタミンの特殊な形） エージェント２―TMG（トリメチルグリシン）（メチル基を供給）
エネルギー回路	市民はメチオニン・サイクルから生命エネルギーをもらう。 生命エネルギーを得た市民は活力、睡眠、細胞内の遺伝子変化に影響する	
解毒回路（トランススルフレーション回路）	ホモシステインは解毒回路に硫黄を届ける ビタミンB6はホモシステインがウルトラガイに変身するのを助ける ウルトラガイには役目が２つある ●強力なごみ収集人として細胞にたまった毒や有害金属を運び出す ●強力な抗酸化力で酸化ストレスから細胞の中の分子が傷ついたり、死んだりするのを守る	ウルトラガイ―グルタチオン

表17. 1　４つの化学反応回路のまとめ

ルの酸化ストレスのためにうまく回転できないでいる。発達障害の子どもは、定型発達の子どもに比べて、非常に多くの酸化ストレスを受けていることがわかっていて、実際に深刻な酸化ストレスの兆候が表れている。この酸化ストレスは、発達障害の症状を長引かせるもっとも大きな原因の一つだ。

酸化ストレスは、メチオニン・サイクルと生命エネルギー供給回路の秩序だった規則正しい流れを妨げる。その結果、ほかの回路まで乱れが及ぶ。相互依存関係のいろいろな化学反応回路の働きが、一箇所でトラブルがあると、それがべつの場所のトラブルへとつながっていく。フードファイト［訳註　パイやゼリーなどを投げ合って戦う遊び］の惨劇が、小さなチーズひと切れからはじまるように。あれよあれよという間に、ウエディング・パーティの会場では、さまざまな料理が宙を飛び交い、優雅なドレスとベールを身につけた花嫁が、素敵なウェディング・ケーキの襲撃を受け、見るも無惨なありさまに。収拾のつかない大惨事のなか、ケーキのてっぺんに飾られた砂糖の人形が、シャンパン・タワーに放りこまれるのを、驚愕の表情で見守る招待客たち。夫婦の幸せを祝う究極のどんちゃん騒ぎだ。そう、ともかくこんなふうに、化学反応回路は相互依存しているので、どこかで小さなトラブルがあると、雪だるま式に大惨事になってしまうのだ。トラブルが起きた回路ではバランスを取り戻そうとするけれど、発達障害の人の場合は、酸化ストレスがあまりにも多すぎて、収拾がつかなくなり、ほかの回路でもバランスを取り戻そうとあがくけれど、どうにもならない。この章の後半からは、酸化ストレスの影響と、化学反応回路の崩壊のプロセスについて見ていこう。発達障害の人は、なぜこれほど酸化ストレスが深刻なのか、その仕組みがわかるだろう。

〈酸化ストレスによる代謝反応の崩壊のポイント地点〉

発達障害の人に共通している酸化ストレスの大洪水は、メチオニン・サイクルがほかの回路とつながっている三つのポイント地点で、正常な細胞の化学反応を乱す。図17・3は、それを図解したものだ。［訳註　メチレーション回路については多くの論説があり、ここで述べられているのは著者の見解です］

崩壊ポイント＃1：生命エネルギー供給サイクル。リサイクルされるか、代謝物として解毒サイクルに入

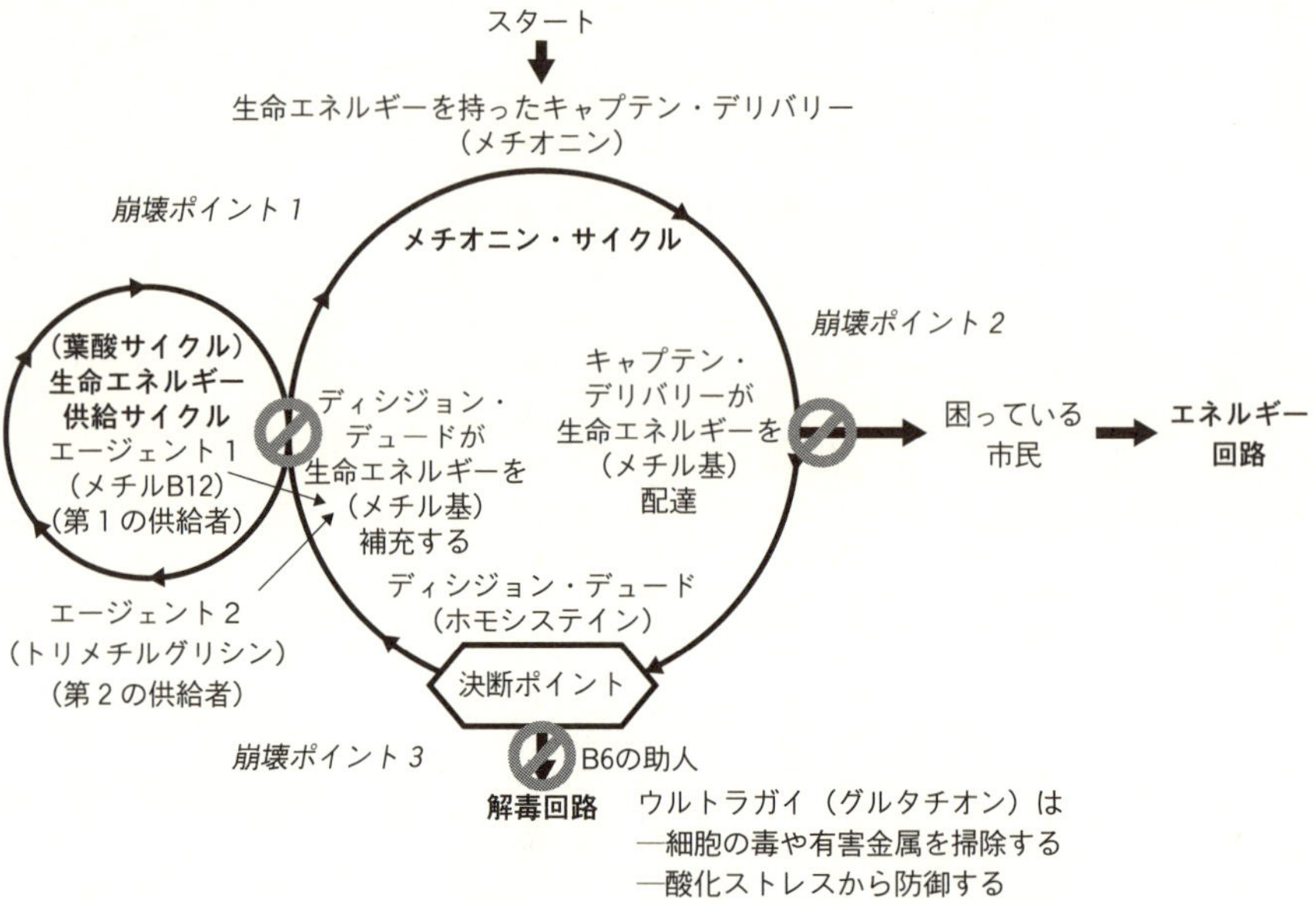

図17. 3　酸化ストレスによって起こる３つのポイントでの崩壊

るかという運命の岐路に立つホモシステインが、生命エネルギー（メチル基）の補充をするのを、酸化ストレスが妨げる。その結果、ホモシステインはメチオニン・サイクルの途中で止まり、生命エネルギー供給サイクル（葉酸サイクル）から生命エネルギー（メチル基）が届くのを待ちつづける。待機しているホモシステインが増えると、メチオニン・サイクルはどんどん渋滞していく。

崩壊ポイント＃２：エネルギー回路。酸化ストレスは、困っている市民に生命エネルギー（メチル基）が届かないようにする。これは、生命エネルギー供給サイクル（葉酸サイクル）から生命エネルギー（メチル基）を受け取るために、ホモシステインがずっと待機したままで、メチオニン・サイクルが渋滞していることが原因だ。渋滞はサイクル全体に及び、エネルギー回路への入り口付近も混雑している。デリバリー役（メチオニン）は、困っている市民に生命エネルギー（メチル基）を届けたいのに、渋滞にはまってなかなか届けられない。

崩壊ポイント#3：解毒回路。酸化ストレスは、ホモシステインが解毒回路へ出ていくのを妨害する。ホモシステインは、市民が生命エネルギー（メチル基）を本当に必要としていることを感じ取り、解毒回路に硫黄を届けるのを延期して、メチオニン・サイクルにとどまり、困っている市民に生命エネルギー（メチル基）を届ける任務を優先する。けれども残念ながら、ほかのホモシステインたちと同様に大混雑にはまり、いつまでも任務を遂行できない。

エネルギー回路と解毒回路に必要な物資が配達されないため、深刻な影響が出てくる。まずはエネルギー回路がどうなるかを見て、それから解毒回路について見ていこう。

〈エネルギー回路の崩壊の結果〉

酸化ストレスがじゃまをして、エネルギー回路に生命エネルギー（メチル基）が届かないと、細胞はエネルギー不足に陥り、働きが鈍くなり、仕事の効率が落ちてしまう。さらにエネルギー不足になると、エネルギー回路内で必要な量のメラトニンが産生されなくなり、睡眠パターンが乱れてしまう。さらにさらに深刻な酸化ストレスがつづくと、エネルギー回路で細胞内の特定の遺伝子スイッチがオフになってしまう。そういう遺伝子の変化は、もともとの遺伝子によるものではなく、これらの回路の不具合による代謝の影響だ。スイッチがオフになった遺伝子には、ウルトラガイ（グルタチオン）の産生を促進する遺伝子も含まれている。強力な抗酸化物質であるウルトラガイ（グルタチオン）が産生されなくなってしまうと、酸化ストレスの洪水を止めて解毒を行うことがますますできなくなってしまう。そして残念ながら、いったん遺伝子がオフになってしまうと、長期にわたり、甚大な被害が細胞たちに及ぶ。でもかろうじて幸いなのは、このような遺伝子異常が起きると、酸化ストレスが多少は後退することだ。けれどもこの遺伝子異常はすぐにはもとに戻らないので、酸化ストレスの被害はなかなかくいとめられない。

〈エネルギー回路と脳細胞〉

これまではただ細胞とだけ説明してきたけれど、細胞にはいろいろな種類があり、ほかと比べてとくに重要な働きをしている細胞もある。たとえば、すね毛を生やす細胞——これはそんなに重要ではないだろう。ちょっとくらいさびついても、どうってことない。でも内臓の細胞はとても大事だ。なかでも脳細胞は、きわめて重要だ。

そこで、脳細胞にちょっと注目してみよう。脳細胞はとりわけたくさんのエネルギーを必要としているので、もっとも酸化ストレスの被害を受けやすく、脳はハイリスクの臓器と言える。エネルギー回路から受け取ったエネルギーで、脳細胞たちはなにをしているのだろうか？　エネルギーのほとんどは、細胞同士が同時に行う（シンクロする）コミュニケーションに使われる。これらのシンクロするコミュニケーションを行うことが、脳細胞にとっての使命なのだ。世界を認識し、それに反応し、思考し、学習する。それらはすべてコミュニケーションで行われる。そしてそのコミュニケーションは、すべての脳細胞たちが一斉に声をそろえて同じ歌を合唱しなければちゃんと伝わらない。個々の脳細胞が、自分の役割を正確なタイミングできっちりと果たしてこそ、シンクロナイズした大合唱になる。たとえば聖歌隊なら、ソプラノ、アルト、テノール、バスがそれぞれ違うパートを歌いながらも、すべての声が一つに合わさって、素晴らしいハーモニーが生みだされる。聴衆には、べつべつの歌ではなく、一つの歌として聞こえる。それと同じように、シンクロナイズしたコミュニケーションのおかげで、脳はべつべつな心（細胞）ではなく、一つの心を持った人間として行動できる。

〈シンクロするコミュニケーションの一例〉

たとえば、視覚について考えてみよう。光が目に入ると、網膜の何百万という感覚細胞に刺激が伝わる。色を感知する細胞もあれば、奥行き、質感や構造、動きなどを感知する細胞もある。これらの感知された情報は、ばらばらでは意味がなく、すべてが一つになって映像として結ばれなければならない。それが脳の仕事だ。ばらばらの異なる視覚情報を一つにまとめるだけでなく、まとまった映像に、ほかの感覚器官からの情報、たとえば匂い、音、味、感触などを融合させるのも脳の仕事だ。さらに脳は、それらの感知した情報を記憶している知識に照合し、認識し、理解し、反応する。すべての作業をほんの一瞬で行うのだ。なんて素晴らしい、信じがたい能力なのだろう。たとえば私がピクニックに出かけたとしよう。喉が渇いたので、クーラーボックスを開けて、飲み物を取りだそうとした瞬間、びっくり仰天したスカンクをつかんでしまった！　ぎゃあ！　脳細胞たちは瞬時に行動を起こし、脳へさまざまな情報を送る。視覚、匂い、音、感触。すべての情報が合わさって、脳は〝スカンク〟を認識し、起こりうる結果を伝える。瞬間的に私は立ちあがり、道路のほうまで一目散に逃げていく。なんと素早い対応だろう。スカンクに触ったと思った瞬間に、もう駆けだしていたなんて。そう、脳は本当にすごいのだ。細胞たちのシンクロナイズした信号による素晴らしく見事なコミュニケーションのたまものなのだ。

〈とくに重要な機能：D４ドーパミン受容体〉

脳内には、信号伝達を専門に行うドーパミン受容体が存在する。これらのドーパミン受容体は、注意集中、意欲、学習など多くのプロセスで、重要な役割を果たしている。ドーパミン受容体からの異常な信号は、精神神経疾患と関係している。だから神経学的な薬はこれらの受容体に働きかけることを目的としている。

理想の世界では、メチオニン・サイクルの機能不全がどのように体内の細胞、とくに脳のドーパミン受容体に影響を及ぼすのか、私たちは完璧に知り尽くしている。けれども現実世界では、完璧とはほど遠く、その仕組みについてはほとんどわかっていない。それでも、ある興味深い研究により、あるタイプのドーパミン受容体に光が投げかけられた。D４ドーパミン受容体である。この受容体は、注意集中時の脳のシンクロに作用している。これはとても興味深い研究結果だ。なぜなら、すべての発達障害は、ＡＤＤ（注意欠陥障害）から真性の自閉症まで、注意集中力に問題があるからだ。そこで、この重要な受容体について見ていこう。

前に説明したメチオニン・サイクルの働きは、一つの重要な例外を残して、D４ドーパミン受容体を介する反応にも当てはまる。その例外とは、この受容体が、生命エネルギー（メチル基）と硫黄の重要なデリバリー役であるメチオニンを獲得、あるいは作りだすための手段にある。前の章で説明したように、メチオニン・サイクルがキャプテン・デリバリー（メチオニン）を獲得、あるいは作りだす方法は三つある。

○生命エネルギー（メチル基）へのメチルB12の補給
○生命エネルギー（メチル基）へのTMG（トリメチルグリシン）の補給
○食事

ところが、D4ドーパミン受容体を介する反応は少し違う。ここで使える手段は一つしかないのだ。メチルB12の供給のみ。だから生命エネルギー（メチル基）に補充するメチルB12がないと、キャプテン・デリバリー（メチオニン）はもう作れない。そのためこのD4ドーパミン受容体という細胞は、酸化ストレスにとりわけ脆弱なのだ。酸化ストレスによってメチルB12の補給が妨げられると、注意集中力に深刻な影響が出る。D4ドーパミン受容体の遺伝子トラブルが、ADHDのリスクや新奇追究的で飽きっぽい性格と関係していることが、研究でわかっている。この遺伝子トラブルは、注意集中時の脳のシンクロにも影響する。つまり、発達障害に見られる脳のシンクロの機能不全は、酸化ストレスによってD4ドーパミン受容体の働きが損なわれているためと考えることができるのだ。

発達障害の人の脳細胞は、エネルギー不足であると同時に、協調的な働きがうまくいかない。エネルギーがあってこそのシンクロなのだ。いくつかの細胞にエネルギーが届かず、待っている状態だと、かれらは協調の輪から連れだって外れてしまい、全員がいっせいに声を合わせて一つの歌を歌いあげることができなくなってしまう。脳細胞たちがそれぞれ勝手に声を張りあげだして、一つにまとまった同時的な動きができなくなると、言葉や行動に影響が表れる。

〈発達障害のポートレート：ばらばらの情報処理〉

現実を認識する能力がめちゃくちゃで、身体が発する信号がぎこちなくでたらめで、いくつもの頭と心があるような、そんな身体で生きているのは、どんな感じか想像できるだろうか？　たぶんそれは、映像と音が少しずれたビデオを見るような感じだろうと思う。あるいは吹き替えのせりふが、原語のせりふにかぶって聞こえる外国の映画を観るような感じかもしれない。どちらの場合も、人の唇の動きと実際の言葉がずれて聞こえる。表情やボディランゲージが、つねに少しずつ、声の調子や抑揚や言葉の意味と食い違っている。そんなちぐはぐなメッセージは、神経を逆なでし、なかなか理解できないだろう。だから、自己防衛として、混乱する信号を送ってくる原因――口や顔――から目をそむける。見ていると気分が悪くなってしまうから。

この見にくいビデオを、さらにもう少し複雑にしてみよう。声がスローモーションのように変に間延びして、聞き取りにくく、言葉を理解するにはものすごい集中力が必要だ。そうなると、口の動きや表情どころか、声の調子や抑揚も無視せざるを得なくなる。そして言葉だけに集中するだろう。言葉だけ聞いていれば、どうにか会話の内容はわかるから。けれども、それでは微妙なニュアンスをつかみそこねてしまう。たとえば皮肉。言葉と表情やしぐさ、声の調子などの手がかりを同時に読み取らなければならないので、とても難しいだろう。比喩的な言いまわしも、言葉の聞き取りにありったけの集中力を注いでいるので、それが比喩だということまで読み解く余裕はない。でもそれのどこが悪いの？　べつにいいじゃない。精いっぱい理解しようとしているんだから。

すでに頭が痛くなってきたかもしれないが、感覚認知の混乱をさらに複雑なものにしてみよう。匂いや味や触感、人に触れられること、身体の位置感覚、室内の温度などの感覚的な刺激も加えてみる。これらの感覚的な刺激もばらばらに入ってきて、ほかの情報とごちゃごちゃになってしまう。あなたにとって、世界は混乱と動揺と厳しさに満ちた場所であり、こんなつらい世界からはきっと逃げだしたくなるだろう。だからすべての情報をシャットアウトして、自分だけの世界にひきこもる。そしてどうにか耐えられる量だけの情報を、ときどき受け取る。それでさえ、ひどく侵害されたような気持ちになる。ときには自分を守るために、気が変になりそうな場所から、走って逃げださざるを得ないこともある。私たちが悪いわけじゃない。だって、こんなにも追いつめられ、苦しめられているのだから。攻撃か、逃避か。その中間はないのだ。

これが、発達障害の身体で生きている人のリアルな感覚だろう。一生、混乱したちぐはぐなメッセージの洪水に襲われつづけるのだ。そんな身体で、どうやって適切な返事をしたり、行動をしたりできるだろう？　脳の同時性の乱れが大きいほど、適切な応答や行動はより困難になる。

〈解毒回路が崩壊すると、どうなるか？〉

エネルギー回路で酸化ストレスを受けると、どうなるかについてはもうおわかりだと思うので、今度はその結果、解毒回路がどうなるかについて説明していこう。発達障害の人のほとんどに共通している破壊的な酸化ストレスの洪水がなぜ起こるのかも、わかってくるはずだ。

すでに説明したように、発達障害で共通して見られる高レベルの酸化ストレスは、ホモシステインがメチオニン・サイクルから出て、解毒回路に貴重な硫黄を届けるのを妨げる。そうなると、どんな影響が出るだろうか？　研究によると、発達障害の子どもたちは、メチオニン・サイクルと解毒回路にひどい異常があることがわかっている。メチオニン・サイクルの重要な配達人であるメチオニン（キャプテン・デリバリー）の量が少ない。さらにごみ収集と抗酸化防衛のスーパー・ヒーローであるグルタチオン（ウルトラガイ）も非常に少ない。これらは代謝反応が弱っている明らかなサインだ。

酸化ストレスから細胞を守らなきゃならないピンチのときに、グルタチオン（ウルトラガイ）がいないなんて。いったい彼はどこにいるのか？　彼が抗酸化防衛をしてくれないと、細胞たちは残酷な乱暴者の酸化ストレスにやられっぱなしで、古い車がさびだらけになって崩れていくように、働きが弱まり、やがて早死にしてしまう。酸化ストレスの攻撃がしつこいと、細胞は身を守るために炎症を起こす。そうすると酸化の害を多少はくいとめられるのだ。発達障害の人には、体内の炎症がよく見られる。胃や腸などの消化器管をはじめ、ほかの臓器や脳にまで炎症が及んでいる。

重要なごみ収集人であるグルタチオン（ウルトラガイ）の役割は、どうなってしまうのか？　グルタチオンがいないと、体内の掃除はほったらかしになる。毎日身体のなかに入ってくる毒素や有害金属を追いだしてくれるヒーローがいないので、それらは細胞のなかに住み着いて、細胞の分子にくっつき、内側から蝕《むしば》んでいく。発達障害の子どもたちの体内に毒素が蓄積しているなんて、これは大変な事態だ。実際に蓄積しているかどうかは、どうやったらわかるのだろうか？

〈赤ちゃんの髪の毛で発達障害のリスクがわかる〉

有害金属は多かれ少なかれ、誰の体内にも入りこんでくる。でも身体の解毒プロセスがちゃんと働いていれば、有害金属は排出される。髪の毛は有害金属の排泄先の一つだ。だから髪の毛にはある程度の有害金属が含まれている。赤ちゃんの成長アルバムに、はじめてカットした髪をひと房入れておく人は多いと思うが、その髪のミネラル分析をしたら、非常に興味深いことがわかるはずだ。その子の解毒システムの状態がわかるのだ。

エイミー・ホームズ医師とその同僚は、この問題に関心を持ち、とくに赤ちゃんの髪の毛に含まれる水銀のレベルについて調べた。定型発達と発達障害の両方の赤ん坊の、月齢十五ヵ月から二十四ヵ月にカットした髪の毛が、赤ちゃんの成長アルバムから集められた。そして水銀の濃度が調べられた。すると明らかな結果が出た。発達障害になった子どもの髪の毛の水銀濃度は、定型発達の子どもに比べて、七倍も低かったのだ。それはつまり、きちんと排泄できずに、体内にためこんでしまっていることを意味する。そして自閉症様の症状が重い子ほど、髪の毛に検出された水銀レベルは低かった。

ここで七倍もの差が出たことの意味について考えてみよう。これはきわめて重大な調査結果だ。まったく疑いの余地がない。たとえば、医薬品の研究では、偽薬より十五パーセント効き目があれば、その薬は効果があるとみなされる。けれども、七倍の差というホームズ医師の研究結果に比べたら、十五パーセントなんて、とるに足らない数字だ。その後、アリゾナ大学のジェームズ・アダムズ博士が、赤ん坊の髪の毛の水銀濃度の分析を行い、同じような結果が出た。このときは七倍ではなく、五倍だったが、やはりその差は非常に大きい。マサチューセッツ工科大学で原子力の研究者たちが、髪の毛の中性子放射化合分析を行った調査も、これを裏づけるものだった。これらの研究結果からわかるように、発達障害の子どもたちの解毒反応はきわめて低く、体内に入ってきた有害金属が、排泄されないまま蓄積しているのだ。

この研究結果を知って、私はウィルの赤ちゃんの頃の髪の毛を検査してもらった。生後七ヵ月——まだ発達障害の影も形も見えない頃、初めてカットした可愛い髪を大切にアルバムにしまっておいたものだ。検査した十五項目のうち、水銀を含む六項目が、有意に低かった。ほかに六項目がグラフの枠からはみ出すほど値が高かった。アルミ、鉛、ウラン、スズ、カドミウム、アンチモン。家庭で安全に守られていたはずの赤ちゃんが、こんなに驚愕するほど高レベルの有害金属毒にさらされていたなんて、いったいどういうことなのだろうか？

〈発達障害の高レベルの有害金属蓄積とその影響〉

発達障害の子どもたちの多くが、体内に水銀、鉛、ヒ素、アンチモン、スズ、アルミニウムなどの有害金属を高濃度で蓄積させていることが、さまざまな研究でわかっている。ＰＣＢ（ポリ塩化ビフェニル）や揮発性の有機溶剤なども蓄積していることがわかっている。ボストンのノースイースタン大学のリチャード・デス博士は、有害金属は低いレベルであっても、解毒反応を弱め、酸化ストレスを強めてしまうことを発見した。殺虫剤や防虫剤や農薬などの毒物も、同じような影響を及ぼすという。したがって、有害金属が体内に蓄積していると、猛烈な勢いで酸化ストレスにさらされ、脳を含めた全身の臓器がダメージを受けることになる。

体内の解毒反応は、洪水から町を守るダムのようなものだ。ダムがしっかりしていれば、町は安全だ。しかしダムが壊れたら、町は大洪水になり、さまざまな被害が及ぶ。酸化ストレスは町を襲う洪水で、ひどい災害をもたらす。大切なダムである解毒反応を崩壊させることは、酸化ストレスの洪水を引き起こすことにつながるのだ。

有害金属やＰＣＢ、有機溶剤などの毒素は、悲劇的なことにそれらを取りのぞくために欠かせない解毒反応を損ねてしまう。道路を呑みこんでしまう土石流を思い浮かべてほしい。発達障害の子どもたちの解毒回路は、そんな状態になっているのだ。最初になんらかの有害金属によって、解毒回路が弱められてしまうと、体内に入ってくるほかの毒素まで排泄できなくなり、どんどん蓄積してしまう。だからたくさんの種類の有害金属や毒素が検出されるのだ。

有害金属によって痛めつけられる体内の大切な働きは、解毒回路だけではない。有害金属やＰＣＢや有機溶剤などの毒素は、免疫システムを損なうことも研究でわかっている。その結果、弱った免疫システムのせいで感染症になり、抗生物質を飲む。それらがあいまって、身体の不調をさらに悪化させる。このあとの二十三章で説明するように、消化器官で起きたドミノ倒しが、ほかの器官へとつづいていく。免疫システムや消化器官の崩壊は、脳や神経系へ広がっていく。その過程で、多くの大切な機能が衰えていく。

○注意集中、認知能力の障害

○脳内伝達の不調和

○攻撃・逃避反応（ストレスのかかる事態に対する交感神経の反応）の強まり

○脳、腸、免疫システムの炎症

○自己免疫疾患（免疫システムが自分の身体を攻撃する）

○免疫システムのバランスの崩れ（感染症にかかりやすくなる、花粉や食物など無害なものに対する過敏症）

○リーキーガット（漏れる腸）になり、食物の栄養を消化・吸収できない

○遺伝子表現型の望ましくない変化

　これらの問題については、あとの章で詳しく説明しよう。代謝反応に起きる出来事と、その結果、そして最終的に発達障害にいたる流れを、図17・4で図解しているので、参照していただきたい。

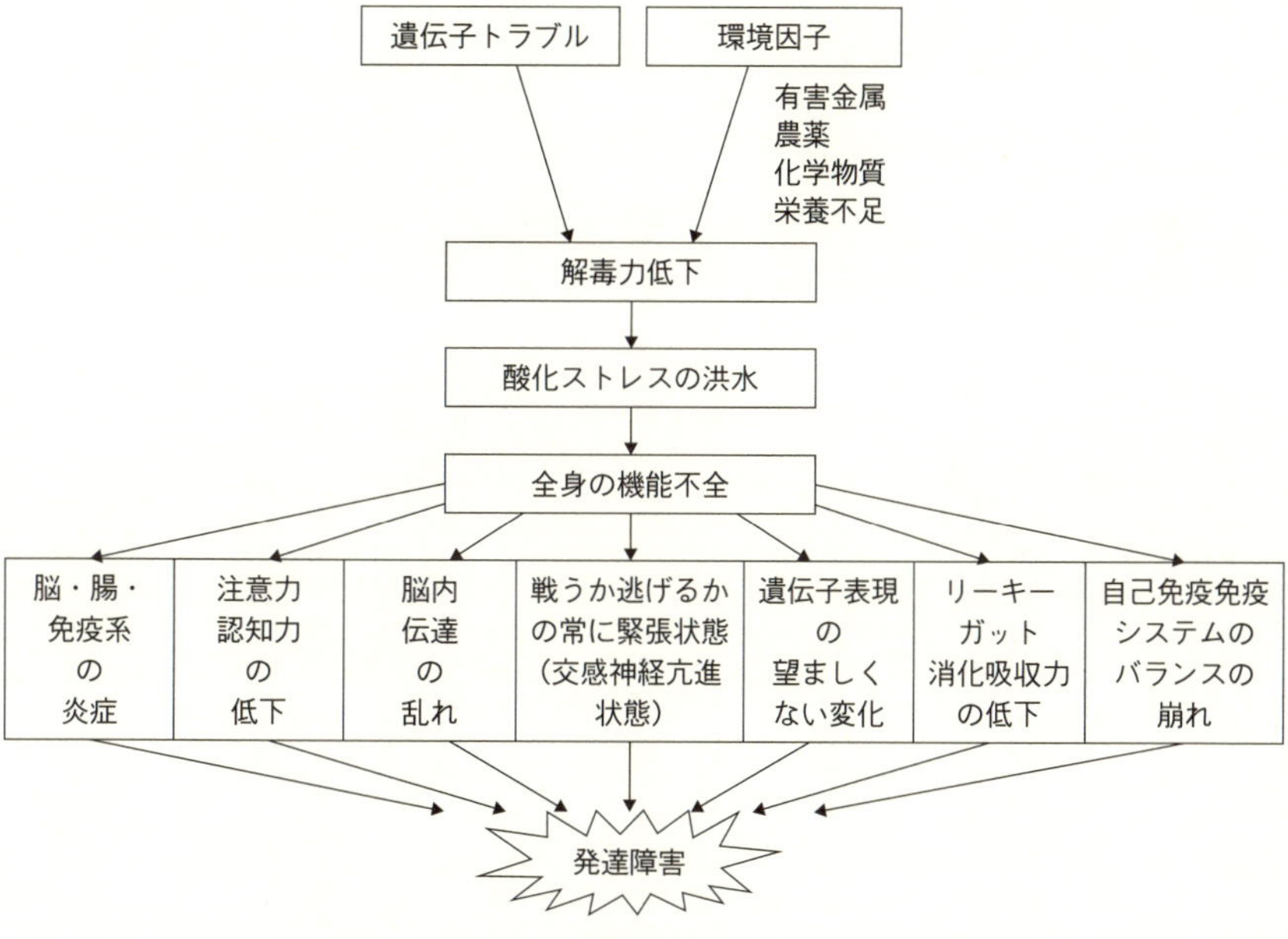

図17. 4

〈発達障害の大流行の背景にある真の原因〉

多くの場合、解毒回路の機能不全、酸化ストレス、炎症によって、発達障害を発症する。遺伝子的に細胞の代謝反応が脆弱な子どもたちに、発達障害は急激に増加している。環境からの有害金属やほかの毒素が、もともと遺伝子トラブルを持つ子どもたちの代謝反応をさらに弱めてしまっている。それらの毒素の害を受けずにすめば、遺伝子的にリスクはあっても発達障害を発症せずにすんでいたかもしれないのだ。実際、その子たちの先祖は何世代もそうしてきた。もし有害金属などの毒素の害を受けていたら、先祖の人生は大きく変わっていただろう。

これまでに見てきたように、いくつかの研究結果で、発達障害というパズルの重要なピースが明らかになってきた。これらのピースには、メチオニン・サイクルとそれに関連する回路などの生命活動に必須の代謝反応の経路が含まれている。研究により、発達障害の子どもたちの多くが、以下の特徴を持っていることがわかっている。

○これらの生命活動に必須の代謝反応の経路の遺伝子トラブルの存在

○これらの経路が不全である明らかなサインが出ている（グルタチオンが少ない、メチオニンが少ない、etc）

○酸化ストレスのダメージ・レベルが異常に高い

○高濃度の有害金属が蓄積している

さらに研究では、有害金属が代謝反応を弱め、高レベルの酸化ストレスの引き金になることがわかっている。その結果、細胞が傷つき、働きが弱まる。細胞が死んでしまう場合もある。より多くの細胞が酸化ストレスに冒されて、正常に働けなくなっていくにつれて、身体全体の機能も壊滅的になっていく。そして精神的な症状や行動として表面化するのだ。これらの表面化した行動だけを見て、私たちの社会はかれらを、ＡＤＤ（注意欠陥障害）、ＡＤＨＤ（注意欠陥多動障害）、ＰＤＤ（広汎性発達障害）、ＡＳ（アスペルガー症候群）、ＨＦＡ（高機能自閉症）、自閉症などとラベル付けしている。けれども本当に知るべきなのは、その原因のほうなのだ。幸いにも、〈Defeat Autism Now!〉では、この原因に関して急速に知識を蓄えつつある。多くの研究により、代謝反応の謎が解明され、弱った代謝反応を回復させて、有害金属毒を取りのぞく方法もわかってきた。そのような治療によって、多くの発達障害の子どもたちが、劇的な回復を見せている。

〈最初は有害金属が発達障害の原因という説に「?」だった〉

初めて〈Defeat Autism Now!〉の講座で、毒素が発達障害を引き起こすと聞いたとき、私は本当だとは思えなかった。今までの主流派の専門家たちは、そんなことは一言も言わなかった。それにウィルが有害金属毒にさらされたことなんか、一度もないはず。最初はともかくそう思っていた。

けれども、水銀や鉛などの有害金属によって起きる症状が、ウィルの症状とまったく同じだったので、なんだか胸騒ぎがした。たとえば、水銀は記憶力や集中力の低下、不安感、視線が合わない、認知能力や社交性の低下などの原因になる。鉛の毒は、注意集中力の欠如、知能の低下、学習能力の低下を招く。それに加えて、有害金属毒は免疫システムを弱め、腸内細菌のバランスを崩し、消化・吸収能力を損ねるという。

それを聞いて、もしかしたらという気持ちになった。〈Defeat Autism Now!〉で教わった治療法の正しさは、ウィルにすごい効果をもたらした経験からわかっていた。だから有害金属説についても、考慮すべきだと思った。その説を無視して、あとでウィルも有害金属の蓄積があるとわかったら、ひどく後悔するだろうから。

そこで、まずは検査をしてみることにした。検査をすれば、有害金属については心配ないか、あるいは気をつけるべき大事な問題がまだあるのかどうか、はっきりするだろう。そして検査を受けた結果、なんと、有害金属が過剰に蓄積していたのだ。ものすごいショックだったけれど、今までの常識を覆す大発見でもあった。目の前に証拠を突きつけられたのだ。私の可愛い息子の身体を、邪悪な有害金属どもがかっこうの住みかにして、乱暴ろうぜきを働いているという証拠を。大切に守り育ててきたはずのわが子が、有害金属毒に冒されていたなんて、にわかには信じられなかった。これでは、ウィルが苦しむのはあたりまえだ。でも、ともかく事実を知っただけでも前進だ。

代謝反応や有害金属毒について知ったことは、私に力を与えてくれた。問題に対して、自分たちですべきこと、やれることがあるのだから。代謝反応を助け、蓄積している有害金属を取りのぞけばいいのだ。ＡＲ

Ｉの親たちの、有害金属を取りのぞく治療（デトックス、キレーション）に対する評価では、七十四％の子どもが改善したとの回答があり、向精神薬、食事法、サプリメントなどほかの療法と比べて、ダントツに効き目があったとされている。悪化したと回答したのはわずか三％だった。私は、これはやってみるべきだと思った。息子の体内に有害金属を蓄積させたまま、蝕ませておくわけにはいかない。治療した結果、なんと、なんと、何ヵ月にもわたり、ウィルの身体から有害金属が排泄されつづけた。驚くほど大量の水銀、スズ、ニッケル、ヒ素などが、検査のたびに検出された。そしてありがたいことに、弱った代謝反応を助け、有害金属を取りのぞく治療をした結果、ウィルの自閉症様の行動や症状はみるみるなくなり、劇的に調子が良くなったのだ。

〈これからの章で紹介する治療法〉

代謝反応と有害金属の蓄積に対するバイオメディカル療法について、つぎの章から説明するので、ぜひ読んでいただきたい。その治療法とは

1．弱った代謝反応を回復させる。つぎの十八章では、メチオニン・サイクルと、そのとなりの回路の働きを改善させる治療について紹介する。

2．蓄積した有害金属や毒素を取りのぞく。十九章では、有害金属の蓄積を調べる検査と、有害金属を取りのぞく治療について説明する。

3．有害金属や毒素を身体に取りこまないようにする。二十章から二十二章では、子どもが発達障害のおもな原因の一つである有害金属（とくに水銀）を取りこんでしまう経路について、説明していく。

第十八章　弱った代謝反応への共通の治療法

〈この章のおもな内容〉

前の章では、発達障害の人の基本的な代謝反応に、共通して見られる問題について説明した。そこでこの章では、その代謝反応をうまく働かせるために〈Defeat Autism Now!〉が一番よく勧める治療について紹介していこう。また、子どもから大人までを対象に、身体のバランスを整える治療と、バイオメディカルな研究をしているクリニック、フェイファー治療センターについても紹介する。

発達障害の治療は、まず腸の状態を良くすることからはじめるべきなのだが、この病気の根本的な原因をぜひ知っておくべきだと思うので、代謝反応の治療について、先に説明させていただきたい。繰り返しになるが、腸の状態を良くしてからでないと、ほかの治療をしても効果は上がらない。それを念頭に、代謝反応の改善法について、説明していこう。

〈代謝反応はとても複雑で、その改善法もまたしかり〉

前章では、わかりやすくするためにスーパー・ヒーローにたとえて、中間的な働きの物質やプロセスは省いて説明したけれど、代謝反応は実際はとても複雑なもので、その治療法もかなりややこしいので、どうか驚かないでいただきたい。衰えた代謝反応のさまざまな問題をすべて解決できる魔法の治療法は存在しない。むしろ、化学反応プロセスのいくつかのポイントで、反応を手助けすると言ったほうがいいかもしれない。それらのポイントで、不足している物質を供給する、あるいは不足している物質を産生するために必要な原料を供給することで、代謝反応を円滑にするのだ。そこで、そのためのさまざまな物質（ビタミン、ミネラル、その他のサプリメント）を、この章では紹介していく。その数の多さにたじろがないでほしい。それぞれの物質を、わが子を助けるためのチャンス、あるいは秘密の武器であると考えてみよう。すると、たくさんの選択肢が、頼もしい友人のように思えてくるはずだ。それに、ここで紹介するのは、やらなきゃいけないことのリストではなく、いろいろな選択肢だ。これらの方法のなかから、あなたのお子さんにもっとも効果がありそうなものを自由に選べばいい。選ぶ助けとして、ＡＲＩの保護者たちの評価も載せてある。優秀な探偵になったつもりで、お子さんに効きそうな方法を試し、結果を観察してみよう。いい結果が出たら、自分をほめてあげよう。効き目がなさそうな治療は、さっさとやめてしまおう。そしてつねに覚えておいてほしいのは、時間とお金とあなた自身の心に相談し、無理のない範囲で治療をすすめること。

〈代謝反応を改善させる治療の種類〉

代謝反応を改善させるために用いられるビタミン、ミネラル、サプリメントには、いろいろなものがある。これらのビタミンなどは、以下の三つの問題への対処を目的としている。

○ディシジョン・デュード（ホモシステイン）に生命エネルギー（メチル基）を補充する。

○デトックス

○酸化ストレス

これから、この三つのそれぞれについて、説明していく。スーパー・ヒーローにたとえた説明でおなじみの物質もあるが、新しいものも登場する。新しい物質は、脇役とでも思ってもらいたい。スーパー・ヒーローの説明では省いたが、みんなとても重要な役割を持っている。ここで紹介する治療法は、〈Defeat Autism Now!〉が代謝反応を助けるために一番よく勧める方法だ。けれども治療法はこれだけではない。ほかの方法も紹介しているので、自身で調べて、いろいろと併用するのもいいだろう。ここで紹介するビタミンやミネラルなどのほとんどは、市販で手に入れられる。〈Defeat Autism Now!〉で推奨しているサプリメントや適用量などについては、付録もあわせて参照されたい。［訳註　日本では市販されていないが、iHerb など海外のネット通販で購入可能なものもある］

〈ホモシステインに生命エネルギー（メチル基）を補充するサプリメント〉

前章の最後で説明したように、発達障害の人の代謝反応には、いくつかトラブルを起こしているポイント地点がある。そこを微調整して化学反応を正常にしてやれば、ふたたび順調にサイクルがまわりだす可能性がある。トラブルを起こしているポイントの一つは、ホモシステインに生命エネルギー（メチル基）を補充する地点だ。ここがうまくいかないせいで、すべての回路に問題が波及していく。

アーカンサス小児病院研究所のジル・ジェイムズ医学博士は、同僚らとともに、生命エネルギー（メチル基）の補充の改善法について研究をした。そしてウルトラガイ（グルタチオン）をふつうに近いレベルにまで回復させ、酸化ストレスを後退させる三つの微調整手段を発見した。それらの微調整法には、以下のサプリメントが含まれる。

1．メチルB12は、ホモシステインに生命エネルギー（メチル基）を与える一番目の供給者。詳しくは後述する。

2．TMG（トリメチルグリシン）は、ホモシステインに生命エネルギー（メチル基）を与える二番目の供給者。ジェイムズ博士の研究では、一日当たり一〇〇〇mgのTMGを投与した。TMGの代わりに同じような成分のDMG（ジメチルグリシン）のサプリメントを投与した場合でも、同じ効果があった。

3．フォリン酸はメチルB12の産生を助ける重要な役割を持っている。多くの子どもたちは、フォリン酸を摂らないと、代謝反応がうまくいかない。フォリン酸は、ビタミンB複合体の一つである葉酸の特殊な形態で、発達障害の子どもたちは、葉酸の特殊な形態であるフォリン酸の形で摂取することが重要。ふつうの葉酸とは代謝のされ方が違うからだ。ジェイムズ博士の研究では、一日当たり八〇〇mcgのフォリン酸を投与した。

それぞれのサプリメントは単体でも効果があるが、応援チームとして合わせて摂ると、相乗作用でより大きな効果がある（注釈：日本で市販されている葉酸サプリはほぼ人工葉酸で、細胞内への取りこみがされに

	悪化した	効果なし	良くなった	悪い／良いの比率	全体の人数
メチルB12（皮下注射）	7%	26%	67%	9：5：1	170
メチルB12（鼻吸引）	15%	29%	56%	3：9：1	48
ビタミンB12（経口）	7%	32%	61%	8：6：1	98
TMG（ジメチルグリシン）	15%	43%	42%	2：8：1	803
DMG（ジメチルグリシン）	8%	51%	42%	5：4：1	5, 807

本書で引用したARIの親の評価表は自閉症研究所（ARI）の許可を得て掲載しています

表18. 1

くく、代謝反応に使われにくい。天然の葉酸や、ここで挙げているフォリン酸、メチル化葉酸など、海外のサプリは人工葉酸から活性型葉酸までさまざまあるので、よく見きわめる必要がある）。

○メチルB12（メチルコバラミンともいう）

　この分野のパイオニア的な研究者であるジェイムズ・ネブランダー医師によれば、メチルB12は、正しく投与すればほとんどの子どもたちに驚くべき効果が見られる注目のビタミンだ。自閉症の治療にメチルB12を用いた最初の医師であり、いろいろな投与法を研究している。彼のウェブサイト（www.DrNeubrander.com）に、研究と臨床経験による詳しい情報が紹介されている。メチルB12は脳のあらゆる分野に効果があると、ネブランダー医師は言う。自閉症の子どもでもっとも改善が見られたのは以下のとおり。

・言葉、意思伝達
・感情、社交性
・空間認知、協調性運動
・管理能力（計画、不適切な行動の抑制、適切な行動の実行、時間認識、作動記憶《ワーキングメモリー》、抽象的思考）

効果が見られたのは、これだけではない。ネブランダー医師のウェブサイトには、総合的な親の報告書が載せられていて、この百四十項目以上のチェックリストを参考に、メチルB12の投与が自分の子どもに効果があるかどうか、判断できるようになっている。ネブランダー医師によれば、親の解釈によっては、良くなった兆候が見られてもそれを改善と認めず、実際には改善効果があっても評価しない可能性がある。ARIの親の評価結果が、ネブランダー医師の研究結果と必ずしも一致しないのは、そういう理由からだ。

メチルB12による治療法は、きわめて安全だが、子どもによっては多動性、興奮性、不眠などの症状が出ることがある。これらの症状が許容できる範囲であれば、投与をつづけることが望ましいとされている。副作用が大きいほど、改善効果も大きい場合がよくあるのだ。二ヵ月から六ヵ月で、ほとんどの副作用は消失するが、引きつづき改善はしていく。どうしても副作用がつらい場合は、投与を中止すれば副作用もなくなるが、完全に消えるには数日から二週間程度はかかるかもしれない（注釈：メチレーション回路が今までまわっていない子たちが、急にまわりはじめると、溜まっていた毒素が動いたり、神経伝達物質のバランスが乱れたり、多くのトラブルが起こることがある。決して無理せず、効果を感じない、副作用が出るなどあれば、すぐに中止するのが安全です。私はメチルB12は使用せず、多くの子たちの改善を見ている。焦ってすぐに使うのはひかえましょう）。

メチルB12が不足している人だけにこの治療が有効だと思われがちだが、不思議なことに、メチルB12がじゅうぶんにある子どもたちも、この治療で改善効果が上がっている。仕組みはまだ解明されていないが、メチルB12の量がじゅうぶんでも、この治療を一度試してみる価値はありそうだ。

ビタミンB12は一種類だけのビタミンではなく、五種類のタイプのビタミンB12を総称して、ビタミンB12と呼んでいる。そしてそれぞれはっきり個性がある。メチルB12、ヒドロキシB12、アデノシルB12、その他。みんな同じビタミンB12の仲間だけれど、互換性はない。発達障害に奇跡の効果をもたらすのは、メチルB12だけだ（注釈：ヒドロキシ、アデノシル、各々必要な場合もあるが、一般的に発達障害の子どもたちはメチレーション・トラブルを持つので、このような表現となったのだろう）。

ネブランダー医師の研究によれば、もっとも効果的なメチルB12の投与法は、皮下注射だ。注射と聞いて、ぞっとした人も多いと思うが、いくつかの方法を試した結果、皮下注射がもっとも効果があるとわかったのだ。二、三日ですぐに効果が出る。だからアメリカや世界各国で、何千人もの親たちが、子どもにメチルB12を注射する方法を学んでいる。医師に指導を受ける場合もあれば、薬局で説明書をもらって行う場合もある。ネブランダー医師のウェブサイトからも説明書は入手できるし、親たちが実践している解説ビデオもある。通常、注射は自宅で、三日に一度行う。麻酔クリームを塗ってから、注射をする人もいる。たいていは子どものお尻に注射をするようだ。麻酔クリームは効き目が遅いので、前もって塗っておくという人もいる。メチルB12の注射薬は医師の処方箋がないと入手できない。わずか6ミリほどの短い針がついた小さな注射器に薬液が入っている。発達障害のメチルB12の投与法に精通した調剤薬局から、あらかじめ薬液の入った注射器を郵送してもらう場合が多い。

メチルB12を皮下注射する方法のメリットは、脂肪組織に注入されて、ゆっくりと数日かけて体内に放出されていくことで、ほかの方法で一時的に大量に摂取するより、継続的に少しずつ入ってくるほうが、大きな効果が得られるのだ（注釈：日本でも医師が認めた治療で、エピペン、インスリン、ヘパリン等、家族が練習の上で注射を打つことは可能だが、このメチルB12に関しては医療行為としては認められていない。日本ではメチルB12の注射の適応は、末梢神経障害や胃切除後のビタミンB12欠乏症などで、発達障害には適応されない）。

皮下注射以外にはつぎのような方法がある。

◯経口（口から飲みこむ）
◯舌下（溶けるまで舌の裏に入れておく）
◯鼻スプレー
◯クリーム（肌にすりこむ）
◯筋肉注射

お尻の脂肪に皮下注射すると、腕やおなかや太ももに注射するよりも、一番ゆっくりメチルB12が体内に放出される。よりゆっくり放出されるほうが、注射をする頻度も少なくてすむ。

もしもあなたやお子さんが、注射はどうしてもだめな場合は、効果はやや低くなるが、メチルB12を補充する方法はほかにもある。ネブランダー医師によれば、メチルB12補充で二番目に効果が高いのは、鼻スプレーだそうだ。医師の処方箋が必要で、調剤薬局で購入する。経口で服用する方法は、皮下注射や鼻スプレーに比べて、なぜ効果が低いのかと言うと、消化器官からB12をうまく吸収するのが難しいからで、腸にトラブルがあるととりわけ吸収しにくいからなのだ。

〈解毒反応をターゲットにした療法〉

解毒反応を助けることは、最優先しなければならない。ほとんどの自閉スペクトラム上の子どもたちは、解毒能力がひどく低下しているからだ。すでに紹介した、生命エネルギー（メチル基）のメチオニン・サイクルへの供給を助けるサプリメントも、相互関係にある解毒回路を円滑にして解毒を助ける効果がある。〈Defeat Autism Now!〉の会議では、いくつかほかの療法もしばしば勧められる。その一つは、ビタミンB6とマグネシウムの摂取。もう一つはエプソムソルト（硫酸マグネシウム）を入れて入浴すること。それらのほかの療法について、これから説明しよう。

〈ビタミンB6とマグネシウムは解毒を助ける〉

スーパー・ヒーローにたとえた説明で、ビタミンB6は解毒回路の重要な脇役だった。ビタミンB6は、ホモシステインがウルトラガイ（グルタチオン）に変身するのを手伝う。ビタミンB6はその役割によって、スペクトラム上の子どもたちの自閉症様の行動を最小限にしてくれる。発達障害の子どもたちのバイオメディカル療法のなかで、ビタミンB6の大量投与はもっとも古くから行われ、効果があることもわかっている。身体がビタミンB6を必要としている人は、二、三日で効果が表れる。けれども三、四週間しても改善が見られないときは、中止する。ビタミンB6は体内のマグネシウムを減らしてしまう働きがあるので、ビタミンB6を投与するときは、マグネシウムも同時に摂取する。

〈エプソムソルトを入れたお風呂でデトックス促進〉

健康な身体では、ホモシステインは貴重な硫黄を解毒回路に届けて、有害金属やほかの毒素を取りのぞけるようにしてくれる。けれども残念ながら、自閉スペクトラム上のほとんどの子どもたちは、硫黄が不足している。硫黄は解毒に必要なだけでなく、腸の内壁を修復し、ホルモンの産生も促進してくれる。体内の硫黄を増やすもっとも効果的な方法は、エプソムソルト（硫酸マグネシウム）を入れたお風呂だ。マグネシウムと硫酸塩が肌から吸収されて、解毒を助けてくれる。週に二、三回、ゴムのアヒルちゃんの代わりに、二カップのエプソムソルトをお湯に入れて、二十分ほど浸ろう（注釈：自閉症の子たちがおとなしく二十分浸かるのは難しいだろうが、五分、十分でも効果はある）。

〈酸化ストレスに対抗する抗酸化防衛〉

発達障害の子どもたちの多くは、いちじるしい酸化ストレスにさらされている。この酸化ストレスから細胞を守るには、高濃度の抗酸化物質が必要となる。酸化ストレスに打ち勝つ数多くのサプリメントのなかでも、よく挙げられるのはビタミンC、ビタミンA、ビタミンE、CoQ10、セレン、亜鉛、メラトニンなどだ。これらのサプリメントは追加サービスとして、身体の抗酸化を手伝ってくれる。たとえば、メラトニンは睡眠をうながしてくれる。

〈ファイファー治療センター〉

代謝反応に栄養学的にアプローチして発達障害の症状を緩和する療法を行っている団体は、〈Defeat Autism Now!〉だけではない。ファイファー治療センターという非営利の外来専門のクリニックがある。このクリニックでは、子どもから大人までを対象に、発達障害の生化学的なアンバランスについての研究と、その治療を行っている。

ファイファー治療センターのルーツは、一九七〇年代に大人の攻撃的な行動についての研究に端を発している。受刑者や元犯罪者の代謝反応を検査したところ、著しくアンバランスであることがわかった。そしてこれらのアンバランスを正すための栄養療法が考案された。そうした代謝反応を栄養療法によって正常にする治療を長年行ってきたファイファー治療センターでは、攻撃性だけではなく、ほかの病気、たとえば鬱《うつ》、不安症、双極性障害、統合失調症、アルツハイマー、発達遅滞、学習障害、注意欠陥障害などの治療も行うようになった。

一九九四年頃から発達障害の治療も行うようになり、それ以来四〇〇〇人もの発達障害の患者が、アメリカ各地やほかの外国から治療を受けに訪れた。ファイファー治療センターの医師たちは、本拠であるイリノイ州のほかに、ミネソタ、メリーランド、カリフォルニア、アリゾナの提携クリニックに定期的に出張し、診療を行っている。

ファイファー治療センターでは、バイオメディカル検査を行い、その結果をもとに医師たちが代謝反応の乱れを診断し、個々の状態に応じてそのアンバランスを正すビタミン、ミネラル、脂肪酸、アミノ酸などの栄養計画を立てる。それに加えて、特別な食事法、消化を助けるプロバイオティクスなどを勧める。その後、経過を見ながら、定期的に検査をして、治療計画を状態に応じて変えていく。

ファイファー治療センターの長年の臨床経験により、発達障害の人の体内の生化学反応は、いわゆる定型発達の人々ときわめて異なっていることがわかった。発達障害の人々の多くは、過剰な有害金属の蓄積があり、ウルトラガイ（グルタチオン）が少なく、生命エネルギー（メチル基）の配達がうまくいかず、亜鉛が不足し、銅が過剰で、メタロチオネイン（硫黄を含む金属結合性のタンパク質で、体内で重要な働きをする。有害金属と結びついて、デトックスする、酸化ストレスの活性酸素を除去するなど。亜鉛を投与することで、細胞内で合成がうながされる）が少ない。これらの代謝反応の異変のすべてが、過剰な酸化ストレスの問題を指し示している。ファイファー治療センターでは、自閉症の第一の原因はメタロチオネイン・システムの機能不全だと考えている。遺伝子トラブルのため体内の金属化学反応が弱い体質の赤ん坊が、生後二、三年までのあいだに有害金属などの環境ストレスにさらされた結果、自閉症を発症すると考えられている。ファイファー治療センターと自閉症研究について、もっと詳しく知りたい方は、クリニックで発行している『Metallothionein and Autism（メタロチオネインと自閉症）』という小冊子を参照されたい。ファイファー治療センターのウェブサイト www.hriptc.org で入手できる。

〈まったく異なる研究〉

過去二十年から三十年にわたる主流派による自閉症の研究費は、おもに遺伝子研究に注がれてきた。けれども発達障害の息子を持つ親として、それがなんの役に立つのか疑問に思わざるを得ない。対照的にＡＲＩは、発達障害の最前線で生きている私たちに、今すぐ役立つ研究をして、原因をつきとめてくれた。ジル・ジェイムズ博士、リチャード・デス博士、ジェイムズ・アダムズ博士、そして協力している多くの研究者たちや医師たちの熱意を考えてみてほしい。この分野の先駆者であるかれらが、代謝反応の暗号を解読し、有害金属に関わる謎を解明してくれたのだ。そして苦しんでいる私たちの子どもたちを回復に導いてくれた。かれらの研究と発見により、どういうタイプの子どもが発達障害になりやすいリスクを持っているか、発症を未然に防ぐにはどうすればいいか、しだいにわかってきた。〝わずかな予防は万の治療の労を省く（転ばぬ先の杖）〟とことわざにあるように、発達障害は予防こそが重要な鍵なのだ。

けれども代謝反応については、まだまだ解明していくべきことがたくさんある。頼りない代謝反応に支配された発達障害という難題を解決するには、その謎を解明し、化学反応の重要な鎖を修復する方法をマスターしなければならない。生命エネルギー（メチル基）の補充に関してだけでも、まだ探求すべきことが山ほどある。個人としても社会としても、より多くの研究資金を、代謝反応と蓄積した有害金属を取りのぞくより良い方法の究明に注げるよう、働きかけていかなければならないと思う。また、遺伝的にリスクを抱えている子どもたちや、有害金属やその他の毒素が入りこんでしまう原因についても、学んでいかなければいけない。現在、発達障害に苦しんでいる人々を救い、その予備軍である子どもたちにこの病気の仲間入りをさせないために。

第十九章　有害金属の過剰蓄積の一般的な療法

〈この章のおもな内容〉

遺伝子トラブルのために基礎的な細胞の化学反応が脆弱な子どもたちに、発達障害の急激な増加が見られる。環境から体内に入ってくる有害金属や毒素が、ただでさえ弱い細胞の化学反応をいっそう弱らせ、さまざまな機能不全を起こさせている。その結果、多くの子どもたちが、身体に高濃度の有害金属を蓄積させている。そのような有害金属の蓄積は、以下の理由により、深刻に考慮すべきである。

○発達障害の人の多くに蓄積が見られる
○深刻な悪影響がある
○有害金属や毒素を解毒する療法で、多くの子どもたちがめざましい回復をしている
○高濃度の有害金属蓄積がある場合、それを取りのぞかないと、回復の見込みは少ない

したがって、この章で説明するのは
○有害金属の過剰蓄積が疑われる手かがり
○デトックス治療で期待できる効果
○有害金属の蓄積を調べる検査
○デトックス治療

〈有害金属の過剰蓄積が疑われる手がかり〉

発達障害と診断されたこと自体、有害金属の過剰蓄積を疑うじゅうぶんな理由になるけれど、生育歴や家族の病歴などにも、有害金属の過剰蓄積を疑うべき手がかりが隠されている。

1．家族に自己免疫疾患の人がいる。慢性関節リウマチ、インシュリン依存性糖尿病（1型糖尿病）、乾癬、甲状腺機能低下症、全身性エリテマトーデス、リウマチ熱など。

2．妊娠中に母親が有害金属にさらされた。妊娠中の胎児および母親が水銀にさらされた。

（a）魚をよく食べた。

（b）アマルガムの詰め物をしている。水銀とほかの金属との合金であるアマルガムは、五〇％が水銀。

（c）妊娠中にアマルガムの詰め物をする歯科治療を受けた。

（d）抗Dヒト免疫グロブリン注射を受けた。妊娠している母親の血液型がRH-で、胎児がRH＋の場合、RH＋の胎児に抗体ができて攻撃してしまわないように、抗Dヒト免疫グロブリン注射を受ける。二〇〇一年まで、この注射にはチメロサールという水銀の防腐剤が含まれていた。

3．新生児B型肝炎ワクチンを受けた。アメリカで一九九一年から施行されるようになったこのワクチンには、二〇〇一年まで水銀の防腐剤チメロサールが使われていた。

4．ワクチンでアレルギー反応が出た。

5．赤ちゃんのとき、夜泣きがつづいた。

6．耳の感染症を繰り返し、抗生物質をよく飲んでいた。

7．下痢、便秘、嘔吐、食欲減退などをよく繰り返していた。

8．母乳で育てられなかった。

〈デトックス治療で期待できる効果〉

有害金属の過剰蓄積がある発達障害の子どもたちの多くが、デトックス治療をすると、めざましい回復を見せるというのは、とても励まされる情報だ。治療をはじめたばかりのときは多少の退行はあるものの、その後は劇的に良くなっていく。言葉の発達が進み、視線が合うようになり、社交性も改善し、スティミング（手をひらひらさせる、くるくる回る、ロッキング、など同じ行動を繰り返す）が少なくなる。身体の不器用さが改善し、体力がついて、協調性運動もスムースになる。なかには通常学級に戻れたり、発達障害の診断が外れたりする子もいる。

ARIの保護者による評価では、大半がデトックス治療の効果を認めている。デトックス治療をした子どもたちの七十四％が改善したと報告されている。向精神薬、特別な食事法、バイオメディカルなサプリメントなどと比べても高評価だ。悪化した子どもはわずか三％。デトックス治療は、負のサイクルを断ち切り、修復と回復のためのリセットをしてくれるのだ。

エイミー・ホームズ医師は、一歳から十八歳までの八十五人の発達障害の子どもたちに調査を行った。全員、有害金属除去の治療を最低でも四ヵ月つづけ、記憶力、認知力、社交性などに関して、大いに回復した（ほとんど、あるいはまったく自閉的症状は見られなくなった）、やや回復した、あまり回復しない、まったく回復しない、に分けて評価した。幼い子ども（一歳から五歳）は大きく回復し、三十五％は大いに回復、四十％はやや回復に分類された。年齢が上がるほど、回復の度合いは低くなるが、多くに効果が見られ、めざましく回復した子どももいた。

〈有害金属の過剰蓄積を調べる検査〉

有害金属が蓄積しているかどうか、そして悪さをしているのはどの有害金属か、検査で特定できる。現在進行形で知らず知らずのうちに有害金属を摂取しつづけている場合、悪者をつきとめることは非常に有効だ。どの有害金属を避けるべきかがわかれば、それが入りこむ原因を絶てばいいのだ。たとえば鉛の毒は、自閉症とそっくりの症状を起こさせる。知らずに鉛を摂取して、自閉症の症状が出ていた子どもたちが、検査で鉛が悪者だとわかり、避けるようにしたら、自閉的症状が治まった。検査で鉛の中毒であることが判明しなかったら、その子たちは自閉症とみなされたまま、鉛を摂取しつづけていただろう。

有害金属の検査法はいくつかあるが、〈Defeat Autism Now!〉では、自然に毒素を排泄できない発達障害の人に関しては、二種類の尿検査がもっとも有効だとしている。一つは新しい検査法で、尿中ポルフィリン検査。この検査は、医師の承諾なしに受けられるので、わが子に有害金属の過剰蓄積があるかどうか、親は自分で調べることができる。もう一つの検査法は、pre-/post-challenge urine toxic elements test（尿チャレンジ・テスト）という。この検査法は、尿中ポルフィリン検査よりも古くから行われていて、経験のある医師も多いので、こちらから先に説明しよう。

〈尿チャレンジ・テスト〉

この検査は、二種類の尿のサンプルにそれぞれ含まれる有害金属を比較して、診断する。

やり方は以下のとおり。検査機関から送られてきた検査キットを使い、自宅で尿を採取する。最初に、チャレンジ前用の尿サンプルを採取する。つぎに、処方された解毒剤を服用する。その薬によって、有害金属はおもに尿に排泄される。六時間後に尿を採取して、検査機関から送られた容器に入れる。そしてチャレンジ後用の尿のサンプルと、最初に採取したチャレンジ前用の尿サンプルを、検査機関に送る。両方の尿サンプルは、尿中有害金属検査によって分析される。この検査によって、水銀、鉛、ヒ素、アルミニウム、アンチモン、スズ、カドミウムなどの蓄積量を調べることができる。解毒剤を飲んだあとの尿に有害金属が多量に排泄されていたら、有害金属の過剰蓄積があり、特定の解毒剤によってそれを取りのぞけるということがわかる。

発達障害のデトックスをする医師は、解毒剤を飲む前とあとの尿を比較する際に、いくつかの理由で特別な経験と知識が必要となる。一つは、検査機関から示される標準範囲について。それぞれの有害金属の蓄積量が、標準的、やや過剰、きわめて過剰に分けられているが、これは解毒剤を飲んでいない人を基にしたデータなので、サンプルの分析結果を見るときは、熟練した観察眼が必要なのだ。第二に、体内に有害金属が大量に蓄積している人の場合、検査のために服用した解毒剤ではとても足りず、すべてを排出しきれなくて、標準値におさまっているケースもあるので、やはり特別な観察眼が必要となる。そのような人は、検査では標準的であっても、有害金属の過剰蓄積があると考えられる。だから、検査結果は素人判断せずに、発達障害のデトックスの経験がある医師に任せるべきだ。

解毒剤服用後の尿の検査で、一種類の有害金属が過剰に蓄積しているという結果が出た場合、検査結果には表れなくてもほかの有害金属も蓄積している可能性がある。たとえば、水銀はきわめて強力に体内の分子と化学結合しているため、ちょっとやそっとの刺激では、離れて出ていってくれない。検査のための少量の解毒剤で排出されるのは、結合力が弱い有害金属なので、それらの有害金属は大量に排出されて過剰蓄積と判断される。したがって、検査結果には表れなくても、大量の水銀が体内分子にがっちりしがみついて残っていると考えるべきだ。デトックス療法をすると、まず結合力の弱い有害金属が大量に排出されてから、ようやく水銀がフォローアップの検査で表れはじめる。水銀を取りのぞくには時間がかかるのだ。

つまり、尿チャレンジ・テストでは、体内の有害金属の蓄積状態を完全に知ることはできないのだ。たんに尿に出てきた有害金属の数値を測る手段にすぎない。ビュッフェ形式のレストランのソフトクリーム・マシンをイメージしてみてほしい。外から見ただけでは、マシンのなかにどれだけソフトクリームが入っているか、わからない。空っぽかもしれない。レバーを引いて、ソフトクリームが出てくれれば、中身が入っていたことはわかる。でもどれだけ入っているかはわからない。レバーを引いて、なにも出てこなくなってはじめて、中身が空っぽだとわかる。尿中チャレンジ・テストは、マシンのレバーを引くのと同じで、出てきたものを見るだけ。どんどん出てくる有害金属を見ることはできるけれど、どれぐらい体内に残っているかはわからない。なにも出てこなくなってはじめて、体内に有害金属はなくなったと判断する（注釈：この検査を安易にすることはお勧めしない。腸の改善を行ってやらなければ、解毒剤の負荷のみで悪化する子もいる）。

〈尿中ポルフィリン検査〉

尿中ポルフィリン検査は新しい検査法で、精度やプロセスなどはまだ進化中だが、〈Defeat Autism Now!〉と協力している医師の多くが、有害金属の過剰蓄積の診断と、デトックス療法の経過観察のために、この検査を利用していて、水銀の蓄積を知るには、より有効な検査だと考えている。この検査の方法と、得られる情報は、尿チャレンジ・テストとはかなり異なる。

尿中ポルフィリン検査を理解するために、メチオニン・サイクルとそれに隣接する回路の代謝反応について、考えてみよう。この代謝反応が弱ってしまうと、悪者の破壊者が誰なのか、なにも手がかりが得られなくなる。水銀か、鉛か、その両方か、はたまたまったくべつの犯人か。けれども体内にはもう一つの違う化学反応回路があって、犯人を指さしてくれている。この回路も、有害金属や化学物質などの毒素によって痛めつけられるのだが、メチオニン・サイクルや隣接するほかの回路と違うのは、独特の〝証人〟を産生して、犯人を指し示すことなのだ。その証人とは、ポルフィリンと呼ばれる物質である。

その証人たち（ポルフィリン）に尋問するのが、尿中ポルフィリン検査で、ヘモグロビン（体内の各組織に酸素を運ぶ）を作る過程で産生されるさまざまなレベルのポルフィリンの量を測定する。ポルフィリンを流れ作業で産生する回路を想像してほしい。そこへ大量の有害金属や化学的な毒素が入ってくると、流れ作業の生産ラインが、いくつかの工程で妨害されて、できあがった欠陥製品のポルフィリンを見ると、どの工程で邪魔をされたかによって、有害金属や毒素の正体を特定できるのだ。欠陥製品のポルフィリンは体内では役に立たないので、尿のなかに排泄される。いろいろな欠陥のあるポルフィリンの量を見ると、あるパターンが浮かびあがってくる。指紋と同じように、それらのパターンによって、犯人がわかる。たとえば発達障害の元凶とされる水銀の場合。ポルフィリンの生産工程に一目でわかる影響を及ぼすので、もっともわかりやすい。水銀は独特のはっきりとした指紋を残すのだ。通常、水銀が回路を邪魔しないかぎりは、水銀の暴露を疑わせるポルフィリン（プレコプロポルフィリン）の量はごく少ない。水銀以外にも、鉛、ヒ素、アルミニウム、ＰＣＢや農薬殺虫剤などの猛毒化学物質も、ポルフィリンに独自のパターンを残す。すべての有害金属や毒素を検出することはできないが、発達障害に共通している悪者はだいたい特定できる。ただし、尿中ポルフィリン検査で有害金属の過剰蓄積があることがわかっても、主犯を特定できないこともあるので、その場合は尿チャレンジ・テストも行って、より詳しく調べる必要がある。

自閉症患者に対して尿中ポルフィリン検査を行うようになったのは、フランスのパリにあるフィリップ・オーギュスト研究所が、二〇〇六年にある研究結果を発表して以来のことで、この研究では、定型発達の子どもと、神経発達障害のフランス人の子ども二六九人（自閉症、アスペルガー症候群、特定不能の広汎性発達障害、注意欠陥障害を含む）の、尿中のポルフィリン・レベルを比較した。その結果、一〇六人の自閉症の子どもの五十三％に、有害金属の暴露を示すポルフィリンの増加が見られた。自閉症とてんかんをあわせ持っている子ども九人に、有害金属に暴露したことを示すポルフィリンがより多く検出された。この増加レベルは統計的に有意な数値であり、てんかんを持つ二人の子どもと、てんかんと知的障害を持つ二人の子どもにおいても、統計的に有意な暴露ポルフィリンの増加が見られた。検査期間中に服薬していた子ども一人は、てんかんのための抗痙攣《けいれん》薬を服用していた。抗てんかん薬が、ポルフィリン増加に影響している可能性は否定できないが、てんかん発作は有害金属中毒による症状ではないかと研究者は推測している。てんかんを持っていない自閉症の子どもたちは、服薬していないので、ポルフィリン増加に薬が影響した可能性は少ない。興味深いことに、アスペルガー症候群、特定不能の広汎性発達障害、ＡＤＤ（注意欠陥障害）では、有意なポルフィリンの増加は見られなかった。この研究では、サブグループとしてＤＭＳＡという解毒剤を服薬した自閉症の子どもたちの尿検査も行った。ＤＭＳＡの解毒療法の結果、これらの子どもたちのポルフィリン・レベルは、統計的に有意に、通常の範囲内にまで減少した。

二〇〇六年のこのフランスの研究に、〈Defeat Autism Now!〉と協力している医師たちは大いに関心を持ち、自分の患者たちの有害金属の蓄積状態を測定するために、フランスの研究所の尿中ポルフィリン検査を採用するようになった。さらにこの新しい検査について、〈Defeat Autism Now!〉の会議で、保護者たちにも伝えられた。

尿中ポルフィリン検査の内容と、結果の読み方について説明する論文が、二〇〇七年版の『自閉症の効果的なバイオメディカル療法』（〈Defeat Autism Now!〉の総論的な本）に付録として掲載された。ダン・ロシニョール医師が書いた『自閉症における尿中ポルフィリン検査』というその論文は、二〇〇七年に『メディカル・ヴェリタス』誌で発表され、現在もwww.medicalveritas.comで読むことができる。論文のなかで、ロシニョール医師はフランスの研究所（Laboratoire Philippe Auguste at www.labbio.net）の尿中ポルフィリン検査の功績を讃えている。ロシニョール医師の論文によれば、この研究での〝標準範囲〟は、かれらの子どもたちを対象にした研究結果を基にしている。したがって、子どもの検査をするときは、ほかの一般的な検査機関の健康な成人を基にした標準範囲より、確実な参考になる。さらにロシニョール医師によれば、このフランスの研究所は、ポルフィリン・レベルのわずかな差違も検知できるよう調整された機械を備えているので、発達障害の子どもたちの検査には最適なのだという。

フィリップ・オーギュスト研究所の尿中ポルフィリン検査は、医師の承諾なしで受けられるというのは、親たちにとっても興味深い知らせだ。わが子に有害金属の過剰蓄積があるかどうか、自分たちで調べられるのだから。これを執筆している現在［訳註　二〇〇八年出版］、検査費用は百二十ドル（約一万二千円）とフランスまでの送料がかかる。検査を受けるには、研究所（www.labbio.net）にEメールで申し込み、検査キットを郵送してもらう。キットには使用説明書と、尿のサンプルを採取する用具が入っており、自宅で尿を採取し、検査費用と一緒に研究所へ郵送する。検査の結果によって、ポルフィリン検査に詳しい医師に相談するかどうか、決めればいい。

ただし、検査結果を読み取るのはとても難しいということは、忠告しておかなければならないだろう。研究所は、検査結果について説明のコメントが記されたプリントをくれるけれども、子どもの検査結果について疑問があるときは、発達障害のデトックス療法に詳しい医師に相談することをお勧めする。尿中ポルフィリン検査は新しい検査なので、デトックス療法をしている医師でもまだ採用していない場合もあるので、診察の予約を入れる前に聞いてみたほうがいいだろう。

本書を読んでいるあなたがどう考えるかはわからないけれど、私は代謝反応だとか蓄積している有害金属だとか、目に見えないことは、なかなか気に留めにくい性格だ。たとえば下痢や便秘などの腸のトラブル、熱や耳の感染症など免疫のトラブルであれば、目に見えるのでどこが悪いとわかる。でも、代謝反応？　有害金属の過剰蓄積？　なんなの、それ？　多くの子どもたちの自閉症的な症状は、有害金属が原因だと言われているけれど、目で見て確かめることはできない。見えないものを、どう判断すればいいのだろう？　そんな私にとってのターニングポイントは、検査を受けて結果を目にしたことだった。検査を受けて（尿チャレンジ・テストであれ、尿中ポルフィリン検査であれ）、あなたのお子さんの体内にはこれだけの有害金属が過剰蓄積していますよ、という結果が出たら、それは一目瞭然だ。もうあれこれ想像したり、悩んだりしないでいい。数値を見ればわかるのだから。あなたのお子さんには有害金属の過剰蓄積があるかもしれないですよ、と言われるのと、実際に蓄積しているのが目で見てわかるのとでは、雲泥の差がある。そして悪い結果が出ても、明るい面もある。子どもの状態に対して、具体的に対処できることが見つかったのだから。有害金属が蓄積しているとわかったら、それを取りのぞいてあげればいいのだ。フランスの研究所の尿中ポルフィリン検査のいいところは、お金と時間をかけてバイオメディカル療法を実践している医師を捜し当て、予約を入れて診察してもらう前に、自分の子どもに代謝反応の異常や有害金属の過剰蓄積があるかどうか、自宅で簡単に調べられることだ。

尿チャレンジ・テストと尿中ポルフィリン検査の違いがよくわかるように、図19・1で比較してある。

二〇〇七年にドクター・バイオメディカルから、ウィルの尿中ポルフィリン検査を提案されたとき、ウィルはすでにデトックス療法をしながら、定期的な尿検

	ポルフィリン	尿チャレンジ検査
身体に刺激を与えている有害金属を測定する	無	有
デトックスの薬を服用	無	有
有害化学物質を調べられる（農薬）	有	無
水銀・鉛・ヒ素・アルミニウムを調べられる	有	有
多種類の有害金属を調べられる	無	有
医師の承諾が必要	無*	有

＊いくつかの検査機関では医師の承諾が必要だがLaboratoire Philippe Auguste (www.labbio.net) は不要

図19. 1　有害金属の尿中ポルフィリン検査／尿チャレンジ検査

査で有害金属の排出量を観察中だった。経過観察の尿検査で水銀が排泄されていることがわかっていたので、尿中ポルフィリン検査を受けて、中程度の水銀毒がありという結果が出ても、驚きはしなかった。それよりも気になったのは、化学物質系の毒素がやや増加している、というコメントだった。それまで受けていた有害金属毒の尿検査では、化学物質系の毒素は測定されていなかったのだ。

科学の世界では、ある研究グループの発見は、べつの研究グループによって実証されなければならないという決まりがある。それによって、最初の発見が正しかったことが証明されるのだ。この本を書いている現在［訳註　二〇〇八年頃］、尿中ポルフィリン検査についてのフランスの研究は、ほかの研究者によってまだ実証されていない。二〇〇八年に、グレート・プレーンズ・ラボラトリーの所長であるウィリアム・ショー博士は、研究所のウェブサイトにある論文を掲載した。その論文（科学雑誌には載せられていない）では、フランスの研究の方法にいくつかの反論を唱えている。さらに、同様のやり方で尿サンプルを採取したにもかかわらず、フランスの研究所とグレート・プレーンズ・ラボラトリーで行った尿中ポルフィリン検査の結果が、いちじるしく異なっていたことも書かれている。では、いったいどちらが正しいのだろう？　明らかにより精密な研究が必要だ。ともあれ、わが子の有害金属の蓄積の検査を考えているなら、尿中ポルフィリン検査という新しい検査法の不確かさについても、ぜひ知っておくべきだろう（注釈：監修者としては、データのあいまいさ、海外へ送るため尿の質の変化より行っていない）。

〈髪の毛や血液で、有害金属の検査をする〉

有害金属の検査に用いられるのは尿だけではない。髪の毛や血液、便でも検査できる。けれども、発達障害の子どもたちの場合は、そういう検査では体内に蓄積している有害金属を正しく測定できないので、デトックス療法をするべきかどうかの判断材料にはならない。以下にその理由を説明しよう。

まず髪の毛。身体にとって、髪の毛に有害金属を排泄するのは、ごみを捨てるのと同じこと。髪の毛を検査すると、どんなごみが捨てられたのかがわかる。けれども発達障害の子どもたちは、兄弟や親やほかの定型発達の子どもたちに比べて、髪の毛に含まれている有害金属は少ない。体内の解毒システムがちゃんと機能していないからだ。有害金属は髪の毛に排泄されずに、体内にどんどん溜まっていく。したがって髪の毛に有害金属が検出されないから、体内にも蓄積していないと判断するのは間違いなのだ。

血液でも有害金属の蓄積は検査できる。たとえば、赤血球内有害金属・ミネラル検査。バイオメディカル療法では、カルシウム、マグネシウム、亜鉛など体内の必須ミネラルの量を調べるために、最初に行う。この検査では、水銀や鉛などの有害金属も測定できるが、検知できるのはごく最近体内に入ってきたものだけで、過去に入ってきて体内の組織に付着してしまったものまではわからない。したがって、血液の検査では、デトックス療法が必要かどうかの判断はできない。けれども、まったくムダなわけでもない。もしも血液検査でごく最近、水銀が入ってきたことがわかれば、その原因（マグロやカジキなど大型魚を頻繁に好んで食べる、低品質のフィッシュオイルのサプリメントを飲んでいた）はだいたい見当がつくだろうから、それをやめればいい。

〈解毒剤は体内でどのように作用するのか？〉

尿中ポルフィリン検査や尿チャレンジ・テストで、有害金属の過剰蓄積があるとわかったら、その有害金属を取りのぞくために、いろいろな解毒剤がある。それらの解毒剤には硫黄が含まれていて、身体の自然解毒システムと同じような働きをする。硫黄は、ホモシステインが解毒回路に配達する大事な物資だったことを思い出してほしい。粘着性のある硫黄は、有害金属や毒素を吸着して、排出させてくれるのだ。解毒剤に含まれる粘着性の硫黄は、ナイトクラブの用心棒みたいな存在だ。入りこんできた有害金属をひっつかまえて、身体の外へ連れだしてくれる。けれども、実際はそんなに単純な話ではない。有害金属は巧みに潜んでいるので、砂のなかに大理石を見つけるように簡単にはいかないのだ。やつらは細胞の分子と化学的に結合し、細胞の一部になりすましている。用心棒としては、けんか騒ぎを起こして、被害に遭っている善良な客から悪者をひきはがさなければならない。悪者をとっつかまえた用心棒（硫黄）は、ウルトラガイ（グルタチオン）の助けを借りて、悪いやつらをドアの外へ放りだす。蓄積した有害金属を取りのぞくには、解毒剤と体内の自然な解毒システムの共同作業が必要なのだ。

ナイトクラブのけんか騒ぎのあと、残された傷だらけの客（細胞）はどうなるのか？　悪者から解放された客は、よろよろとカウンター席に腰かけて、ひとまずゆっくり休む。それと同じように、有害金属の分子をひきはがされた細胞は、しばしの休息（とエネルギー）を必要とする。そんな細胞に救護の手をさしのべて、回復を早めてあげるために、じつは前もって準備しておくべきことがある。

〈デトックス療法の前に行うべきステップ〉

デトックス療法中の身体は、ダメージを受けた細胞たちを修復するために多くのエネルギーを必要とする。子どもの場合、成長のためのエネルギーのつぎに必要なエネルギー供給だ。したがってデトックス療法をするときは、前もって身体に準備をさせなければならない。デトックスに要する期間は、半年から二年、あるいはそれ以上かかる場合もある。マラソンと同じだと考えてみてほしい。ソファでポテトチップスを食べながらごろ寝していた人が、いきなり起きあがってフルマラソンを完走できるだろうか？　まずトレーニングをして、体調を整えなければならないはずだ。それにマラソン中に悪化しないように、悪い箇所があれば治しておくだろう。それらの準備をしないでレースに挑んだら、結果はさんざんなものになるに違いない。デトックス療法もそれと同じで、まず体調を整え、調子が悪い部分を治しておく。さらにデトックス療法の副作用に備えて、対策を講じておく。そうした補強をあらかじめすることで、成功のチャンスを最大にできるのだ。

〈デトックス療法に備えて身体を整える〉

デトックス療法をするときは、いくつかのキーポイントを重点的にケアする。この準備段階だけでも、ほとんどの子どもは症状が改善する。

1．ビタミン、ミネラルをサプリメントで補強する。
発達障害の子どもたちのほとんどは、ビタミンや必須ミネラルを大量に必要としている。なかでも亜鉛が不足気味だ。したがって、デトックス療法をする前と最中は、それらの不足しているビタミン&ミネラルをしっかりと補う栄養計画を立てなくてはいけない。マルチビタミン&ミネラルのサプリメントのほかにも、酸化ストレスに対抗し、排毒を助ける効果のあるビタミンC、E、ビタミンB6、亜鉛、セレンなどを多めに摂る必要がある。デトックス療法の薬は必要なミネラルも排出してしまうため、必須ミネラルはじゅうぶんに補っておかなくてはならない。赤血球内有害金属・ミネラル検査によって、亜鉛、カルシウム、マグネシウム、セレンの量を測り、不足している必須ミネラルがあれば、準備段階でたっぷりと補っておく。

2. 腸内環境を健全な状態にしておく。デトックス療法で使われる薬やサプリメントのなかには、腸内環境を悪化させ、悪玉菌を増やしてしまうものもある。第二十三章の腸内環境とトラブル、第二十六章の腸内環境改善のための治療を読むと、より納得いただけることと思う。とりあえず今は、デトックス療法をする前に、腸内環境を健全にしておく必要があることだけ知っておこう。

3. グルタチオン（ウルトラガイ）を増やす。有害金属を排出するには、解毒剤と身体の自然な解毒システムが協力する必要がある。だからデトックス療法の前に、身体の解毒システムを可能なかぎり活性化しておきたい。そこで注目すべきはグルタチオン（ウルトラガイ）だ。彼は体内のごみ収集人、デトックス・ヒーローなのだ。しかし残念ながら、発達障害の子どもたちのグルタチオンの量は、通常の半分しかない。それでもサプリメントでグルタチオンを増やす方法はいくつかある。

（a）クリーム、注射、点滴などでグルタチオンを補給する。経口では、効果が確実でない。

（b）メチルB12の注射とTMGとフォリン酸の組み合わせ（ビタミンB6も合わせるとより効果的）

（c）ビタミンC

4. 毒素や有害金属を避ける。これについては第二十章から二十二章で説明する。

デトックス療法をはじめる前に、以上の下準備を可能なかぎりしっかりと行う。腸のトラブルや栄養不足があると、良い効果は望めない。デトックス療法について、これから説明していくけれど、その前に伝えておくべき大事なことがある。有害金属デトックスの経験が豊富な医師の指導のもとで行うこと。

〈デトックス療法は、必ず経験豊富な医師の指導のもとで行うべし〉

これから説明する解毒剤を使用するときは、医師の監督が必要だ。それもただの医師ではなく、発達障害のデトックス療法の経験がある医師でなくてはならない。心当たりがなければ、〈Defeat Autism Now!〉が薦めるデトックス法を行っている医師のリストから探してみてはどうだろうか。良さそうな医師が見つかったら、デトックス療法の経験がどれぐらいあるか、たずねてみよう。

なぜ医師が必要なのか？　それは子どもの安全のためだ。私たちの身体の自然な解毒システムでは、肝臓や腎臓が特別な役割を担っている。解毒剤はその大事な肝臓や腎臓の仕事を増やしてしまい、負担がかかる怖れがある。だから定期的に検査して、肝臓や腎臓の状態を観察しながら行わないといけないのだ。それにはやはり経験豊富な医師がいい。ときには解毒をする肝臓や腎臓を休ませるために、デトックス療法を一時的に休止することも必要だ。経験豊富な医師は、臓器を休ませる必要があれば適切に指示し、どれぐらい治療を休止するかどうかの判断もする。さらに経験豊富な医師は、あなたのお子さんに蓄積している有害金属の種類に応じてどの解毒剤がもっとも効果的か、どういう方法で投与するのが良いか、ということも見きわめられる。子どものデトックス療法に対する反応を見て、薬の内容を変更したりする際も、豊富な知識が必要とされる。有能な医師の指導に従えば、治療のプロセスもスムースに進められる。どの検査を、何回行うべきか、という判断もしてくれる。さらにあなたのお子さんのデトックスに必要なサプリメントや解毒剤の処方箋も書いてくれる。

〈デトックス療法をする前の検査〉

治療の前に、いくつかの血液検査が必要だ。最初の状態を記録として残しておき、治療をはじめてからの検査結果と比較して、変化を観察するためだ。

1．赤血球内有害金属・ミネラル検査。以前にも述べたが、この検査では、亜鉛、カルシウム、マグネシウム、セレンなど必須ミネラルの量を測定する。

2．血液検査。

（a）血小板の数も含めたすべての血球数

（b）腎機能検査

（c）肝機能検査

〈デトックス療法中の身体をサポートする〉

デトックス療法に備えて行ったことを、そのままつづける。身体をサポートするのも、デトックス療法の一環だ。治療をはじめると、さらに追加でサポートする必要が出てくる。

〈デトックス療法に使用する解毒剤〉

薬を投与したら、いよいよデトックスのはじまりだ。一般的によく知られている四つの薬は、DMSA、DMPS、カルシウムEDTA、TTFD。どの薬を使うかは、子どもから取りのぞくべき有害金属の種類によって決まる。DMSAは水銀、鉛、ヒ素、スズ、ニッケル、アンチモンなど、さまざまな有害金属に対して有効。DMPSは、おもに水銀に効果的だが、鉛、ヒ素、スズ、カドミウム、銀などにも有効。カルシウムEDTAは、おもに鉛とカドミウムを取りのぞくが、アルミニウムにも多少は有効。TTFDは、おもにヒ素を取りのぞくが、カドミウム、ニッケル、鉛、水銀にも有効。

どの薬もいろいろな形態のものがある。経口、注腸、静脈注射、筋肉注射、肌に塗るクリーム。どの薬を、どんな形で投与するかは、それぞれの子どもの状態による。薬を投与する回数は、形態による。一日おきに投与しなければならない場合もあれば、二週間に一回でいい場合もある。もっとも一般的なのは、三日間連続して投与し、十一日間休む二週間のサイクルを繰り返す治療スケジュールだ。薬の種類や投与の形態によって、医師がスケジュールを組む。

FDA（アメリカ食品医薬品局）の認可はそれぞれの薬によって異なる。DMSAの経口投与は、子どもの鉛中毒の治療薬として認可されている。多くの認可された薬と同様に、ほかの有害金属中毒に対して、医師の裁量で処方されることもある。DMSAやカルシウムＥＤＴＡは、薬局でも購入できるが、ＦＤＡの認可はされていない。それでも、医師の裁量で調剤薬局に処方箋を出すことは可能だ。ＤＭＰＳはアメリカでは試験的にしか認められていないが、ヨーロッパではふつうに処方されていて、ドイツでは薬局で買える。

〈ＴＴＦＤはほかの解毒剤に補足的に使える〉

ＴＴＦＤはビタミンＢ１（チアミン）の特別な形で、有害金属をマイルドに取りのぞく作用がある。安全性はきわめて高く、ビタミンＢ１の供給源としても良い。ＴＴＦＤは肌にすりこむクリームタイプがもっとも効果的で、Ecological Formulas 社から「Authia Cream」というブランド名で販売されており、薬局で購入できる。ＴＴＦＤのクリームを、グルタチオン（還元型）のクリームと併用すると、有害金属に対してより効果的になる。多くの医師が、ＴＴＦＤをほかのデトックス療法に加えて補完的に使用している。ＴＴＦＤをほかのデトックス法と併用することで、より多くの有害金属を尿へ排泄させることができる。ＴＴＦＤクリームの唯一の難点は、塗った部分からいやな匂いが発生することだ。マジで、スカンクに匹敵するかもしれない。それが耐えられないという人もいるが、果敢にも塗りつづけていると、だんだん匂いはしなくなっていく。ビタミンＢ群のビオチンを一〇㎎ほど服用すると、匂いを速やかになくすことができる。ＴＴＦＤクリームの匂い対策としては、寝る前に膝から下のほうに塗ることだ。そうすると、朝起きたとき、すぐに洗い流せる。朗報として、ＴＴＦＤを経口で服用した場合は、匂いのトラブルは発生しない。

〈定期的な検査で、デトックス療法の効果を確かめる〉

デトックス療法で有害金属を効果的に取りのぞけているかどうかを確かめるために、定期的に検査をする。たとえば、尿中ポルフィリン検査を最初にしたなら、同じ検査をだいたい三ヵ月から四ヵ月ごとに行う。デトックス療法がうまくいっていれば、検査を受けるごとに蓄積していた有害金属が減っているのがわかるだろう。

デトックス療法の効果を確かめるもう一つの方法は、尿チャレンジ・テストだ。定期的な検査で大量の有害金属が排泄されていることがわかれば、デトックス療法がうまくいっている証拠だ。ひきつづき頑張ろう。

けれども、定期的な検査でじゅうぶんな効果が確かめられないときは、やり方を変えるべきかもしれない。ほかのデトックス法のほうが、その子には向いているのかも。あるいは解毒剤の投与法を、経口からクリームにするなど、変更したほうがいいのかもしれない。解毒剤の種類や形態は変更せずに、身体のサポートで摂取しているサプリメントを変えると、効果が出ることもある。サポートのために摂っている栄養が、有害金属の排泄の妨げになってしまう場合もあるのだ。こういうことも、デトックスの経験豊富な医師にしかわからない。

〈安全のために身体の状態を観察する〉

デトックス療法を行っている期間は、安全のために身体の機能を定期的に検査して、観察しなければいけない。デトックス療法をはじめる前に行うのと同じ検査だが、大事なことなので、ここでもう一度説明しよう。

1．赤血球内有害金属・ミネラル検査。三ヵ月から六ヵ月ごとに行い、必須ミネラルの量をチェックする。

2．血液検査。二、三ヵ月ごとに行う。

（a）血小板を含む血球数

（b）腎機能

（c）肝機能

〈デトックス療法で起こりうる副作用〉

デトックス療法でよく起きる副作用は、腸内細菌叢の悪化と、亜鉛、セレン、マグネシウム、銅など必須ミネラルの減少だ。それらの副作用で問題行動が出ることがあるが、ミネラルのサプリメントや腸内細菌叢のサポート（第二十四章から二十七章で詳しく説明する）によって、予防できる。やむを得ないときは、腸内細菌叢が改善し、必須ミネラルの量がじゅうぶんになるまで、一時的にデトックス療法を中止する。ごくまれに、解毒剤に重篤なアレルギー反応が出るケースがある。もし発疹などが出たら、解毒剤の種類や形態を変更すべきだ。肝臓、腎臓、骨髄への影響が心配されるが、重篤な影響が出た例は報告されていない。定期的に血液検査をして、血球数、腎機能、肝機能、必須ミネラルの量を確認していれば、まず大丈夫だろう。

〈デトックス療法の安全性〉

デトックス療法は何十年も前から、一種類の有害金属に大量に暴露した場合や長年のあいだに少しずつ蓄積していた場合など、有害金属中毒の治療として行われてきた。発達障害の子どものデトックス療法のコントロール・スタディ（デトックス療法を受けた子と受けない子の比較検討）はないので、今後も研究が必要とされているが、すでに何千人もの発達障害の子どもたちにデトックス療法が行われ、親たちや医師たちから良い結果が報告されている。

けれども二つだけ、お伝えすべき例外がある。カルシウムＥＤＴＡの静脈注射は、何十年も昔から何千人もの高齢者や鉛中毒の子どもの治療として行われてきた安全な方法だが、二〇〇五年に経験のない医師が間違った薬を注射して、二人の子どもが死亡した。安全性が保証されている正しい薬はカルシウムＥＤＴＡだが、その医師はジナトリウムＥＤＴＡを使用してしまったのだ。名前が似ていたためだろう。だからこそ、デトックス療法の経験豊富な医師の指導のもとに行うことが、とても大切だ。この章で述べた正しい解毒剤を使用して行われたデトックス療法では、過去五十年間で死亡例は一つもない。

それでも、自閉症のデトックス療法に対しては、強い賛否両論がある。ＡＲＩの季刊紙『Autism Research Review International』において、ジョン・グリーン医師はそれらの賛否両論について解説している。グリーン医師は生態学的栄養医学の臨床医であり、一九九九年から発達障害の子どもたちを専門に治療していて、この章で紹介したすべての解毒剤を使用したデトックス療法を行った経験がある。グリーン医師いわく、自閉症のデトックス療法に賛成の人々は、その治療を定期的に実践し、わずかな副作用で、素晴らしい結果を目の当たりにしてきた専門家たちで、反対意見の人々はデトックス療法を行った経験はなく、理論的に批判しているだけだそうだ。

では親たちの意見はどうだろうか？　ＡＲＩの親たちの評価では、デトックス療法で症状が悪化したと答えたのは三％で、向精神薬と比べると、悪化した割合はごく低いことがわかる。アデラル、アンフェタミン、リタリンなどは、主流派の医師がよく処方する向精神薬だが、約半数の子どもたちが悪化したと回答している。二十五％の子どもは効果がなく、残りの二十五％

から三十二％だけが、効果があったとしている。つまり効果があったと答えたのは、四分の一だけ。四人に一人しか効かず、残りの三人は悪化するか、効果がないなんて、確率が低すぎるのではないだろうか？　主流派の医師はそれらの薬を、実績をもとに子どもに使用して安全であるとみなしているはずだ。そうなら、七十四％の子どもが改善し、悪化したのはわずか三％のデトックス療法は、なぜ批判されるのだろう？　さらに、一九九〇年から九七年のあいだに、リタリンが関連した死亡例（主に心血管疾患）が一六〇人もＦＤＡに報告されている。主流派の医師たちが推奨する薬物治療よりも、デトックス療法（有害金属の過剰蓄積がある子どもに対して）のほうが、はるかに安全ではないだろうか？

〈治療を中断して休息を取る〉

前にも述べたが、デトックス療法を一時的に中断するのが賢明な場合がある（実際は休んでいるあいだも改善しつづける子も多いが）。その理由とは

○腸内細菌叢のバランスを整える
○必須ミネラルを補給する
○有害金属が体内の組織に再分配されるのを待ち、解毒剤でつかまえにいくため。組織の深層部や骨や脳などに蓄積した有害金属は、解毒剤では取りのぞけないが、それらの蓄積した有害金属はほかの浅い組織に再分配される可能性がある。治療を中断して、その再分配を待ち、届くところに出てきた有害金属を解毒剤でつかまえて、排出させるのだ
○デトックス療法のあいだ大活躍している肝臓や腎臓を休ませる

〈どうやってデトックスが完了したと判断するのか？〉

子どもたちは十人十色なので、治療に要する期間もそれぞれ違う。すぐに改善する子もいるし、ゆっくりと効果が表れてくる子もいる。幼児はだいたい六ヵ月から二年。少し大きくなると、有害金属の排泄は遅くなるので、治療の期間も長くなる。治療が完了したと判断する二つの根拠は

1．検査結果で効果を確認する。尿中ポルフィリン検査の場合は、有害金属の蓄積を示すポルフィリンがじゅうぶんに減少したとき。尿チャレンジ・テストの場

合は、尿に排泄される有害金属の量がじゅうぶんに減少したとき。排泄される有害金属の量が少ないのは、デトックス療法がうまくいっていない場合も考えられるので、経験のある医師に相談しながら、治療をやめるかどうかを決断する。

2．子どもの自閉症様の行動が改善したとき。検査の結果よりも大事な判断材料は、子どもの行動に改善が見られるかどうかだ。改善が横ばい状態になったら、デトックス療法をやめる頃合いだ。横ばい状態でもさらに少しでも改善があることを期待して、もう二、三ヵ月つづける場合もあるし、数ヵ月中断してから、試しにまた数ヵ月だけ再開する場合もある。

〈デトックス療法についての最良の情報源〉

この章ではざっと紹介しただけだが、もっと詳しい情報が欲しい場合は、治療記録に関するＡＲＩの出版物をお薦めする。この治療記録は、発達障害の子どものもっとも安全で効果的なデトックス療法についての、信頼できる最良の情報源だ。三十人以上の厳選された医師、化学者、毒物学者、そのほかこの分野に精通した科学者の意見をまとめた記録で、『Treatment Options for Mercury/Metal Toxicity in Autism and Related Developmental Disabilities : Consensus Position Paper（自閉症及び発達障害における水銀・鉛中毒の治療という選択肢に関する総論）』というタイトルだ。検査や準備、解毒剤やその形態などについて、詳しく説明されている三十ページほどの冊子で、定期的に内容は更新されている。ＡＲＩのウェブサイト（www.autism.com）で、無料で読んだり、プリントアウトしたり、ダウンロードしたりすることができる。ＡＲＩに注文して、四ドルで冊子を送ってもらうこともできる。ジャクリーン・マッカンドレス医師の『Children with Starving Brain（脳が飢えている子どもたち）』という本にも、有害金属を取りのぞく方法について、実際的な説明がされている（第七章「有害金属の除去」）。ケネス・ボック医師とキャメロン・ストースによる『Healing the New Childhood Epidemics（新たな子どもたちの流行病の治療）』にも、詳しい説明が載っている（第十九章「デトックス療法」）。検査法の選択や、デトックス療法をつづけるかどうかの判断について、さまざまな人々のさまざまな見解がある。デトックス療法については、とりわけしっかりと知識を身につけて、医師と相談しながら、あなたのお子さんに一番適したやり方を決めていくべきだ。そしてあなた自身の胸にたずねて、納得のいく方法を選ぶことも大切だと思う。

〈さて、つぎの章はなんの話?〉

　この章では過剰蓄積した有害金属を取りのぞく治療に焦点を当てたが、今現在の生活で、有害金属や毒素をなるべく取りこまないようにすることも大事だ。身体本来の解毒システムにかかる負担は、少なければ少ないほどいい。では、有害金属を取りこんでしまう原因はなんなのか、そしてどうしたらそれを避けられるだろうか?　つぎの章ではそれについて説明しよう。もし私が家族計画に取りかかる前にこの章を読んでいたら、発達障害とは無縁の道を歩んでいただろう。

第二十章　発達障害の人に過剰蓄積している水銀：その原因と症状

〈この章で説明すること〉

これから三つの章に分けて、有害金属と毒素について の問題を取りあげていく。この章では、人類が知る なかでもっとも神経毒性の強い化合物、水銀について 説明する。水銀の毒は、免疫システムを弱らせ、脳を 含めた神経系を冒す。水銀は、発達障害だけでなく、 学習障害、強迫神経症、不安障害、鬱、慢性疲労症候 群、認知症、アルツハイマー病、パーキンソン病、多 発性硬化症、慢性関節リウマチ、統合失調症、トゥー レット症候群、筋萎縮性側索硬化症（ルー・ゲーリッ グ病）などの主犯格であると考えられている。この章 では、発達障害の子どもたちに高頻度で見られる高濃 度の水銀の蓄積の問題と、その原因について解説する。 見えないところに潜んでいる水銀を取りこんでしまわ ないよう、摂取源についてしっかりと知識を身につけ よう。さらにこの章では、水銀毒の症状についても解 説するので、お子さんの症状と比べてみてほしい。お 子さんに水銀の過剰蓄積の検査をすべきかどうか、判 断材料にしていただければと思う。

〈赤ちゃんは本当に毒物や有害金属にさらされていない？〉

バイオメディカル療法について知りはじめた頃、ウ ィルが毒素に冒されているなんて、とりわけおぞまし い有害金属毒に蝕まれているなんて、考えられないこ とだと思っていた。だってまだほんの子どもなのよ！ 化学工場で働いているわけでもないし。ごくふつうに 家庭で過ごし、保育園や公園や学校に行っているだけ。 殺虫剤や農薬や除草剤や化学肥料を扱ったこともない。 それに昔あった危険な毒物は、今はなくなっているは ずじゃなかった？　水銀の体温計は薬局の棚から消え たし、ガソリンやペンキに鉛は含まれなくなった。それにアスベストの断熱材も、恐竜と同じでとっくに絶滅したはず。それなのになぜ、発達障害の子どもたちのほとんどに、有害金属の過剰蓄積があるのだろうか？　日常生活のなかで、どこかから、なんらかの方法で、有害金属毒にさらされていたのだ。

その後、赤ちゃんや子どもが有害金属や毒素を取りこんでしまうルートがじつにいろいろとあることを知って、私は驚いた。自分たちでその危険や摂取源について学んでおかないと、害のないものと見過ごしているうちに、知らずに毒に冒されてしまうのだ。

〈発達障害の子どもたちに蓄積している高濃度の水銀〉

Association of American Physicians and Surgeons（アメリカ内科・外科医師会）の季刊誌に、発達障害の子どもと定型発達の子どもの水銀の排泄量を比較した研究論文が掲載された。子どもたち全員に三日間、有害金属を除去する薬（DMSA）を投与し、それぞれの子どもの水銀、鉛、カドミウムの排泄量を測定した。水銀の量は、発達障害の子どもたちのほうが四倍も多かった。鉛とカドミウムの量は、定型発達の子どもと有意な差は見られなかった。私たちのスペクトラム上の子どもたちは、いったいどこからそんなに多量の水銀を取りこんでしまうのだろう？

〈空気、水、食物などに含まれている水銀〉

水銀は自然に存在する有害金属で、地震などによる地割れや火山の噴火などによって、ほかの鉱物と一緒に地表に放出される。けれどももっとも多い大気中の水銀の七十％は、石炭による火力発電所の煤煙や石油精製の廃液などから放出されたものだ。二十世紀に、大気中の水銀は工業汚染によって三倍に増えた。水銀はいったん放出されると、環境のなかに留まりつづける。水銀の汚染濃度が高い場所もあるので、住んでいる地域によっては、あなたも暴露しているかもしれない。環境保護庁は飲料水に含まれる水銀の量は安全な範囲内としているが、自治体の水道の水を長年にわたり飲みつづけた場合の蓄積量を心配する専門家もいて、浄水器で濾過した水やボトル入りの浄水を飲むように勧めている。水銀は化学肥料、殺虫剤、農薬、殺菌剤、防カビ剤などにも使われている。それらの農薬や殺虫剤が食べ物、とくに穀物に残留している。健康のために無農薬有機栽培の食品や加工されていない食品をなるべく選ぼう。この本では、小児のワクチンによる水銀の暴露に焦点を当てているが、発達障害を起こさせる毒素の摂取源は、ワクチンだけではない。空気や水や食物など環境から摂取してしまうことも、深刻な問題なのだ。

〈小児期に打たれるワクチンに含まれる水銀〉

ワクチンに含まれる水銀の話をする前に、大事なことを言っておかなければならない。ワクチンは、人類の生命を守るための二十世紀における偉大な科学的発明だ。天然痘、ポリオ、ジフテリア、百日咳などの恐ろしい伝染病が大流行するのを防ぎ、人々を救う貴重な役割を果たしてきた。ワクチンが発明される以前、国民のほとんどが伝染病で死に絶えるほどの悲劇的な時代を、私たちの多くは知らない。ワクチンが広まったおかげで、そうした恐ろしい伝染病の脅威は遠い過去の話になった。少なくともアメリカにおいては。けれど、もし今それらの病気にかかれば、子どもたちはたちどころに死んでしまう。ワクチンで予防して、命を守らなければならない。ワクチン接種が必須であるからには、ワクチンに有害金属がまったく含まれていないこと、きわめて慎重なスケジュールで、ほかにリスク因子を持たない健康な状態の子どもに接種することが、絶対条件だ。それにもかかわらず、ワクチンによる水銀暴露は一九三〇年代から少しずつ広まっていった。そしてより多くの種類の小児ワクチン接種が義務化され、一九九一年頃から二〇〇一年頃までには国の安全基準を超えるほどの量に増えていった。この問題については、次章で詳しく取りあげる。本書を書いている時点では、ワクチンによる水銀の被害は大幅に減ったものの、完全になくなったわけではない。

〈魚介類に含まれる水銀〉

大きさや食べる頻度にもよるが、魚介類も水銀の摂取源としてはかなりの割合を占める。食品産業ではリスクの最小化に努めているものの、四つの政府機関が魚介類やクジラの肉からの水銀摂取に安全基準を設けている。でもどうして魚には水銀が蓄積していて、たとえば、インコは大丈夫なのだろう？　石炭を燃料にしている火力発電所の煤煙は、大気中に膨大な量の水銀をまき散らし、それが雨と一緒に湖や川や海に降り注ぐ。そして流れこんだ水銀は海の生態系のなかに取りこまれる。食物連鎖の頂点にいる大型の捕食者ほど、微量に水銀に汚染された小さな魚をたくさん食べているので、より多くの水銀を蓄積させている。海の魚では、マグロの仲間、メカジキ、スズキなどのバス類、カマス、マスなど。妊娠中の女性がそういう魚を食べると、すぐ胎児に水銀毒がまわってしまう。胎児の脳は急速に発達しているので、とりわけ水銀毒に脆弱だ。妊娠中や授乳中は、シーフード、とくに大型の捕食者（マグロ、カジキなど）は食べないでおこう（注釈：日本でも妊婦は魚介類の過剰摂取は控えるように、厚生労働省から注意勧告が出ている。とくに身内に有害金属との関連疾患がある方は、さらに摂取を減らすことが望ましい）。

〈歯の詰め物に含まれる水銀（アマルガム）〉

アマルガムは水銀や銀の化合物で、五十％が水銀だ。口のなかにアマルガムを詰めた歯が多くあるほど、水銀を取りこんでしまっている可能性が大きい。妊娠中の母親が歯にアマルガムを詰めていると、胎児にその水銀毒がまわってしまう。妊娠中の女性は歯科治療を受けることを避け、やむを得ないときは水銀を含まない充塡剤にしてくれるよう歯科医に頼もう。にもかかわらず、アマルガムの充塡剤に含まれる水銀の危険性は、アメリカ歯科医師会の強力なロビー団体によって、完全否定されている。

〈化粧品や医薬品に含まれる水銀〉

水銀は古くから医薬品に使われている。水銀を含む防腐剤（チメロサール）は、コンタクトレンズの保存液、鼻炎用スプレー、点耳剤、目薬、痔の薬などによく使われている。チメロサールを使用している製品のブランド名は、ＦＤＡのウェブサイト（www.fda.gov/cder/fdama/mercury300.htm）で調べることができる。この章で紹介した水銀の汚染源のほかにも、水銀を取りこんでしまう原因はいろいろとあるが、とりあえずおもな犯人だけ押さえておこう。

〈私たちの場合：ワクチンに水銀が入ってるなんて、誰が言ったの？〉

わが家の子どもたちがまだ赤ちゃんだった頃、ワクチンに水銀が入ってるといううわさ話を耳にした覚えがある。そんなばかげた話にだまされるなんて、信じられない。いったい誰があんな恐ろしい神経毒を、赤ちゃんや子どものワクチンに入れるって言うの？　ありえないわ。まことしやかなうわさ話にだまされちゃう人も世の中にはいるのね。私はそんなふうに思っていた。

それから何年もして、発達障害のバイオメディカル療法について学びはじめた私は、そのうわさ話を思い出して不安な気持ちになった。ワクチンには、とくにウィルが乳児から幼児だった時代のワクチンには、実際に水銀が含まれていたことを、私は知った。菌やバクテリアからワクチンを守るための防腐剤として、水銀が使われていたのだ。それを知ったとき、いやな胸騒ぎがしたが、水銀と言ってもごくごく微量に違いないと自分を安心させようとした。〈Defeat Autism Now!〉や親の会の人たちが言うように、ワクチンのせいで発達障害になるなんて、ありえないわ。それに安全性を厳正に検査して確かめたのでなければ、赤ちゃんに水銀入りのワクチンを注射するはずがない。安全性を確かめもしないで、実施するわけがないわ。製薬会社も政府の保健機関もみんな、水銀入りのワクチンは安全だって断言しているし。発達障害と水銀の関連についての議論に関して、素人の私には、どちらが正しいのか確かめようがない。政府の保健機関は、自分たちがなにを主張しているか、ちゃんとわかっているはずだ。ワクチンと発達障害の関連性についてのあらゆるデータを持っているはずだから。明らかな関係性があれば、知っているはずでしょう？　それに、発達障害の症状が毒に冒されたものだなんて、私にはどうしても思えなかった。

幼かった頃、父が庭の植物に液体の殺虫剤をまいたときのことをよく覚えている。殺虫剤に驚いて、太った芋虫が二匹、父の足元に這いでてきた。父はそれをつまみあげ、私が飼っていたいつも腹ぺこのコマツグミにやった。コマツグミは喜んで飲みこんだあと、すぐにひっくり返り、十五分ほどで冷たくなって死んでしまった。かわいそうな私の小鳥。けれどもそれが毒の作用なのだ。即座に効き目が表れる。もっと微量であれば、死にはしなかったかもしれないが、それでも毒は一瞬でまわる。そう思っていた。だから、もしワクチンに入った水銀がウィルに影響したなら、すぐに具合が悪くなるはずだけど、そうはならなかった。スケジュールどおりに受けるべき予防接種をすべて受けたが、目立った反応は見られなかった。その代わりに、成長するにつれて少しずつ、発達障害のような症状が表れるようになった。それは私が思っている毒の効き方とはまったく違っていた。

それに毒は誰にでも同じように効くものだと思っていた。殺虫剤を浴びた芋虫を、どのコマツグミに食べさせても、ひっくり返って死んだだろう。多少はもがく時間が長い小鳥もいるかもしれないけれど、やはり死んでしまうに違いない。微量だったら、具合が悪くなるだけで、死にはしないかもしれないが、それはどの小鳥でもそうなるはずだ。ところが発達障害は違う。症状や程度も千差万別で、私にはそれがどうしても毒の作用だとは思えなかった。けれどもワクチンの水銀の話を知ってからは、安全のために、インフルエンザのワクチンを打つのをやめた。インフルエンザのワクチンは、どのメーカーも今でも水銀を使っているからだ。わが家の子どもたちのワクチン接種はひととおり終わっていたので、水銀と自閉症の関連についての論争に決着がつくのを、遠目に見守るつもりでいた。

〈恐ろしい発見：調査研究についての調査研究〉

そんなある日、私は自宅のパソコンで〈Defeat Autism Now!〉の会議の動画を見ていた。アリゾナ大学のジェイムズ・アダムズ博士が、ある研究について話していて、いやな不安が胸にこみあげてきた。その調査研究では自閉症の症状についての調査研究と、水銀毒の症状についての調査研究についての調査を行い、一致する症状を長いリストに書きだした。それらの症状はどれもぴたりと一致していた。調査を行った研究者は、多くの自閉症は水銀毒の誤診ではないかと提言している。

私は冷たい不安に胸を締めつけられる気がした。それまでは、水銀と自閉症の関係についての議論を、対岸の火事のように思っていた。でもこの調査研究は違う。この症状のリストを見れば、ウィルの症状と水銀毒の症状が一致するかどうかがわかる。水銀毒の症状が、私たちが自閉症と呼んでいる精神障害の症状と同一だというのは、本当なのだろうか？　わが子が毒に冒されて、正しい診断も適切な処置もされないまま、何年もつらい症状に耐えてきたなんて、とうてい信じがたいことだった。なんとしてもそのリストを見なければ。グーグルで『Autism：A Unique Form of Mercury Poisoning（自閉症：特異なタイプの水銀毒）』というその調査研究のタイトルを検索した。するとすぐに見つかった。ＡＲＩのウェブサイト（www.autism.com）とSafe Minds（www.safeminds.org）にも載っていた。

〈水銀毒の症状は、ほとんどの場合、遅れて表れる〉

問題の調査研究の水銀毒の症状のリストを見ると、ウィルにゆっくりと表れはじめた自閉症様の症状とあまりにもぴたりと一致していて、恐怖にわしづかみにされた心地がした。よほどの高濃度、あるいはきわめて敏感な人でないかぎり、水銀毒の影響はすぐには表れない。水銀に暴露してから、目に見える症状が表れるまでに、ある程度の期間があり、数週間、数ヵ月、あるいは数年かかる場合もある。そのあいだに、脳や神経系が少しずつ冒されていく。

〈水銀毒の症状には、きわめていちじるしい個人差がある〉

水銀毒の症状は、人によってそれぞれ異なり、典型的な症状というものがない。その幅広い症状の違いは、つぎのさまざまな条件の組み合わせによる。

1．摂取量。

2．個人の敏感さ。水銀毒の影響には、きわめて個人差がある。同じ量でも、深刻なダメージを受ける人もいれば、まったく影響が見られないか、ごく軽症の人もいる。個人の敏感さは以下の条件による。

（ａ）年齢。同じ水銀の量でも、子どもは大人よりはるかに影響を受けやすい。胎児や乳幼児にはきわめて危険。生後四ヵ月から六ヵ月の乳児は、毒素を体外に排泄するための胆汁をまだ作れないので、水銀が体内に蓄積してしまう。しかも生後二、三ヵ月までは、水銀の毒を脳に入れないための血液脳関門が完全に発達していない。水銀は脳や神経系の細胞にいちじるしいダメージを与えるが、とりわけ水銀毒の標的になりやすいのが、脳の特定の部分で、自閉症で障害があるとされている部分と一致している。

①小脳。感覚認知、運動制御、位置感覚などを司っている。

②扁桃体。側頭葉に隣接する大脳辺縁系の神経節の一つで、恐怖や攻撃に関する感情を司る。

③海馬。大脳側頭葉の内側の皮質の弓状の隆起。記憶を司る。

（b）性別。きわめて高濃度だと、男女とも同じくダメージを受けるが、腎臓のダメージをのぞいて、女性より男性のほうが水銀の害を受けやすい。自閉症の子どもは、四人のうち三人が男の子。

（c）遺伝子トラブルによる感受性の高さ

（d）暴露したときの健康状態

3．体内への侵入ルート。水銀がどういう方法で体内に入ったかによって、症状が異なる。食べ物、注射、吸入。クリームや軟膏で肌から吸収したか、点耳薬で耳から入れたか。あるいは病院で、点滴によってという場合も考えられる。注射で血管に直接入ってきた水銀はきわめて有害だ。食べ物などで口から入ってきた場合は、消化管から吸収されて門脈を通り、肝臓に送られて解毒され、排泄される可能性があるが、注射で入ってきた水銀はそのルートを飛ばして直接血流に乗ってしまう。

4．暴露の頻度と量。合計した水銀の量が、一回の摂取によるものか、数回に分けて摂取したものか。数回に分けて摂取した場合、頻繁に少量ずつか、期間を空けて、多く摂取したか。長い期間か、短い期間か。それらのさまざまな条件で、症状も大きく異なる。たとえば、三十錠入りの薬の瓶があり、一日一錠ずつ、一ヵ月間服用しても、悪影響はないけれど、同じ薬を月曜日に十五錠、水曜日に十五錠飲んだら、私のかわいそうなコマツグミと同じ末路をたどる。総量は同じでも、短期間に大量に摂取した場合は、毎日少しずつ摂取した場合より、影響が大きい。水銀が含まれるワクチンが使用されていたピークの時期（一九九一年から二〇〇一年頃）の暴露パターンは、短い間隔で、量を多く接種していた。

5．同時期に抗生物質を服用していたか否か。抗生物質は、身体本来の水銀を排泄する機能をいちじるしく損なう。

6．水銀の形態。水銀にはいろいろな形態があり、メチル水銀（魚に含まれる）、エチル水銀（いくつかのワクチンに使用されている）、遊離水銀、液体水銀、イオン化水銀。形態によって毒性のより強いものがある。たとえば、メチル水銀とエチル水銀では、メチル水銀のほうが毒性が強いが、エチル水銀が無害というわけではない。たとえば、あなたと友人が山歩きをしていて、あなたが蛇にかまれたとしよう。すると友人は励まそうとして言った。「かまれたのがオーストラリアのナイリクタイパンじゃなくてよかったね。あの蛇は、ひとかみで百人を殺せる猛毒を持ってるから。あきみがかまれたのが、ガラガラヘビで本当にラッキーだよ」こんなふうに言われて、あなたは安心できるだろうか？　毒性が低いからといって、安心してはいけない。水銀は猛毒だ。けれども暴露する形態によって、症状に違いが表れるということを覚えておこう。

〈水銀毒の症状〉

研究者は水銀毒で起こりうる症状のリストを作成している。私にとって決定的打撃となったのは、自閉症の症状もリスト化して、対比できるようになっていることだ。すでによく知っている自閉症様の症状や行動と、水銀毒による症状がまったく同じであることを目の当たりにして、胸のざわつきが止まらなかった。以下にもっともよくある水銀毒の症状を挙げる。

1．感覚。ほぼすべての水銀毒で、感覚異常が表れる。

（a）口や手足がしびれたり、ちくちくする。もっともよくある水銀毒の初期症状。顔や舌のしびれや麻痺も報告されている。

（b）身体の位置感覚が失われる。

（c）腕や脚がぶつかると、異常に痛がる。

（d）突然の音や触られることに、異常に敏感。

2．脳機能。水銀毒の兆候が見られる患者は、なんらかの脳機能の障害が見られる。水銀毒の標的になるのは限定的な分野で、脳全体ではない。それらの水銀毒に冒される分野は、自閉症で障害が見られる分野と同じ。

（a）短期記憶

（b）注意集中

（c）手と目の協調運動など、視覚的動作

（d）言語表現力、理解

水銀毒患者は、物忘れがひどく、混乱している。抽象的な思考が苦手で、複雑な指示に従えない。水銀の知能への影響は、個人差がある。水銀毒患者に知能テストを行うと、標準的なＩＱかボーダーラインだが、知的な遅れが見られることもあり、テストを受けられないほどの知的障害がある場合もある。しかし水銀を除去すると、多くの患者は標準的なＩＱに回復するというのは、勇気づけられる情報だ。

3．運動能力。水銀毒患者のほとんどに、なんらかの運動能力の障害が見られる。

（a）身体の動きの不器用さ、姿勢を保てない、おかしな歩き方（つま先歩き）、歩けない、立てない、座っていられない。

（b）手先の不器用さ。書字困難、ペンが持てない、手と目の協調運動ができない、思いどおりに動かせない。

（c）手足や顔の引きつりや痙攣的な動き。手をひらひらさせる。身体を揺らす。

4．感情的に不安定。不安、攻撃性、怒りや興奮につねに苛《さいな》まれる。もっとも多く表れる症状は

（a）不安、恐怖感。強迫神経症や統合失調症の症状も報告されている。

（b）大人の場合はいらだち、怒りっぽさ、子どもはかんしゃくを起こしやすい。

（c）他人に無関心、人嫌い、一人になりたがる。

（d）鬱、無関心、精神的混乱

（e）理由もなく叫ぶ、笑い声をあげる、笑う。

5．話すことや聞くことの障害。

（a）発話が困難、とくに子ども。胎児のときに暴露すると、深刻な言語障害や言葉の発達の遅れ。

（b）耳は聞こえるのに、言葉の意味が理解できない。

（c）意味のある発話ができない。

（d）不明瞭な発音。たとえば、ゆっくりと間延びした話し方。

（e）聞こえにくい、あるいはきわめて高濃度の水銀に暴露するとひどい難聴になることも。

（f）音に敏感。

6．行動。水銀毒の赤ん坊や子どもは、癇《かん》の虫が強く、理由もなくぐずる、いつまでも泣きやまない、頭をぶつけるなどの症状が知られている。ぼんやり宙を見つめている、仮面のような無表情、なかなか寝ない、食べない、小食など。

7．視覚。水銀毒はさまざまな視覚の問題が起こる。とくに子どもに顕著。視線が合わない、光に敏感、そのほか見えにくくなったり、なかには盲目になるケースも報告されている。

8．筋肉、肌。水銀毒は、筋肉の低緊張・高緊張ともに起こさせる。低緊張だと、よく上半身の筋肉が弱くなる。とくに腕の力が弱い。よだれが多い、かめない、

飲みこめないなどがよく見られる。湿疹やかゆみも水銀毒によって表れる。

9．腸。水銀毒は胃腸に炎症を起こすことで知られている。水銀毒は、カゼイン（乳に含まれるタンパク）とグルテン（小麦などの穀物に含まれるタンパク）を消化するためのＤＰＰ４という消化酵素を抑制する。水銀毒患者は、下痢、便秘、腹痛、直腸のかゆみなどに苦しむ。食欲がなく、やせていく。

　調査研究のなかには、水銀毒の動物実験のデータも含まれるが、人間に表れる症状は、自閉症の症状とほぼ同じである。

〈過去の例〉

○帽子職人になにがあったのか？

　一七〇〇年代、帽子職人の何割かは行動が奇妙で、とくにフェルトの帽子を作る職人に多かった。神経質で臆病、人と交流する場面が苦手、人嫌い、強烈な不安や理屈で説明できない恐怖感、鬱、混乱、ささいなことで動揺、怒りっぽく攻撃的。身体の動きもおかしかった。『不思議の国のアリス』に出てくる変人《マッド》・帽子屋《ハッター》は、ここから発想を得ている。マッド・ハッター症候群というのは、帽子職人と同じこれらの症状を示す患者につけられた病名だ。

　けれども、かれら帽子職人の異常な行動や精神的な不安定さの本当の原因は、いったいなんなのか？　じつは長年、水銀の蒸気を吸い続けたせいだった。毛皮をフェルトに加工するために水銀溶剤が使われていたのだ。かれらがその危険を知っていたら、マッド・ハッター症候群という病気は存在しなかっただろう。

○日本の水俣の人々になにがあったのか？

　一九五〇年代、日本の水俣湾沿岸に住む何百人もの人々が、原因不明の病につぎつぎと倒れていった。手足や口のしびれがあり、身体がうまく動かなくなり、歩けなくなる者もいた。疲労感、感覚異常、ふるえ、痙攣、言葉のもつれ、視覚や聴覚の衰え。身体が麻痺したり、引きつるような動きになったり、飲みこむのが困難になり、脳障害になる者もいた。死者も現れた。その原因不明の病に冒された母親から生まれた子どもたちは深刻な影響を受けた。一四〇〇人以上が死亡し、被害者は二万人とも言われるその謎の病気は、水俣病と名づけられた。この甚大な悲劇の原因は、いったいなんなのか？　じつは水銀に汚染された水俣湾の魚を食べたせいだった。近くにある工場から水銀に汚染された排水が湾に垂れ流されていたのだ。原因をつきとめるまでに長い期間がかかり、一九五八年になってようやく湾で漁をすることが禁じられた。

○イラクで起きた悲劇

一九七一年と七二年に、イラクで謎の病気が大発生し、六〇〇〇人が病院へ運ばれ、四五〇人が死亡した。多くは赤ん坊や子どもたちだった。病院で治療を受けられなかった人々はその何倍もいる。初期症状は肌のほてりやちくちくする痛みで、視界がぼやける。やがて身体が動かなくなり、耳が聞こえなくなり、目が見えなくなり、昏睡状態に陥り、死にいたるケースもあった。症状に冒された母親から生まれた子どもは、虚弱で、発達遅滞があり、てんかん、視覚障害、知的障害、脳性麻痺などに苦しんだ。最初は正常に生まれた子どもでも、多少の運動障害があった。やがて成長するにつれて、てんかん発作、言葉の遅れが目立ち、歩きだすのが遅く、身体もひどく不器用だった。原因は、水銀を含む防カビ剤で処理された小麦を食べたことだった。その小麦は栽培用で、食用ではなかった。十七万八千トンもの種用の小麦が、メキシコから輸入されたが、イラクの多くの地域では、種まきの時期は終わっていたため、村人たちはそれを粉に挽いてパンを焼き、何千人もがそのパンを食べたのだ。小麦の粒がピンク色に着色されていたことや、袋のどくろマークが、危険を警告するしるしだとは知るよしもなかった。

○一九〇〇年代初期に流行った赤ん坊や子どもたちの不可解な病気

今日の退行性の自閉症の大流行を彷彿させる出来事が、一九〇〇年代初期に起きた。悪夢のような正体不明の水銀毒に、大勢の乳幼児が冒された。一九三〇年代から五〇年代までに、何万人もの子どもたちが今までにない謎の病気にかかった。症状の一つとして、じくじくした赤い湿疹ができることから、ピンク病（肢端疼痛症《とうつう》。水銀毒によって起こる幼児の疾患）と名づけられた。ひっきりなしに泣いていて、鬱と興奮が交互に表れる。きげんが悪く、攻撃的なこともある。話さない子どももいれば、長時間同じ言葉を繰り返す子どももいた。親の呼びかけに応えず、無反応。人と接するのをいやがり、かんだり、叩いたりする。自分を叩いたり、頭をぶつけたり、床に身体を叩きつけたり、髪を引っぱったりする子もいた。いつも体調が悪く、疲労があり、光をまぶしがり、貧血、皮がむけてがさがさの皮膚、呼吸器疾患。死亡率は七％。死なずにすんでも、ピンク病は一生つづく病気だった。

当時は、ピンク病はなんらかの伝染病か栄養の問題によるものと考えられていた。ところが一九四八年に、ピンク病と水銀の関係性を指摘する本が出版された。その本を書いたのは、シンシナティ小児病院の医師で、ピンク病の子どもの尿に大量の水銀が混ざっていることを発見したのだ。ピンク病は水銀のせいだとするその医師の意見は、世間一般の考えに反する過激なものとみなされた。幼い子どもの水銀毒など、多くの医者が疑いもしなかった。けれども乳幼児たちは実際に水銀毒に冒されていたのだ。もっとも多かった摂取源は、歯が生える痛みを緩和するパウダーで、水銀が殺菌剤として使われていた。この水銀を含む殺菌剤は、おむつかぶれのパウダー、耳の軟膏、亜鉛華ローション、切り傷や擦り傷の治療薬にも使われていた。母親たちは赤ちゃんのケアをしているつもりで、毒物を塗っていたのだ。ピンク病は水銀のせいだとする説を、企業側はかたくなに否定した。何万人もの乳幼児の命を脅かしたとなれば、企業にとっては壊滅的な打撃だ。それでもしだいに関係性が認められるようになっていき、シンシナティ小児病院の医師の告発本が出版されて六年がたつ頃には、ほとんどの企業がピンク病の原因となった物質を、製品に入れなくなった。企業側は裁判や企業イメージの悪化を怖れて、自主的に取りのぞいたのだ。

しかし、歯が生える痛みを緩和するパウダーを塗って、毎日微量ずつ水銀を摂取していた赤ん坊全員が、ピンク病になったわけではなかった。それどころか、確率は五〇〇人に一人から一〇〇〇人に一人という低いものだった。個人の体質や月齢などの条件が大きく関係していたと思われる。ピンク病は特定の条件の子どもだけが発症する深刻な病気で、摂取した量によっては致命的な影響のある子どもも、なんともない子どももいたのだ。

〈自閉症が、じつは水銀毒によるというのは本当なのだろうか？〉

今の退行性（生まれたときは正常で、二歳頃から発症する）の自閉症の急増は、過去の悲劇の繰り返しなのだろうか？　今回は歯が生える痛みを緩和するパウダーではなく、ワクチンに含まれている水銀という形で？　自閉症とピンク病の症状は、驚くほどよく似ているが、まったく同じではない。もちろん、条件しだいで症状はさまざまに異なる。摂取した量、どのように暴露されたか、子どもの年齢（月齢）など。マッド・ハッター症候群、水俣病、イラクの小麦事件など、ほかの水銀毒においても、それぞれ条件が異なっている。それらの事例で一つだけ共通しているのは、ワクチンの形で水銀を注射で直接血液に入れられたわけではないという点だ。さらにほかの事例で使用されていたのはメチル水銀で、ワクチンに含まれているのはエチル水銀であること。生まれて間もない赤ん坊に、定期的にエチル水銀入りのワクチンを接種しつづけると、安全基準をはるかに超えた総量になる。体質的に影響を受けやすい子どもに、どのような症状が出るか、誰にもわからない。かつての集団水銀毒事件が、〝マッド・ハッター症候群〟、〝水俣病〟、〝ピンク病〟と名づけられたように、今回のエチル水銀入りのワクチン接種による独特の水銀毒の症状が〝自閉症〟と名づけられたと、考えられなくもない。退行性の自閉症は、実際は〝後天的な〟自閉症なのだろうか？

〈ウィルの症状は水銀毒の症状と一致する〉

水銀毒の調査研究を読みながら、頭のなかで危険信号がさかんに点滅するのを感じた。水銀毒の症状から進み具合まで、ウィルの症状とぴったり同じだった。ウィルの自閉症の症状で、水銀毒の症状にないものはなかった。てんかんなど、ウィルにはない症状もリストにはあったが、てんかんは自閉症スペクトラムに共通した症状の一つだ。とりわけ胸が痛かったのは、何年もウィルの言語療法や作業療法のセラピストたちから言われつづけてきたこと——身体や手先の不器用さ、感覚過敏、位置感覚の喪失、筋肉の低緊張——が、水銀毒の症状として書かれていたことだ。それぞれの言葉が、雪玉のように私の顔を打つ気がした。ありとあらゆる症状が当てはまり、痛切にウィルの世界を訴えかけてきた。ウィルの抱えている困難が、すべて指摘されていた。自閉症スペクトラムと診断されるまでには、それぞれの道のりがあるだろう。けれどもウィルがたどった道はこれに違いないと私は確信した。水銀毒だ。

調査研究を読み進むにつれて、驚愕のあまり鳥肌が立つのを感じた。深呼吸をして落ち着こうとするが、喉にれんがのかたまりがつかえたように息苦しかった。パニックの波に呑みこまれそうな気がした。ウィルが何年も水銀毒に苦しんでいたのに、誰も気づいてあげられなかったなんて、とうてい信じがたいことだ。あらゆる専門家のもとへ連れて行ったのに、誰一人そんなことは疑いもしなかった。息子は一度もまともに治療されず、ただ苦しんでいたのだ。母親の私とともに。危険を知ってさえいれば、避けられた。そう思うと、恐怖と罪悪感に押しつぶされそうになった。ウィルとのさまざまな痛ましい場面が、走馬燈のように脳裏を駆けめぐった。知っていれば、あんな思いをさせずにすんだのに。先天的な障害ではなかった。私たちは被害者だったのだ。水銀毒の……

しかしあれこれ考えて、先走ってはいけない。私は自分をいましめた。これらのことは、なんの証拠もない、推論にすぎない。ドクター・バイオメディカルのもとで行ったウィルの有害金属蓄積の検査結果もまだ届いていないのに、勝手に感情的に暴走して、レミングの大移動みたいに海に飛びこんで溺れてしまっては、なんの役にも立たない。ともかく今、わかっていることは

1. ウィルは、これまでに政府が示す安全基準を超える量の水銀を注射したこと。政府の安全基準については後述する。
2. ウィルのいわゆる〝自閉症〟の症状は、水銀毒の症状と完全に一致すること。
3. ウィルの症状が表れたタイミングが、乳幼児のワクチン接種で水銀に暴露したとするなら、ちょうどその時期であること。その頃、ほかに水銀に暴露するような体験はなにも思い当たらないこと。

というわけで、水銀に暴露した事実とそれが原因と思われる症状ははっきりしている。あとは検査の結果を待つのみ。それで判定が下るはずだ。今は落ち着いて、じっと待とう。可能性はあるけれど、確証はまだないのだから。

〈ウィルの検査結果が届いた〉

ようやく検査結果が郵便で届いた。怖れていたとおり、高濃度の水銀が検出されていた。それを見て、はらわたを引きちぎられるような心地がした。これが現実とは信じたくなかった。今まで、自然のいたずらで遺伝子プールのなかから、不運なくじを引いてしまったのだから、しかたがないとあきらめていた。ところが、ウィルの苦しみは、知っていれば避けられたのだ。ウィルは生まれたときは、実際に健康で正常な赤ちゃんだった。そして順調に成長し、健康で幸せな日々を過ごしているはずだった。けれども目に見えない毒が、安全な道から息子を引きずり下ろし、発達障害という悪夢のなかに放りこんだのだ。

そしてなによりも、わが子を破滅に追いこむ役割を、母である私が知らずに果たしていたという衝撃に息もつけなかった。まじめで良心的な母親として、大切な赤ちゃんを定期健診に連れて行き、わが子の命を守るための免疫をつける書類にサインをした。承諾書には、ごくまれにアレルギー反応が起きるという注意書きはあったが、発達障害のリスクがあることや、男の子のほうがなりやすいことは一切書かれていなかった。看護師に言われて、私はわが子に注射を受けさせるために膝を押さえつけた。ああ、なんということだろう！　これが現実であるはずがない。こんな事実、とても耐えられない。胸が破れそうだ。マザー・パーフェクトの叱責の声が頭のなかに響いた。でも知らなかったのよ。そんなこと、知るはずがないじゃない。時間を巻き戻せるなら、あのときに戻って、同じ過ちは繰り返さないのに。

けれども過去に遡ることはできない。この胸の痛みに耐えて、苦しみから学ぶことしかできないのだ。私はウィルの検査結果に打ちのめされ、何週間も立ち直れなかった。誰にも言えない深い苦悩と後悔のなかで、失った完璧な赤ちゃんを想って、ひたすら慟哭《どうこく》するしかなかった。あの子が味わってきた苦しみを嘆いた。九年私に知識があれば味わわせずにすんだ苦しみを。九年あまりもの歳月、正しい診断も治療もしてもらえなかったあの子の不幸を嘆いた。もっと早く気づいていればよかったものを、一年また一年と、健全な道に戻れるチャンスを知らずに逃していたのだ。その時期の残酷でつらい自覚と後悔の日々の余韻に、今でもときどき苦しめられている。

けれど、今は少なくとも、なにに立ち向かえばいいのかがわかった。本当の敵の正体を知り、現状を変えられることがわかった。遺伝的な障害のせいだとあきらめ、暗闇のなかを手探りで進まなくてもよくなった。ようやくわが子を癒す方法を学び、これ以上の退行をくいとめ、本来の道に戻してあげることが可能になったのだ。努力が報われて、良い成果もたくさん出ている。そこになぐさめを見いだそう。

〈炯眼《けいがん》をもって過去を正しくふり返る〉

私の息子、ウィルは見た目のとおり、生まれたときは完璧に健康な赤ちゃんだった。けれども、慢性関節リウマチなどの自己免疫疾患が多い家系に生まれたことで、遺伝的に水銀の影響を受けやすい体質の子どもだったと思われる。

生まれて間もなくの頃から、ウィルは接種することが定められている小児ワクチンを定期的に受けて、かなりの量の水銀にさらされた。その影響として、運動神経の全般的な発達の遅れ、筋肉の低緊張、感覚過敏（とくに音に対して）などの症状が表れはじめた。私たちはこれらの症状に対して、早期介入療育として言語療法や作業療法や運動療法などで対応した。そうすることで、息子の状態を良くできると思っていた。けれども、成果は上がらなかった。極度の筋肉の低緊張のために扁桃腺とアデノイドが垂れ下がり、気道をふさいで、睡眠時無呼吸症になり、その悪影響が出たため、切除手術をした。けれども肝心の水銀は取りのぞかなかった。それどころか、水銀入りのワクチンを、小児科で安全とされるスケジュールに従って、さらに接種しつづけた。

水銀毒の症状は運動発達の遅れから知的な遅れへと広がり、私たちは早期の療育的治療と特別支援教育で対応した。そのあいだに、水銀毒で免疫システムが弱ったウィルは、中耳炎や副鼻腔炎や連鎖球菌咽喉炎を繰り返し、抗生物質を飲みつづけたために、腸内の善玉菌が死滅し、カンジダ菌や悪玉細菌の天下となった。それらの悪玉菌の毒素で腸内は炎症し、慢性的な下痢になり、腸壁に穴が開いてリーキーガットになり、消化能力が低下して、未消化の食物が血液にまじり、すでに弱っている免疫システムにさらにダメージを与えることになった。

しかし無情にも人生はつづく。五歳になる頃、ウィルはＡＤＨＤという〝軽度の〟発達障害と診断され、注意集中の欠如を補うための薬物療法を開始した。一九九九年、ウィルが六歳の頃、政府の保健機関は、現行のワクチン接種のスケジュールでは国が定めた安全基準を超える水銀に子どもたちを暴露させていたことに気づき、新聞に記事を発表した。私はどういうわけかそれを見逃してしまい、誰からも教えられることはなかった。過去に、ウィルの予防接種の時期が近づくと、必ず小児科や保育園や学校から知らせをもらった。今までワクチンを受けたことがない、就学年齢の里子たちを預かることになったときも、福祉局からまずワクチンを受けさせることが義務だと指導された。それなのに、安全基準を超える量の危険な神経毒の入ったワクチンを子どもたちに接種していたというニュースが、まったく耳に入ってこなかったのはどういうわけなのだろう？　知っていたら、絶対にウィルに水銀毒の検査を受けさせていただろう。あれだけ不可解な問題だらけだったのだから。すぐにデトックス療法などの適切な処置をしていたら、ウィルの病状の進行をくいとめられたはずだ。けれども当時は、誰からもなにも知らされなかった。そしてムダに療育をつづけながら、慢性的な不調やますますひどくなっていく発達障害の症状を見守ることしかできなかった。

やがて水銀毒はウィルの脳機能を冒し、行動に異常が表れはじめた。社交性は絶望的に乏しくなり、抑制のきかない不安発作を起こすようになり、私たちは抗不安薬で不安を抑えこんだ。いっぽうでリラックス法や社交性の訓練をムダにつづけて、治療をしているつもりでいた。それにもかかわらず、ウィルの症状は悪化の一途をたどり、より深刻な精神障害であるアスペルガー症候群と診断された。遺伝的な脳機能の疾患なので、どうすることもできないと誰もが言った。原因は脳にあるのだと、誰もが思っていた。身体の症状は、脳の障害となんの関係もないと。なぜそんな間違ったことが、まかり通っているのだろう？　国の決まりを守り、正しいことをしているだけなのに、なぜウィルや私たち家族がこんなひどい代償を払わされるはめになったのだろう？

バイオメディカル療法によって、私たちはウィルの本当の問題を治療してあげることができた。腸内環境を改善し、大量のサプリメントで栄養を補い、有害金属を除去した。その結果、ウィルはめざましい進歩を遂げた。笑顔を取り戻し、幼い頃のつらい呪縛から解き放たれて、人生を楽しんでいる。そして回復への道を日々歩んでいる。完治も夢ではない。かつてはお先真っ暗だったけれど、今のウィルにとって、未来は明るいものになった。それがなによりうれしい。私も息子のように立ち直りが早いといいのだけれど、知らなかったとは言え、息子をあんな目に遭わせてしまった自責の念はなかなか消えてくれない。ウィルが完全に治癒して、健康体になったら、私の心の傷も癒されるだろうか。

この体験から、私はワクチンに含まれる水銀のさまざまな事例に関心を持つようになった。以前は、耳にしてもあまり注意を払わなかったが、今は真剣に学んでいる。つぎの章では、アメリカでワクチンに水銀の防腐剤を使用するようになった背景と、その被害の症例について、取りあげていこう。

第二十一章　ワクチンに含まれる水銀

〈この章で取りあげる内容〉

この章では、小児ワクチンに含まれる水銀についての、歴史的な背景をふり返る。それを知れば、あなたのお子さんの水銀の暴露レベルがわかるかもしれない。さらにワクチンに水銀を使用する方針が作られた重要な影響力と、水銀の使用に反対する証拠についても、紹介する。これらの情報を、水銀入りのワクチンをお子さんに接種させるかどうかの判断材料にしていただければと思う。本書を書いている時点［訳註　二〇〇八年頃］では、水銀が含まれる小児ワクチンは、一九九一年から二〇〇一年くらいのピーク時より、だいぶ少なくなってきた。しかし完全になくなったわけではない（注釈：ただし、水銀の代わりにほかの毒が入り、種類が多くなっている。たとえばアルミの量〈より神経毒が強いとされる〉やホルムアルデヒドなど。毒は一種類以上で相乗作用を起こすことがあり、水銀の量が減ったから、チメロサールを使っていないから安全というわけではないことを注意していただきたい）。つねに変化しつつある水銀入りのワクチンをとりまく状況について、最新の情報を得られるお薦めの情報源もお知らせする。

〈アメリカでワクチンに水銀を使用するようになった背景〉

水銀は医療の分野で古くから使われていて、長年のあいだ比較的安全だとみなされていた。ワクチンに使用するようになったのは一九三〇年代からで、イーライリリー社という製薬会社が開発したチメロサールという名前の防腐剤として使われた。製薬会社は一九三〇年に安全性確認の実験をたった一回行っただけだが、その後何十年もチメロサールは人体に使用しても安全だという証明としてまかり通ってきた。その実験では、医師が二十二人の患者に高濃度のチメロサールを注射し、有害症状が出るかどうかを観察した。被験者となった患者全員が、重症の細菌感染症である伝染性脳脊髄膜炎で、瀕死の状態だった。ほとんどの患者が、チメロサールを注射してから数日のうちに、もともとの病気の伝染性脳脊髄膜炎で死亡した。チメロサールによる副作用は見られなかったとして、チメロサールは安全だという結論にいたった。その後、チメロサールはなぜか〝法の適用を免除されて〟、安全性が認められた医薬品添加剤として、アメリカ食品医薬局（FDA）のリストに載せられた。通常、FDAの認可を受けるには、安全性を証明する厳正な実験データを必要とする。しかしチメロサールの安全確認に関しては、瀕死の重症患者を対象にした、たった一回の実験だけだった。

一九〇〇年代、ほとんどのワクチンは瓶に入っていて、注射針でふたを刺して、中身を吸い上げていたため、瓶に混入してしまう雑菌やバクテリアを殺すための防腐剤がどうしても必要だった。最初の頃、乳幼児に定期的に接種するワクチンにチメロサールとして含まれる水銀量は、政府の安全基準の範囲内だった。一九〇〇年代を通じて、ワクチン製造会社のほとんどが、安全な防腐剤としてチメロサールを選ぶようになった。

その後、新しいワクチンがどんどん開発されて、定期予防接種のスケジュールに追加されるようになった。接種するワクチンの数が増えるにつれて、アメリカ全国の赤ちゃんたちに注射される水銀量も増えていった。ワクチンによる水銀暴露のピークは、一九九一年にB型肝炎のワクチンが定期接種のスケジュールに加えられた頃からはじまった。新しいスケジュールでは、新生児のときから継続的に、二ヵ月、四ヵ月、六ヵ月、十五ヵ月の月齢で、ワクチン接種によって水銀を注射される。二〇〇一年の終わり頃まで、そしておそらくはその後も、このようなパターンで乳幼児の水銀暴露がつづけられた。

チメロサールは乳幼児の水銀暴露のおもな原因であるにもかかわらず、ずっと見過ごされつづけた。ワクチンの種類が増えるにつれて、どんどん増えていく水銀の総量について、誰も計算しようとしなかった。もし計算した人がいたなら、つぎのようなことが判明しただろう。一日で生後二ヵ月の体重五キロの乳児に注入される水銀量（62・5マイクログラム）は、環境保護庁が認める体重当たりの水銀被曝の限界値の百二十五倍にもなるのだ。ほかの政府機関でも、水銀暴露の安全とされる限界値を設定している。安全基準が違うというのは、いったいどういうわけなのだろう？　ともかく、アメリカ疾病予防管理センターの安全基準では、体重五キロの乳児に注入された水銀量は、限界値の四十二倍。ＦＤＡの設定する限界値の三十一倍となっている。同じ生後二ヵ月の乳児でも、体重が五キロに満たない小柄な子にとっては、よりいっそう危険な水銀被曝量となるのは言うまでもない。

連邦議会はＦＤＡに、すべての食品および薬品に添加されている、チメロサールを含む水銀添加剤のリスクについて、再調査することを求めた。その結果、一九九九年七月に声明が発表された。『チメロサール入りワクチン：アメリカ小児科医学会および公衆衛生局の共同声明』と題されたその声明は、主要な新聞などの報道機関ではほとんど伝えられなかった。深刻な水銀暴露をいかにも軽く見積もるかのように「生後六ヵ月までに政府のガイドラインで示されているメチル水銀の安全基準値を超える量の水銀を累計的に接種する可能性がある幼児もなかには存在する」と記されていた。さらに以下のような記述がつづく。「安全基準値は幅広い許容範囲をもって設定されているので、害はまったくない。したがって、子どもに水銀毒の検査をする必要はない。しかしながら、チメロサール入りのワクチンはできるだけ早期に廃止することを勧める。医師や保護者は現行のスケジュールどおりにワクチン接種を行うべきである。しかし、Ｂ型肝炎の抗体を持たない母親の新生児については、Ｂ型肝炎ワクチンの接種は、生後二ヵ月から六ヵ月の時期に延期し、じゅうぶんに身体が大きくなってから行うべきである」

水銀暴露の深刻さを考えると、不釣り合いなほど安心させるような文面だが、政府機関の定めた安全とされる限界値は、乳幼児をもとにしたものではなく、大人を規準にしたものであることは触れられていない。チメロサール入りのワクチンをクリニックや病院から回収するとも言っていない。それどころかそのまま使うよう示唆している。さらに製薬会社に対しても、ワクチンにチメロサールを入れないように義務づけるのではなく、あくまで推奨としている。乳幼児の定期予防接種のスケジュールは現行のままで、新生児へのＢ型肝炎ワクチンの接種のみ、時期を遅らせるべきだとした。心配であれば、チメロサールが入っていないワクチンを取り寄せることができるのにもかかわらず、それについては一言も書かれていない。しかも、ワクチンの情報を保護者に知らせるもっとも典型的な手段である、小児科医、学校、保育園などを通じた知らせは一切なかった。わが子が安全基準をはるかに超える量の水銀に暴露していることを、どの保護者もまったく知らされなかったのだ。発達障害などの障害がある子どもたちの親にさえも。ほとんどの親たちはなんの心配もしないまま、アメリカじゅうの赤ちゃんや幼い子どもたちはチメロサール入りのワクチンを打たれつづけた。

それから二年ほどが過ぎ、二〇〇一年の終わり頃になっても、数えきれないほどの量のチメロサール入りの小児ワクチンが、個人診療の医師や病院のもとにまだ残されていたが、数年後にはチメロサール入りのワクチンはしだいになくなっていき、新たに開発されたワクチンが定期予防接種のスケジュールに組み込まれた（多少は在庫が残っていたが）。けれども、破傷風ワクチン、ジフテリアと破傷風の混合ワクチン、髄膜炎菌ワクチンなどでは今も使われており、幼児にも接種されている。ほとんど全部のメーカーのインフルエンザ・ワクチンにもチメロサールは使われている。25マイクログラムもの水銀が含まれているにもかかわらず、インフルエンザ・ワクチンは妊婦にも推奨されている。小児向けのインフルエンザ・ワクチン（12・5マイクログラムの水銀が含まれたもの）は、生後六ヵ月から一歳九ヵ月までの幼児に二回接種すると奨められている。ほかの国々、とりわけ発展途上国では、チメロサールを使用した瓶入りのワクチンが、安価で経済的なので人気が高い。

いろいろな保護者団体などの粘り強い反対活動にもかかわらず、チメロサールは現在でも危険な毒物とはみなされていない。チメロサール入りワクチンの、乳幼児や妊婦への接種がいまだに容認されている。

〈水銀入りのワクチンの背景を知って〉

ワクチンに水銀が使用されるようになった背景をはじめて知ったとき、どうしてそんなものが開発されたのか、理解できなかった。赤ちゃんに毒物を与えるなんて、だめに決まってるじゃない。脳や神経系を冒すもっとも恐ろしい神経毒の一つとみなされている水銀が入っていると知りながら、自分の赤ちゃんに注射をさせる親なんているだろうか？　けれどもその後、いろいろと勉強するうちに合点がいった。水銀入りのワクチン問題に対する賛否両端の言い分を説明する本を読んだのだ。

〈ワクチンに含まれるチメロサールに関する興味深い本〉

ニューヨークタイムズ紙のある記者が、ワクチンに含まれる水銀に関する論争に関心を抱いた。彼の名はデイヴィッド・カービー。チメロサールをめぐる論争について調べるうちに、保護者団体、政府の保健機関、政治家、ワクチン製造会社、司法機関などのさまざまな登場人物による、複雑なドラマが浮き彫りになった。デイヴィッド・カービーは客観的なまなざしで、急速にふくれあがる論争の両サイドが提示する証拠を検証した。どちら側も強情に主張を譲ろうとはしない。両者の主張や証拠には、それぞれの強みと弱みがあった。映画化されてもおかしくない非常に興味深い論争だった。映画化が待ちきれないという方は、『Evidence of Harm（被害の証拠）』（未邦訳）という彼の著書をお読みいただきたい。

〈べつの人々から見たワクチンの安全性〉

『Evidence of Harm』を読んで感じたのは、私はとても狭い視野でこの問題を見ていたのかもしれないという思いだった。母親としての最大の関心事は、ワクチンが安全かどうかだ。ワクチンに毒物を入れることについて、なによりも優先すべきは安全性だと頭から思いこんでいた。安全性より大事なものはないはずだ。けれど、みんながそう思っていると考えていた私は、世間知らずのお人好しだった。ワクチンと水銀の論争を深く考察したこの本は、安全性はそれぞれの立場の人がもっとも優先したいと思っている重要事項の一つにすぎないということを、私に教えてくれた。水銀がだめなら、ほかの毒物をワクチンに入れてはどうかという議論があることが、その証拠だ。チメロサール論争にどのような各方面の力が働いているかを知りたいなら、ぜひこの本を読むべきだ。ここでは、保護者とは違う立場の人々の考えを紹介するだけにしておく。べつの立場の人の視点になって、安全性のほかにどんな優先事項があるか考えてみよう。

1．あなたはワクチン製造会社の人間で、アメリカ全土の子どもたちに被害を与えたとして訴訟を起こされたら、何千億円もの賠償金を支払わなければならない場合。

2．あなたが政治家で、ワクチン製造会社から多額の選挙資金を寄付されているとしたら、恩人にワクチン訴訟で負債を負わせないような法律を提案するのではないだろうか？　あるいは自分から提案しないまでも、議会で法案が提出されたら、賛成と反対、どちらに票を投じるだろうか？　受けた恩を仇で返すようなことができるだろうか？

3．あなたは政府の保健機関の役人で、ワクチンの信頼性を確立し、国民がそれを信じて従うようにしなければならない責任を負わされている。だから熱心にワクチンを奨めてきた。ワクチンの安全性を評価する責任もありながら、推進活動をするほうがはるかに高額の報酬をもらえた。ところが、あなたが推進してきたワクチンに有害なレベルの水銀が含まれていたことが、明るみに出た。そしてそれを接種しても安全かどうか、調査をするよう要請された。あなたは客観的に判断できるだろうか？　安全ではないと宣言して、自分の有罪を認めることができるだろうか？　そんなことをしたら、世間の非難の的になり、エリートのキャリアを失うのに？

4．あなたはまたべつの政府の保健機関の役人で、すべての子どもたちにワクチン接種を受けさせることが、あなたの長年の使命だった。医師や学校や保育施設を通じて、保護者たちに啓蒙しつづけてきた。保護者たちが危機感を抱いてワクチン接種をためらい、その重要な使命が全うできない問題が起きたとき、あなたはどう思うだろうか？　本来なら守るべきは子どもたちであるはずなのに、あなたは自分の使命を守ることに熱心だったと非難する人々もいるだろう。

5．あなたは〝第三者的な立場の専門家〟として、政府の保健機関の諮問委員会の委員を務めている。したがって、ワクチンに関する国の方針について、意見を言える立場にあり、定期予防接種のスケジュールに新しいワクチンを追加するかどうかの決断においても、発言権を持っている。同時に、つぎの事柄にも関わりがある。

（a）あなたの意見で売り上げが左右されるワクチン製造会社の株を持っている。

（b）あなたやあなたの属する研究機関が、ワクチン製造会社から研究資金をもらっている。

（c）あなたはワクチン製造会社の顧問を務めている。

（d）あなたの意見で売り上げが左右されるワクチンの特許を持っている。新しいワクチンを定期接種のスケジュールに追加すれば、売り上げが伸びるのは確実だ。一九九〇年代、ワクチンの年間売上率は十四％も伸びたが、薬品の売り上げは八％だった。世界的なワクチン市場の売り上げは六五〇〇億円にもなり、なかでも二〇一〇年は一兆円とダントツの売り上げを誇った。利害的にいろいろと矛盾があるにもかかわらず、あなたは政府のワクチンに関する方針に、賛否を言える立場にある。はたして、あなたに客観的な判断ができるのだろうか？

どの立場の人も、ある程度の権限と影響力を持っている。多くの人々が実際にこのような立場にあり、チメロサール入りのワクチンの問題について、それぞれの対応を考えなければならなかった。『Evidence of Harm』には、これらの人々の発言や行動についても書かれていた。チメロサールの安全性を否定する証拠を無視し、でまかせだと非難するかれらの熱心さには驚かされ、不愉快な気分にすらなった。この人たちは本当に、私のように安全性にこだわっているのだろうか？　かれらの統計データ、〝科学的な〟調査研究、チメロサールは安全だとする主張、そのすべてが私の胸には空しく響いた。政府や企業の主張は、喫煙者の発がんリスクに関するたばこ産業側の調査研究や、ピンク病と自社の製品である歯が生える痛みを和らげるパウダーの関連性を調査した企業側の言い分と、まったく同じに聞こえた。

〈『Evidence of Harm』の恩恵〉

『Evidence of Harm』を読んで、私はわずかながらも罪の意識から解放された。それまで、私はウィルに水銀の含まれたワクチンを何度も注射させてしまったことで、悔やんでも悔やみきれない重い罪の意識に苛まれていた。危険に気づいて、あの子を守ってあげるべきだった、と自分を責めつづけた。けれども、デイヴィッド・カービーの著書を読んで、ウィルを守ることは超能力でもなければ不可能だったのだと納得した。わが家の子どもたちが小児ワクチンを定期的に接種していた一九九〇年代の初期から中期には、国中が水銀の危険について、なにも知らされていなかった。水銀の危険性について指摘されたのは一九九九年の七月になってからで、問題が発覚したあとも、さまざまな大きな力が働いて、自閉症とワクチンに含まれる水銀の関係性を隠蔽しようとやっきになっていた。個人ではとうてい太刀打ちできない巨大権力だ。それらの大きな力は今でも働いている。私は『Evidence of Harm』のおかげで、つらく重い罪の意識から解放してもらえた。

〈ワクチンに対する安全策〉

では、子どものワクチンにチメロサールが使用されているとき、親はどうすればいいのだろうか？　結局は、リスクを冒すかどうか、という問題だと思う。人生で、私たちはいくつものリスクを冒す。転職したり、好きな人をデートに誘ったり、レストランで激辛料理を注文したり。それらは代償に耐えられるリスクだ。けれども、わが子にワクチンを受けさせるとき、そのワクチンに神経毒が含まれていたら、そんなリスクの代償はとても負うわけにはいかない。わが子の健康が脅かされるのだから。あまりにも代償の大きい危険な賭けだ。私はなぜ、水銀と自閉症の論争を傍観していたのだろう？　確実で否定のしようがない有害性の証拠がなければ、どちらに味方すべきかわからないなど と、どうしてのんきに構えていられたのだろう？　今でもわからない。

ワクチン接種のプログラムは、全国の子どもに同じ形式で一律に定められている。遺伝的な脆弱性や免疫力の状態やその他の個人的な違いは考慮されていない。すべての子どもに安全に接種するなら、接種プログラムは厳正に精査した上で、継続的に安全性をつねに確認しておかなければならないはずだ。場合によっては重大な結果をともなう可能性もあるのだから、ミスはゆるされない。どんな小さな不安要素も、真剣に検討するべきだ。

それなら、すでに知られている神経毒が添加されているというのは、真剣に検討すべき不安要素ではないだろうか？　ワクチンからその毒を除去し、毒性の証拠を示すように、なぜ議論がされないのか？　良識や分別はどこにあるのか？　安全性は、いくら気にしても気にしすぎることはないのでは？　危険にさらされているのは、国の宝である子どもたちなのだ。子どもたちはまさに国の未来だ。ワクチンの安全性をあいまいにしたりせず、真剣に究明すべきではないのか？　赤ちゃんの血管に注入するものなのに、どうして法律の適用を免除して、安全だとみなしたりするのだろう？　安全基準値をはるかに超える量の神経毒を子どもたちに注射してしまっているとわかったのに、なぜそのままつづけているのだろう？　安全性をなによりも優先させるなら、水銀入りのワクチンをすぐに回収し、今後はワクチンに水銀を入れないように、製造業者に義務づけるのが本当ではないのか？　最低限の対応として、チメロサールを含まないワクチンを保護者らに奨めるべきではないのか？　安全を第一に考えるなら、水銀に暴露した子どもたちの親にそのことを知らせるべきではないのか？　保護者たちに危険を警告する手段は、公共機関ならいくらでも持っているはずだ。安全をなによりも優先するなら、ひかえめに声明を発表しただけでは、不じゅうぶんなのはわかりきっているはずだ。

チメロサール入りのワクチンが使用されるようになった背景を読んで、政府の安全性に対する厳正な姿勢をあなたは感じただろうか？　それとものらりくらりとやる気のない態度に思えただろうか？　過去のやり方がこのまま踏襲されていくなら、厳正な安全確認が行われることは、将来もないだろう。ワクチンの問題をこのままいわゆる〝専門家〟の手にゆだねておくわけにはいかないと私は感じている。チメロサールだけでなく、ほかのワクチンに関する問題についても、もっとよく勉強していくつもりだ。知識を身につけることで、安全で必要なワクチンのみを使い分け、わが子の健康を守っていけるのだから。

〈水銀を含むワクチンの現状〉

ＦＤＡのウェブサイトに、チメロサール入りのワクチンに関する現在の情報が公開されている。www.fda.gov/cber/vaccine/Thimerosal.htm。このサイトには、ワクチンを接種する人々のために、二種類の表が載せられている。医療関係者にワクチンについて相談するときは、これらの表を参考にすると良い。一つの表には、生後すぐから六歳までに定期接種を奨められているチメロサール入りのワクチンの名前が載っている。それぞれのワクチンについて、いくつかの製造会社のブランド名も載っていて、含まれている水銀量も記されている。本書を書いている時点では（二〇〇八年頃）、それぞれのワクチン・ブランドは以下のような状況だ。

○防腐剤としてチメロサールを含む。インフルエンザ・ワクチンなど。
○チメロサール・フリー（チメロサールを含まない）。
○製造工程で殺菌剤としてチメロサールが使用されていたために、ワクチンにも微量に含まれている。

カリフォルニアやアイオワなどのいくつかの州では、乳児や妊婦にチメロサール入りのワクチンを接種することが、法律で禁じられている。さらにアメリカ合衆国のほとんどの小児ワクチンは、一回分の小型容器に入っているので、チメロサールのような防腐剤は必要なくなっている。

もう一つの表は、ワクチンとチメロサールの含有量の広範なリストで、一つめの表に載っていた乳幼児のワクチンに加えて、六歳より上の年齢の子どもたちと大人用のワクチンも含まれている。これらの表によると、チメロサールはいくつかのブランドの破傷風ワクチン、ジフテリア・破傷風の混合ワクチン、インフルエンザ・ワクチンに含まれており、子どもや妊婦への接種も認められている。

保護者は、医師に頼めばチメロサール・フリーのワクチンを取り寄せてもらうことができる。調剤薬局に頼むと、希望のブランドを取り寄せてくれる場合もある。もしワクチンにチメロサールが含まれていたら、ワクチンのパッケージか説明書の成分表示にチメロサールと書かれているはずなので、医師などに頼んで、見せてもらうようにしよう。

〈情報源になる自閉症支援団体〉

チメロサール入りのワクチンに反対する自閉症支援団体がいくつかあり、ウェブサイトで最新のワクチン事情についての情報を得られる。ワクチン事情の変化に向けて、あなたの意見も届けてくれる。

○ SafeMinds.org

○NationalAutismAssociation.org
○GenerationRescue.org
○NoMercury.org
○MomsAgainstMercury.org
○PutChidrenFirst.org

〈判断するのはあなた〉

チメロサール入りのワクチンと発達障害に関する調査や情報について、あなたはどう感じるだろうか？　説得力がない？　作り話っぽい？　判断するのはあなた自身だ。以下に、チメロサール入りのワクチンに関係するもっとも顕著な証拠を挙げていく。最初にチメロサールの安全性を疑わせ、調査研究に関心を抱かせるような報告を紹介しよう。つぎに公式の統計調査や研究所、クリニックなどの調査結果を紹介する。より詳しく知りたい方には、デイヴィッド・カービーの『Evidence of Harm』がお薦めだ。この一冊を読めば、ワクチンに含まれる水銀と自閉症をはじめとする発達障害に関することがすべて網羅できる。まずはいくつかの報告例からはじめよう。

○チメロサール入りのワクチンの使用数が増えるにつれて、自閉症の患者数も増えている

チメロサールがはじめてワクチンに添加されるようになったのは一九三〇年代。不思議なことに、それと呼応するかのように一九三〇年代から、子どもの自閉症が増えはじめた。その後、新しいチメロサール入りのワクチンが定期接種のスケジュールに加わるにつれて、子どもの自閉症もさらに増えていった。とくに退行性（二歳ぐらいで発症する）の自閉症がうなぎ登りに急増した。

○ワクチン接種が無料化されてから、低所得層に自閉症が急増した

一九四〇年代から五〇年代には、自閉症はおもにワクチンなどの医療ケアを受ける余裕のある上・中流階級の家庭に多く見られたが、国の政策でワクチンが無料化されてから、低所得層でも多く見られるようになった。現在では、自閉症はすべての階層で見られる。

○ワクチンを受けていない一部の子どもたちに、自閉症は見られない

教義的な理由で、子どもにワクチンを受けさせない人々の集団が存在する。その一つは、ペンシルヴェニア州のアーミッシュ［訳註　プロテスタントに属するメノー派のなかでも厳格な教義を持つ会派。地味な服装、ガス・電気不使用、簡素で禁欲的な生活を送る］で、何十年ものあいだ自閉症は一例も報告されていない。もう一つのグループは、シカゴのホームスクーリング団体で、遺伝子的な共通点はまったくない人々から成り立っている。所属する三万五千人の子どもたちのなかに、自閉症の子どもは一人もいない。一五〇人に一人というアメリカの統計に当てはめれば、発達障害の子どもは二百三十三人ほどいるはずなのだが（スクールバス四台分）。この二つの例は、チメロサール入りのワクチンと直接関係のあるものではないが、ワクチン接種と子どもたちの健康には、なんらかの関係がありそうだ。

〇チメロサール入りのワクチンが輸出されるようになってから、先進国以外にも自閉症が増えている

最近まで、先進国以外の国では自閉症はめったに見られなかったが、その状況が変わってきている。その理由の一つとして、アメリカ合衆国からのチメロサール入りのワクチンの輸出が考えられる。一九九九年七月にチメロサールをワクチンから除去するようにという勧告が出されたすぐあとに、クリントン政権は五十億円分のチメロサール入りワクチンを買い上げ、開発途上国に寄付した。その頃から、チメロサール入りのワクチンが開発途上国へ輸出されるようになった。開発途上国では一回分の小型容器入りのワクチン（防腐剤なし）を大量に製造して冷蔵保管するシステムは実用的に難しく、複数回分の瓶入りワクチンのほうが便利だからだ。安価な保存剤であるチメロサールのおかげで、貧しい人々もワクチンを受けられるようになった。二〇〇四年に中国の国営通信社である新華社が、全国の自閉症患者数が急激に増加したことを発表した。自閉症を発症する子どもの数が、ほぼゼロからわずか二年ほどで百八十万人にまで増えたのだ。スクールバス三万台分に相当する子どもたちの数だ。インドネシア、アルゼンチン、インド、ナイジェリアなどでも、自閉症にかかる子どもたちが増えていることが報告されている。これらの国々で医療が進み、経過観察や報告がもっと行われるようになれば、急増の原因も究明されていくだろう。

○チメロサール入りのワクチンの使用が増加した一九九〇年初期に、自閉症の原因はワクチンだとする訴訟が急増した

　自閉症の原因はワクチンだとする訴訟は、一九七〇年代から一九八〇年代にかけて、少しずつ増えはじめていたが、チメロサールの使用がピークに達した一九九〇年代初期からは爆発的に増えはじめた。法廷で演じられるドラマをより楽しく鑑賞するには、ワクチン訴訟にまつわる特有の状況を知っておくとよい。

　一九八六年、連邦議会はワクチン不足を予防するために、ワクチン法廷［ワクチン・コート］を設立した。ワクチン不足は、いくつかの製造会社が訴訟を怖れて市場から撤退した場合に起こり得る。ワクチン法廷で無過失責任［訳註　事故の過失責任が当事者のいずれにあるかを問わず、一定限度までの損害補償金が速やかに受けられる］と裁定されると、ワクチンの被害や死亡の補償を政府が負ってくれる。被害者やその家族に支払われる補償金は、ワクチン製造会社ではなくワクチン一本当たり七十五セントの税金から支払われることになる。ワクチンに関する訴訟は、まずワクチン法廷に申し出をする。原告の訴えが否決されるか、採決を不服とする場合のみ、民事法廷に訴えを申し出ることができる。ワクチン法廷で裁定される損害賠償金は、医療費や死亡・損害保障などで最大二千五百万円までとされているが、一九八八年から二〇〇三年までに起こされた八千七十五件の訴訟のうち、二〇〇四年までに補償金を勝ち取ったケースは、わずか千七百九十件（二十二％）のみ。しかし医療費やその他の損害の補償が認められた場合は、比較的気前が良く、二〇〇二年には平均して八千万円近くが支払われている。それでも民事法廷で、とりわけ子どもの医療事故で勝訴して補償金が支払われる場合、一億円近くになるのでとうてい及ばない。

　ワクチン法廷の大きな問題は、出訴期限が制定されていることだ。被害から三年以内と定められていて、自閉症と診断されたその日からタイムリミットへのカウントがはじまる。一九九〇年代の自閉症の急増に巻きこまれた大勢の家族は、子どもが自閉症と診断された当初はチメロサールが原因だとは思いもしなかったため、この三年の期限を逃してしまった。何人かの親たちがわが子の水銀蓄積を検査し、チメロサールとの関連を疑うようになったのは、もっとずっとあとになって、ＦＤＡが一九九九年の七月に声明を発表してからだった。その頃にはワクチン法廷に申し立てをする資格はなくなっていたので、民事法廷に訴訟を起こすしかなかった。

二〇〇二年までには、自閉症の原因がワクチンだとする訴訟が爆発的に増えて、ワクチン法廷と連邦議会は大混乱に陥っていた。ワクチン法廷はごくまれな被害や死亡例を取り扱う目的で設立されたので、自閉症の訴訟の嵐に対応しきれなくなり、かれらが言うところの〝異例の事態〟に対処するために、四百件以上の自閉症の訴訟をひとまとめにして、〝総括的自閉症訴訟〟として処理しようと考えた。そのうち三百件ほどは、半年以上前から個別に訴訟を起こしていたものだった。二〇〇四年の七月には総括的な裁決案を制定し、個人の訴訟にも適用するとされていた。しかし時宜を大幅に逃し、訴訟の数は増えるいっぽうだった。二〇〇七年五月、ワクチン法廷が発表した声明では「現時点で四千八百件の自閉症関連の申し立てが、総括的自閉症訴訟の裁定が下るまで、裁決を待っている状態であるが、その後も申し立てはあるものの、きわめて少なくなっている」とされていた。本書を書いている時点（二〇〇八年頃）で、わずか二件ほどの先例的事件（同種の法律上の争点を提起する複数の事件に対して、先例となる代表的訴訟）のみ、裁決が下っている。二〇〇八年三月、ハンナ・ポーリングの裁判で、原告側が勝訴した。［訳註　ジョージア州アトランタの連邦裁判所は、原告のハンナ・ポーリングちゃんに打たれたワクチンが、退行性脳障害と自閉症を誘発したことを認めた。二〇〇〇年に、五種類のワクチンを一日で接種した一歳七ヵ月のハンナちゃんは、その日まではふつうに発達していた健常児であったにもかかわらず、接種後に発熱し、叫び声を上げて反っくり返り、その後、円を描くように走る、明かりを凝視するなど、自閉症の典型的な症状を示すようになった。不幸中の幸いだったのは、精神科医の父と看護師の母が、ワクチンに防腐剤として添加されていた水銀チメロサールが、細胞内のミトコンドリア（物質代謝や能動輸送を行う細胞の発電所であり、エネルギーであるＡＴＰアデノシン三リン酸合成を行う）の障害を引き起こしたことに気がついたことである］

二〇〇二年、連邦議会で改革をめぐる戦いの火ぶたが切られた。ワクチン製造会社は、すべての民事訴訟をワクチン法廷で扱うよう、議会に要請した。SafeMindsなどの保護者団体は、賛同者を議会に送りだし、けんめいに応戦した。ワクチンに関するすべての訴訟をワクチン法廷で扱うようになれば、多くの原告は三年の期限を過ぎているために、なんの補償も見込めなくなってしまうことを、保護者団体は知っていたからだ。議論は熾烈をきわめた。

ところが、議会のほとんどの議員が知らないうちに、ぎりぎりの瞬間になって、かの悪名高きマンモス法案、国土安全保障法にこっそりと追加条項がつけられた。その追加条項により、すべてのチメロサール訴訟は民事法廷に申し立てることができなくなった。ワクチン法廷への申し立て期限を過ぎてしまった何千人もの家族は、法のシステムから完璧に閉めだされてしまった。国土安全保障法が通過したあとで追加条項について知らされたとき、多くの人々は激怒した。けれども、ぎりぎりの瞬間で追加条項が加えられた謎は解明されず、首謀者も見つからないままだった。追及された人々は、皆知らないと首をふった。誰も知らないうちに法案に追加条項がつけ加えられるなど、まったく信じがたいことだが、実際に起こったことなのだ。その後、追加条項の撤回を求める訴えが出されたが、ぎりぎりで否決された。

チメロサールが自閉症の原因なのか？　急増するいっぽうの訴訟数からすると、多くの親たちはそう考えているようだ。連邦議会にスキャンダルを巻き起こしたあの恥知らずな追加条項の一件は、いったいなんだったのだろうか？　チメロサールの使用を擁護しきれないと感じた政府が、やぶれかぶれの裏技に出たのだろうか？　追加条項が認められて以降、ワクチン製造会社は、製品の補償責任から免れて、定期的に製品を使用してもらえる安定した身分を謳歌している。

〈統計調査〉

統計調査は非常に有益だが、同時に間違った解釈や操作が起こりやすい。二人の異なる調査者が同じデータを分析し、まったく正反対の結果を導きだすこともある。チメロサールと自閉症の因果関係に関する調査は、まさにそのような例だ。したがって、一九九九年から二〇〇三年にかけて、国の安全基準を超過していたと政府が声明を出したあとで行われた調査に関しては、さまざまな議論がある。それらの調査にはワクチン・セーフティ・データリンク（ＶＳＤ）と呼ばれる政府のデータベースが使用されている。そのデータベースには、一九九〇年代にいろいろな種類のチメロサール入りのワクチンを接種した何千人ものアメリカの子どもたちの記録が収められている。ＶＳＤに加えて、会員制の健康医療団体であるハーバード・ピルグリム（ＨＭＯ）の記録も、チメロサールに関する調査をしているアメリカ疾病予防管理センター（ＣＤＣ）の研究者らは分析した。

○統計の力

統計調査では、データが多ければ多いほど、より正確な結果が期待できる。〝統計的に有意〟という結果が出たら、それはおそらく正確であり、偶然ではない。たとえば、あなたが大統領選に立候補して、どれぐらいの票が集まりそうか、知りたいとしよう。その場合、一〇〇人より一〇〇〇人を対象にした世論調査のほうが、選挙結果のより正確な予測ができる。たった一〇〇人では、偶然の要素に左右されやすい。

○チメロサールに関するアメリカの統計調査

アメリカ疾病予防管理センター（ＣＤＣ）は、四年分のワクチン・セーフティ・データリンク（ＶＳＤ）と健康医療団体ハーバード・ピルグリム（ＨＭＯ）の記録を分析し、四種類の調査結果が公表された。きわめて信頼性が高い結果であり、チメロサールは自閉症やその他の発達障害の原因ではないという結論が出された。けれども、何年かあとに情報公開法によりＣＤＣから入手した内部記録からは、まったく違う結果が見えてくる。情報公開法によって、政府の内部報告書やＥメールなど、一般には公開されない情報を手に入れる権利が認められている。しかしその手続きは非常に複雑で費用もかかり骨が折れる作業だ。それでもついに、情報公開法のおかげで、蚊帳《かや》の外に閉めだされていた一般市民も、チメロサールに関する調査の全体像を見て、自分の頭で判断できるようになった。

○アメリカ疾病予防管理センター（ＣＤＣ）の閉ざされた扉の奥で

ＣＤＣの職員が最初に周知していたデータ分析では、チメロサール暴露が増えるにつれて、自閉症、ＡＤＤ、

ＡＤＨＤ、言語発達遅滞、睡眠障害、夜驚症、そして特定できないいわゆる発達の遅れ、などの発達障害のリスクが統計的にきわめて有意に増加することが示されている。その当時の研究者たちが交わしていた内部のＥメールからは、調査結果に対する懸念や不安が感じられる。二〇〇〇年二月にＣＤＣ内部で行われた二次調査でも、チメロサールは有罪とする結果が出ていた。それにもかかわらず、三ヵ月後に公表された調査結果では、チメロサールにいかなる発達障害との因果関係も認められないと伝えられたのだ。驚くことにそのわずか一ヵ月後、どういう風のふきまわしか、二次分析による新たな結果が公表され、いくつかの統計的に有意な関連性があるとされた。まったく違う見解のようだが、ＣＤＣはそうは思っていないらしく、それどころかＣＤＣのアドバイザーは、新たな結果はチメロサールに反対する根拠としては弱いと助言している。

○シンプソンウッドのＣＤＣのアドバイザー

二次分析による最新の結果が公開される一週間前、招待者のみの二日間の会議が、ジョージア州のシンプソンウッドというリゾートで開かれた。十二人のコンサルタントと四十九人の専門家および評者が、ワクチン製造会社、保健機関、大学、医科大などから呼ばれた。チメロサールと自閉症の因果関係について、ＣＤＣに働きかけている親たちの活動団体は招待されなかった。会議の参加者は、ワクチン・セーフティ・データリンク（ＶＳＤ）の分析結果を吟味し、チメロサールと発達障害との関係性を示す〝証拠〟があるかどうか、判断するように要請された。さらに、今後のＶＳＤの調査の進め方についても、助言を求められた。情報公開法によってＣＤＣから苦労の末に入手した記録の束のなかに議事録が発見されなかったら、その会議のことは一般市民には知らされないままだっただろう。

シンプソンウッド会議の議事録を見ると、ＶＳＤの調査責任者であったトーマス・ヴェルストリート博士は、調査結果は明らかにチメロサールに非があることを示していると確信していたことがわかる。「このデータを見てくれたまえ。この統計データを見れば、きわめてハイリスクであるとわかる。やり方を変えれば、このリスクは少なくできる。もみ消そうとすれば、必ずどこかで報いが返ってくる」ヴェルストリート博士の出した結論は、「この証拠は単純にはもみ消せない」

というものだった。シンプソンウッド会議の議事録では、訴訟に関して、それぞれの利害や懸念のせめぎ合いがあることがうかがい知れる。「弁護士たちにこのことが知られたらどうする？」一人の出席者がたずねている。「これらの結果を否定できる科学者など存在しない」ほかの一人も発言している。「訴訟を起こされたら、とうてい弁解はできない。非常に心配だ」調査結果を隠蔽し、今後の調査においても関係性を否定することに、さまざまな業界の甚大な利害が関わっていた。それにもかかわらず、十二人のコンサルタントのほとんどが「関係性はあるものの、有意とは言えない」として、関係性を否定しないことを助言した。そして、CDCによる二度目の発表が行われたのだ。それから一年後にまたしても発表が行われることになる。

○三度目の公式発表

二〇〇一年七月、新しいワクチン・セーフティ・データリンク（VSD）の調査ではリスクレベルは低いと発表された。証拠がもみ消されたのだ。今回はVSDと会員制健康医療団体（HMO）のデータは組み合わせてではなく、別々に分析された。七万人の子どもたちのデータを持つ大規模なHMOでは、統計的に高い有意性が認められたが、一万六千人の子どもたちの小規模なHMOのデータでは、有意性は認められなかった。

CDCの調査者は、大きな調査集団をなぜ二つに分けて、より少ない調査集団で統計調査を行い、信頼性を下げてしまったのかという批判が上がった。少ないほうの健康医療団体のデータでは、じゅうぶんな分析結果は期待できないと批評家は反論した。さらに、副次的な分析で、さまざまな神経性疾患に関して、きわめて厳格で異例の定義を用いているのはおかしいと反論した。その定義では神経性疾患と診断されたケースの半分は除外されてしまう。シンプソンウッドの会議について知らなかった批評家でさえ、CDCは関係性を隠すために調査法に手を加えたと断言した。

CDCの結果発表で、調査責任者であったヴェルストリート博士が、ワクチン製造会社のグラクソスミス・クラインビーチャム社に雇われていたことが明らかになった。この事実は今後、VSDの客観的な評価を要求する人々にとって、重大な争点となるだろう。ヴェルストリート博士は、チメロサール訴訟を起こされているワクチン製造会社に雇われていたにもかかわらず、その後も二年間、ＶＳＤの調査チームの責任者でありつづけた。

○ＶＳＤへのアクセスをめぐる闘い

批判的な立場の人々が真に望んでいたのは、ありのままのＶＳＤのデータを手に入れて、自分たちで分析することだった。実際、納税者の税金で収集・維持されているＶＳＤのデータは、ＣＤＣ以外の人々にも当然公開されるべきなのだが、情報公開法に基づく請求はことごとく失敗に終わっている。ＣＤＣが患者のプライバシー保護を理由に、かたくなに公開を拒んでいるのだ。子どもの名前を伏せて、生年月日も生まれた年と月だけでよいという提案も拒まれた。それでも再三の請求に根負けして、ＣＤＣもしぶしぶ公開に応じることになり、二〇〇二年二月、希望者が膨大なリストの資格条件やハードルをすべてクリアすれば、ＣＤＣの外部の人間でもＶＳＤにアクセスできるようになった。

○外部の調査者：ガイヤー父子

この手強いバリアをクリアしてＶＳＤにアクセスできたのは、たった一組の調査チームだけだ。それによってかれらは熾烈な論争に巻きこまれ、公衆衛生局から目の仇にされることになった。その調査者とはマーク・ガイヤー医師と息子のデヴィッド・ガイヤーで、父親のマーク・ガイヤーは遺伝学の学位を持つ医師であり、ワクチンが原因で死亡した乳幼児の生物学的影響に関する医学的な権威でもあった。ガイヤー医師の素晴らしい功績は、百日咳の不活化ワクチンの危険性を最初に指摘したことであり、そのおかげで一九九六年に深刻な副作用を起こす危険性が少ないより安全なタイプのワクチンに替わった。ガイヤー医師は、三十冊以上の学術専門誌に、さまざまなワクチンの安全性の問題について、五十以上もの論文を書いている。当時、息子のデヴィッドはアメリカ国立衛生研究所の研究生で、医療と法律に関するコンサルタント会社を設立した。さらにガイヤー父子は、ワクチン法廷で被害者家族側の証人を務めた。

ガイヤー父子は、親たちからチメロサールと神経性疾患の関係性について調べてほしいと何ヵ月ものあいだ熱心に嘆願されて、ついに根負けし、調べることにした。当時、かれらはVAERSと呼ばれる政府のデータベースを使って、自分たちの研究の調査をしていた。そこでVAERSをもとに、チメロサール入りのDTaP（破傷風・ジフテリア・百日咳）ワクチンを接種した子どもと、チメロサール・フリーのDTaPワクチンを接種した子どもの比較調査を行った。そして結果に驚愕した。チメロサール・フリーのDTaPワクチンを接種した子どもに比べ、チメロサール入りのDTaPワクチンを接種した子どもは、自閉症や精神遅滞になるリスクが六倍も高かったのだ。言語障害に関しては、二・二倍高かった。ガイヤー父子はこの結果を、二〇〇三年に『Experimental Biology and Medicine』という学術専門誌に発表した。

この発見に刺激され、ガイヤー父子はVAERSより信頼性があるとされているVSDをもとに分析をしてみたいと考えた。そしてCDCが提示した複雑な条件、百五十ページもの調査企画書の提出、三十二万円もの手数料などを一年がかりでクリアした。しかし、一つ障害物をクリアするごとに、新たな障壁が設けられ、最終的に連邦議会議員のデイヴ・ウェルダンの力添えにより、ようやくすべての条件を満たすことができた。そして苦労の末に、めったなことでは拝ませてもらえない、鉄壁の守りのVSDを、ついに二〇〇三年の十月に二日間だけ見せてもらえることになった。

しかし正式にアクセスを認められたにもかかわらず、ガイヤー父子に割り当てられた端末にはVSDにアクセスするためのソフトウェアが入っていなかったため、二日以内にアクセスすることはほぼ不可能だった。何時間もあとになって、CDCの職員の一人が自分の家族にも〝影響を受けた子ども〟がいると打ち明け、極秘に手引きしてくれて、アクセスが可能になった。ガイヤー父子の分析によると、チメロサール入りの三種混合DTaPワクチンを接種した子どもは、チメロサール・フリーの三種混合DTaPワクチンを接種した子どもに比べて、自閉症になるリスクが二十七倍も高かった。ガイヤー父子はあまりの驚きに愕然とした。しかしその分析結果は、CDCによって厳しい批判攻撃を受けた。それでもガイヤー父子は果敢に、自分たちの分析結果の正当性を主張しつづけた。

その後、連邦議会議員ウェルダンの事務所の助けを借りて、ガイヤー父子はVSDにアクセスするために新たに設けられた障壁をクリアし、二〇〇四年一月に、もう二日間だけアクセスする権利を勝ち取った。しかしその苦労は報われなかった。かれらが分析結果のデータを送ったプリンターは鍵のかかった部屋にあり、その部屋の鍵を持っている人物はどこにも見つからなかった。ガイヤー父子がようやくプリントアウトを受け取ったとき、ほとんどの結果が白く修正されていた。その後、かれらに割り当てられたコンピュータ端末のシステムがなぜか停止して使えなくなり、チャンスの扉は閉じられてしまった。

　この一件について読者のあなたがどう思うかはわからないが、私はガイヤー父子のCDCでの鬼気迫る冒険話に驚嘆した。ガイヤー父子はとんでもないほら話をでっちあげた変人親子なのか、CDCが明らかに不正にアクセスを妨害したのか。真実はいったいどちらなのだろう?

〈四度目の公式発表〉

　ガイヤー父子が奮闘するあいだ、二〇〇三年に、CDCの調査チームは最終分析結果を公式に発表した。会員制の健康医療団体ハーバード・ピルグリム（HMO）から新たに入手した子どもたちのデータ（一万五千人分）と、VSDとHMOのラージ・データ（七万人の子ども）とスモール・データ（一万六千人の子ども）を、それぞれグループに分けて分析した。さらにラージ・データは、データを収集したそれぞれの病院ごとに分けて分析した。それらのグループごとに細かく分けて分析した結果、有意なリスクはチック症候群と言語遅滞のみだった。しかし、小分けにしたグループのそれぞれの結果は矛盾している。二年前からワクチン製造会社に雇われているヴェルストリート博士を含む調査者は、「チメロサールを含むワクチンと神経発達障害の一貫性のある有意な関係性は見つからなかった」と結論した。これがアメリカ疾病予防管理センター（CDC）による統計調査の最終報告となった。

〈CDCの調査結果に批判の嵐〉

　CDCの調査は、正しい調査手順に反し、チメロサールと発達障害に統計的に有意な関係性があるという結果が出ないよう、徹底的に操作されていると、反対者側は批判した。かれらのおもな主張は以下のとおり。

1．分析方法への反論

（a）大規模な人数を小規模のグループに分けて分析したこと。HMOのデータを病院ごとに分けて調査することにより、統計的な信頼性が下げられ、誤差が大きくなった。

（b）〝神経発達障害〟という総合的なカテゴリーを排除して分析したこと。最初の分析では用いられていたこのカテゴリーが、最終分析では外されていた。子どもたちに見られる発達の遅れにはさまざまな違いの幅があり、水銀毒によって阻害される神経発達の状態もさまざまな違いがあるので、〝神経発達障害〟という総合的なカテゴリーで分析することが重要だと、批判者側は主張した。個々の診断名だけで評価すると、統計的に有意な関係性は見いだしにくくなる。

（c）調査チームにワクチン製造会社の人間（ヴェルストリート博士）が含まれていたこと。

2．除外されたデータと含まれていたデータに関する批判

（a）幼すぎて自閉症と診断がつかない乳児も含まれていたこと。自閉症と診断がつくのは平均的に四・四歳だが、CDCの最終分析調査では、それより幼い子どもたちが大勢含まれていて、自閉症のリスクが低い結果が出るように操作されている。わかりやすい例として、はげ頭の統計調査で、二十歳以下の若者を大勢調査対象にしたら、はげの確率は少なくなるだろう。十代前半の子どもたちを多く対象に含めれば、もっとはげの確率は低くなる。

（b）年齢が上の子どもの四十五％が排除されていたこと。調査者は、四歳以上の子どもの多くを、記録が不完全という理由で調査から除外した。はげ頭の調査で大人の男性を除外したらはげの確率が低くなるように、年齢が上の子どもを除外すれば、自閉症のリスクは低くなる。

（c）会員制の健康医療団体ハーバード・ピルグリム（HMO）のデータを使用したこと。ハーバード・ピルグリムのデータ分析では、発達障害のリスクはまったくなかった。これはほかの集団の分析結果と矛盾し、この作為的な矛盾によって、ほかの集団の分析結果の信頼性を損なうよう意図されている。ハーバード・ピルグリムのデータを使用すること自体が間違いだと、反対者側は批判している。

①関係性を示すには集団が小さすぎる。

②ほかの健康医療団体とは異なる診断基準を用いているので、実際的な比較にならない。
③チメロサール暴露のレベルにほとんど差がなく、同一レベルの子どもたちを比較しても意味がない。
④データの正確性が疑わしい。会員制の健康医療団体（HMO）は政府の管理下にあり、情報や記録のシステムが問題視される。

CDCはなぜ自分たちの膨大なVSDというデータベース以外に、HMOのデータを入手して、調査対象に含めたのか。本当にVSDの分析結果の正しさを主張したいのであれば、データの数としては不じゅうぶんなハーバード・ピルグリムのような健康医療団体の記録をわざわざ含めるはずがないと、反対者側は批判した。

〈ワクチン・セーフティ・データリンク（VSD）の消滅〉

二〇〇四年、CDCは二〇〇〇年からつづけていたチメロサールの副反応に関する観察記録を停止することを発表した。チメロサールがワクチンから取りのぞかれるようになった矢先に、データ収集をやめたことに、猛反発の声があがった。チメロサールを含まないワクチンによる効果が確かめられなくなってしまうと、反対者側は抗議した。さらに、ヴェルストリート博士ら調査チームが使用したデータ・ファイルの原本が、〝プライバシー保護〟という名目で消去されてしまった。こうしてCDCの分析結果を覆すことは不可能になり、VSD論争の幕が引かれた。

〈アメリカ合衆国の統計調査についての結論〉

こうしたすさまじい論争の嵐の外側にいる私たちは、自分の子どもたちのために、チメロサールに関してどちらの判断を参考にすればよいのだろう。CDC内部のEメールのやりとりや報告の記録。CDCの公式声明と反対側の意見。ガイヤー父子とかれらの分析結果。このすべてをあなたはどう見るだろうか？　CDC内部の極秘の会話と公式な発表とが、あまりにも対照的で、私は疑念を覚えざるを得ない。CDCは、安全第一にこだわる私のような保護者を安心させるには、あまりにもこみ入った利害関係を抱えているように思える。CDCの統計調査で使用されたデータや調査方法については、どうだろうか？　真実を求める客観的な科学者による調査なのか、それとも白日の下にさらすわけにはいかない不穏な極秘の見解を反映したものなのだろうか？　部外者にVSDを見せまいとするCDCの鉄壁の守りについては、どうだろう？　患者のプライバシー保護にそこまで熱意を傾けていたのだろうか？　ワクチンからチメロサールを除去するようになった肝心のタイミングで、VSDの観察記録を中止した件についてはどうだろうか？　そして公式な調査結果のもとであるVSDデータの原本を消去してしまったことについては？　ガイヤー父子の調査結果についてはどうだろう？　政府の保健機関からは、さんざんこきおろされ、激しく批判された。ガイヤー父子が正しい調査のやり方も知らない愚か者だったのか、それとも禁区に踏みこみ、強大な何者かの逆鱗に触れてしまったのか？　あなたはどちらだと思うだろう？

〈私の妹、ローラの脱線話〉

三十冊以上もの学術専門誌に、五十以上もの論文を発表しているマーク・ガイヤー医学博士の業績をあなたはどう感じるかはわからないが、私は感銘を受けた。それがここで脱線話をする理由だ。

妹のローラはとにかく好奇心旺盛で、冒険心にあふれ、いろいろな場面でトラブルを巻き起こしているのだが、それでも化学と工学の分野で学位を三つも取り、NASAの仕事に就いた。そして長年、管制塔の制御室から星々のあいだを飛行するスペースシャトルを導き、安全に地球に帰還させてきた。妹にとっては、憧れのエンタープライズ号［訳註　SF映画『スター・トレック』の宇宙船］のブリッジにいるようなもので、おおいに仕事を楽しんでいた。

けれども宇宙飛行士になる夢は叶わず、十二年間NASAに勤めたあとで、コース変更をして、デュークで遺伝学の博士号を取ることにした。ところがこれが新たなトラブルのはじまりで、〝PhD（博士号）〟の三文字を獲得するには、科学雑誌に二つの論文を発表しなければならなかった。ローラは何年もかけてカビの――冗談ではなく、大まじめに――カビの遺伝子について研究した。いろいろな考察と実験を重ね、どうにか意義のある結論を導きだし、論文にしたためた。学術用語や図表を駆使した苦心の作だった。ところが、ようやく論文を書きあげると、新たなハードルが待っている。まず論文を科学雑誌に提出し、載せる価値があるかどうかの判断を仰がねばならないのだ。論文を出せば載せてもらえると思ったら大間違いで、科学の世界はそう甘くはない。それらの科学専門誌はものすごく格が高く、非常に厳しい選抜を勝ち抜けた論文しか掲載してもらえない。たかが雑誌とあなどるなかれ。優秀で格調高き神聖なる科学専門誌様なのだ。と、ローラは怒りに燃えるまなざしで、私の勘違いを正した。最終的に、ローラはやっとの思いですべての障害物をクリアし、輝かしい栄冠を手に入れた。そしてついに名前の最後にPhD（博士）の三文字がつく身分となった。

さて、マーク・ガイヤー医学博士の話に戻ってみよう。マーク・ガイヤー医学博士（PhD, MD）は、三十冊以上もの学術専門誌に五十以上もの論文が掲載されている。そのなかには『Annals of Internal Medicine』［訳註　米国内科学会により発行されている医学学術雑誌］や『Rheumatology』［訳註　世界中から専門家を編集チームに招いたリウマチ学の国際的月刊誌］も含まれている。これほどの才能ある医学博士が、調査者として不適格なはずがあるだろうか？　ＣＤＣから批判の猛攻撃を浴びせられるほどお粗末な調査を、この人が行ったのだろうか？　私にはそうは思えない。そのガイヤー父子が、チメロサールを使用したワクチンでは自閉症になるリスクが二十七倍にもなると結論しているのだから、見過ごすべきではないと思う。

〈チメロサールと自閉症の関係性についての政府の決断〉

二〇〇四年に、ＣＤＣの要請を受けて、米国医学研究所（ＩＯＭ）は一日会議を開き、チメロサールと自閉症に関係性があるかどうかについて協議した。この問題に関係する統計調査や研究調査の結果も提出された。研究調査ではチメロサールの安全性に反対する結果が出ていて、統計調査では（ガイヤー父子の調査をのぞく）関連性がないと結論している。一日会議から三ヵ月後、ＩＯＭはＣＤＣに結論の報告書を送った。その報告書では、研究調査は〝仮定的な理論にすぎない〟として退けられ、ガイヤー父子の調査は方法の記述が不完全という理由で〝解釈不可能〟とみなされた。ＩＯＭはＣＤＣが行ったＶＳＤの分析と、イギリスとデンマークの統計調査を支持した。海外の統計調査の水銀暴露量は、アメリカに比べたらごく微量であり、一九九二年にワクチンのチメロサール使用をやめたデンマークの自閉症の罹患率は、一万人に三人から六人であるいっぽう、アメリカでは一万人に六十六人（百五十人に一人）という事実は、考慮されなかった。IOMは、チメロサールを含むワクチンが自閉症の原因ではないと結論し、それがアメリカ政府のチメロサールに関する最終的な見解となった。その結果、アメリカではチメロサールに深刻な健康被害はないとされ、乳幼児、子ども、妊婦を含む大人を対象としたいくつかのワクチンに現在も含まれている。

〈研究所、病院の調査〉

統計調査は、間違った解釈や操作の影響を受けやすいので、それだけでは参考にならない。統計調査の結果を支持するような、研究所や病院の生物学的な証拠《エビデンス》がなくては、正しい判断はできない。免疫学、毒物学、病理学、ウイルス学など、さまざまな研究分野の知識を集めれば、より信頼のおける完璧な結論が導きだせる。二〇〇四年のIOMの会議では、どのような研究所や病院の研究調査の結果が提出されたのだろうか？

もっとも著名な研究調査のいくつかを以下に紹介しよう。

○脳と神経系の神経細胞へのチメロサールの影響

ケンタッキー大学の研究では、ワクチンに使用するのと同じ量の０・０１％の溶液にネズミの神経細胞をさらした。二十四時間後、溶液にさらさなかった神経細胞はすべて生きていたが、チメロサールにさらした神経細胞は三十％しか生き残っていなかった。

ヒューストンのベイラー医科大学の研究では、ごく微量のチメロサールでも脳細胞の死を招くという結果が出た。実験では培養された脳細胞をチメロサールにさらし、六時間と二十四時間で観察した。六時間では、最低濃度はごく微量の二ミクロモル（一グラムの二十億分の一）だった。二十四時間では、最低濃度はわずか一ミクロモルで、チメロサールに対する脳の感受性は、長くさらされるほど高まることが示された。

カナダのカルガリー大学医学部の研究では、ごく微量の水銀でも、脳の神経の興奮《インパルス》を伝える神経細胞の樹状突起を傷つけるという結果が出た。研究者は、ごく微量（一グラムの十億分の一）の水銀に接触した神経細胞の樹状突起が萎縮する様子を、鮮明な低速度撮影《タイムラプス》ビデオで確認した。

○代謝反応へのチメロサールの影響

生まれて最初の数年間は、脳や神経系の神経細胞が正常に発達するためには、メチオニン・サイクルが正しく機能することが不可欠だ。ボストンのノースイースタン大学の研究では、一回分のワクチンに添加されるチメロサールの百分の一の量で、メチオニン・サイクルに致命的な影響を及ぼすことがわかった。代謝反応を弱めることで、チメロサールは記憶力、注意集中力、有害金属の解毒力を阻害すると推測される。

○チメロサールの男の子と女の子への影響

自閉症児の四人に三人は男の子だ。同じ男女比は、ADDやほかの発達障害でも見られる。これはどういうわけなのか？　ケンタッキー大学の研究では、ワクチンに含まれる量と同じ0・01％のチメロサールの溶液に、ネズミの神経細胞をさらした。神経細胞は、女性ホルモンのエストロゲンを加えたもの、男性ホルモンのテストステロンを加えたもの、なにも加えないものに分けて観察した。十二時間後、エストロゲンを加えた神経細胞のほとんどが生きていた。なにも加えないものに比べ、エストロゲンが神経細胞を守る効果があることがわかった。しかしテストステロンを加えた神経細胞は、なにも加えなかったものに比べ、百倍早く死滅した。その結果、エストロゲンはチメロサールの毒から細胞を守る働きがあるいっぽう、テストステロンは細胞を死滅させるチメロサールの毒性を劇的に強めることがわかった。

○小児ワクチンの定期接種をネズミに行った場合

コロンビア大学の研究者は、チメロサール入りの小児ワクチンの定期接種をネズミ用に調整し、体重・月齢・発達の時期に合わせて接種した。実験では、水銀への感受性が体質的に異なるよう、さまざまな系統のネズミを使った。接種後、もっとも水銀に対する感受性が高い体質のネズミは、体重の増加が有意に遅くなり、〝行動の衰え〟が目立った。生後六ヵ月で、四十％が狂ったように毛づくろいしたり、強迫神経症的に自分のしっぽをかむようになった。そのうちの一匹は、自分だけでなく同じケージ内の仲間のネズミをあまりにも激しく毛づくろいし、死なせてしまった。それに加えて、水銀に感受性の強いネズミたちは、自閉症の子どもたちに共通して見られることが指摘されている脳の肥大が見られた。この研究の論文を掲載した『Molecular Psychiatry（分子精神医学）』という学術誌は、同じ時期に、〝低量のエチル水銀の投与が、発達期の脳に行動的・神経的異常をもたらすことがはじめて証明された〟研究として、この研究結果は、〝遺伝的な素質とある種の環境要因の組み合わせがリスクを高める〟とした以前の研究結果を強化するものだと新聞発表をした。

○発達障害のある子どもの水銀の過剰蓄積に関する臨床研究

自閉症の子どもに有害金属を取りのぞく治療をしたところ、同じワクチンを接種した定型発達児に比べ、六倍の量の水銀が排泄されたという、ジェフ・ブラッドストリート医師の調査研究も、米国医学研究所（IOM）の会議に提出された。この研究結果は、二〇〇〇年の『U.S. Government Reform Committee（全米政府改革委員会）』におけるステファニー・ケイヴ医師の証言と一致している。ルイジアナの彼女のクリニックでは、三百人の神経発達の遅れがある発達障害の子どもたちに、有害金属蓄積の検査を行った。その結果、自閉症だけでなく、学習障害、ADHD、アスペルガー症候群の子どもにも、高濃度の水銀蓄積があった。水銀蓄積のない神経発達異常の子どもはほぼ存在しなかった。水銀を除去すると、これらの子どもは改善し、奇跡的な回復を見せる子どももいた。ケイヴ医師の体験は、めずらしいものではない。〈Defeat Autism Now!〉のアプローチに従って治療を行っている多くの医師が、同様の体験を報告している。

〈さらに先へ〉

この章を読んで、チメロサールと自閉症の問題について理解を深め、賢明な決断をする助けになれば幸いだ。〈Defeat Autism Now!〉に所属する医師たちは、ワクチンに含まれる水銀が多くの自閉症の症例において、ダメージを与える役割を果たしていると信じているが、発達障害の原因となる有害金属や毒素の摂取源は、それだけではないと考えている。大気、水、食べ物などに含まれている環境的な毒素も、大きな問題だ。

つぎの章では、そうしたワクチン以外の有害金属や毒素の摂取を最小限にする方法を紹介しよう。

第二十二章　有害金属や毒素の摂取を最小限にする

〈この章で説明する内容〉

毒素の摂取源についてきちんと学ばないと、知らないうちに危険な状態になってしまったり、たいしたことはないと見過ごしてしまったりする。この章では、毒素の摂取源と、安全性の問題と、毒素をなるべく避ける方法について説明する。

〈毒素はどこから来るの？〉

ピーナッツなど、ある人々にとっては有害なアレルゲンとは違い、どんなに微量であっても毒素はあらゆる人々にとって有害だ。私たちの身体はその危険を察知して、身体に本来備わったあらゆる機能を駆使して、それらを排除しようとする。ところが残念なことに、赤ちゃんや子どもが有害金属や毒素に触れてしまう原因は、驚くほどたくさん存在する。それらの毒素は身体の外から入ってくる場合もあれば、身体のなかに存在する場合もある。そうした毒素の摂取源は以下のとおり。

1．大気汚染。汚染物質や有害金属は、呼吸によって体内に入ってしまう。

2．食べ物、飲み物、薬。飲食によっても、毒素を取りこんでしまう。たとえば、多くの食べ物は、畑や果樹園で病気や害虫を予防する農薬がかけられている。肉類にも、本来は身体にとって有害なホルモン剤や抗生物質やステロイド剤が使われている。加工食品には、着色料や添加物や保存料が使われている。処方箋や薬局で買う薬も、本来は身体から速やかに取りのぞくべきものだ。これらの食べ物や薬は適切な量であれば毒性はないとされているが、体内で正しく処理されて、排出されないかぎり、ずっと摂りつづけていたら体内に蓄積されてしまう。

3. ワクチン。ワクチンのなかには、水銀、アルミニウム、ホルムアルデヒドなどの有害金属や毒素が含まれているものがある。

4. 微生物。体内にいるカンジダなどの酵母菌やほかの真菌、バクテリア、ウイルス、寄生虫などは、毒素を発生させる。腸内の悪玉菌などが出すある程度の毒素は避けられないが、悪玉菌があまり増えすぎてはいけない。腸内細菌のバランスの悪化については、つぎの章で説明する。

5. 身体の機能。体内の臓器やほかの自然な働きによっても、好ましくない〝使い終わった不要物〟が溜まってしまう。これらの好ましくない代謝物や老廃物が作られないようにするのは無理だが、それらの毒素が体内にあることに気づき、デトックスで外に出していくように身体に働きかけることが必要だ。

6. 経皮毒。毒素は肌からも吸収される。たしかに肌はバリアの役割をしているけれど、私たちが思うほど頑丈なバリアではないのだ。

以上のように、体内に入ってくる毒素はさまざまで、身体はつぎからつぎへと入ってくる毒素の対処に追われ、本来の働きがおろそかになってしまう。だから有害金属や毒素をできるかぎり摂取しないように日頃から気をつけて、身体の負担を減らしてあげよう。

〈急速に変化している私たちの環境〉

人間の身体は何百万年もかけて、ゆっくりと変化していく環境に適応できるように進化してきた。けれども長い進化の歩みからすればほんの一瞬とも言えるこの百年間で、人類は八万種類もの人工の化学物質を新たに環境のなかに送りだした。今までこの惑星では観測したことのない異質な微粒子だ。それらの膨大な数の化学物質の安全性を、正確に確かめる方法などあるのだろうか？　それに一つの物質の安全性が確かめられたとしても、ほかのいろいろな化学物質と合わさったときの相乗作用は、どうやって確かめられるのか？八万種類もの化学物質を二つずつ組み合わせただけでも、六十三億二千万通りの安全検査が必要となる。考えただけで目がまわりそうな、とうてい不可能な作業だ。かりにすべての組み合わせの安全検査を、ネズミやチンパンジーで行えたとしても、言語など高次の脳機能を持つ人間に使用したら、どんな影響があるかまでは確かめようがない。そうしたさまざまな理由から、たとえ安全性が保証されていても、鵜呑みにしてはいけない。とくに敏感な体質の人は気をつけるべきだ。

企業側は、新しい物質の危険性が証明されないかぎり、安全だと主張する。危険性を証明するのは大学や個人の科学者の役目だが、かれらは企業から研究資金をもらっている。政府の保健機関ももちろん、新しい化学物質の安全性を確かめて、危険であれば規制したり禁止したりする責任を負っている。けれども政府の対応は不十分だと非難されている。たとえば、水銀入りのワクチンの問題のように、政府が企業側から強力な影響を受けている場合。安全性を疑う声になかなか耳を傾けてくれず、危険だとわかってものらりくらりと規制をしてくれない。一般社会も「まず使ってみて、誰かに被害が出たら、考え直そう」という姿勢だ。過去百年間で、こういう無責任な態度によって、さまざまな被害が生じた。ほんの一部を数えあげるだけでも、鉛、ＤＤＴ［訳註　殺虫剤として広く用いられたが、残留性が高く、米国では一九七三年から農業での使用が禁止されている］、アスベスト、水銀、クロルデーン［訳註　殺虫剤］など、さまざまある。新製品が安全であるかどうかは、苦い経験を通してでなければわからない。

ではどうしたら、私たちの使っている化学製品が、人間やほかの共生する生物にとって安全かどうかわかるのだろう？　それは誰にもわからない。最近の研究で、人間の体内には多量の毒素が蓄積していることがわかっている。たとえば、羊水や胎盤やへその緒や母乳などにも、毒素が含まれている。

〈プールのなかでおしっこするのはやめよう〉

昔、ある友人が、プールの浅い部分は絶対小さい子たちがおしっこしているから泳ぎたくないと言っていた。たしかに彼の言うとおりかもしれないけど、同じプールの深い部分なら安全だと思っているのが可笑しかった。実際に子どもたちがおしっこをしまくっているなら、プール全体におしっこが広がっているはずなのに。ジェット水流があって、みんなが泳ぎまわっているのだから、おしっこはまんべんなく行き渡っているだろう。

それと同じことが、この地球という惑星で起きている。私たち人間は、害虫や病気を予防する農薬や、化学肥料や、除草剤を、畑の作物や庭の芝生や花壇に散布しているけれど、それらの化学薬品はずっとそこにとどまっているわけではない。東西南北からの風に飛ばされ、雨に流され、毒素は大気や土壌や川や海に散らばっていく。さらに悪いことに、それらの人工の化学物質はすぐには分解されず、何年も毒を放ちつづけて、触れる生き物すべてに害を及ぼす。いろいろな場所に、知らず知らずのうちに毒素が堆積するいっぽうで、私たちは畑や果樹園にまた新しく人工の毒をまく。それに加え、工場や石炭の火力発電所の煤煙は、水銀やほかの汚染物質を環境に放出している。埋め立て地に大量の不燃ごみが埋め立てられ、スモッグが大気を覆う。私たちはほかの形でも、日々、新たな毒を作りだしている。私たちは自分の作ったものが目的にかない、売れるものであるなら、なんでもいいものだと思っている。

けれども〝いいもの〟がすべて安全とはかぎらない。私たちは蒔いた種を刈らねばならない。自分たちがしたことの報いは、自分たちに返ってくるのだ。発達障害の子どもたちは、そのことを私たちに教えてくれている。身体をゆすり、言葉を奪われ、恐怖と不安の極みにありながら。炭鉱のカナリアのように、みずからの身を犠牲にして、私たちに危険を知らせてくれている。なにかがおかしい、なにかがひどく間違っている。子どもたちはそう訴えているのだ。私たちは人類の叡智をかけて、この惨状の後始末をしなければならない。プールでおしっこをするのをやめて、水をきれいにする方法を考えなくてはいけない。ほかに選択肢などあるだろうか？　私たちが泳げるプールはここしかないのに。

〈いっぽうわが家では〉

ウィルの検査結果で、水銀とほかの有害金属、さらに農薬やほかの化学物質が蓄積していることがわかった。私はショックに震えあがり、微量でも毒が含まれている製品はいっさい家庭から取りのぞいた。水銀入りのワクチンは絶対に接種しなかった。ほかにも、料理や飲用には、水道水ではなくフィルターで濾過した水を使うようにした。食材はできるかぎりオーガニックで、自然に育てられたものを買う。シーフードや加工食品はなるべく食べない。歯医者が安全だと保証していても、アマルガムの詰め物は絶対におことわり。これからは自分でよく見きわめて、宣伝にはもうだまされないようにすると誓った。

〈なかなか気が進まない〉

二〇〇六年春の〈Defeat Autism Now!〉の会議で、ジョン・グリーン医師が家庭内での毒物摂取を最小限にするというテーマでセミナーをした。そのなかで、グリーン医師はキャロリン・ゴーマン&マリー・ハイドの『Less Toxic Alternatives（毒を減らす代替案）』（未邦訳）という本を強く薦めていた。すでに絶版になっていたが、インターネットで買うことができた。本が届くと、私はひとまず本棚にしまった。なぜなら、読むのが怖かったのだ。またしても大変なことになるのがわかっていたから。どこでも手に入らないような、聞いたこともない自然派の品物を求めて、奔走することになるに違いない。もし見つかっても、法外な値段がするだろう。あるいは自分で手作りするための奇妙なレシピが載っているのだろう。そして材料もなかなか手に入らない高額なものばかりなのだ。本を読まなくても目に浮かぶようだ。ホームメイドの蜜蠟《みつろう》を一カップ、イチョウの木の南側に生えるコケを二つかみ、イモリの目玉を三つ……etc。それに毒性のない洗剤や虫除け剤は、今まで効いたためしがない。効果があるなら、みんな使ってるはずでしょう？　高いお金を払って、苦労して材料を集めて、一生けんめい手作りしても、役に立たなければただの骨折り損だ。だからこの本は私には向いてない。それに有害金属や毒素は目に見えないので、身を守ろうというモチベーションがなかなか持てなかった。ところがある日……

〈キッチンにアリの行列が〉

私たちが住んでいる地域には、近くにアリ塚がいっぱいあって、小さなアリの群れがポストのなかや花壇でよく見つかった。アリたちの大群に、家が取り囲まれてしまうこともあった。去年の夏も、キッチンのカウンターにまで行列をなして侵入してきた。しかも、ちょうどお客さんが来ているときに。なんて素敵。だからコマーシャルで宣伝している罠やスプレーやパウダーなどを使ったこともある。いわゆる〝毒〟だ。それしか方法がないと思っていた。でも今年の夏は違う。ウィルの検査結果を見てから、毒入りのエサを仕掛けたり、スプレーをまいたりということが、どうしてもできなくなった。もし毒を使えば、アリたちは毒のついた小さな脚で、私が調理するカウンターの上を歩きまわり、毒を広げるだろう。ほかの方法を試すしかない。

そこでしぶしぶ、本棚にしまい込んでいた例の本を取りだした。アリのこともなにか書いてあるかもしれない。すると、なんとアリ対策について、じつにいろいろと詳しく書かれていたのだ。しかも謎のレシピなどではない。ふむ、これは使えそうだ。まずは簡単に実行できそうなものを探した。〝ハチミツとホウ酸のまぜもの〟ウォルマートの家庭用薬品コーナーで白い粉のホウ酸を売っていた。しかも安い。ハチミツ少々にそのホウ酸の粉をまぜて、小さく切ったダンボールの上に置いた。これで少なくともお客さんに、うちでもアリ対策はしているんですよ、とアピールできる。でもまあ、期待はしなかった。テレビのコマーシャルで宣伝していた毒エサも、たいして効果はなかったから。たしかにアリは集まってきたけれど、毒を巣に持ち帰って全滅させる、なんてことは起こらず、アリたちはその後も列をなしてやってきた。ところが、ハチミツ入りのホウ酸ダンゴは違っていた。三日後にはアリは一匹も見あたらなくなったのだ。これはなかなかいいかも。数日間の平和な日々が過ぎると、アリたちはまたやってきたが、このすごい発明品を置いておくと、ふたたび素晴らしい効き目を発揮してくれた。

けれども夏の終わり頃になると、新たなアリの大群が押し寄せてきた。ホウ酸ダンゴも効くことは効くが、繰り返すのが疲れてきた。例の本に載っていた〝侵入口をすべてコーキング剤でふさぐ〟を試すべきか。本をぱらぱらめくると、毒性の少ないコーキング剤が紹介されていた。近くのホームセンターで一〇〇％純シリコンのコーキング剤を買い、ハチミツまたはアイスクリームでアリたちをおびき寄せる。一時間後、侵入口に向かってアリたちのきれいな列ができていた。窓枠の小さな隙間から、キッチンへ入ってきていたのだ。私はしめしめとばかり、その隙間をコーキング剤でふさいだ。

ところが翌日、私の手柄をあざ笑うかのように、アリたちはまたキッチンに戻ってきた。そこで今度もハチミツとアイスクリームでおびき寄せ、秘密の侵入口へ案内させた。窓枠にべつの隙間があり、そこもコーキング剤でふさいだ。私とアリたちのあいだでそうした攻防が何度か繰り返されたのち、ついにすべての隙間をふさぐことができた。これで今後二十回分の夏を快適に過ごせそう。

けれども夏が終わると、まったくべつの場所にアリの大群が現れた。アリたちもしつこいが、私も粘り強さでは負けてはいない。しかも今回は、絶対に殺虫剤を使わないと心に決めている。ふたたびすべての隙間を埋めて撃退した。アリなんかより心配なのは殺虫剤のほうなのだ。放心状態で宙を見つめ、呼びかけても返事をしない幼い息子の姿を見たあとでは、アリの被害なんてたいしたものではない。息子が笑顔を失い、不安と恐怖のなかで過ごしていたことを思えば、庭の雑草が伸び放題でも気にしない。その代わり、園芸用の化学肥料や除草剤の中身について心配するようになった。食べ物や飲み物にも気をつかうようになった。息子が視線を合わせられなくなり、会話ができなくなった恐ろしさを思うと、きれいな色で長持ちする食べ物や飲み物を買おうとは思わなくなった。人生でなにより大切なものは、わが子の健康であり、それに勝るものはない。毒素や有害金属が原因の病気は、発達障害だけではない。学習障害、強迫神経症、不安障害、鬱、慢性疲労症候群、認知症、アルツハイマー病、パーキンソン病、多発性硬化症、慢性関節リウマチ、統合失調症、トゥーレット症候群、筋萎縮性側索硬化症（ＡＬＳ）など。家族や自分がこんな病気になりたいだろうか？　絶対にごめんだ。人間の身体を持って生きているかぎりは、毒素や有害金属に触れる機会を最小限にするのが賢明だろう。

〈私たちはなにを食べているのか？〉

子どもの頃、友達と家の裏庭で、よく泥のパイを作って遊んだ。私たちの最高においしそうなパイを求めてお客さんが押しかけ、お店は大忙し。王さまや貴族までもが訪れ、たったひと切れのパイに法外な金額を払ってくれるのだ。でもどんなに空想の世界が広がろうと、パイが泥でできていることはわかっているので、私たちは決して食べたりはしなかった。

けれども現代では、なにが食べ物でなにがそうでないかという根本的な認識を、私たちは失っているような気がする。食肉に成長ホルモン剤や抗生物質やステロイド剤が使われていたり、石油系の着色料が食べ物や飲み物に使われていたり。多くの加工食品に、さまざまな添加物や保存料などが使われている。トランス脂肪酸［訳註　悪玉コレステロールを増やし、動脈硬化を起こして、心筋梗塞や脳卒中の原因となる。アメリカでは禁止される傾向にある］やグルタミン酸ナトリウム［訳註　アメリカの脳神経科医ラッセル・ブレイロック医師の指摘によれば、興奮毒性があり、神経細胞が破壊され、脳神経系をはじめ、さまざまな疾患の原因になる。アルツハイマー、パーキンソン、ＡＬＳ、鬱病、ＡＤＨＤ、睡眠障害など。また血管内に入ると、活性酸素を発生させて血管を傷つけ、心臓発作、脳卒中、片頭痛、不整脈の原因に。さらに緑内障、精子減少、催奇形、ホルモン異常なども。調味料（アミノ酸等）などと表示されている］は、新聞報道などで悪いことばかり書かれている。さらに、私たちは作物に農薬をたっぷりとふりかけ、それを食べている。それは健康的なことだろうか？　解毒機能がうまく働かない発達障害の子どもたちに日常的にそういうものを食べさせていたら、いったいどうなってしまうだろう？

〈キャロリン・ゴーマン＆マリー・ハイド共著『Less Toxic Alternatives（毒を減らす代替案）』〉

私は最初、面倒くさがって敬遠していたが、じつはとても役立つ本だった。困ったことがあると、私はこの本を開き、毒を減らす生活の参考にしている。食べ物、水、空気、殺虫剤、除草剤、肥料、洗濯や食器洗いなどの家庭用洗剤、歯磨きやデオドラントや石けんなど、ありとあらゆるものの、毒を含まない代替品のアイディアが満載で、しかも地元の店で手に入る材料がほとんど。近くにないものは、通販やネットショップで購入できる。

毒を減らす生活で、ウィルやほかの家族にたちまち大きな効果が表れるわけではないけれど、少なくとも私は罪悪感がなく、安心して暮らせている。毒のない生活を実践しているほかの人々も言うように、やる価値は大いにあると思う。

〈ほかの人々の言葉を信じる〉

ふたたび妹のローラの話。彼女はなんでも自分で発見するのが好きで、あまり人の言うことを聞くほうではない。その妹が十歳のとき、ものすごくおもしろそうなある疑問にとりつかれた。みんなが言うように、ガソリンは本当に爆発するのか？　それをどうしても自分で確かめなくては気がすまなくなった。

そこで妹はお人好しの友達を仲間に引き入れ、実験の準備をした。とても寒い日で、ローラは厚手のコートを着て、フェイクファーのついたフードをすっぽりかぶっていたので、顔のまわりに毛皮の縁取りがあるみたいだった。ローラと友達は丈の高い枯れ草が茂った冬の原っぱへ入っていった。重要な秘密の化学実験を行うには、完璧な隠れ場所だった。無邪気な女の子二人が、カップに入れたガソリンとマッチをコートのなかに隠し持っているなんて、いったい誰が疑うだろう？　丈の高い枯れ草の蔭に隠れて、二人の化学者は実験に取りかかった。着火するのは発案者であるローラだ。彼女はマッチを擦ると、カップに入った透明の有害な液体に放りこんだ。その瞬間、ボウッという大きな音とともに凄まじい火柱が上がり、ローラはびっくり仰天して、呆然と立ちつくした。「本当に、みんなが言ったとおりだ。ガソリンって爆発するんだ。こんなものすごい音がして。これはすごい発見だ」しかし実際は、じつに危機一髪。ローラの睫毛はちりちりに焦げ、顔のまわりのフェイクファーは溶けて、黒いビニールの糸くずのようになっていた。もう少しで火だるまになるところだったのだ。

ローラと腰を抜かした友達が、その日、重要な教訓を学んだことを祈るばかりだ。少なくとも本当に危険なことに関しては、まわりの人の言うことをちゃんと信じるべきだと。それと同じように、家庭で毒を減らす工夫が本当に役に立つかはわからないけれど、私は実践する。〈Defeat Autism Now!〉のたくさんの医師たちが、発達障害の子どもたちに有害金属や毒素が蓄積していることを確認しているのだから、毒を使わない生活は理にかなっている。被害に遭ってから学ぶのでは遅すぎるから。

幼い子ども、高齢者、病気の人はもっとも弱い存在であり、私たちは細心の注意を払って接する。でも私は今までウィルのことを病人として扱ってこなかった。息子の〝自閉症的な〟症状は、私が思う病気のイメージとは違っていたから。熱もないし、咳もないし、インフルエンザのような症状もない。けれども有害金属や毒素の過剰蓄積が判明して、ウィルは実際に病気なのだとわかり、細心の注意を払って接するようになった。どうせ間違えるなら、心配性と言われようが、安全なほうに間違えたい。安全性が疑わしいと言われているものが、実際に危険だと証明されるまで待っているのは、賢明なやり方ではないと私は思う。もしもある製品の安全性が疑わしいもっともな理由があるなら、私はそれを病気の子どもから遠ざけるようにする。公共の水道水や、農薬を使って育てた食物、花壇に使う殺虫剤や除草剤、成長ホルモン剤や抗生物質やステロイド剤を投与して育てられた畜肉が危険だと言われているなら、できるかぎり避けたほうがいいだろう。わが子は病気なのだから、食べ物や飲み物、肌に触れるものには、とりわけ気をつかわなくてはいけない。

〈ジョン・グリーン医師からのアドバイス〉

二〇〇六年秋の〈Defeat Autism Now!〉の会議で、ジョン・グリーン医師はつぎのようなアドバイスをくれた。

○芝生や花壇の防虫剤や除草剤、家庭の掃除・洗濯・食器洗い、シャンプー、石けん、歯磨きなどには、自然で環境に優しい製品を選ぶ。

○ポリ容器に入っていない浄水を使用できる方法を見つける。

○オーガニックに育てられた野菜、穀物、果物、健康な食肉を食べる。

○丸ごとのものを食べる。たとえばりんごが含まれている加工食品は、それ以外の有害な物質も入っているかもしれないので、りんごそのものを食べる。

○ラップをかけたり、プラスチック容器に入れた食べ物を、電子レンジでチンしない。

○食べ物は、ビニールやプラスチック容器や発泡スチロールではなく、ガラス容器で保存する。

○耐火性の素材にはアンチモン（合金）が含まれているので、服や寝具は綿などオーガニックに育てられた素材を選ぶ。

○ヒ素で防虫処理した木材は避ける。

〈つぎへ進もう〉

これまでのいくつかの章で、代謝反応の問題や有害金属の過剰蓄積、それらの改善法などについて説明してきた。つぎからはいよいよ、肝心要の腸の話だ！

第二十三章　発達障害に共通して見られる腸の問題

〈この章で説明する内容〉

この章では、発達障害の人に共通している腸の問題と、腸と脳と発達障害の症状の関係性について、説明していく。それから腸の本来の働きについて、さらに腸の働きを妨げ、問題を生じさせる環境的要因、そしてそれらの問題が身体全体に及ぼす影響について、説明していく。もしもあなたのお子さんが腸の問題を抱えているなら、この章を読めばお子さんの謎を解く手がかりが得られるだろう。腸の問題の背景的な理由がわかれば、適切な対処をしてあげられる。腸の問題を理解しておけば、次章から説明していく腸の治療の重要さと正しさを納得していただけることと思う。そうすれば、あなたのお子さんにその治療が向いているかどうかも判断できるだろう。

〈腸の問題〉

バイオメディカル療法について知ったばかりの頃、発達障害の子どもたちのほとんどが腸のトラブルを抱えていると知って、とても驚いた。定型発達の子どもたちや、ほかの神経発達の病気を持っている子どもたちに比べて、格段に多いのだ。すごく奇妙なことではないだろうか？　上部内視鏡検査、大腸ファイバー、生検（組織を取ってきて顕微鏡的に異常を見つける）などの研究調査でも、実際に発達障害の子どもたちの消化器官に問題があることがわかっていて、しかもきわめてよくあることなのだ。トラブルは食道から腸にいたるまで、あらゆる部位に見られる。炎症、逆流、潰瘍、組織異常、消化酵素の不足、消化不良、便秘、下痢、腸内細菌叢の異常。子どもたちの見えない腸の世界は、大変なことになっているらしい。

バイオメディカル療法を学びはじめた当初、ウィルに腸の問題があるとは思っていなかった。ところが、見るべき点について教わり、検査をしてみたところ、結果に驚愕した。ウィルの腸の問題を治療したおかげで、発達障害の症状の多くがめざましく回復した。それでもやはり、腸のトラブルはときどきぶり返していたので、思いきって消化器内科にかかり、上部内視鏡検査と大腸ファイバーで検査をしてもらうと、食道と腸に炎症があることがわかった。同時に消化酵素の量を調べてもらい、どの酵素がどの食べ物の消化に向いているか、おかげでよく理解できた。まったく、なんでわが子に腸の問題がないなどと決めつけていたのだろうか？　だから、自分のお子さんの腸は大丈夫と思っていても、どうかこれから説明することを読んでいただきたい。きっと赤信号に気づくはずだから。けれども、赤信号はトラブルの合図だが、気づいて治すためのチャンスでもあることを忘れないでほしい。

〈腸と脳のつながり〉

〈Defeat Autism Now!〉の会議では、こんなおもしろいフレーズが繰り返される。「腸を治せば、頭も良くなる」腸と脳がつながっている？　いつからそんな話になったのだろう。私は一度も聞いたことがなかった。〈Defeat Autism Now!〉以外の専門家はみんな、脳ははるか高みから自分の王国、すなわち身体を統治する君主のような存在だとみなしているようだった。王国内でいざこざが起きても、君主にはなんの影響も及ばず、なにもなかったように国を治めつづけると。でも考えてみれば、それは非現実的だ。脳は身体でもっとも代謝の活発な臓器なのだから。眠っているときでさえ、身体のほかの臓器の九倍もエネルギーを使っている。実際は、脳も身体という王国の住人で、身体の働きに依存して、活動を保っているのだ。消化器官と免疫システムとホルモン分泌システムの複雑な相互作用に頼りきり、必須栄養素を送ってもらっている。これらの身体の働きのどれか、あるいはすべてに支障をきたせば、脳にも影響するというのは、きわめてあたりまえのことではないだろうか？　残念ながら、腸と脳のつながりは、まだはっきりと解明されていない。けれども、腸の状態を改善すると、子どもたちの脳機能が良くなることを、私たちはこの目で見ているので、つながりがあることは確かだ。スペクトラム上の子どもたちの脳機能を強化し、免疫システムを良くするには、腸の健康が重要な鍵なのだ。

〈よくある腸のトラブルとその影響についてのちょっとハイレベルな説明〉

ふつう、私たちがほうれん草やりんごを食べるとき、身体のためにいいことをしたと思って自分をほめる。消化器官がそれらの食べ物を消化して、栄養として血液に吸収してくれると思っている。でもその機能が損なわれていたら、どうなるだろう？　消化・吸収がうまくできなかったら、ほうれん草やりんごはムダになってしまう。消化管のトンネルに食べ物を入れれば、身体の栄養になるとはかぎらない。腸に問題があると、身体に良いものを食べても、そのまま下から出ていってしまう。消化・吸収ができないと、ゾウみたいに山盛り食べても、まだ栄養が足りない。飢えた身体と飢えた脳――これはどう見てもいい状態ではない。

腸にトラブルがあると、身体が栄養不足になるだけではない。消化されない食べ物が腸のなかで腐ってしまう。そしてさらに悪いことに、未消化の食べ物が本来入るべきでない血流のなかに入りこんでしまうと、免疫システムがそれを外敵とみなして攻撃し、アレルギー反応が起きる。そうした食物過敏症によって、さらに望ましくない症状や行動の異常が表れる。そのうえ、免疫システムの攻撃は、自分の身体にもダメージを与える。さらに複雑なことには、あるタイプの未消化物は、体内にある物質とよく似ていて、間違って身体の機能するものとして取りこまれてしまう。しかし本来の体内の物質ではないので、役割を果たせず、アヘンやモルヒネやコデインに似た麻薬のような作用を脳に及ぼしてしまう。

〈腸のトラブルから生じる行動〉

腸にトラブルがあって、身体や脳に栄養が足りていないと、どんな行動が表れるだろうか。そこに免疫反応が加わると、さらに複雑なことになる。未消化の食べ物が間違って取りこまれてしまい、脳に麻薬のような作用を及ぼす問題もある。そのうえ、腸のトラブルには痛みや不快感がつねにつきまとう。腸の健康が損なわれることで生じる問題行動と、発達障害の症状は、じつにぴたりと当てはまる。

まず逆流性の炎症やガスだまりなどの胃腸のトラブルがあると、夜も眠れず、食欲もなくなる。大好物ならどうにか食べられるので、それぱかり食べていると、偏食のレッテルを貼られる。胃腸の調子が悪いと、子どもはいらいらしたり、機嫌が悪くなったり、気が短く攻撃的になったりする。なんの理由もなく泣き叫んだりする。それは痛いからだ。すごく痛いとき、誰でもつい叫んでしまうものだ。便秘、下痢、すぐに吐いてしまう、といったトラブルもよくある。赤ちゃんのときから痛みや不快感がずっとあるため、もう慣れっこになっていて、我慢するのがふつうの状態になっている。言葉を話せるようになっても、痛みや不快感は自分にとってはふつうの状態だから、異常なこととは知らず、口に出して訴えない。さらに身体の内側の不快感や痛みに気を取られて、外の世界に集中できない。そのうえ、未消化物が腸からもれて、間違って脳にまぎれこんでしまう。すると麻薬中毒患者のように、放心状態で宙を見つめていたり、注意集中力が損なわれたりする。社交性など、どこかへ行ってしまう。頭が混乱して、場の状況を理解したり適応したりすることがひどく困難になる。注意集中力が最低限のなかで、どうにか注意を向けられるのは鉄道やレゴ遊びなど大好きなものだけ。そういう大好きなものを、専門家や大人は〝強いこだわり〟と言うけれど、そんなことかまっていられない。自分はそれが大好きだということだけわかっていて、わずかばかりの注意集中力をそこに向けて心のバランスを必死に保とうとしているのだ。

胃腸のトラブルがあるときの行動と、スペクトラム上の子どもたちの行動がほぼ同じなのは、まったくの偶然だろうか？　そうではないはずだ。スペクトラム上の子どもだからという理由で、これらの胃腸のトラブルとは無関係だと否定するのはもうやめよう。発達障害の子どもたちの症状には、ほかの誰にでも共通する筋の通った身体的な理由があるのだ。ハーバード大学で消化器病学を教えるティモシー・ブイエ医師は、スペクトラム上の子どもたちは精神的・神経発達的に障害があるという以上に、痛みに苦しんでいる病人なのだと核心を突いた発言をしている。親や医療者がこのことに気づけば、より有効に子どもたちを助けてあげられる。身体の痛みや不快感は治療で取りのぞいてあげられる。身体の不調が治ると、精神的な症状や行動も、実際に改善するのだ。

〈腸のトラブルがあることを示すサイン〉

腸の健康に問題があることを疑わせるサインはいくつかある。消化器のトラブルが多い家系であること（兄弟姉妹を含む）。家族に胃腸の病気が多いということは、生まれつき胃腸が弱い可能性がある。免疫システムが弱く、病気になりやすいのは、腸の状態が良くないサイン。幼児期に繰り返す中耳炎、ウイルス感染、真菌感染、湿疹、呼吸器アレルギー、小麦・乳製品を含む食物アレルギーなど。これらの症状は、腸の病気の前兆。正常な腸の働きは、健康な免疫システムに依存しているからだ。下痢、便秘などの便通の異常は、腸の不調のサインで、より深刻な症状につながる。不思議なことに、腸に異常があっても表面上はなんの症状も表れない子どももたちもいる。そういう場合、腸の検査をするか、腸の状態を良くする療法への反応で、腸の問題があったことが明らかになる。

〈腸の症状には共通する原因がある〉

いろいろな腸のトラブルの症状があるとき、親も医療の専門家もそれらがすべて根底にある一つの原因から来ていることに気がつかない。その結果、それぞれの症状にべつべつに対応し、根底にある原因は見過ごされてしまう。そうなると、大元の原因はそのまま残り、悪化して、広がっていく。ウィルの場合も、乳幼児期にさまざまな腸の症状があったのに、それが氷山の一角であることに気がつかず、それぞれの症状にべつべつに対処し、大元の問題とそこから派生したさまざまな問題は見過ごされ、治療されないままだった。十一歳でバイオメディカル療法をはじめた頃は、ウィルの腸に関するトラブルはそれほどでもないと私は思っていた。またいろいろな症状が、腸の問題から発生しているとは知らなかった。ところが、根底にある腸の問題とその余波が、ウィルの健康状態に甚大な影響をもたらしていたのだ。腸だけでなく、精神や行動にも。

〈消化器官を回復させるもの〉

発達障害の子どもたちの消化器官で起きているトラブルについて説明する前に、正常な消化器官はどういう働きをするのか、簡単にまとめてみよう。たとえば肉や魚などのタンパク質について。食べ物を細かくして消化しやすくするプロセスは、口でかむことからはじまる。つぎに細かくなった食べ物は食道を通り、胃のなかの酸に浸される。胃酸によってスープ状になった食べ物は、小腸へ送りこまれる。小腸ではおもに消化酵素（アミラーゼ、リパーゼ、プロテアーゼなど）と、脂肪を処理する胆汁酸塩（肝臓から送られる）によって食べ物が分解される。消化酵素は膵臓から供給されるが、それぞれの酵素が分解できる食べ物は決まっている。このうち、タンパク分解酵素によって、食べ物のなかのタンパク質がしだいにペプチドと呼ばれるごく小さなかたまりにまで分解されていく。ペプチドからさらにもっとも小さな最終形態であるアミノ酸にまで分解されてはじめて、身体の栄養となる。けれどもこの極小単位のアミノ酸でさえ、まだ身体の外にある状態なのだ。

〈外側に通じるトンネル〉

消化器官は、身体の内側にあるが、じつは外側とも言える。消化管は身体のなかを通っている長いトンネルのようなもので、そのトンネルのなかにある食べ物や老廃物は、実際は庭の木と同じように、身体の外にあるとも考えられるのだ。だから胃潰瘍で身体から血が消化管に流れたら、それは地面にこぼれた、つまり体外に出たのと同じことだ。消化管のトンネルの壁を通って良いと許可されないかぎり、食べ物は身体の外にとどまっていなければいけない。

〈吸収という妙なる営み〉

小腸は食べ物を分解すると同時に、吸収という妙なる営みを行う重要な器官でもある。吸収の作業は、タンパク質であれば消化酵素のうちタンパク分解酵素によって分解された極小単位のアミノ酸からはじまる。これでやっと身体は待望の栄養にありつける。アミノ酸は小腸の壁を通り抜けて、血流に乗って、身体の各器官へ運ばれていく。小腸の壁は国境警備隊のようなものだと考えてみよう。アミノ酸の体内への入り口であると同時に、不法侵入者を寄せつけない防壁でもある。腸で適切に食べ物を消化し、栄養を効果的に吸収できることが、身体全体の健全な働きにとって、必要不可欠なことなのだ。

〈消化器官のなかのカビ〉

消化器官では、私たちが知らないことがほかにも起きている。私たちの身体はいろいろな種類の真菌（カンジダ菌などの酵母菌等）と呼ばれる単細胞生物の宿主でもあり、それらの微生物は口からお尻の穴までつづく長いトンネルのいたるところに棲みついている。かれらは消化管や膣などのように温かく湿った粘膜に覆われた場所が大好きだ。通常、体内の微生物の数は増えすぎたり減りすぎたりしないようにバランスが保たれているので、それらの菌が発生させる化学的な副産物が身体に害を及ぼすほどにはならない。だから幸いなことに、私たちの多くは、たくさんの微生物たちが体内に居候していることなど考えもせず、ふつうに暮らしている。けれども増えすぎると、膣カンジダ症や口腔カンジダ症など、不快な症状に悩まされることになる。そういう場合、かゆみや痛みなど、不快な症状への対症療法が一般的だ。

〈大腸とその住人：細菌〉

さて、腸の話をつづけよう。小腸に残ったどろどろの液体は大腸へと運ばれていく。こんなことは知りたくなかったと思うかもしれないが、じつは大腸には膨大な数の細菌が棲んでいる。あなたがこの世界に生まれたとたん、これらの細菌たちは群れをなしてあなたの腸に移住してくる。そして誕生以来ずっと、あなたはこれらの細菌の大群を、子々孫々にいたるまで、そして新しく入ってきた移住者たちも含めて、身体のなかで繁栄させてきた。これらの細菌はわかっているだけでも五百種類以上いて、数や種類は宿主の状態によってつねに移り変わりがある。

これらの細菌の多くはあまり好ましくない種類だが、身体の免疫システムがしっかりしていれば、まずおとなしくしている。不届き者が腸から脱走を試みようものなら、免疫パトロール隊がただちにつかまえてくれる。なかには無害な細菌もいる。身体に良い働きをしてくれる友好的な種類もいる。そういう善玉菌は、悪玉菌や真菌と陣地争いをして、やっつけてくれるので、腸内に悪い菌たちが増えすぎず、不届きな脱走者もめったに出ない。善玉菌は食べ物にまぎれて腸に入りこんでくる病原菌も退治してくれる。さらに食べ物からビタミンを取り分けてくれたり、ビオチンやビタミンKなど、私たちに必要な栄養素を作りだしてくれたりもする。消化、吸収、代謝、免疫システムなどすべての体内の働きを、善玉菌たちが手伝ってくれている。

〈消化器官と免疫システムの密接な関係〉

消化器官は外敵から身体を守る最前線だ。トロイの木馬のように、私たちが飲みこむものに隠れて入りこんでくるウイルス、悪玉菌、カビ、寄生虫、毒素など、あらゆる外敵に対して、つねに警戒を怠らない。信じがたいかもしれないが、大腸は過酷な生存競争のジャングルなのだ。だから免疫システムの協力は欠かせない。大腸が外敵との戦いの最前線であるとわかっているので、大勢の防衛隊員を送りこんでくれている。実際、身体全体の免疫細胞の六割から七割は、大腸に集中している。悪者を見つけたら、ただちに包囲し、容赦なくやっつける。免疫システムから大腸へのメッセージは明確だ。「おれたちが援護射撃するから、おまえたちは食料を消化してくれ」ありがたいことに、こんなタフガイたちが、内側であなたを守ってくれているのだ。強くて有能な免疫システムの兵士は、大腸にとって夢のように頼もしい存在だ。そうやって大腸と免疫システムは強い絆で結ばれ、身体の栄養と防衛のために、日々最前線で戦っている。

消化器官について、もう少し詳しく知りたいという方は、ぜひマイケル・D・ガーション医師の『セカンドブレイン――腸にも脳がある』（小学館）をお読みいただきたい。ここで説明した消化器官の働きについては、この本を参考にさせていただいた。

〈負のスパイラルへようこそ〉

腸のなかでは、これから説明する連鎖的な出来事が起きている。けれども深刻さや症状は人それぞれだ。その人の遺伝的な体質、問題を起こす環境因子にさらされた程度や期間、食生活など、さまざまな要因によって左右される。さらに、ここでは順を追って説明する出来事が、現実には同時多発的に起きて、相互に影響しあう場合もある。これらの相互作用は複雑怪奇で、互いに強めあって、威力が倍増することも考えられる。ちょうどドミノ倒しのように。たった一つのドミノの駒が倒れると、四方八方に分岐した列へと波及し、しまいに総崩れになってしまう。トラブルの連鎖がぐるぐる循環する場合もある。そのような同時多発的、相互作用的な大混乱のなかでは、最初に倒れたドミノの駒はどれなのか、どこからどういうふうに倒れていったのか、正確に知ることはむずかしい。わかるのはただ、ひどい大混乱が起きているということだけ。

ここでは抗生物質の服用が、最初の引き金であるという前提で話を進めるが、小児ワクチンに含まれる水銀、乳児期の疝痛《せんつう》、母乳育児ができなかった、毒素や有害金属をうまく排泄できない体質など、引き金になる要因はいろいろとある。それらの要因が腸にストレスをかけて、さらに状態を悪化させることもありうる。

○腸内での大戦争

腸内細菌叢と呼ばれる膨大な数の微生物が、日々、陣地を争いあってバトルを繰り返している。真菌（カンジダなど）、乳酸菌などの善玉菌、クロストリジウムなどの悪玉菌。細菌はどんどん分裂して増えることで、陣地を拡大しようとする。その増殖力は驚異的に速く、膨大な数で相手を圧倒する作戦だ。いっぽう真菌は、より複雑で洗練された戦法を取る。敵を殺す毒素を産生するのだ。細菌のなかにも、クロストリジウム菌のように、毒で相手を殺す戦法の菌がいる。けれども怖れることはない。健全な状態の腸内では、戦いはつねにフェアなルールに則り、三大種族の数やバランスが一定に保たれるようになっている。こうした健全な状態の腸では、食べ物の消化や吸収が順調に行われる。

○抗生物質と腸内の戦争

では、腸内の戦争がフェアに行われないと、どうなるだろう？　好もしくない種類の菌たちが不当に優位になると、腸内細菌叢のバランスが崩れ、身体に悪影響が及んでしまう。残念ながら、腸内細菌叢は一度バランスが崩れてしまうと、なかなかもとに戻らない。それどころか、なし崩し的にどんどん悪くなってしまう。悪玉菌の天下となった腸内細菌叢は、連鎖反応の負のスパイラルを繰り返し、やがて脳にまで悪影響が及ぶ。

ある日、口から入ってきた抗生物質の軍団が腸に達したと想像してみよう。抗生物質軍団は、耳の感染症によって増えた悪玉細菌を殺すために来たのだが、残念なことにかれらはあまり賢くないので、腸内で出会うすべての細菌たちを手当たりしだいに殺戮《さつりく》してしまう。抗生物質では死なない真菌たちにとっては、願ってもない援軍だ。善悪かかわりなくあらゆる細菌たちが激減した腸内は、真菌の天下となり、かれらは大喜びでどんどん増殖する。カンジダ膣炎に悩む女性の多くは、抗生物質を飲んだあとにカンジダ膣炎を発症していることがその証拠だ。同じことが腸内でも起きていることが、何百もの論文によって、科学的・医学的に証明されている。

○腸内でカビが大増殖

健全な腸内細菌叢が崩壊すると、もっともよく起きる問題がカンジダ菌等の真菌の大増殖だ。人によっては、ほんの短期間、抗生剤を飲んだだけでも、腸内細菌のバランスが崩れて、長期間もとに戻らないこともある。もともと免疫システムが弱い人は、とくにそうなりやすい。不幸にも、乳幼児期に抗生剤を繰り返し飲んでいると、その後の人生でずっと真菌に悩まされることになる。発達障害の人たちは、共通して腸内細菌叢のバランスが悪いことがわかっている。もともと免疫システムが弱く、腸内に炎症が広がっているため、真菌のなかでも、とくにカンジダと呼ばれる種類の酵母菌のかっこうの棲みかになりやすい。

でも、どうやったら真菌が増殖していることがわかるのか？　たいてい、身体に症状として表れているのだが、ほとんどの人はそれが真菌のせいとは知らず、表面的な症状を薬で抑えるなどして、真菌のほうはそのままになっている。だから薬をやめると、何度も症状がぶり返し、二次的なトラブルへと広がっていき、身体全体へとドミノ倒し的に影響していく。

○カビ増殖のサイン

カンジダ菌などの真菌が増殖すると、行動や身体にさまざまな症状が表れるが、それにも個人差がある。もっともよくある症状としては、便秘、下痢、悪臭便、おむつかぶれ、肛門のまわりの赤み、逆流、口腔カンジダ症（口のなかに白いぶつぶつができる）、白い舌苔、おなら、腹部の膨満感や不快感、疲労感、諸筋肉運動の協調性が悪くなるなど。けれども身体の症状はなにもなくて、行動のみが表れる場合もある。注意集中力の低下、多動性、いらいらして怒りっぽい、攻撃性、砂糖や炭水化物を異常に欲しがる、酔っぱらったような行動、酔っぱらいのようにげらげら笑う、など。それぞれの症状は、一見すると、関係ないように思える。たとえば、口腔カンジダ症とおむつかぶれ。けれどもこれらは同じ原因——真菌の大増殖——のせいで起きているのだ。

真菌は、発達障害だけの問題ではない。乾癬、全身性エリテマトーデス、多発性硬化症、クローン病、炎症性腸疾患など、さまざまな病気の原因にもなっている。病気にはならなくても、いろいろな症状として表れる。慢性疲労、頭痛、鬱、肌や胃腸のトラブルなど、人によってそれぞれだ。真菌の増殖についての医学的な権威であるウィリアム・クルック医師は、この問題を世界の人々に伝え、教育している。『Dr. Crook Discusses Yeasts and How They Can Make You Sick（真菌による病気）』（未邦訳）というクルック医師の著書は、酵母菌の大増殖とそれによる症状と治療法について、とてもわかりやすく書かれている。クルック医師の著書はほかにもいろいろとあり、親たちや専門家の啓蒙に努めている。［訳註　既訳書として『クルック博士のアレルギー読本　アトピー・ぜんそく・花粉症――かくれた食物アレルギーを探し出そう』（農山漁村文化協会）などがある］

○攻撃される腸壁

善玉菌の死滅と真菌の大増殖でとりわけ問題なのは、真菌や悪玉細菌のクロストリジウム菌が、毒素を産生することだ。真菌やクロストリジウム菌が増えれば増えるほど、産生される毒素も多くなり、腸の壁を痛めつける。それに加えて、もともとはおとなしく、丸い形をしていた真菌の一種である酵母菌の細胞も、攻撃的な形に変化し、先端が鉤状になったとげが生え、それらのとげの鉤爪を腸壁にがっちりと食いこませて、入ってくる食べ物と一緒に流されないようにツタのごとくからみつく。真菌たちはさらにしっかりと根を張れるよう、酵素を分泌して腸壁を溶かしていく。真菌の酵素は、免疫システムが真菌をやっつけるために送りこんだ抗体すらも溶かしてしまう。

ちょっと、免疫システムさん！　もしもの場合のプランBはあるんでしょうね？　腸内の援護射撃があなたたちの役目でしょうが！　早くなんとかしてよ。つぎの図23・1は、負のスパイラルのはじまりを示したものだ。

○炎症と免疫システムの過剰活性化

腸の内壁が炎症を起こし、赤く腫れてＳＯＳを発すると、免疫システムはそれに応えて、傷を癒そうとす

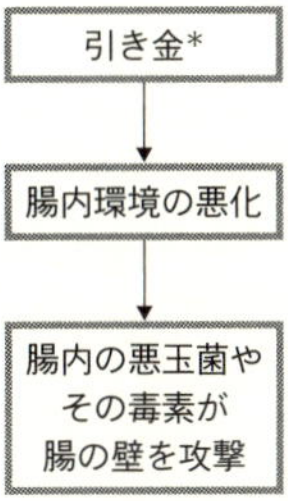

＊引き金は抗生物質・ワクチンなどの水銀・慢性の乳幼児疝痛・母乳育児不可・毒素や有害金属を排泄できない体質など

図23. 1　負のスパイラルのはじまり

る。けれども修復のメカニズムは、切り傷、やけど、感染症などには即座に対応できても、絶え間なく攻撃されて、傷ついている腸壁に対してはイタチごっこで、炎症はいつまでも繰り返す。ひっきりなしに呼びだされている免疫システムは、必死になって過剰に活性化し、つねにぴりぴりと警戒している。そのあいだも腸内の炎症はつづき、最初に善玉菌が死滅するきっかけとなった抗生物質の服用をやめたあとも、悪玉菌や真菌の天下になった状態はなかなかもとに戻らない。

　スペクトラム上の子どもたちの消化管を研究者たちが調べたところ、ほとんどの子どもたちに炎症が見られた。それらの炎症は、起きている部位によって違う名前で呼ばれる。食道で炎症が起きれば、食道炎。胃で起きれば、胃炎。十二指腸だと、十二指腸炎。大腸だと、大腸炎。場所も名前も違うけれど、すべては慢性的な消化管の炎症だ。

　そしてさらに悪いことに、そうした慢性的な炎症につねにかかりきりのせいで、免疫システムの力が弱まり、ウイルスやばい菌や寄生虫をやっつけられなくなってしまう。すると、感染症にかかりやすくなり、ふたたび抗生物質を飲むことに。そして残り少ない善玉

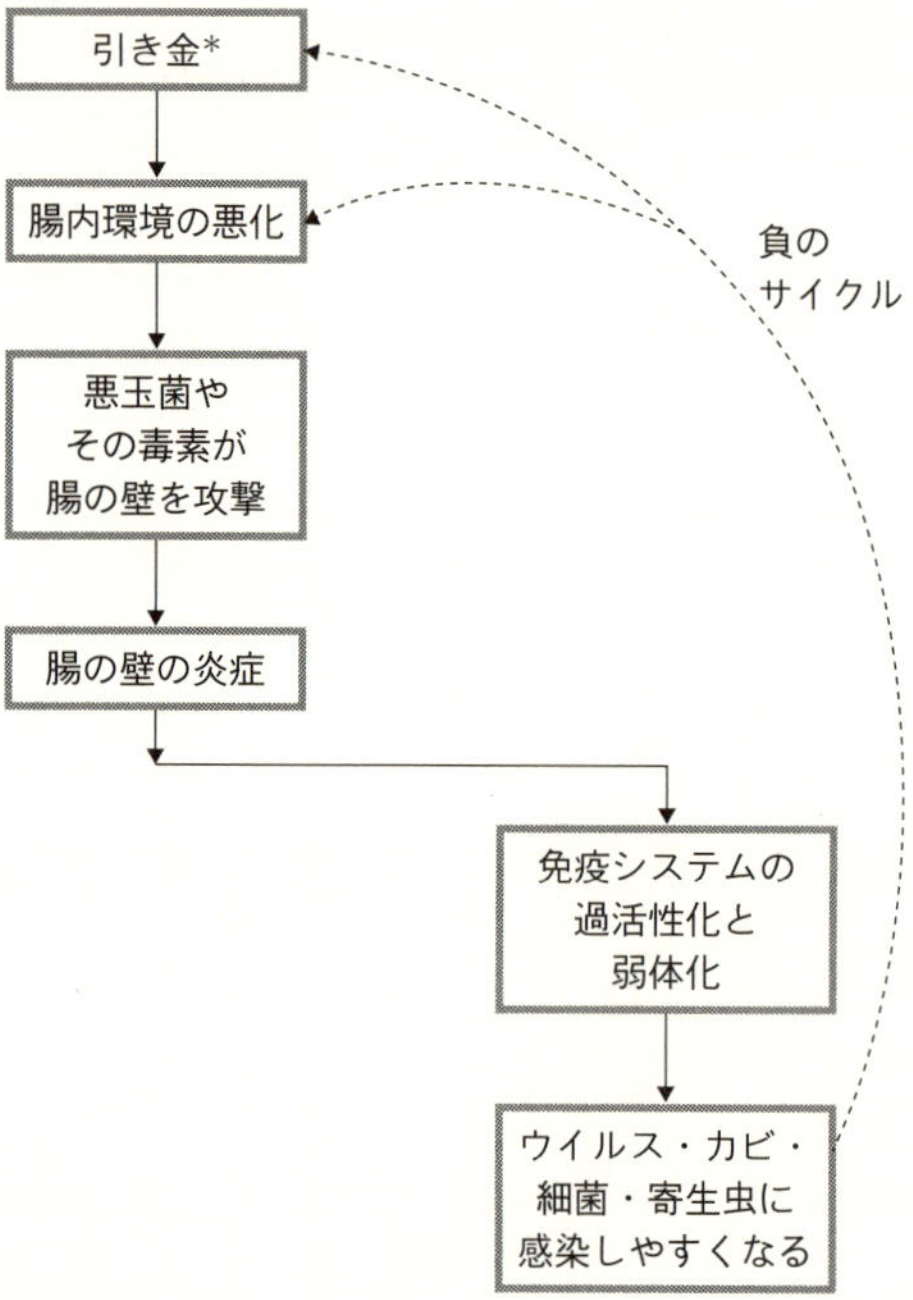

＊引き金は抗生物質・ワクチンなどの水銀・乳幼児期の疝痛・母乳育児不可・毒素や有害金属の解毒機能の低下

図23. 2　負のスパイラルはつづく

菌がさらに死んで、真菌たちがますます元気になり、という負のスパイラルを繰り返すはめになるのだ。図23・2は、その負のスパイラルを示したものだ。

○消化酵素と腸壁の細胞へのダメージ

腸内細菌叢が悪化すると、悪玉細菌のとげのある触手や吐きだす毒素が、腸壁の細胞を傷つける。これはいろいろな意味で、悪い事態だ。一つには、これらの腸壁の細胞には、身体の栄養となるアミノ酸を届ける大事な役割があること。もう一つは、食べ物の消化の最終段階で極小単位に分解する作業を、これらの細胞が行っていること。だから腸壁の細胞と、それらの持つ特別な働きの消化酵素がダメージを受けると、つぎのような消化の問題が起きる。

1．多糖。乳糖（ラクトース）、グラニュー糖、コーンシロップ、いろいろな種類の加工食品、穀類、トウモロコシ、ジャガイモなど、でんぷん質の食べ物に含まれている。果物やハチミツや野菜などに含まれている単糖と違い、多糖はまだ吸収できる最小単位になっていないので、特別な消化酵素によってもっと小さく分解されなければいけない。たとえばラクターゼという酵素は、乳製品に含まれるラクトースという多糖を分解する。ほかのどんな酵素も、この仕事はできない。ラクトースを分解するのは、ラクターゼという消化酵素でないとだめなのだ。けれども、調査研究によると、発達障害の人の六割が、このラクターゼという消化酵素が不足していることがわかっている。ほかにも、多糖類やでんぷんを消化するのに必要な酵素（マルターゼ、イソマルターゼ、パラチナーゼ）が足りないという結果が出ている。

2．乳製品や麦類のタンパク質。発達障害の人は、ある種のタンパク質を消化するのに必要な酵素も足りていないことが調査研究でわかった。この特殊な酵素の不足が、さらなる負のスパイラルを招くことになる。乳製品のタンパク質であるカゼインと、小麦、オーツ麦（カラス麦）、大麦、ライ麦、ライ小麦のタンパク質であるグルテン。これらのタンパク質を消化するには、ＤＰＰ４と呼ばれるタンパク質分解酵素が必要となる。カゼインとグルテンを消化する役目は、ＤＰＰ４にしかできないのだ。ＤＰＰ４が足りなければ、カゼインとグルテンは分解されず、ペプチド（二つ以上のアミノ酸が連なった化合物）の状態のまま、腸のなかを漂い、トラブルのもとになる。そして残念ながら、発達障害の人は、このDPP4という消化酵素が不足している。これはおそらく水銀、農薬、酢酸鉛（染色やプリントの溶剤、塗料やニスの乾燥剤）の影響か、もしくは自己免疫反応の過剰状態のせいと考えられている。

3．脂肪。発達障害の人は、脂肪を消化するリパーゼという消化酵素が足りないことがわかっている。

多糖、ある種のタンパク質、脂肪を分解するこれらの消化酵素が足りないと、大きなかたまりのペプチドが、腸内でどんどん渋滞してしまう。最小単位のアミノ酸にまで分解されないと、栄養としては使えず、かりにペプチドのまま吸収されたとしても、役には立たない。アミノ酸でなければ使えないのだ。

○脂肪を分解して吸収する力が乏しい。脂肪を分解・吸収するプロセスはとても複雑で、小腸が弱っていると、まず脂肪が分解・吸収できなくなる。便に脂肪が混じるのは、脂肪の消化・吸収がうまくできていないときに最初に表れるサインだ。ところが大腸のなかの細菌たちは大喜びで、腐って悪臭を放つまま漂っている未消化の脂肪をぱくぱく食べる。細菌たちにとってはごちそうなのだ。おなかいっぱいになって大増殖したかれらは、大量の便と一緒に外へ。健康な便の色は茶色だが、脂肪便は灰色か黄褐色だ。余った脂肪と大勢の細菌たちが混ざった便は油っぽく、ひどい悪臭がして、水に浮く。得意技はトイレを詰まらせること。

○粘液。腸内の状態が悪くなると、身体は腸の内壁を粘液で覆って守ろうとする。風邪を引いたときに、鼻水が多くなるのと同じだ。けれども腸壁が粘液に覆われていると、消化や吸収が妨げられる。それでもこれが最善策なのだ。もしも粘液が枯渇してしまったら、保護膜を失った腸壁はただちに悪玉菌の毒素やとげのある触手の攻撃にさらされるだろう。そして潰瘍ができ、潰瘍性大腸炎を発症する。図23・3は、負のスパイラルをさらに発展させたものだ。

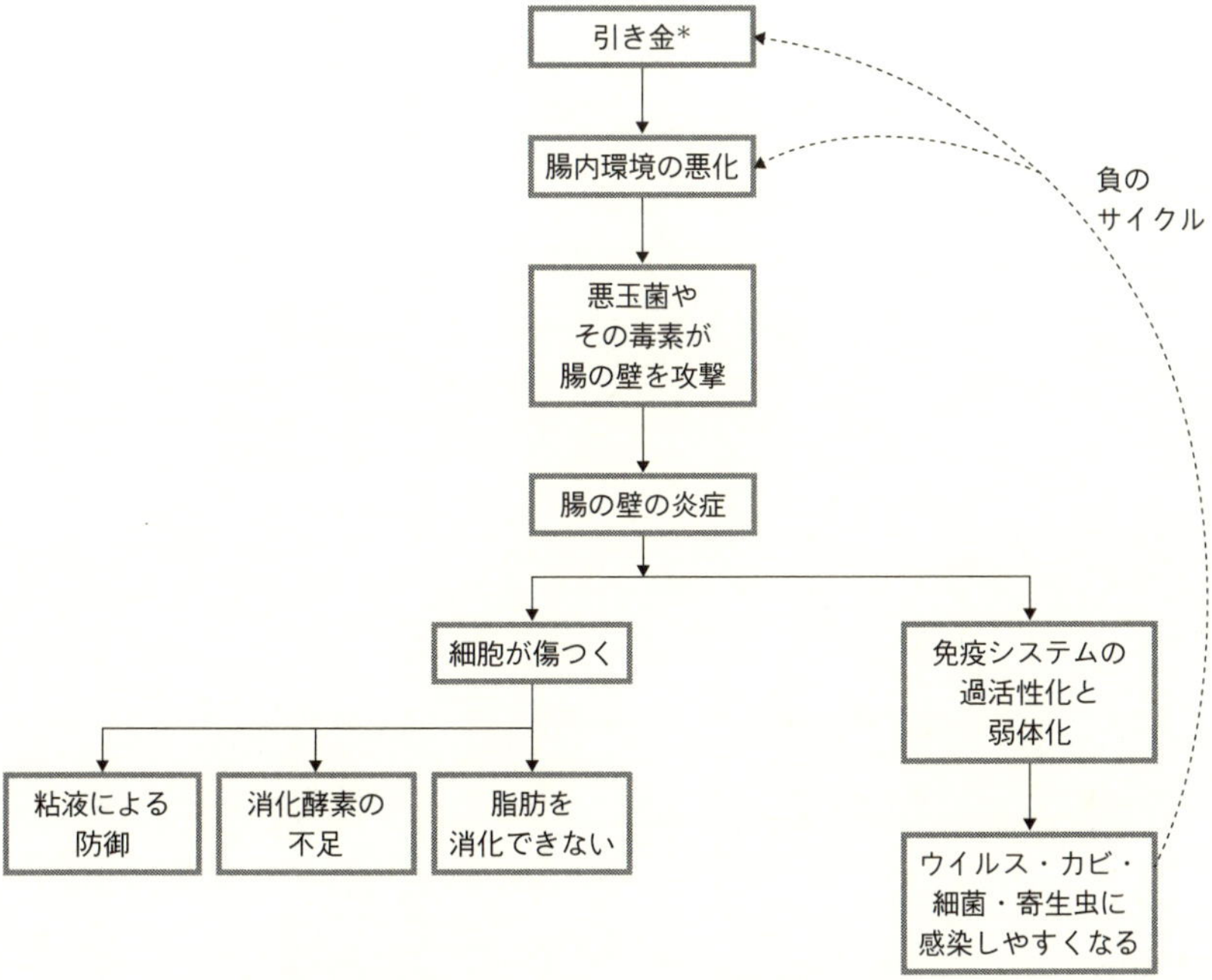

＊引き金は抗生物質・ワクチンなどの水銀・乳幼児期の疝痛・母乳育児の不可・毒素や有害金属の解毒機能の低下

図23. 3　負のスパイラルはつづく

○栄養を奪われた身体。消化がうまくいかないと、食べ物のタンパク質をアミノ酸に分解できなくなり、わずかに分解されたアミノ酸も、傷つき、炎症し、粘液に覆われた腸壁からは、うまく吸収されない。けれども身体はアミノ酸を絶対的に必要としている。脳の神経伝達物質やホルモンや筋肉などを作るためには、アミノ酸は欠かせない栄養なのだ。そのうえアミノ酸によって、体内のありとあらゆる化学反応をコントロールする重要な酵素が作られている。エネルギー、血糖値、解毒なども、アミノ酸に頼っている。だから消化・吸収ができないと、身体のさまざまな機能が甚大な支障をきたす。飢えた脳と身体の怖～いイメージが思い浮かぶだろうか。

○ビタミン・ミネラル不足。スペクトラム上のほとんどの子どもたちは、消化・吸収力の弱さ、偏食（わがままではなく、消化器官の不調や味覚・感覚異常のせい）、ビタミンKやビオチンなどの必須ビタミンを産生してくれる善玉菌が少ないこと、などの理由で、身体に必要なビタミンやミネラルが不足している。

○悪玉細菌たちの大宴会。未消化物は腸内に停滞し、やがて腐ってガスや痛みのもとになる。けれども小腸のはじっこや大腸に棲んでいる悪玉菌たちにとっては夢のような光景で、大喜びで流れてくるごちそうに食らいつく。とくにでんぷんや糖はかれらの元気の源なので、大好物だ。たらふく食べて、元気いっぱい、ますます増殖した悪玉菌たちは、さらに腸壁にダメージを与え、消化の邪魔をする。消化が妨げられると、もっとごちそうが増えて、かれらはさらに元気百倍、という負のスパイラルに。図23・4は負のスパイラルをよりいっそう発展させたもの。

○そしてついにリーキーガットに。腸内のさまざまな災難が、負のスパイラルにますます拍車をかける。やがて顕微鏡でしか見えないような微小の裂け目や穴が、腸壁にできはじめる。この状態は〝リーキーガット（もれる腸）〟というニックネームで呼ばれ、ふつうの腸より透過性が高くなり、本来は通すべきでないいろいろなものを通してしまう。そしてここからさらに、身体全体へとダメージが広がっていく。

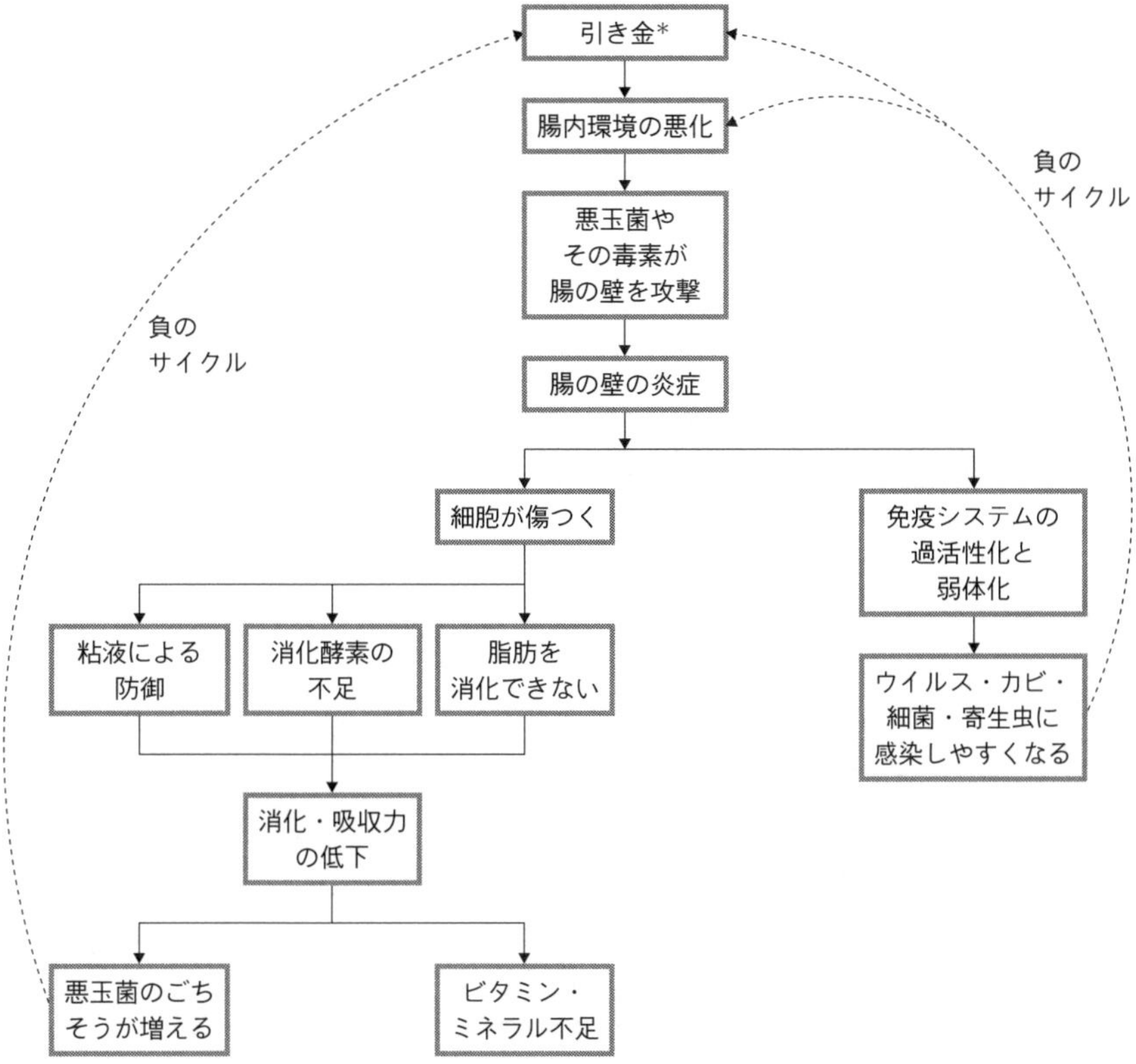

＊引き金は抗生物質・ワクチンなどの水銀・乳幼児期の疝痛・母乳育児不可・
毒素や有害金属の解毒機能の低下

図23. 4　負のスパイラルはつづく

○身体のなかにある外の世界のトンネル。腸壁の崩壊はきわめて深刻な事態だ。本来の健康な腸壁は、消化管内のさまざまな物体を体内へ侵入させないように万全の作りになっている。けれどもリーキーガットになってしまうと、好ましくない者たちが壁をすり抜けて、血流のなかにどんどん流れこんでいく。血流は、体内の重要な器官を網の目のようにつなぐ超高速道路のようなものだ。腸内の老廃物や毒素、細菌、未消化の食べ物などのがらくたは、本来であればこの高速道路に入ることをゆるされない。ところが腸壁の違法な出入り口から、血流という超高速道路に乗って、私たちの思考を担う脳や、毒素や有害金属を解毒する肝臓、ホルモンレベルを慎重に管理する内分泌腺などの聖域へ、やすやすと入りこんでしまうのだ。

○リーキーガットという厄災。リーキーガットになると、腸内のあらゆるものが血流にまぎれこむ。毒素、真菌や悪玉菌の副産物など。血流の先には、血液脳関門という関所があって、脳と中枢神経系を守っている。そして選ばれた分子だけがここを通ることをゆるされる。もしも毒素や悪玉菌の副産物がこの血液脳関門を通り抜けてしまったら、体内の栄養の供給や思考、認知、言語、行動などの重要な脳機能が阻害されてしまう。

腸内にあるもので、体内に入れたくないものは、ほかになにが考えられるだろう？　ペプチドという未消化の食べ物はどうだろうか？　本来であれば、ペプチドはアミノ酸に分解されないと、体内へ入れない。消化がうまくできなくて分解されない場合は、トンネルをそのまま通過して、便として出ていく。けれどもリーキーガットの状態では、ペプチドは血流のなかに入りこんでしまう。栄養にならないだけで、べつに害はないんじゃない？　と思うだろうが、これらのペプチドがさらなる大混乱を招いて、負のスパイラルがよりいっそう拡大するはめになるのだ。

○脱走者たちと免疫システム。免疫システムは腸壁のまわりをパトロールしている国境警備隊のような存在だ。不届きなペプチドが脱走して体内に入りこまないように、つねに警戒している。脱走者を見つけたら、ただちに抗体を送りこみ、取り押さえる。脱走者のペプチドをつかまえた抗体は、そのまま一緒に体外へ排出される手筈になっている。そうでないと炎症を起こし、細胞を傷つけてしまう怖れがあるからだ。けれども脱走者をつかまえて、速やかに体外へ出ていくという任務が、リーキーガットの大打撃を受けているためにうまく行えない。脱走ペプチドと抗体の二人組は、血流の高速道路をめぐりつづけ、行き着いた場所で炎症を起こす。二人組が選ぶのは、たいていすでにダメージを受けている場所や、遺伝体質的に弱いというサインが出ている場所だ。それが関節だと、関節炎になる。腎臓だと、高血圧などになる。ほかにも脳、心臓、肺など、ペプチドと抗体の二人組はどこでも行き着く可能性があり、表れる症状も人によってじつにさまざま。結果的に、身体を守ろうとして抗体を送りこんだはずが、逆に細胞を傷つけ、身体にダメージを与えることになってしまう。免疫システムは身体のあちこちで起きる非常事態（炎症）にてんてこ舞いで、過剰に活性化し、つねに緊迫状態で、疲弊していく。

○遅延型食物アレルギー。リーキーガットによって、遅延型食物アレルギーが起こる。この聞き慣れないタイプの食物アレルギーを理解するために、免疫システムが送りこむ抗体のいろいろなタイプについて少し説明しよう。政府の軍隊にいくつかの部門があるように、免疫システムの抗体もいくつかの部門に分かれている。すべての部門に共通する目的は身体を守ることだが、それぞれの部門には特定の任務と戦略がある。食物に対しては、免疫システムは二つのタイプの抗体を派遣する。IgE部隊とIgG部隊だ。二つの部隊の名前はよく似ているけれど、陸軍と海軍ほどの違いがある。

まずは、ほとんどの人になじみのあるIgE部隊について説明しよう。IgE抗体は食べ物に対して即座に急激な反応を起こす。たとえば呼吸困難、下痢・腹痛、じんましんなど。ここに一見してなんの害もなさそうなピーナツ、あるいはエビやカニを食べた人がいるとしよう。すると、大当たり！　彼の免疫システムが大あわてで警報を鳴らし、IgE部隊を送りこみ、気がつくと身動きすらできず走馬燈のように人生をふり返る事態に。その威力は強烈で、このタイプの食物アレルギーのある人は、アメリカの成人のわずか二％ほどにもかかわらず、誰もが知っているアレルギー反応だ。

けれどもIgEは、発達障害にはあまり関係がない部隊だ。発達障害と関係しているのは、IgG抗体による食物アレルギーで、その反応はIgEとはまったく異なっている。だから食物アレルギーについての従来の知識はひとまず忘れよう。IgG抗体による反応では、問題となる食物を食べてから症状が表れる時間が、IgE抗体の場合とまったく違う。症状もIgEの場合とは異なり、じつにさまざまな症状がある。症状がつづく期間も異なっている。たいてい子どもたちは問題を起こす食べ物が大好物で、いつも食べたがる。これもIgE抗体の場合とは異なっている。IgGの食物アレルギー検査の方法も全然違う。皮膚のアレルギー反応を見るスクラッチテストではわからない。いわゆるアレルギーについての従来の知識とはかけ離れているため、食べ物と症状の関係が非常にわかりにくいのだ。

IgG抗体による食物アレルギー反応は、急激には表れず、遅れて症状が出る。問題となる食べ物を食べてから数時間後、あるいは数日後、もっとたってからのこともある。症状はてんかん、下痢その他の腸の症状、ぜんそく、中耳炎、副鼻腔炎、関節痛、頭痛など、じつにさまざま。発疹、睡眠障害、腸の不調、赤ちゃんの疝痛、三大食物アレルギー（乳・小麦・大豆）、埃・カビ・動物・花粉・化学物質のアレルギーなどの症状があると、遅延型食物アレルギーも持っていると考えられる。そのほかの遅延型食物アレルギーの症状としては、耳が赤くなる、目の下のくま、顔の赤み、あざができやすい、湿疹、皮膚のかゆみなど。また、行動に表れることもある。では、どんな食べ物が、発達障害にとって問題なのだろうか？　大好きでいつも食べるもの、小麦、乳製品、トウモロコシ、卵、大豆などが遅延型食物アレルギーを起こしやすい。いつも食べていると、リーキーガットの腸からつねにそれらの食べ物の未消化物（ペプチド）がもれて、つねに免疫システムを刺激し、抗体が出動している状態だからだ。けれどもIgG抗体による遅延型食物アレルギーで、ひとつだけましな点がある。それは長つづきしないことだ。問題となる食べ物を一定期間避けて、リーキーガットを治療すれば、免疫システムはその食物に対する攻撃をゆるめてくれる。だから一定期間おいて、腸の状態も良くなれば、またときどきなら食べられるようになる。

◯カゼインとグルテンの脱走者が脳へ。オピオイド・イフェクト　緊迫した状況や興奮しているときは、怪我をしても痛みを感じないものだ。あとで血が出ているのに気がついて、どうしてだろうと思う。それは緊急事態になると、私たちの身体がエンドルフィン［訳註　脳に存在する一群のペプチドで、鎮静作用がある］という痛みを抑える物質を出すからだ。ふつうなら感じる痛みの衝撃をエンドルフィンがブロックするので、目の前の緊急事態に集中できる。石器時代の先祖たちから受け継がれたサバイバルのための身体機能なのだ。

アヘンから作られたドラッグも、私たちの持つ自然のエンドルフィンと同じような分子構造をしている。分子構造が似ているために、オピオイド（アヘン様物質）と呼ばれるこれらのドラッグは、身体に似たような効果を及ぼす。オピオイド・ファミリーの有名なメンバーとして、モルヒネ、ヘロイン、コデインなどが挙げられる。これらのドラッグは痛みを緩和するものすごい効果があるいっぽうで、意識変容状態や幻覚などを引き起こすこともある。

ところで、発達障害の人にとりわけ悪影響をもたらす二種類のペプチドがある。乳製品のタンパク質であるカゼインと、穀物とくに麦類（小麦、オーツ麦、大麦、ライ麦、ライ小麦）のタンパク質であるグルテンの未消化物（ペプチド）だ。発達障害の人は、カゼインとグルテンを分解するDPP4という消化酵素が足りないので、それら二つのタンパク質の未消化物（ペプチド）が腸内にあふれかえっている。そしてほかの食べ物のペプチドと一緒にリーキーガットの穴から血流のなかへ流れでていく。そして運命のいたずらか、これらの二種類のペプチドは、私たちの持つ天然のエンドルフィンとよく似た分子構造をしている。それらのペプチドが脳に行き着いてしまうと、脳のオピオイド受容体にくっついて、モルヒネやヘロインなどと同じような作用を及ぼす。これはオピオイド・イフェクトと呼ばれる状態で、視覚、認知、感情、気分、行動に影響が出る。

数多くの研究で、自閉症の子どもと統合失調症の大人の尿から、多量のカゼインとグルテンが検出されている。痛みに無感覚だったり、自傷行為をする自閉症の子どもの尿から、多量のオピオイド・ペプチドが見つかっても不思議はない。自閉症の子どもの尿に含まれるオピオイド・ペプチドを研究しているポール・シャトック教授は、オピオイド・ペプチドの量と自閉症の症状の深刻さのあいだに、つながりがあることを発見した。

乳製品や小麦製品を食べると、ちょっと気分が上がっていい気持ちになるとき、あなたならどうするだろうか？　もっと食べたくなるはずだ。乳製品や小麦にドラッグと同じような中毒性があるとしたら、きっとそればかり食べるようになるだろう。当然のことだ。発達障害の子どもたちの多くが偏食で、唯一の大好物はカゼインとグルテンがたっぷり含まれた食べ物であることが、調査でわかっている。ピザ、チキンナゲット、ケーキ、クッキー、アイスクリーム。さらにどの食べ物を食べれば気分良くなれるのかがわからず、いろいろなものをとにかくたくさん食べる子どももいる。

〈負のスパイラルのまとめ〉

図23・5は、負のスパイラルをまとめた完成図だ。腸内細菌叢を崩壊させる引き金によって、真菌や悪玉細菌が過剰に繁殖する。それらの悪玉菌が産生する毒素や鉤爪のある触手によって腸壁が攻撃され、消化酵素が阻害され、腸壁が傷ついて炎症を起こす。腸壁を保護するための大量の粘液と、細胞が傷ついたことによる消化酵素不足が原因で、消化・吸収ができなくなる。大打撃なのは、多糖類、でんぷん、脂肪、乳タンパクのカゼイン、麦タンパクのグルテンが消化できなくなることだ。食べ物の代謝・吸収がうまくいかないので、ビタミンやミネラルが不足し、身体と脳が栄養不足になる。いっぽうで悪玉細菌は大好物の未消化物をたらふく食べてますます繁殖し、さらに消化・吸収をさまたげ、かれらの食べ物がよりいっそう増えるという悪循環になる。攻撃されて弱った腸壁には、しだいに穴や裂け目ができてもれやすくなる。腸内にあふれた未消化のペプチドや毒素が血流に流れこみ、脱走した未消化ペプチドをつかまえるのに免疫システムは大わらわで、体内のあちこちで炎症が起こりはじめる。それに加えて、乳タンパクのカゼインと麦タンパクのグルテンが腸から脱走して脳にたどり着くと、世にも奇妙な現象が起きる。モルヒネやヘロインやコデインのように、カゼインとグルテンは自然のエンドルフィンにすり替わって作用し、視覚、認知、感情、気分、行動などを変容させる。そのあいだも、長引く腸の炎症で免疫システムが疲弊し、ウイルスや細菌や寄生虫や真菌を撃退できなくなる。腸内細菌叢は壊滅的に悪化し、感染症を繰り返し、そのたびに抗生物質を服用

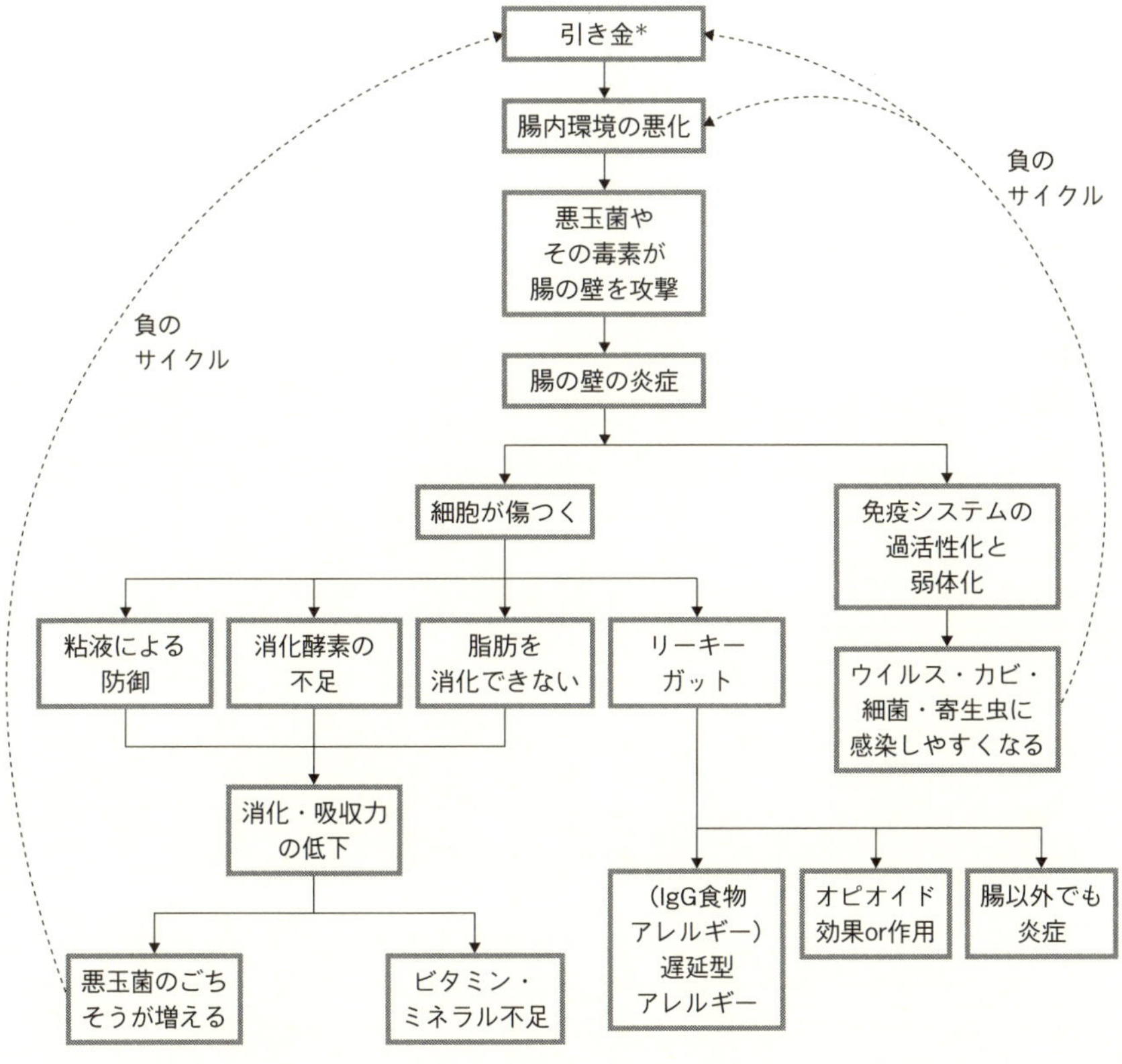

＊引き金は抗生物質・ワクチンなどの水銀・乳幼児期の疝痛・母乳育児不可・
毒素や有害金属の解毒機能の低下

図23. 5　負のスパイラルのまとめ

する。こうした負のサイクルが確立されていく。つねにぴりぴりと警戒して過労状態の免疫システムは、リーキーガットからもれたペプチドに過剰に反応し、遅延型食物アレルギーが起きて、さまざまな症状として表れる。程度や症状に個人差はあるものの、これが発達障害の人々の身体で起きていることなのだ。

　こうした負のスパイラルを繰り返すうちに、行動や身体に深刻な症状が表れはじめる。表面化した症状を治療するには、すべての問題の原因は腸にはじまる負のスパイラルであることにまず気づくことだ。

〈洞察力をもって過去をふり返る〉

　ウィルは、水銀入りのワクチンの使用がピークだった頃（一九九一年から二〇〇一年頃）に、小児ワクチンを定期接種して、水銀毒にさらされた。また、一歳までに九回、抗生剤を一定期間飲みつづけた。二歳までにさらに七回、抗生剤を飲んだ。三歳でさらに六回服用し、その後も耳の感染症を予防するために飲みつづけた。小児科医は腸内細菌叢を補うための措置もしないで、なぜあんなにふんだんに抗生剤の飲み薬を出したのか。おそらくはその危険性を知らなかったのだろう。さらに繰り返す耳の感染症、副鼻腔炎、口腔カンジダ症、おむつかぶれ、慢性的な下痢などの症状が、点滅するネオンサインのように腸内環境の悪化を示していることも、まったく知らなかったに違いない。それらの症状はべつべつのものとして治療された（抗生剤の処方）。慢性的な下痢がつづいていても、乳幼児下痢症だからいずれ治まると言われ、まったく治療されなかった。

　私たちは負のスパイラルにはまり、そのことを知りもしなかった。やがて症状は行動として表れ、発達障害を発症し、それに対して早期療育や特別支援教育で対処し、注意集中の欠如や不安に対して向精神薬で抑えこんだ。そしてさらに運動療法、作業療法、言語療法、社交性・トレーニングなどの療育をつづけた。本当の意味での治療は一つもしないで。療育や特別支援教育に価値がないと言うつもりはない。とても役立つものだ。でもウィルの苦しみの本当の原因は見過ごされ、治療されないまま、何年もムダに過ごしていた。だからどんなに努力しても、同年代の子どもたちに追いつくことはできなかった。

〈話を先へ進めよう〉

読者のあなたはどう感じるかわからないけれど、この章の内容は私をつらく憂うつな気持ちにさせる。ここで説明した問題の多くが、ウィルと私の人生に影を落としていたからだと思う。けれどもこの章を読んだ感想として、本来もっともふさわしいのは希望だ。根本的な問題に気づけば、治療のチャンスがあるのだから。次章からの腸の改善法をぜひ活用してほしい。健康、脳機能、行動を改善するには、腸内環境を良くすることが鍵なのだ。まれに効果のない人もいるけれど、大半の人々に有効な、希望をもたらす療法だ。その希望を現実のものにするかどうかは、私たち自身にかかっている。

発達障害の治療は、腸からはじめる。ここでの成功が最優先だ。腸内環境が最悪の状態でべつの治療をしても、効果がないばかりか、状態をややこしくするだけなのだ。最初のステップは、問題のもとになる食べ物を食事から除去し、腸内細菌叢を健全にして、基本的な栄養素のサプリメントを飲むこと。食事法と腸内細菌叢については、次章で詳しく説明する。基本的な栄養素のサプリメントについては、二十九章で。それらの初期療法のあとで、メチルB12の注射と、解毒の代謝反応とそれによる炎症の回復について述べていく。ウイルス感染などの感染症対策についても述べる。けれども、まずは腸を救うことに集中しよう！

第二十四章　腸の改善法：食べ物

〈腸の改善法についての章（二十四章から二十七章）のおもな内容〉

発達障害を改善するたくさんのチャンスが腸にある。それらのチャンスは、食物過敏、腸内細菌叢などと関係している。これらの問題にアプローチしていけば、腸壁が修復され、消化・吸収がうまくいくようになる。すると、腸の不調によって顕著になっていた身体の症状や発達障害の行動がみるみる減少していく。

腸に対するバイオメディカル療法について説明する四つの章の一番目であるこの章では、食べ物について述べる。食事で病気を改善する方法は、目新しいものではない。たとえば、炭水化物の摂取を減らすことで、糖尿病の進行を遅らせられる。飽和脂肪の摂取を減らすことで、心臓病を予防する。炭水化物を食事から除去することで、子どものてんかんを抑えられる、もしくは治癒できる。脂肪の摂取を最小限にすることで、多発性硬化症の症状をきわめて有意に抑えられる。食べ物の影響に関しては、発達障害も例外ではない。実際、身体に害のない、役に立つ食べ物だけを食べることで、素晴らしい効果が期待できるのだ。

この章では食物過敏についての説明と、悪い影響をもたらす食べ物を避けることで、どのような効果があるかについて述べていく。また、食事の変化に慣れやすくする方法や、食べ方を変えるとどうなるか――除去／ばか食い実験――についても説明する。次章では、発達障害の子どもに有効ないろいろな食事法を見ていく。そのあとの章では、腸内細菌叢の改善法と、消化・吸収力を上げる方法について説明する。どの腸の改善法でも、目的は修復し、避けるべきものを避け、補完することである。

〈食物過敏って本当にあるの?〉

食物過敏は、言ってみれば個性のようなものだ。ある人にとっては健康にいいものが、べつの人にとっては害になる。食物アレルギーは、真っ赤な発疹とか、呼吸困難とかの劇的な症状を見ればわかりやすい。これを食べたら、こうなったという関係性が明らかだから。なぜそうなるのかは謎だけれど、そういうアレルギーが存在することは信じられる。

反対に、食物による反応が遅れて表れ、症状もアレルギーとは思いにくいものだと、私たちはなかなか信じようとしない。原因と結果の関係が見えにくいから。けれども、食物過敏はたしかに実在する。たとえば私のこの身体は、トウモロコシやポップコーンを食べると、数時間以内に激しい片頭痛が起きる仕組みになっている。いったいどういうわけだろう?　トウモロコシが悪いわけではない。それに私はトウモロコシが大好きで、とくにポップコーンは大好物だ。あとでどうなってもかまうもんかと、好きなだけポップコーンを食べてしまうこともある。するとやっぱりひどい片頭痛が起きて、泣く泣く後悔するはめになる。この現象は、なぜこんなにも無関係で、具体的な目に見える証拠がないのだろう。でも私にとっては、現実にそうなのだ。なんらかの理由で、私のこの身体は、ちょっぴりポップコーンを食べただけでも、かんかんに怒りだす。私はどうすることもできず、その事実を受け入れて（しぶしぶ）、ポップコーンの袋がまわってきても、手をお尻の下に入れてじっと我慢する。これと同じことが、発達障害の子どもたちとかれらの食べ物に対する奇妙な反応についても言える。食べ物でこんなおかしな反応が出るなんて、と思うだろうが、実際に食べ物がトラブルの原因になり得るのだ。

食べ物で片頭痛が起きるのはまだ理解できるとしても、発達障害の行動まで?!　見るからに健康的で害のなさそうな食べ物が、精神や行動に影響するなんて、冗談でしょ!　まともな人にはとうてい理解しがたいことだろう。私だって、実際にこの目で見なければ信じる気にはなれなかった。でもウィルの食事から乳製品を除去したところ、これがまさに大当たりだったのだ。どうやら遅延型食物アレルギーというものは、本当に存在するらしいと納得できた。食物過敏は、多くの発達障害の子どもたちの健康や行動に、大きな影響をもたらしている。発達障害の子どもたちは、もともと免疫システムが腸内の炎症などで過剰に活性している。その免疫システムをさらに過敏な食べ物で刺激することで、炎症が脳にまで及び、自閉症様の行動を強めてしまうのだ。問題となる食べ物を避けると、炎症が静まり、警報を鳴り響かせていた免疫システムも落ち着いて、自閉症様の行動が治まっていく。

息子の回復に向けて努力するなかで、私はいくつかのことを学んだ。結果に気持ちを集中すべし。説明は二の次。発達障害の治療において、現状の医療の専門家たちの知識ははるかに遅れている。すべての原因や仕組みを完全に理解できたら理想的だけれど、必ずしもその必要はない。その方法や知識が、ほかの多くの発達障害の子どもたちにとって有効で、安全性が確かなものであればいい。私の望みは、今すぐ息子の状態を良くすることだ。あらゆる科学的な立証うんぬんは、あとからすればいい。科学的に立証され、一般的な治療として確立するまで、待ってなんかいられない。一刻も早くはじめなければ、取り返しがつかないかもしれないのだから。

〈食事制限の見返りは？〉

発達障害の子どもたちのために、親がしてあげられるもっとも効果的な最初の療法は、その子にストレスをかけている食べ物を除去することだ。害となる食べ物をやめることで、多くの子どもたちがめざましい改善を見せている。睡眠、行動、注意集中力に改善が見られるだけでも、試す価値は大いにある。ＡＲＩの親たちの評価でも、特別な食事療法は高い成果があることがわかっている。薬ではない栄養のサプリメントによる治療も高い成果を上げているが、やはり食事療法の効果がダントツに高い。食べ物の問題を解決してからでないと、ほかの療法の効果を最大限にすることはできない。

食事を変えると、ほかにもいい変化がある。発達障害の症状が減少することに比べたら、ありがたみは薄いかもしれないが、とてもうれしいおまけだ。特別な食事法というのは、食べ物を制限するだけだと思っていたが、制限するだけではなく、幅を広げることでもあるのだと学んだ。食べられないものがあるいっぽうで、今までに試したことがない食べられそうなものを探すようになった。すると不思議、じつはそれがとってもおいしいとわかったのだ。おなじみの安全地帯を出てみなければ、それらのおいしいものを発見することはなかっただろう。

さらに、自閉症様の症状を緩和する食事法を通じて、家族のほかの健康問題も解決する方法が見つかったのだ。たとえば、私の片頭痛。ウィルのために遅延型食物アレルギーについて学ばなければ、トウモロコシが原因だなんて、一生気がつかなかっただろう。以前はひんぱんに起こっていた謎の片頭痛が、トウモロコシをやめた今は一度も起きていない。それからいつも悩まされていたあの不快なむずむず脚症候群（restless legs syndrome）が、次章で説明する低シュウ酸ダイエットで抑えられることがわかった。あなたや家族の健康トラブルも、バイオメディカル療法を学べば、解決できるかもしれない。

そしてもう一つ、ウィルのために食べ物や栄養について学んだおかげで、家族全員が健康的な食生活をするようになった。こうした食生活をつづけるうちに、自分たちの味覚も変わってきたことにリッチも私も驚いている。まったく思いがけない効果だ。おいしいとかまずいという感覚は、一生変わらないものだと思っていたのに。健康的な食事をおいしいと思うようになるなんて。以前は好きだと思うものを食べていたが、今は食べているものを好きだと感じる。だからって、がちがちの健康オタクでもない。昔ながらの食べ物も大好きだ。でも今では食べる気がしなくなったものもあり、それがなくても口寂しくはならない。

〈食事制限をしなくていい方法はないの？〉

食べ物は人生の喜びの源だ。私たちは食べることを、栄養のためではなく、楽しみとみなしている。そんな人生の楽しみを制限されるなんて、ひどい屈辱だ。好きなものを食べながらでも、治療はできるんじゃないの？　食べ物に関する問題を全部チャラにしてくれる魔法の薬は？　ほら、消化酵素のカプセルとか？　残念ながら、食べ物にまつわる問題は、そう簡単には解決できない。免疫システムや代謝反応や行動の問題と、じつに複雑にからみあっているのだ。たしかに消化酵素のサプリメントは、腸の改善に関する後半の章で説明するが、役に立つ方法だ。けれども、食事制限の効果にはとうてい及ばない。食物過敏のある食べ物を食べても悪い反応が起きないようにする魔法の薬は存在しない。そんな薬を発明できたら、大金持ちになるだろう。魔法の薬が発明されるまでは、食物過敏によるトラブルを防ぐには、問題となるその食べ物を食べないという方法しかない。

〈食事制限はどれぐらいつづけなきゃいけないの？〉

自閉スペクトラム上の子どもたちの多くは小食や偏食などで、もともと食事を厳格に自己規制しているので、それ以上の食事制限をしたら食べるものがなくなってしまうのではないか。そのような親御さんの心配はよくわかる。でもご安心を。好き嫌いが激しく、偏食だった子どもたちの多くが、トラブルのもとになる食べ物をやめると、いろいろなものをよく食べるようになっている。はじめたばかりの時期はつらいかもしれないが、トンネルの先には必ず光がある。食欲や味覚の改善に効果的な亜鉛のサプリメントもお薦めだ。

食事制限をはじめるにあたって、ほとんどの親御さんが知りたがるのは、どれぐらいの期間つづけるのかということだ。それはもっともな疑問だが、答えを知っているのはお子さんの身体のみ。試してみなければ、結果はわからない。ただし、子どもが健康を回復する過程で必要な食事法が、一生つづけるべき最善の食事法というわけではないと言えば、少しはほっとするだろうか。それぞれの子どもの状態に応じた食事法を試していくことで、いずれはその子に最適な食事法が見つかるだろう。一生つづけなきゃいけないと、頑張りすぎないことが肝心だ。はじめる前から、挫折してしまうかもしれない。ちょっと試しにやってみるか、ぐらいの気持ちでいよう。一定期間、まじめにやってて、効果がなかったら、やめればいい。見返りはとても大きいので、とりあえずでもやってみる価値はある。もし効果があれば、つらい努力もなんのその、幸せな日々が待っている。

ウィルの実験的食事法を三年半つづけてきたなかで、いくつかの食品は今でも避けるべきリストに載っているが、半年から一年ぐらい我慢して、ふたたび食べられるようになった食品もある。大好物を禁じられている身にしたら、半年から一年なんて一生分にも思えるかもしれないが、時は刻々と過ぎていくものだ。怖れていたほどつらくはなかった。家族全員がウィルと同じ制限食にしたわけではなかったが、調理の手間を省くためと、我慢しているウィルに気をつかって、みんなで同じものを食べることが多かった。子どものために特別な食事法を実践した多くの家族が、以前の食事には戻りたくなくなったと言っている。子どもの治療がきっかけで、食べ物や栄養のことについて家族全員が学び、大好きだったジャンクフードに魅力を感じなくなったようだ。長い苦労の末にようやく勝ち取ったわが子の健康が水の泡になることを思えば、怖くてとても食べられないと親たちは口をそろえて言う。

〈一番大変なのは、変化に適応すること〉

いろいろなバイオメディカル療法のなかでも、食事制限は慣れるのが一番大変だ。ともかくうちの場合はそうだった。見返りは大きいけれど、決まった食事法をつづけるのは簡単ではない。食べ物の好みや慣れ親しんできた食生活は、なかなか変えられない。だいたいいつも同じ店に行き、買う品物もだいたい同じで、いつも作る料理のレパートリーもだいたい決まっている。そういう習慣は急には変えられない。食事制限をする本人はもちろん、それを調理したり管理したりする親や、ほかの家族にも負担がかかる。ある本に、信仰を変えるより、食生活を変えるほうがむずかしいと書いてあった。とりわけ私のような根性なしにとっては。それでもなんとか、制限食を実践できた。

息子になんでも好きなものを食べさせてあげたいのはやまやまだけど、そうさせないことが息子の健康と行動にとっていかに重要であるかを身に沁みて学んだのだ。もし息子が糖尿病だったら、症状を悪くする食べ物は食べさせないだろう。それと同じで、発達障害に良くない食べ物は、避けなければいけない。検査で有害な食べ物がわかったからには、必要な期間内は、食事から徹底除去する。病気になるのは、このままではいけないと身体が訴えている証拠だ。子どもの身体がSOSを発していたら、それに応えなくては。食生活を変えるのはむずかしいけれど、発達障害になるよりははるかにましなのだから。

最初は大変だった食事法も、つづけるうちに楽になってきた。ともかく慣れるまでの辛抱だ。新しい食べ物、買い物をする店、調理法も、だんだん板についてきた。そしてこの新しい食生活も、なかなか悪くないと思うようになった。最初の大変さがずっとつづくわけではないし、たいていの食べ物は半年ほど我慢すれば、また食べられるようになる。だから腹をくくってつづけてみよう。

あるとき私は、ウィルが兄に、乳製品を食べない生活はそんなにつらくないと言っているのを聞いてびっくりした。それ、早く言ってよ！　ミルクの味ってどんなか、もう忘れちゃったから、食べなくてもべつにいいや、ですって。たしかに家族の誰かがウィルの前で乳製品、それもアイスクリームを食べていても、わりと平気そうな顔をしているのに気づいてはいた。でも、べつに食べなくてもいいや、と思っていたとは知らなかった。みんなが食べられるものを、ウィルに食べさせてあげられないことを、私はいつも心苦しく思っていたのに、本人はどうでもいいと思っていたなんて。息子のほうがすんなりと新しい食生活になじんでいたのだ。誕生日パーティなどの特別な日でも、自分用に食べられるごちそうがあれば、ウィルはとても満足している。兄弟や友達と同じものを食べなくても、全然かまわないのだ。気をつかって損しちゃったわ、もっと早く教えてよね！

〈変化に慣れる〉

子どものための食事制限をする親たちのなかには、ある日を境にだめなものはすべてきっぱり断つ、というやり方の人もいる。少しずつ、食事から減らしていくという人もいる。やめるのが簡単な食品もあれば、かなり面倒な食品もある。じっくり準備してからでないと、はじめられない場合もある。いろいろと変更が多い食事法の場合は、できることからはじめて、だんだんにすべてを変えていく方法もある。なじんだ食事をすっかりやめて、まったく新しい食事にするには、子どもも慣れる期間が必要だろう。それぞれの家庭で、お子さんに合ったやり方で、進めるのが一番だと思う。参考までに、食習慣をスムースに変更するアイディアをいくつかご紹介しよう。

○問題となる食品を一種類だけ除去する。
○慣れたら、もう一種類、除去する。
○食べられる食品のことだけを考える。
○食べられる食品で、お子さんの好物があれば、常備しておく。
○除去する食品の代わりになる食品を用意する。

できる範囲で行うのが大事だ。あまり神経質になって頑張りすぎると、かえって挫折してしまいやすい。最初からすべて完璧にするのは無理だとあきらめよう。あなたの精神状態まで犠牲にしてはいけない。ときには面倒くさくて、やる気になれないこともある。それでいいのだ。そういうときは、いずれできるさと気楽にかまえて、やる気が湧くまで待とう。食事の内容を変えるときは、あらかじめウィルに伝えて、心の準備をさせておく。そんなふうにして、私たち親子は少しずつ前進してきた。一つずつ問題を解決し、いろいろな方法を試しながら学び、ともに謎を解いてきた。

〈どの食事法が一番いいの？〉

これが一番、というものはない。わかりにくくて申しわけないけれど、食べ物の問題は、本当に個人個人で違うから。脱線事故を起こした列車の乗客のたとえ話で、それぞれのもとの条件も違うし、事故でどんな目に遭ったかも違うから、十把ひとからげに同じ治療はできないと説明したが、それと同じで、すべての人にぴったりと合う食事法は存在しない。それでも、手はじめにほぼ全員にお薦めできる方法もなくはない。それを試してみるのもいいだろう。そこから自分たちなりのやり方が見つかるかもしれない。探偵になったつもりで、謎解きを楽しんでみよう。参考までに人間の身体と食べ物の関係について、歴史的な背景についても説明する。さらに探偵の必須道具として、食べ物の除去／ばか食い実験や食物過敏の検査についても紹介する。つぎの章では、発達障害のほとんどの子どもたちに有効な食事法についても詳述する。

〈人間の身体はなにを食べるようにできているか？〉

私が子どもの頃のある日、父がどうやっても芝刈り機を動かせず、あきらめて修理に出したら、ガソリンの代わりに化学肥料がぎっしり詰まっていたことが判明した。「ローラ・アン！」またしても妹のしわざだった。芝刈り機の燃料タンクに、どれだけ肥料の粒が入るか試してみたかったらしい。けれども芝刈り機は肥料では動かない。ガソリンでなければだめなのだ。それと同じように、人間の身体を最大限に活用するためには、本来人間が食べるべきものが必要だ。

その食べ物とは？　人間の身体は何百万年ものあいだある種の食べ物を食べることで進化してきた。ざっと二百六十万年前の石器時代にさかのぼってみると、私たちの祖先は大自然のなかを駆けめぐり、食べる物を集め、狩りをしていた。暮らしている地域の地質や気候によって多少の違いはあるだろうが、おそらくは果物、木の実、獲物の赤身肉、浅瀬の魚介類などが中心だったはずだ。その石器時代が終わったのがたった一万三千年前。その時代の中東の地層から石でできた臼のような化石が見つかった。器用な祖先の誰かがひらめいて、穀物を粉に挽く道具を作ったのだ。その頃にはすでに農耕がはじまり、食生活に穀物が加わっていたのだろう。この新たな食物を、多くの人間は消化し、栄養として役立てることができたものの、何百万年ものあいだ人間が生存の糧としてきたもののなかに、本来、穀物はなかったはずだ。やがて農耕は中東からヨーロッパ、アジアへと広まっていった。それがわずか五千年から八千年前。穀物は発達障害と、とりわけ因縁深い食べ物だ。なぜならある種の穀類には〝グルテン〟が含まれているから。

〈グルテンとはなにか?〉

はじめて〈Defeat Autism Now!〉のカンファレンスに参加するまで、私はグルテンなんていう言葉は聞いたことがなかった。そんなもの、食べた覚えはないけど。ところが！　グルテンはアメリカ人の食生活とは切っても切れない間柄だとわかった。小麦、オーツ麦、大麦、ライ麦、ライ小麦などに含まれているタンパク質で、粘着性があるため、パスタをいろいろな形にまとめることができ、たくさんの気泡を作って、パンをふくらませることができる。ものすごく便利なので、食べ物や薬、封筒を貼るのりにまで使われている。

中東ではほかの地域に先がけて、二、三千年ほど早く、グルテンを食べる農耕生活がはじまったので、中東の人々はほかの国の人々よりグルテンを食べ慣れている。北ヨーロッパ、アメリカ、アフリカ、極東アジアの人々がグルテンを食すようになったのは、それよりもだいぶあとなので、消化に慣れていないため、ヨーロッパ人では百人に一人の割合でグルテン不耐性の人がいる。

○**セリアック病**。グルテンをまったく受けつけない人もいて、セリアック病という病気に苦しんでいる。確率は二五〇人に一人。セリアック病の人にとって、グルテンは腸壁を傷つける毒素だ。この遺伝病が見過ごされたまま、グルテンを食べつづけていると、腸壁が傷だらけになって、消化・吸収ができず、深刻な栄養失調になる。症状は人それぞれで、子どもの頃から出る人もいれば、大人でわかる人もいる。腹痛、膨満感、吐き気、嘔吐、下痢、便秘、やせ、成長の遅れ、てんかん発作、慢性疲労などじつにさまざま。治療法はとにかくグルテンを食べないこと。絶対禁止！

興味深いことに、以前に私が参加した自閉症協会の会合で、何人かのセリアック病の女性が、グルテン・フリーの生活についてアドバイスをするために来ていた。彼女たちの子どもたちのなかには、セリアック病の子もいたが、夫はみんなセリアック病ではなかった。だからグルテンありの食事とグルテンなしの食事を両方用意しなければならず、セリアック病の彼女たちにとって、グルテンはヒ素に等しいため、キッチンに調理カウンターを二つ設置して、片方でグルテン入りの食事を作り、もう片方でグルテン・フリーの食事を作っている。トースターも二個あって、グルテン入りのパンとグルテン・フリーのパンを別々に焼いている。マヨネーズの瓶も二つあり、グルテン入りのパンに塗るのと、グルテン・フリーのパンに塗るのと、ラベルを貼って使い分けている。パンくずに含まれたごくわずかなグルテンでも、具合が悪くなってしまうそうで、そこまで気をつかわなきゃならないのかと、本当にびっくりした。ほとんどの人にとって無害な食べ物が、体質によっては毒にもなることを、その会合で学んだ。

○セリアック病と発達障害。セリアック病の症状の多くは、命に関わるほど深刻なものではないけれど、長年放っておくと腸壁が傷だらけになってしまう。不思議なことに、グルテンのダメージを受けながら、幼児期にはなんの症状も出ない場合がある。幸いにも、今は血液検査で判定ができる。血液検査でもはっきりしないときは、腸の組織を取って調べる検査が必要だ。発達障害の子どもにセリアック病の検査をするのは、とてもいいアイディアだ。どちらも症状は共通しているし、発達障害の子どもが、セリアック病も併発しているというケースも多い。けれどもグルテン・フリー・ダイエットをすでに実践している人が、この検査を受けても正しい結果が出ないので、注意が必要だ。

〈原始時代から変わらないデザインの私たちの身体にとって新奇な食べ物とは？〉

原始時代から受け継がれた私たちの身体が食べ物でトラブルを起こすとき、原因はたいてい目新しい食べ物だ。身体がその新しい食べ物を消化・吸収することにまだ慣れていないので、古代から食べていたものに比べて、負担がかかるのだ。さて、穀物のほかに、人類にとって新しい食べ物とはなにがあるだろうか？

乳製品は比較的新しい食べ物だ。ある種の動物を家畜化することによりはじまった。紀元前四千年から三千年の頃、北アフリカやアジア南西部で酪農が行われていたことがわかっている。いっぽうで、私たちのなかには乳製品を消化できない体質の人々がいる。乳糖（ラクトース）不耐性という症状だ。また、乳タンパクを消化できない人々もいる。牛の乳には二十種類ものタンパク質が含まれていて、完全に消化するには複雑なプロセスが必要となる。もっともトラブルを起こしやすい乳タンパクは、カゼインとホエイ（乳清）だ。

太昔からのデザインの私たちの身体にとって、よりいっそう新しい食べ物は、精製された白砂糖と、水素添加された油（トランス脂肪酸）だ。油や油を含む食料を長期保存させるために、一九〇〇年代に開発された技術で、植物油に水素添加することで、マーガリンやショートニングなどの硬化油ができあがる。この技術により、トランス脂肪酸が食品に含まれることになった。現在では、トランス脂肪酸は血中コレステロールを上げ、心臓病のリスクを高めると言われ、危険視されている。私たち人間の革新的な技術と言われるものの多くは、本当は進歩とは言えないものだったのではないだろうか？　とりわけ、太古の昔から受け継がれてきた私たちの身体に用いるものに関しては。

現代の食品着色料のほとんどは、石油化合物だというのは、まったくもって驚きの事実だ。いくらきれいな色だからといって、石油化合物を食べたいなんて、誰が思うだろう？　車を走らせるには最適だろうけど、人間の身体にとっては、どんな影響があるかわかったものではない。現代では食品添加物のなかでも、着色料はもっとも有害だと言われている。

第二次世界大戦後、瞬く間にさまざまな技術が進歩し、数多くの人工の化学添加物が、食物の保存や、風味や食感や香りを良くするために開発された。今日では何千種類もの添加物があり、今もつねに開発されつづけている。それらは酸性やアルカリ性を調整したり、泡立ちを良くしたり、しっとりさせたり、固めたりという作用を持つ化学物質だ。乳化剤、安定剤、結着剤、軟化剤など、じつにさまざま。それに加えて、私たち人間は、果物や野菜に殺虫剤や病気予防の農薬、成長促進剤、防腐剤などをスプレーでふりかけている。

これらのなじみのない食べ物や添加物や薬品を、大昔からのデザインの私たちの身体は、難なく受け入れられるのだろうか？　私たちは、おいしくてすぐに悪影響が出ないかぎり、いい食べ物だとみなしているが、本当にそうだろうか？　発達障害と診断される敏感な子どもたちが激増している今、本当に大丈夫だと言い切れるだろうか？

図24・1は、アメリカの典型的な食生活の内訳だ。日々のカロリーの七十％以上が、穀類、乳製品、精白糖、精製された植物油など、新しい食べ物によって摂取されている。私たちが子どもたちに与えている食べ物の七割以上が、何百万年も受け継がれてきた身体にとって、なじみのない新しいものなのだ。かりにそれらが害のないものだとしても、石器時代からつづく私たちの身体の精妙な仕組みのなかに、受け入れられる余地はあるのだろうか？　何百万年も、自然の果物や野菜、赤身の肉、魚介類を糧としてきた私たちの身体に。袋入りのポテトチップスやカップケーキを平らげたあとでは、誰も梨を食べたいとは思わないのだろう。

〈一流のアスリートたちは秘密を知っている〉

現代の食事について、別の角度から見てみよう。夫のリッチは、マラソンのトレーニングのために、かかりつけ医にアドバイスを求めた。都合良く、その医師もマラソンが趣味で、ローレン・コーディン博士&ジョー・フリール理学修士の『The Paleo Diet for Athletes The Ancient Nutritional Formula for Peak Athletic Performance（アスリートのための原始人食。最大のパフォーマンスを引きだす栄養法）』（未邦訳）という本を夫に薦めてくれた。アスリートの能力を最大限に発揮させるための食事法について書かれたもので、石器時代の原始人たちの食べていたものが、アスリートのパフォーマンスを最適にするために有効だという内容だ。人間の進化とその進化を支えてきた食べ物との密接な関係について、この本では繰り返し強調されている。スーパーカーにハイオクが最適なように、身体

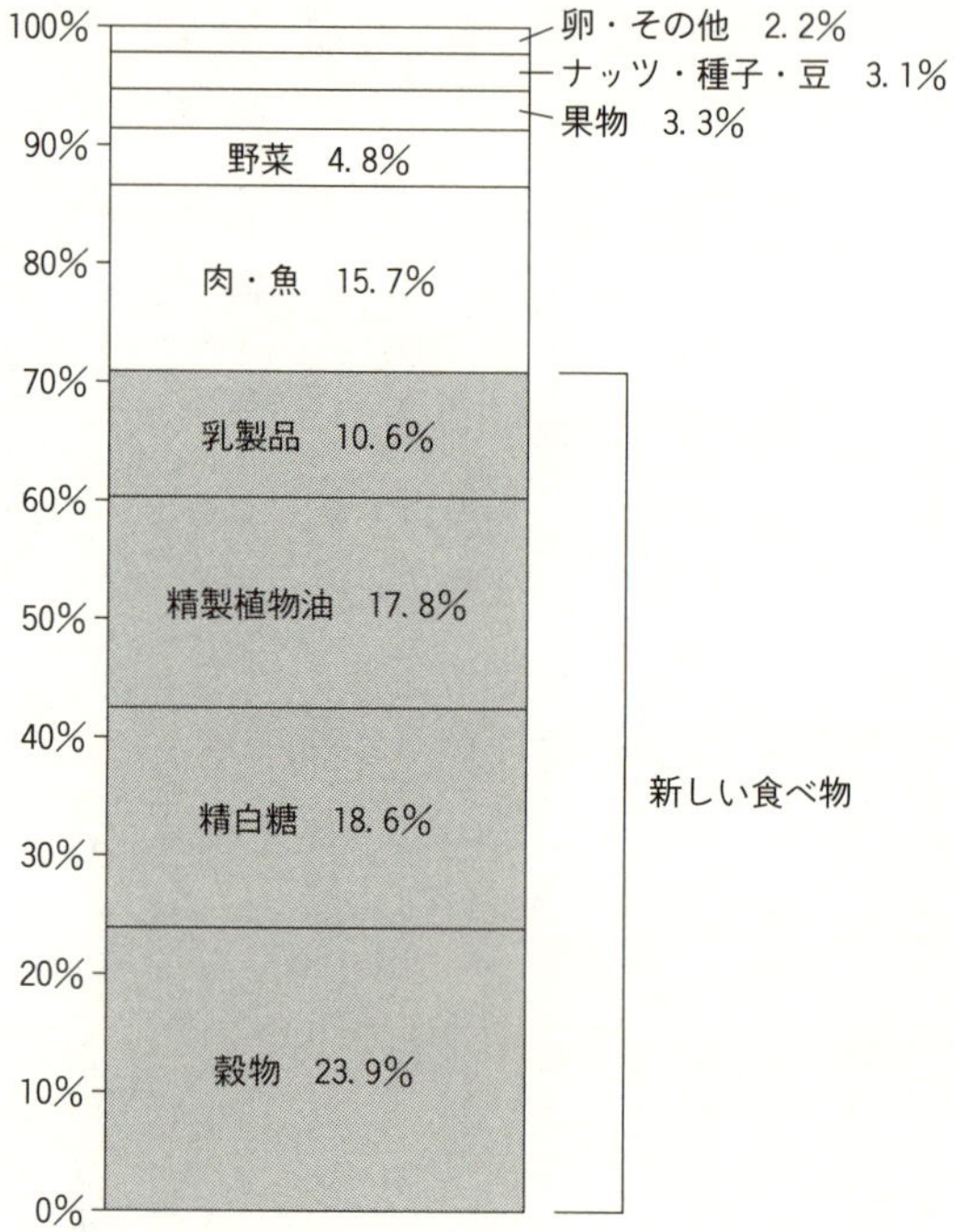

図24.1　食品群別の平均的なアメリカ人の食事

の働きを最大限にしたいなら、身体が本来必要とする上質な燃料を補給すべきだと著者は言う。発達障害の弱った身体にとっても、極限の身体能力を求められるアスリートにとっても、上質で純粋な燃料を補給することが肝心なのだろう。［訳註　数百万年の長きにわたり人類の遺伝子に刻まれた狩猟採集食は、日本では縄文食（Jomon Diet）と呼ばれ、最近話題になっている］

〈大事なこと〉

食べ物で発達障害になるわけではないけれど、症状を強めてしまう悪影響が大いに考えられる。免疫力、解毒力、代謝力などが弱っている発達障害の子どもたちの身体に、最適な栄養となる食べ物だけを厳選して与えるように気をつけなくてはいけない。身体が栄養として使えない食べ物は、かえって害となる。

あなたの特別なお子さんについて、まずいくつかの問いかけをしてみてほしい。お子さんが良くない反応を起こす食べ物や原料成分があるだろうか？　お子さんの身体は、乳製品、グルテン、精白糖などの新しい食べ物を、栄養として活用できているだろうか？　原始人食も含めて、すべての食べ物や原料成分を調べてみよう。なにがふさわしく、なにが合っていないかは、それぞれの身体が知っている。

探偵になって食べ物の謎を解いていくあなたのために、これからいろいろな手段を紹介しよう。探偵稼業は時間と努力が要るけれど、多くの発達障害の子どもたちの親たちが、その苦労を報われている。つきつめれば、子どもたちがなにを食べるかは、私たち親の責任だ。最適な燃料となるのは、園芸用の化学肥料か、プレミアム・ハイオク・ガソリンか、それ以外のものだろうか？

〈どこから調べはじめるか？〉

世の中にはたくさんの食べ物があふれている。そのなかから、自分の子どもにトラブルを起こす食品を特定することなど、できるのだろうか？　万人に効く最高の食事法はないけれど、最初のステップとしてお薦めの方法が一つある。その食事法に対するお子さんの反応を見ながら、そのままつづけるか、ほかの食事法をプラスするか、まったくべつの食事法に切り替えるか（食事法の種類については次章で紹介する）を判断する。そのほかにも、調べるべきものがあるかどうか、親ならではのあなたの直感を活かそう。たとえば、特定の食べ物を異常に欲しがる、食べると顔が紅潮するなど、推理の手がかりとなりそうなサインをお子さんが出しているかもしれない。ドリス・ラップ医師による『Is This Your Child?（これはあなたのお子さんですか?）』（未邦訳）という本は、食べ物と関係した症状を見分ける役に立つ。トラブルの原因となる食べ物を特定するには、検査も有効だ。時間とお金がゆるす範囲で、無理なく、あなたのペースで取り組もう。なにもしないより、断然いいのだから。ある食品があなたのお子さんに害を及ぼすかどうかを調べるための、除去／ばか食い実験について、つぎから説明する。検査機関でのテストについても説明しよう。こうしたさまざまな手段を駆使して、お子さんと食べ物の関係の謎を手探りで解明していこう。

〈除去／ばか食い実験〉

これはいわば食べ物の人体実験だ。まずは、問題がありそうな特定の食べ物を一種類、毎日の食事から除去して、一定期間様子を見る。そして良くない症状が治まるかどうかを観察する。遅延型食物アレルギーの検査も役に立つけれど、絶対ではないので、はっきりした因果関係を知るには実際に試してみるしかない。

実験は、特定の食べ物をどんなに微量でもいっさい含まないように除去し、ほかの治療を並行して行わず、五日間ほどつづけて、様子を観察する。身体の症状や行動に改善が見えたら、おめでとう！　あなたはお子さんのお尻の下の画鋲を一つ見つけたのだ。その食べ物の除去をつづけよう。けれどもなんの変化も見られない、あるいはよくわからないという場合は、その食べ物を一定期間ばか食いさせて、反応を見る。良くない症状が表れたら、やはりその食べ物は食事から除去する。変化がなければ、その食べ物はたぶんＯＫだ。最初の食べ物実験をクリアしたら、べつの食べ物で同じ実験をする。疑わしい食べ物をすべてクリアするまでつづける。けれども、カゼインやグルテンに関しては、五日間除去しただけでは、結果がわかりにくいかもしれない。つぎの章で、それぞれの食事法と必要な期間について説明していく。

より高度なテクニックとして、問題の食べ物に対する敏感度を調べる方法もある。この方法は、お子さんの大好物に良くない症状が表れた場合に有効だ。また、除去していた食べ物をまた食事に戻し、最初は大丈夫そうだったが、また良くない症状が表れはじめたという場合にも役立つ。この方法で、ごくたまになら食べてもいいのか、ほどほどなら食べてもいいのか判断できる。何度も食べる量を調節しながらこの実験を繰り返すことで、どれぐらいなら食べても問題ないのかを確かめるのだ。

いくつかの食べ物を同時に除去する食事法もあるが、それによってお子さんの状態が大きく改善した場合、どの食べ物を抜いたのか効果的だったのかがわからない。満足してそのままつづける親たちもいるいっぽうで、除去していた食べ物を一つずつ食事に戻し、もっと具体的に確かめようとする親たちもいる。その場合は、一種類ずつ、三日間食事に戻してみる。症状が悪くならなければ、その食べ物は食べても良いとする。症状が悪くなったら、除去する。状態が落ち着いてから、つぎの食べ物を試す。一定期間を置いて一種類ずつ試していけば、善玉と悪玉を選別できる。除去／ばか食い実験について、より詳しく知りたい方には、ドリス・ラップ医師著『Is This Your Child?』をお薦めする。

〈やるからには、正しい方法で〉

私の友人のある夫婦が、給油のためにガソリンスタンドに停車した。夫がガソリンを入れて、店のなかで支払いをしているとき、妻は後ろに給油を待つ車の列ができていることに気がついた。気をつかう性格の妻は、給油口の前から車をどかそうと思った。ところが助手席から無理やり運転しようとしたため、操作を誤って店に突っこんでしまい、窓ガラスは粉々に割れて、店員も夫もびっくり仰天。という出来事があった。

これはいい考えだと思うときは、正しいやり方で実行しよう。除去／ばか食い実験もまたしかり。いい思いつきも、正しくやらなければ意味がない。そうでないと、間違った結論を下して、お子さんが改善するせっかくのチャンスを逃してしまうかもしれない。なので、正しく実験を行うための手順を説明しよう。

1．予備知識を身につける。避けるべき食べ物について、しっかりと学んでおこう。たとえば、牛乳を除去するときは、アイスクリームやチーズも乳製品なのでやめるだろう。けれども原材料に、カゼインやホエイと書かれていたら？　これらも乳タンパクなので、避けなければいけない。このような細かい知識は、食事法の本やウェブサイトなどで学んでおこう。お薦めの本やサイトは次章で紹介する。

2．成分表示をよく読む。正しい実験結果を導きだすには、加工食品の成分表示をよく読むことが、とても大切だ。そうでないと、知らずに口にしてしまい、きちんと効果を確かめられなくなってしまう。トウモロコシや大豆、小麦、乳などが思いがけない食品に含まれていることがしょっちゅうで、本当に驚いてしまう。ビタミン剤のように、食品とはみなさないものにまで、トウモロコシや大豆が使われていることもある。あるいは、つなぎとして使っていたりする。最初は成分表示をいちいち読むのが面倒だったけれど、慣れるとそれがあたりまえになるから不思議だ。

3．子どもに食事を提供する人々にも食事法を守ってもらう。学校に通っている場合などは、非常にむずかしいことだけれど、別れた配偶者でも遠い親戚でも、とにかく手助けしてもらい、保育園や学校の職員に協力してもらわないと、この食べ物実験は成功しない。リサ・ルイス著『Special Diets for Special Kids（特別な子のための特別な食事）』（未邦訳）という本が参考になる。禁止された食品を食べないように子どもを説得できれば一番いいのだが、それはなかなかむずかしいだろう。わが家の場合、ウィルは問題のある食べ物が有害であると心から信じていたので、含まれているかどうかわからないときは、その食べ物じたいを食べなかった。よそで親に内緒で食べることもできたのに、食べるのを拒否するか、家に持って帰って、食べてもいいかどうか私に確認するようにしていた。もしそれが食べられないものであれば、代わりのおやつをあげるか、その食品を買い取ってあげることにしていた。だからウィルはハロウィンのときも、食べられないお菓子を友達と交換したり、私に買い取ってもらって大金持ちになり、大いに満喫していた。

4．除去食で不足する栄養を補う。特定の食べ物を除去することで、不足するビタミンやミネラルのことも考慮しなくてはいけない。たとえば、乳製品に含まれるカルシウムなど。大事な栄養となる食べ物が禁忌である場合は、同じ栄養を含む食べ物やサプリメントで補うようにしよう。

正しく実験を行い、正確な結果を導きだして、お子さんの回復に最大限に活用するには、大変な努力が必要だ。けれどもきっとその苦労は報われる。車を移動させるときは、ちゃんと運転席に座って正しく運転すべし。

〈専門的な検査〉

ほとんどの検査は、専門の機関に郵送で依頼するもので、二十九章でその方法を詳しく説明する。ここでは、受けられる検査と、その目的と、提出する検査試料についてざっとまとめておこう。検査試料として提出するものは、便、血液、毛髪、唾液、尿（トイレトレーニングがまだの乳幼児向けに、貼りつけるタイプの採尿バッグもある）など。つぎに紹介する三種類の検査は、遅延型食物アレルギー、リーキーガット、腸からもれているカゼインとグルテンの量を測るものだ。

○IgG 抗体による遅延型食物アレルギーの検査

遅延型食物アレルギーを調べるIgG ELISA《エライザ》テストは血液の検査で、さまざまな食べ物に対するIgG 抗体のレベルを測定する。皮膚のスクラッチ検査やIgE 抗体のアレルギー検査と混同しないように。IgE 検査も役に立つけれど、スペクトラム上の子どもたちに関係しているのはIgG 抗体による食物過敏のほうなのだ。自閉症様の行動や身体の症状を強めている食べ物を特定するには、この検査がものすごく役に立つ。

検査機関にもよるが、だいたい九十〜二百種類ぐらいの食べ物の抗体レベルを調べることができる。結果を見れば、それぞれの食べ物に対する反応の強さがわかる。過敏であっても、すべての食べ物が症状を起こさせるとはかぎらない。検査結果で有罪が確定するというよりは、何人かの容疑者が特定されたと考えよう。その結果をもとに、除去／ばか食い実験をして、症状を起こさせる真犯人をつきとめるのだ。真犯人が見つかったら、その食品を食事から除去する。反応の強さにかかわらず、IgG 抗体反応があった食べ物をすべて試してみよう。（注釈：ただしリーキーガットの強い子は、ほぼすべてに反応があるので不可能です。専門のドクターと相談しながら行うか、まずは小麦・乳製品から行ってみましょう)。

容疑者として挙げられた食品は、何種類ぐらいだろうか？　スペクトラム上のほとんどの子どもたちは、たいてい数種類の食品に反応する。十種類以上に反応する場合は免疫システムが過剰活性している証拠だ。二十種類以上だと、免疫システムの過剰活性は間違いない。それに加えて、検査では反応があまり出ていなくても、特定の食べ物を異常に食べたがるなど疑わしい要素があれば、その食べ物で除去／ばか食い実験をしてみよう。遅延型食物アレルギーではなくても、症状や行動として影響が表れる食べ物もあるからだ。また、深刻なリーキーガットだと、非常に多くの食べ物に対して、IgG 抗体が反応する。

IgG ELISA テストを受けられなくても、検査をした経験者たちの役に立つ情報がある。検査を受けたスペクトラム上の子どもたちの九十%以上が、牛乳と小麦に反応している。つづいて反応が多いのが、チーズ、ヨーグルト、大豆、大麦、ライ麦、スペルト小麦。これらの食品で、まずは除去／ばか食い実験をしてみよう。そのほかに反応が多いのが、ピーナッツ、卵、トウモロコシ、砂糖、柑橘系の果物、パン用のイースト。これらをつぎに試してみよう。それから、お子さんが異常に食べたがる食品があれば、除去するのはとてもむずかしいけれど、ぜひ実験してみよう（注釈：ばか食い実験をすべての食品にする必要はありません。どうしても不明のときや数が少ないときは有効です)。

そして最大の疑問は、反応のある食べ物を、いつまで除去しなければいけないのかということだろう。ありがたいことに、IgG 抗体の食物過敏に関しては、免疫システムは寛容で、一定の期間その食べ物による刺激がないと、怒りを忘れてくれる。だから、しばらく我慢していれば、いずれ食べられるようになる。でも一定期間ってどれぐらい？　それは本当に人それぞれで、食べ物の種類によっても違うのだが、半年ぐらいがおおよその目安だ。(注釈：ただし小麦・乳製品の場合は、IgG 抗体以外の理由で除去はつづけておいたほうがいい食品である)。

私は IgG 抗体の検査が、バイオメディカル療法のなかでもとくに役に立った。推理の手間が省けて、本当に助かった。年に一回の検査費用を払うだけの価値はあると感じている。ウィルの最初の IgG ELISA テストでは、六種類の食べ物と乳製品全般に反応があった。興味深いのは、検査をするごとに反応を示す食べ物が変化することだ。ただし乳製品だけは三年以上も食べていないのに、ずっと赤信号のままだ。でも乳製品なしでも全然ＯＫ。見返りのほうがはるかに大きいので。

さて、食物過敏の話に戻ろう。問題となる食べ物を何ヵ月か除去していると、免疫システムが気を静めてくれて、つぎに検査すると、要注意リストから外れている。けれどもほかの食べ物がリストに挙がるのは困りものだ。たいてい、代用品としてたくさん食べていたものが反応する。それでも定期的に検査をして状態を把握することで、どうにか対応できている。しつこいようだけど、検査をしないで除去／ばか食い実験をすることは可能だが、お金に余裕があるなら、断然受けておいたほうがいい。

ところでもう一つのタイプの免疫抗体のことを覚えているだろうか？　IgE 抗体による食物アレルギーは、肌や呼吸器や胃腸に急激な反応が表れる。私は心配になって、こちらのアレルギーについてもウィルの血液検査をしてもらった。すると驚きの結果が！　なんとアレルギーの食べ物は一つもなかったのだ。乳製品さえも。IgE 抗体の検査では、乳製品は完璧にいい者だった。おかげで、IgG と IgE は別世界のルールでプレーするということが実感できた。けれども、同時に同じ食べ物を攻撃することもあるのでご注意を。免疫システムは気まぐれな変わり者だというのが、私の結論だ。

◯リーキーガットと吸収能力の検査

リーキーガット検査の正式名は、腸管透過性検査と言う。腸がもれるかどうか、どの程度もれているか、ということを測定する。さらに腸壁がきちんと栄養を吸収できるかどうかも調べられる。この検査のためには、大きいかたまりと小さいかたまりの二種類の糖を含む液体を飲む。腸壁が正常なら、大きいかたまりの糖は血流に入れず、小さいかたまりの糖だけが速やかに吸収される。血液が腎臓で濾過されてできた尿に、どれだけ二種類の糖が含まれているかを調べる。理想的なのは大きなかたまりの糖が少なく（リーキーガットではない）、小さなかたまりの糖が多い（ちゃんと吸収できている）こと。リーキーガットが深刻なほど、IgG 抗体の食物過敏と、もれ出たカゼイン・グルテンによるオピオイド作用のリスクが高くなる。さらに小さいかたまりの糖が少ないのは吸収がうまくできていない証拠で、腸壁の細胞が傷ついていることがうかがえる。腸壁を修復する取り組みの効果を確かめるためには、何度かこの検査を繰り返す。

子どもがリーキーガットかどうかを知るには、グルテン・フリー／カゼイン・フリー（ＧＦ／ＣＦ）ダイエット、もしくは特別な糖質制限ダイエットをする方法もある。これらの食事法については、次章で説明する。この食事法で子どもの症状が回復したなら、リーキーガットである可能性が非常に高い。問題の食べ物を食べないことで、未消化のペプチドを腸からもらさないという作戦だ。

○グルテンとカゼインのオピオイド・ペプチドを調べる尿中ペプチド検査

グルテンやカゼインのオピオイド・ペプチドが腸からもれて血流に入ると、それらは脳に達し、ヘロインやモルヒネのような麻薬作用を及ぼす。このオピオイド作用は、食物アレルギーとはまた別物だ。食べ物が原因であることは共通しているけれど、オピオイド作用は免疫反応ではない。

このオピオイド作用を止める絶対確実な方法は、グルテンとカゼインを食事から除去すること。残念ながらこれは、平均的なアメリカ人の食生活に慣れている人にとっては、ものすごい変化を強いられる食事法だ。検査をして子どもの腸からオピオイド・ペプチドがもれていることを実際に確かめてからでないと、この食事法を実行する勇気が出ないという親たちもいる。そこでこの検査の出番となる。尿検査でグルテンとカゼインの両方のペプチドのレベルを測定できる。ほかのいろいろな物質同様に、それらのペプチドも一部は腎臓を通って、尿として排泄されるのだ。

発達障害の人がこの検査を受けると、半数以上が異常に高いペプチドレベルを示す。つまりＧＦ／ＣＦダイエットをすれば、改善効果が期待できる。けれどもペプチドレベルがそれほど高くなくても、この食事法は非常に効果的で、とくに偏食や胃腸のトラブルを抱えている人には有効だ。それはどうしてなのか？　私たちは検査結果は絶対確実であるべきだと思っているけれど、現実には絶対ではありえないということだ。〈Defeat Autism Now!〉が勧めるのは、検査結果にかかわらず、とりあえずＧＦ／ＣＦダイエットを試してみるという方法だ。検査では低い値だったけれど、この食事法で効果があったという人は多い。なかなか覚悟ができない人も、検査結果でオピオイド・ペプチドの高い値が出たら、思いきってこの食事法を実践する気になるだろう。

ただし子どもがすでにＧＦ／ＣＦダイエットをしている場合、オピオイド・ペプチドがもれることはないので、検査をしても意味がない。食事法を中止して検査をしても、検査で検出されるほどのオピオイド・ペプチドがたまるまでには、しばらくはかかるだろう。

〈現在地とこれから目指す場所について〉

ここでいったん頭のなかを整理しよう。前の章では、発達障害の人に共通する腸の問題について学んだ。この章では、それらの腸の問題に対して、食事法でアプローチするという考えを紹介した。食物過敏と、発達障害の症状を強める食べ物を除去すると改善効果が見込めるということについて説明した。さらに原始時代からの人類の進化と食べ物の密接な関係についても考察した。そして、大昔からのデザインの私たちの身体にとって、現代の食べ物の多くがなじみのない新しいものであるということ、それらの食べ物に耐性がない人もいるということを話した。最後に、食べ物の謎を解く探偵の道具として、除去／ばか食い実験といくつかの専門的な検査について説明した。つぎの章では、発達障害の人々にとって効果的な食事法をいくつか紹介しよう。そのあとの章では、腸内細菌叢を改善する療法をはじめとして、腸にまつわるほかの問題についても説明していく。

第二十五章　腸の治療：有効な食事法とは

〈この章のおもな内容〉

前の章では、腸の問題を解決するための食事法や、子どもの症状と食べ物の関係を調べるための検査などについて説明した。この章では、発達障害の子どもたちに役立ついろいろな食事法を紹介する。けれども研究費を募ってここで紹介する食事法の効果を研究することはむずかしい。アメリカの医療や健康にかかわる研究のほとんどは、製薬会社が自社製品の販売促進のために資金を投じて行われているからだ。食事法は企業にとってなんの利益にもならない。けれどもここで紹介する食事法を熱心に実践している人がたくさんいるのは、発達障害の行動や身体の症状が、実際に改善するからにほかならない。ここではそれらの食事法の目的と、どういうタイプの人にその食事法が役立つか、ということを説明していく。それぞれの食事法で除去すべき食品についても、簡単に説明する。わかりやすくてすぐに実行できる食事法もあるいっぽう、かなりむずかしいものもある。より詳しく知りたい方のために、本やウェブサイトも紹介する。どの食事法や食べ方の組み合わせがあなたの特別なお子さんに役立つか、この章の情報が参考になれば幸いだ。

〈グルテン・フリー／カゼイン・フリー（GF／CF）ダイエット〉

これまでにもグルテン・フリー／カゼイン・フリー・ダイエットについて簡単に触れてきたので、多少はおわかりかと思うけれど、これはつまり乳製品のカゼインとある種の穀類のグルテンを完全に除去する食事法だ。グルテンを含む穀類は、小麦・オーツ麦・大麦・ライ麦・ライ小麦など。〈Defeat Autism Now!〉の医師たちの多くが、発達障害の子どもたちを助けるために、親が自分ではじめられる唯一のもっとも効果的な食事法だと認めている。さまざまな発達障害の症状が、この食事法でめざましく改善している。そのなかには、オピオイド作用、IgG抗体による遅延型食物アレルギー、乳糖不耐性の回復も含まれる。この食事法は、トラブルの原因であるピンを一度になぎ倒せるボウリングのボールのようなものなのだ。

乳製品をやめてからのウィルの劇的な改善ぶりには、本当にわくわくした。これはうちの子にかぎったことではない。向精神薬、サプリメント、食事法の効果を比較したＡＲＩの親たちの評価でも、乳製品の除去食の効果はダントツに高い。乳製品をやめた六千三百六十人の子どもたちのうち、五十二％の子どもたちが改善している。

ある子どもたちにとっては、カゼインが悪玉の親分で、自閉症様の行動や身体の症状を強めているいっぽう、べつの子どもたちにとっては、グルテンが悪玉の親分になっている。ＧＦ／ＣＦダイエットを実践したＡＲＩの親たちの評価では、二千五百六十一人中、六十六％の子どもたちが改善している。カゼインとグルテンの除去食の効果は絶大だ。

すべてのスペクトラム上の子どもたちの親たちが熱烈に知りたがっているのは、グルテンやカゼインがわが子にどんな影響をもたらしているか、ということだろう。その答えはお子さんの身体のみが知っている。この食事法をやってみなければわからない。けれどもお子さんの身体は、きっとヒントを出しているはずだ。

ＧＦ／ＣＦダイエットで改善が見込めそうな人々は以下のとおり。

○乳製品と小麦製品以外はほとんど食べない偏食の子どもたち
○生まれつきではなく、幼少期に発達障害になった（退行性）
○便秘、下痢など消化管のトラブルがある
○痛みに鈍感
○睡眠障害（夜寝ない、朝起きられない）
○ひどい乾燥肌、皮膚炎、片頭痛、突然叫びだす、酒さ様皮膚炎（赤ら顔）、耳が赤くなる、てんかん
○大食漢。このような子どもたちは、オピオイド作用を受けているが、どの食べ物で気分が高揚するかわからないため、なんでも、とにかくたくさん食べる
○異常なほど小食。食べ物が原因で痛みなど不快な症状が出るので、食べないようにしている

惜しげもなくヒントを出してくれている身体もあるけれど、なんのヒントもくれない身体もある。ここで挙げたような症状がなにもなくても、ＧＦ／ＣＦダイエットで発達障害が改善している子どもたちがたくさんいる。なぜだかわからないけれど、本当に良くなるのだ。専門的な検査は食事法をつづける上で参考になるけれど、結果は絶対ではない。IgG抗体やオピオイド・ペプチドの検査で値が低くても、このＧＦ／ＣＦダイエットで自閉的症状が驚くほど改善した子どもたちもたくさんいる。おそらく現在わかっていること以上のいろいろな要因がかかわっているのだろう。理屈はともかく、改善することに変わりはない。あなたのお子さんにグルテンやカゼインが影響しているか、そしてどのような影響を与えているかを知るには、それらを食事から除去して、一定期間様子を見るしかない。良い結果が表れたら、頑張ってつづけよう。必ず良くなるという保証はなく、骨折り損に思えるかもしれないけれど、お子さんを助けるための大事な一歩かもしれないのだ。

ここでどうしても知りたい質問、第二弾。ＧＦ／ＣＦダイエットで、どんないい効果があるのか？　これも個人差があるけれど、おもに回復するのは睡眠、行動、気分や感情、言葉、視線が合う、場面理解、注意集中力の持続、そしてもちろんお通じや身体の健康状態も良くなる。感覚過敏やスティミング（自己刺激行動を繰り返す）も少なくなる。幼い子ほど劇的に回復するが、大人でもじゅうぶんに効果はある。

さて、どうしても知りたい質問、第三弾に移ろう。どれぐらいの期間、ＧＦ／ＣＦダイエットをつづけなくてはいけないのか？　カゼインとグルテンでは必要な期間が違う。多くの親たちのお勧めは、先にカゼイン・フリー・ダイエットをしてから、グルテン・フリーを追加する方法だ。そのわけは、カゼイン・フリー・ダイエットのほうが、期間が短くてすむから。だいたい三週間。もう一つの理由は、グルテン・フリーより簡単で、予備知識もいらないから。カゼイン・フリー・ダイエットをしているあいだに、グルテン・フリーについてじっくりと学べる。それに二つ同時に除去すると、しばしば起きる離脱症状（依存性のある薬物などを中断することにより表れる禁断症状）に対応しきれなくなってしまう。離脱症状についてはあとで説明する。離脱症状はとてもつらいので、一度に二種類を断つより、一種類ずつのほうが乗り越えやすい。

では、グルテン・フリーはどれぐらいの期間が必要なのか？　これがなかなか厄介なのだ。GF／CFダイエットをはじめると、オピオイド・ペプチドの尿検査ではカゼインは三日で体内からなくなるが、グルテンはなかなか減らず、最大で八ヵ月くらい体内にとどまっている。〈Defeat Autism Now!〉の教科書ともいうべき『Autism : Effective Biomedical Treatments』の著者であるパングボーン医師とベイカー医師によれば、つづける期間は三週間から三ヵ月ということだ。また保護者代表のGF／CFダイエットの大御所、リサ・ルイス博士とキャリン・セルーシは、この食事法に挑戦する保護者たちの相談やサポートを行っているが、彼女たちは厳格に最低でも三ヵ月はつづけるようにと勧めている。ちょっとぐらいなら食べてもいいやと適当にやっていると、効果がわからない。〈Defeat Autism Now!〉の重鎮、ジャクリーン・マッカンドレス医師は豊富な治療経験をもとに、四ヵ月から六ヵ月はつづけるようにと勧めている。重症のセリアック病患者の人々によれば、GFダイエットの効果が表れるまでには最低でも一ヵ月はかかるそうだ。つづける期間について、いろいろな意見があるのは、この食事法への反応にそれだけ幅広い個人差があるということなのだろう。個人差という言葉にはもう飽き飽きだろうけれど、こればかりはどうしようもない。人はみな十人十色で、一律にこれはこうだと言い切ることはできないのだ（注釈：あとにも説明が出てくるが、小麦・乳製品のみは効果をみるための期間はもうけた方がいいが、効果があった場合はいつまでとはしないほうがいい。ふたたび食べはじめると症状が再開することが多く、期間を決めずに数年つづけるほうがよいと考える。年齢を重ね、腸管免疫が整うと、少量なら食べても大丈夫になるため、とくに成長過程の子どもの間はやめておくほうが無難。もちろんGF／CFでまったく効果のない子は例外である）。

ではどうすればいいのか？　この食事法をはじめるときに、最初からつづける期間を決める必要はない。おそらく数週間で驚きの成果が表れ、うれしさのあまり手間がかかる不満など忘れてしまうだろうから。なにが起こるかわからないうちから、ストレスを感じても意味がない。はじめる前からいつまでかかるのかと心配するのは時間のムダ。これは私自身の経験からのアドバイスだ。どうせ気をつかうなら、食事法に慣れることに気力を傾けよう。じゅうぶんに慣れてからのほうが、あとどれぐらいつづけるか、冷静に判断できる。これもなかなか判断がむずかしいのだが。あとちょっとで大きな変化が表れる直前で、やめてしまったら損をする。でも効果がないのに延々とつづけていてもしょうがない。そういうことも、実践するうちにわかっていくだろう。迷ったら〈Defeat Autism Now!〉のウェブサイトを見れば、いつでも助言が得られるはずだ。さて、離脱症状とはいったいどういうものだろうか？

グルテンやカゼインを食事から抜くと、一時的に悪い症状が出ることがある。日頃からグルテンやカゼインをたっぷり食べて依存症になっている子どもによく表れる反応だ。最初の数日は平気そうにしているが、その後、突然不調に陥り、二週間ほどつづく。おもな症状は、いらいら、攻撃的、ふきげん、食欲がなくなる、下痢、倦怠感など。重い症状が出る場合もあるが、いいほうに解釈するなら、そういう子どもはそのぶん改善も大きい。頑張ってつづけよう。あなたの苦労はきっと報われる。

カゼイン・フリーとグルテン・フリーを時期をずらしてはじめると、離脱症状を最低限に抑えることができる。最初に乳製品を除去しよう。それから二、三週間待って、小麦粉製品を抜く。その後、さらに二、三週間してから、グルテンを含むすべての食品を抜く。四歳以下の幼児は激しい離脱症状を起こしがちなので、この方法をお薦めする。

ＧＦ／ＣＦダイエットのやり方にもいろいろとある。健康食品店で、ＧＦ／ＣＦのインスタント食品を買って食べる人もいれば、ＧＦ／ＣＦの食材で一から料理するのが好きな人もいる。料理は苦手だから、とりあえずパンを食べないようにするという人もいる。なるべく手間をかけない、簡単な料理ですませる人が多い。ポークチョップに温野菜のつけあわせ、デザートにメロンひと切れなど。いろいろなやり方があるので、自分に合った方法を見つけよう。

さて、最後のどうしても知りたい質問。ＧＦ／ＣＦダイエットで子どもにいい効果があったら、一生つづけるべきだろうか？　これもまた、子どもの身体だけが答えを知っている。リーキーガットが治ったら、グルテンもカゼインも食べられるようになる子もいる。免疫システムを改善させたら、この食事法は必要なくなったという場合もある。有害金属の過剰蓄積を治療したら、なんでも食べられるようになったという子もいる。しかし残念ながら、GF／CFダイエットをやめたら、数週間で腸のトラブルや自閉症様の行動が戻ってしまい、なかにはより深刻になったというケースも多い。

ではどこに相談すればいいのか？　GF／CFダイエットに関する本やレシピ本がいろいろと出ている。ここで紹介するのはごくわずかだが、参考になれば幸いだ。

一から調理したい人にお薦めなのが、ジェイン・ズーキン『Raising Your Child Without Milk（乳製品を使わない子育て）』（未邦訳）という本だ。乳糖不耐性や乳タンパク過敏症など、乳製品によるトラブルを抱えている人のさまざまな問題について、解説されている。どちらの症状も、発達障害の子どもたちにはよく見られる。

1．乳糖を避けるには、牛乳だけでなく、チーズ、アイスクリーム、ヨーグルトなど乳を含むすべての食品を避けなければいけない。いわゆる乳製品ではない加工食品でも、成分表示をよく読み、ホエイと書かれていたら避ける。ホエイには乳糖も乳タンパクも含まれているので（注釈：あとは顆粒のものやサプリの賦形剤として乳糖と書いているので、ラベルをよく見るように）。

2．カゼインのような乳タンパクを避けるには、牛乳を使ったすべての食品を避ける。加工食品の成分表示に、ホエイ、カゼイン、ラクトアルブミン、ラクトグロブリン、ナトリウム・カゼネート、カルシウム・カゼネートなどと書かれていたら、避ける。

この本では、乳製品をやめたときのカルシウムの補充法についても書かれている。けれども乳製品を摂らないとカルシウム不足になるというのは、乳製品製造会社が消費者に信じこませているだけで、乳製品をやめただけではそんなに深刻なカルシウム不足にはならない。考えてみてほしい。はるか大昔の私たちの祖先は、人間以外の動物の乳を飲まなくても、健康に生きていられた。牛乳はそんなに食生活に欠かせないものだろうか？　カルシウムはたしかに必須ミネラルだ。けれどもサプリメントを含めて、カルシウムの摂取源はほかにもいろいろある。この本には、スーパーの食品や学校や保育園やレストランで、いかに乳製品なしの食事を実践するかという知恵も書かれている。さらに乳製品なしの料理のレシピも紹介されている。

グルテン・フリーとカゼイン・フリーの両方を網羅した料理本でお薦めなのは、パメラ・コンパート医師＆デーナ・ローク理学修士の『The Kid-Friendly ADHD & Autism Cookbook（発達障害の子どもに優しい食事）』（未邦訳）という本だ。食物アレルギーやその原因についてだけでなく、偏食や食物過敏、離脱症状などへの対処法についても詳しく書かれている。ＧＦ／ＣＦの代用食品やレシピも紹介されている。時間がないときの簡単メニューから、手間ひまかけたごちそうまでじつに豊富。

ＧＦ／ＣＦダイエットに関する最高の情報源としては、Autism Network for Dietary Intervention（ＡＮＤＩ）をお薦めする。子どものためにＧＦ／ＣＦをはじめようとする親たちのために、世界中に向けて情報を発信している。このサイトでは、食事法だけでなく、メールで悩みを相談できるペアレント・サポート・システムがあり、ボランティアたちが相談に応じてくれる。もう一つのウェブサイト www.gfcfdiet.com でも、食事法に関する質問や悩み相談に応じてくれるサポートグループがある。

〈症状を起こすほかの食品も除去する〉

ＧＦ／ＣＦダイエットに加えて、身体の症状を起こすほかの食品もすべて除去しよう。疑わしい食品はつぎのようなものだ。

○子どもが異常に食べたがる
○それを食べると、胃腸のトラブル、耳が赤くなる、目の下のくま、赤ら顔（酒《しゅ》さ）、すぐにあざができる、湿疹、皮膚のかゆみ、などが起きる
○行動に影響する
○IgG ELISA テストで遅延型食物アレルギーがある食品
○発達障害の子どもにトラブルが多い大豆、ピーナツ、卵、トウモロコシ、砂糖、柑橘系の果物、パン用イースト、スペルト小麦など

疑わしい食品それぞれに、除去／ばか食い実験をして、自閉症様の行動や身体の症状に影響しているとわかったら、少なくとも一定の期間、その食品を除去しよう。

〈そのほかの食事法〉

ＧＦ／ＣＦダイエットについては、もうだいたいおわかりかと思う。これはまさしく鉄板の食事法で、たくさんの発達障害の子どもたちがめざましい回復ぶりを見せている。グルテンとカゼインの問題を抱えている子どもたちにとっては、天の恵みとも言うべき食事法だが、食べ物に関するほかの問題がある子どもたちはどうすればいいのだろう？　あるいは、ＧＦ／ＣＦダイエットもまあまあ効果はあったけど、症状の改善はそれほどではなかったという場合。ほかの食事法を試してみるべきかもしれない。それぞれの食事法に、目的と価値がある。ただ、わが子に最適な食事法、あるいはいくつかの食事法の組み合わせを見つけることはとてもむずかしい。ともかく実際に試すしかない。お子さんの身体や行動が答えを示してくれるだろう。

ＧＦ／ＣＦダイエットをしても、腸の不調がなかなか治らないという人にお薦めなのが、イースト・フリー／モールド（カビ）・フリー・ダイエットという特別な炭水化物制限食、低シュウ酸食だ。いろいろな食事法を組み合わせると、効果が上がることもある。たとえば、ＧＦ／ＣＦダイエットがうまくいっても、腸内のイースト（カンジダなどの酵母菌）が過剰に繁殖していてつらい症状が治らないときは、糖質制限ダイエットも併用してカンジダ菌のエサとなる糖を断つ方法がいいだろう。ＧＦ／ＣＦダイエットをしても、多動や自己刺激行動が治まらない場合は、ファインゴールド・ダイエット［訳註　ベンジャミン・ファインゴールド博士が考案した、香料、着色料、保存料などすべての食品添加物・化学調味料を除去する食事法］を組み合わせるのが効果的かもしれない。図25・1を参考に、お子さんにふさわしい食事法を考えてみよう。まずはＧＦ／ＣＦダイエットからはじめて、つぎに食物過敏のある食べ物を除去していく。この二つの食事法で、食べ物に由来する多くの症状や行動が改善するはずだ。そのあとは、お子さんの状態を見ながら、臨機応変に。

ここで紹介する食事法のなかに、あなたの特別なお子さんの症状改善に役立つものがあるかもしれない。

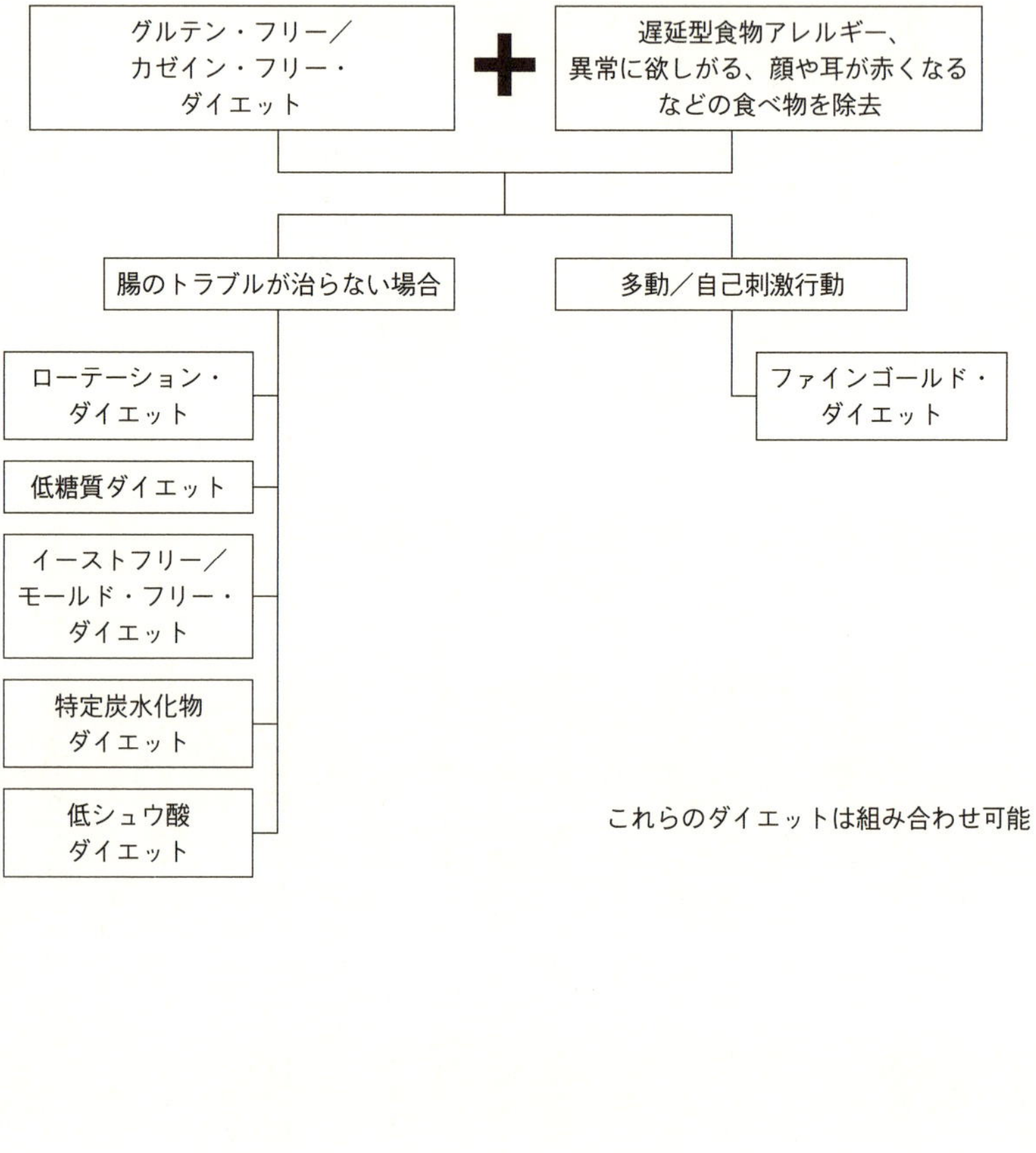

図25. 1　食事法の選択肢

お子さんと食べ物との関係の謎を解くのは、とても大変だけれど、根気よく取り組んでいれば、きっと光が見えてくるだろう。

○ローテーション・ダイエット

ローテーション・ダイエットは、食事制限というより、同じものを繰り返し食べず、まんべんなく食べるという、食べ方を変えるやり方だ。これはGF／CFダイエットだけでなく、ほかのいろいろな食事法にも当てはめられる。免疫システムを刺激しない食べ方で、とりわけリーキーガットの人に役に立つ。たとえば、あなたのお子さんはオレンジが大好物で、毎日食べているとしよう。腸内の未消化物が血流にもれやすいリーキーガットだと、オレンジのペプチドも当然、血流のなかへ流れこむ。大量のオレンジ・ペプチドを見つけた免疫システムは、IgG抗体の軍団を送りこみ、攻撃させる。そして遅延型食物アレルギーを発症し、身体の症状や自閉症様の行動となって表れる。リーキーガットなのに、アレルゲンであるオレンジを毎日食べていたら、みずからトラブルを招くようなものだ。そこでローテーション・ダイエットの出番。食べる回数を制限して、免疫システムを怒らせないようにするのだ。

四日間から八日間でローテーションを組むのだが、たいてい四日空ければ食べたものは身体の外へ出ていくので、大丈夫だろう。けれども慢性的な便秘症の人は、食べ物が出ていくのも遅いので、もう少し長い間隔を空けたほうがいいかもしれない。たとえば七日のローテーションを組んだら、梨を食べていいのは月曜日だけ。四日間のサイクルだと、梨を食べたら、翌日から三日間は食べないようにする。

簡単なようだが、一つだけ難点がある。生物学的に同じ種目のものは、すべて一回にカウントされること。たとえば、オレンジは柑橘系の果物だが、グレープフルーツやタンジェリン、レモンなども同じ柑橘系の仲間だ。同じ種目のものは、同じ作用物質を持っているので、毎日食べると免疫システムが反応してしまう。つまり、単一の食品ではなく、同じ種目のものは一つとしてカウントするということ。四日間のローテーションで、一日目はオレンジを食べ、二日目はグレープフルーツを、三日目はタンジェリン、四日目はレモン、ということはできない。一日目にオレンジを食べたら、あとの三日は柑橘系のものは一切食べないようにする。サイクルがひとまわりしたら、今度はグレープフルーツを食べて、あとの三日は柑橘系のものは食べない。けれども、柑橘系の果物はわりと判別しやすいが、同じ仲間だとわかりにくいものはとても厄介だ。たとえばウリ科の植物。メロン、ズッキーニ、かぼちゃの種などもウリ科なので、非常にややこしい。サンドラ・ルイス&ドリー・フィンク著『Allergy and Candida Cooking（アレルギー&カンジダ対策の料理）』（未邦訳）は、ローテーション・ダイエットについてとても詳しく説明されていて、食べ物の分類リストも載っているので、すごく参考になる。ローテーション・ダイエットを実践するとき、食べ物のローテーションを組むのがとてもむずかしかった。でも一度決まったら、それを表にして冷蔵庫に貼っておけば、買い物や献立を考えるのに役に立つ。

ローテーション・ダイエットは、新たな遅延型食物アレルギーを予防できると同時に、食べ物による問題を特定するのにも役立つ。ウィルにはときどき表れる原因不明の症状があった。観察するうち、その症状が一定のサイクルで表れることに気づいた。そしてそのサイクルは、食べ物のローテーションと一致していた。ビンゴ！　おかげで犯人が特定できた。ランダムに食事をしていたら、問題の食べ物を見つけるのは不可能だったろう。

○低糖質ダイエット

真菌（カンジダなど）が腸内で過剰に繁殖している人にとって、糖はトラブルの元凶だ。炭水化物、とりわけ糖は、真菌の大好物なのだ。元気百倍、ますます大増殖してしまう。自分の目で見ないと納得できない性格の私は、ある本を参考に実験をしてみた。砂糖を我慢することの大事さをウィルにもわからせたかったので、一緒に観察した。でも私のほうがそのあまりのすごさに夢中になり、肝心のウィルがどんな反応をしたか覚えていない（笑）。

それはこんな実験だ。まず透明のコップにぬるま湯（ちょうど人間の腸内の温度くらい）を半分ほど入れる。つぎに、パン用のドライイースト（パン酵母）をコップのぬるま湯に入れて、目覚めさせる（パン用の酵母は人間の腸内に生息する酵母菌とはちょっと違うけれど、繁殖の仕方や生育に適した環境は同じ）。最初はただぬるま湯の表面に浮いているだけだが、三分ほどすると、雪片のようにゆらゆらとカップの底に沈んでいく。そこでお食事タイムだ。スプーン一杯の砂糖をコップにふり入れる。二、三分すると、酵母たちは猛然と活発になり、ぶくぶくとさかんに泡立ちはじめた。元気いっぱいに動きまわり、みるみるコップの水がにごっていく。表面が泡でふくらんで、酵母特有の匂いが立ちのぼってくると、ウィルはおえっと言って顔をそむけた。その後、ぬるま湯が冷めると、酵母たちのお祭り騒ぎも収まっていった。なんてすごいのだろう！　この実験により、酵母菌に及ぼす砂糖のものすごい影響力がよくわかった。

この食事法をはじめたばかりの頃、せっかくのクリスマスだからと、特別に甘いお菓子や飲み物をウィルにあげた。その後、悪玉菌や真菌に占領された腸内の陣地を取り戻すには長い期間を要した。酵母菌と砂糖の実験で、その理由がよくわかった。以前の私は、フルーツジュースにどれほど砂糖が入っているか、まったく知らず、ウィルがどれぐらいフルーツジュースを飲んでいるかも意識していなかった。長い苦労の末にようやくカンジダ菌の大増殖を克服してからは、流し読みしていた糖と真菌の過剰繁殖についての本を学び直し、頭に叩きこんだ。私たちのような自己免疫疾患になりやすい体質の人々は、とくにカンジダ菌に占領されやすく、かれら真菌はどんなに追い払っても狐を追う猟犬のようにしつこく食らいついてくる。真菌にとっての砂糖は、猟犬にとっての狐の匂いと同じようなものなのだ。

真菌増殖のトラブルがあるときは、砂糖やでんぷんなどの糖類を食事から除去するか、最低限にすべしと本には書いてある。フルーツジュースにも糖は含まれていて、とくにりんごやぶどうは糖分が多いそうだ（注釈：今の果物は品種改良され、多くのものは糖度が高い。また日本は輸入に頼る国であり、バナナやパイナップルは要注意。りんごはまだましな果物と考えることもあり、この分類には諸説あり、ベリー系は比較的糖質は少ない）。梨だけは例外で、ほかの果物ほど真菌を興奮させないらしい。加工食品には、いろいろな名前で糖が使われている。米飴、メイプルシロップ、はちみつ、黒糖、スクロース（ショ糖）、グルコース（ブドウ糖）、フルクトース（果糖）、ガラクトース。果物が甘いのは、天然の糖分をたっぷり含んでいるからだ。果物も除去しなくてはいけないだろう。『Children with Starving Brain（脳が飢えている子どもたち）』では、砂糖の代用品としてステビアやキシリトールを薦めている。食事から糖分を除去するときは、少しずつ減らしていこう。いきなりすっぱりと断ってしまうと、離脱症状で状態が悪化してしまうことがある（注釈：ほかにも羅漢果、ココナツシュガーは比較的良い。メイプルシロップはほかに比較すると良いと考える）。

真菌は糖を発酵させて、アルコールを作りだす。お酒を造るのと同じだ。発達障害の子どもたちが、酔っぱらったように行動したり、急にげたげた笑いだしたりするのは、真菌の過剰繁殖のせいかもしれない。真菌が砂糖を発酵させ、お腹のなかでアルコールを造っているのかも。ここまで読んでお察しのとおり、糖質制限ダイエットの目的は、真菌を飢えさせることだ。このほかの真菌対策については、腸内細菌叢については次章で説明する。真菌に砂糖をたっぷり与えていると、腸内細菌叢の改善療法が効かなくなってしまう。

糖分は真菌の栄養になるだけでなく、子どもたちの血糖値を不安定にする。砂糖を使ったお菓子やじゃがいも、トウモロコシなどでんぷんの多い食べ物は、消化管を素早く通り、血糖値を跳ね上げて、いきなり落とす。低血糖症の症状として、認知能力の低下、いらいら、かんしゃく、ぼんやりする、疲労感、混乱、発話障害などがある。このような症状は、砂糖やでんぷんを抑えた低糖質ダイエットで防げる。高タンパク・高繊維質の食事は、腸をゆっくりと通過するのでお薦めだ。少ない量を一日に何回にも分けて食べる方法も良い。

ウィルが六年生のとき、午前中の遅い時間や夕方前のいらいらは、おやつを与えると治まることを発見した特別支援の先生はさすがだ。じつに鋭い観察眼ではないか。当時のウィルは、朝食と昼食をしっかり食べていたにもかかわらず、血糖値が乱高下して、食事と食事のあいだの時間に不安定な精神状態になっていたのだ。そこで私はウィルのランチを多めに持たせ、休み時間に少しつまんでもいいように担任にお願いし、ふきげん問題は解決した。当時のウィルは、家でもときどき夕方にふきげんになることがあり、よく観察してみると、それは決まっておやつを食べられなかった日だった。カットした果物や袋入りのナッツを常備しておくことで、その問題は解決した。家庭教師の女性にもおやつを渡しておいた。その一時期は、あちこちに非常用のおやつを詰めこんでおいたものだ。

ＡＲＩの親たちの評価では、低糖質ダイエットをした四千百八十七人中、改善したと答えたのが五十％、効果なしが四十八％、悪化したという回答は二％だった。

○イースト（酵母菌）・フリー／モールド（カビ）・フリー・ダイエット（カンジダ・ダイエット）

イースト・フリー／モールド・フリー・ダイエットは、別名カンジダ・ダイエットとも呼ばれる。腸内にいる酵母菌のなかでもとりわけ厄介な種族、カンジダ・アルビカンスを抑えるための食事法だ。腸内の真菌の過剰繁殖がトラブルを起こしているときは、この食事法を試してみよう。これは真菌の入った食べ物を除去する食事法だが、それを食べたら真菌がぞろぞろ入ってくるなんてことはないから大丈夫。焼いたり発酵したりする過程で死滅しているし、もし生きたまま口に入っても、消化の過程で死滅するので心配はいらない。けれども腸内の酵母菌のトラブルを抱えている人は、食べ物の酵母菌にも過敏に反応してしまう。また、酵母菌と同じ真菌類のカビにも敏感に反応し、アレルギーを起こしてしまうのだ。

カビはあらゆる食べ物にいるので、完全に避けることは不可能だ。そのためカビをとりわけ多く含む食品を避けることが中心となる。五日から十四日ほど忠実につづけて、症状の改善が見られたら、カンジダ・ダイエットが必要だということだ。なんの改善も見られない、よくわからないという場合は、カビを含む食べ物をばか食いし、反応を見る。数分から数日で症状の悪化など良くない反応が表れたら、やはり腸内に酵母菌が過剰繁殖しているしるしだ。量や程度を変えて除去／ばか食いを繰り返し、食べても大丈夫な量や回数を自分なりに見つけよう。とくにダメージの多い食べ物も、この方法で特定できるだろう。

ではどんな食べ物に、カビは多いのだろう？　カビは驚くほどいろいろな方法で食品に忍びこんでいる。たとえば、果物や野菜の表面についているので、サラダやフルーツ・ボウルには当然、カビがいる。レーズンなどのドライフルーツは、乾燥の過程でびっしりとカビがつく。穀物の表面にもカビが生えていて、実と一緒に挽かれて粉になる。それをパンにするときは、さらに酵母を人の手で加えてふっくらさせる。お酒のような発酵食品にも酵母はいるし、バニラ・エッセンスのなかにもいる。酵母で発酵させた麦芽エキスは、さまざまな加工食品に使われている。ワインの発酵がさらに進んだものがお酢で、ケチャップやドレッシングやソースなど、いろいろな調味料に使われている。チーズにもカビがいる。豆類や穀物にも、倉庫に保存されているあいだにカビが生える。私たちはマッシュルームをよく食べるけれど、キノコは巨大な菌のかたまりだ。

ジョン・パングボーン医師とシドニー・ベイカー医師による『Autism：Effective Biomedical Treatments』には、この食事法のやり方と、食べてもいいものと避けるべきものについて詳しく書かれている。けれどもやはり鉄板とも言えるガイドブックは、ブルース・サモン医学博士&ローリ・コーンブラム著『Feast Without Yeast（酵母菌を使わない食事）』（未邦訳）だ。そのほかに、真菌の過剰繁殖とその症状、真菌を撃退し、健康を回復する方法について詳しく書かれているのは、サンドラ・ルイス&ドリー・フィンク著『Allergy and Candida Cooking』（未邦訳）という本だ。ＡＲＩの親たちの評価では、九百四十一人中、五十六％がこの食事法で子どもの症状が改善したと回答している。効果なしは四十一％、悪化したと答えたのは三％だった（注釈：カビは死んでもカビが発生した毒マイコトキシンは百度Ｃでも活性は失われない。調理前にカビがいたものは、すべてこのマイコトキシンが含まれていることになる）。

○特定炭水化物制限ダイエット（ＳＣＤ）

ＧＦ／ＣＦダイエットをしても、慢性の下痢や真菌の過剰繁殖や腸の炎症などのトラブルが治らない人もいる。それどころか逆に悪化することもある。グルテンやカゼインの代用食として、米やじゃがいもを多く食べているせいだ。このような人には、ＳＣＤが切り札となる。もともとこの食事法は、慢性炎症性腸疾患のクローン病患者のための治療法だが、発達障害の人にも効果がある。

ＳＣＤは特定の炭水化物をうまく消化できない人のための食事法だ。とくに子どもの場合は下痢がつづくと、すぐ腸壁が痛んででんぷんや多糖類を消化できなくなってしまう。それらは分解されないまま腸内で発酵してガスを発生させる。でんぷんや糖の未消化物は、悪玉菌にとってごちそうだ。食べ物のなかでもとくに炭水化物は、悪玉菌たちが大喜びするエネルギー源なのだ。たらふく食べた悪玉菌はどんどん増殖し、大量の毒素を吐き散らす。その結果、腸壁の炎症はますますひどくなり、つぎつぎに入ってくるでんぷんや糖を消化できずに、それらはまた悪玉菌のエサになり、さらに腸壁の炎症がひどくなり、という具合に負のサイクルにはまっていく。

SCDでは、でんぷんと多糖類を除去することで、この負のサイクルを断ち切る。そして身体が消化できるものだけを食べるようにして、悪玉菌にエサを与えない。すると、身体にきちんと栄養が届き、悪玉菌は飢え死にしていく。腸壁が修復され、毒素を吐き散らす悪玉菌が減ると、痛んだ腸壁を覆っていた粘液のバリアもなくなり、消化と吸収が正常化する。SCDは腸壁修復のための食事法なので、負のサイクルが止まれば、やめてもかまわない。

SCDでは、いも類などのでんぷんとすべての穀物（グルテンを含むものだけでなく）を除去する。精白糖、コーンシロップ、乳糖（ラクトース）などの多糖類もすべて除去する。果物やはちみつに含まれる単糖は、すでに最小単位になっていてすぐに消化されるので食べてもいい。この食事法で食べられるものは、肉・果物・野菜のみで、発達障害の改善のための食事法のなかでは、もっとも厳しく、石器時代の原始人の食事に近い。

SCDをはじめた子どもの多くが、一時的に一週間から三週間ほど、行動や腸の症状が悪化するが、やがて回復に向かう。これはダイオフ反応と言って、大量の悪玉菌が死滅するときに毒素を吐き散らし、腸内に悪玉菌の死がいや毒素があふれてしまうためだ。一ヵ月つづけても改善が見られない場合は、この食事法は有効ではないかもしれない。

SCDの情報源としてはつぎのようなものがある。

・イレイン・ゴットショール著『Breaking the Vicious Cycle（悪循環を断つ）』（未邦訳）。彼女のウェブサイト www.breakingtheviciouscycle.info では、食べられる食品と食べられない食品のリストが紹介されていて、サポートグループもあり、とても参考になる。

・ジュディス・チンツ&シドニー・ベイカー医師共著

『We Band of Mothers（お母さん応援隊）』（未邦訳）には、発達障害の子どもに対するSCDの効果について書かれている。

・www.pecanbread.com も役に立つ情報源だ。ARIの親たちの評価では、二百七十八人中、六十九％が改善したと回答している。効果なしは二十四％、悪化したは七％。

○低シュウ酸ダイエット

ＧＦ／ＣＦダイエットをしても、腸や泌尿器のトラブルが解消されない場合。便秘、下痢、ガス、腹痛、頻尿、生殖器の痛み、あるいは家族に腎臓結石の人がいる。このような場合は、低シュウ酸ダイエットを試してみる価値はある。尿の有機酸検査（二十六章）で高い数値のシュウ酸が検出された場合も、この食事法を考えたほうがいい。

シュウ酸とはなにか？　自然に存在して、身体の組織に炎症を起こさせる物質で、一九八〇年代はじめ頃、シュウ酸の過剰蓄積で、身体に痛みや炎症が起きることが発見された。人によって炎症や痛みが起きる部分は異なっている。生殖器、肌、直腸、大腸、筋肉、関節、尿道、膀胱（腎臓結石も含む）など。

シュウ酸が体内に溜まる原因は三つある。

1．ある種の食用植物（ほうれん草、ナッツ）

2．腸内に棲むアスペルギルス（コウジカビ）などの真菌

3．人間の代謝機能

シュウ酸は腸壁から吸収されて、血流に乗り、身体のあちこちへ行き着く。通常のレベルであれば、健康な身体の組織は傷つかない。けれどもあまりに多量だと、いろいろなトラブルを起こす。シュウ酸を取りこまないように考案された低シュウ酸ダイエットで、シュウ酸に敏感な人々の多くが痛みを軽減させている。

二〇〇五年頃、発達障害の子どもたちに初めて低シュウ酸ダイエットが適用され、症状の改善に大きく役立った。研究者のスーザン・オーウェンスは、この食事法が自閉症の子どもにさまざまな改善効果をもたらすことを発見した。彼女がこの食事法を実施した子どもたちに変化が見られたのは、協調性運動、会話能力、認知能力、社交性、睡眠など。また強迫観念的なこだわり、おねしょ、自傷行動も軽減した。検査の結果では、これらの子どもたちの八十四％に、通常より高い

レベルのシュウ酸が検出された。

誰にも想像がつかなかったことだが、つぎに挙げる理由を見ると、自閉症とシュウ酸の関係は理にかなったことに思えるはずだ。

1．腸内環境が悪い。健康な腸では、体内に入ってきたシュウ酸はわずか一、二％しか吸収されない。しかしリーキーガットや炎症、下痢、便秘、脂肪を消化できない、カルシウム不足などがあると、七倍も多く吸収されてしまう。発達障害に共通するこれらのトラブルが、シュウ酸の吸収を高めていると思われる。

2．アスペルギルス（コウジカビ）の過剰繁殖。スペクトラム上のほとんどの子どもたちに、腸内の悪玉菌の過剰繁殖が見られる。アスペルギルス（コウジカビ）も過剰に繁殖しているとすれば、シュウ酸も多く産生されているはずだ。尿中有機酸検査を受けると、真菌が過剰繁殖しているかどうかを確かめられる。フランジカルボン酸、ヒドロキシメチルフラール酸の検査で、真菌の数値がわかる。

3．水銀の過剰蓄積。スペクトラム上の子どもたちの多くに異常なまでの高濃度の水銀が蓄積していることが、研究調査でわかっている。シュウ酸は水銀と強力に引きつけあうため、水銀毒の影響を強めてしまう。血流のなかでシュウ酸は水銀と結合し、身体の組織に付着する。本来なら、排泄すべき水銀が、シュウ酸と結びつくことで、体内の組織に付着してしまうのだ。

低シュウ酸ダイエットでは、二つのアプローチでシュウ酸を減らす。

1．クエン酸カルシウムを食事と一緒に摂る。クエン酸カルシウムは腸のなかでシュウ酸と結びつき、大きな結合体となって、腸壁を通り抜けられなくなり、身体の外へ排泄される。

2．シュウ酸を多く含むものを食べない。もっとも多く含むのは、ピーナッツ、アーモンド、カシューナッツ、キウイ、ベリー類、穀類、豆類、ほうれん草、サツマイモ、レタス、ブロッコリー、ナス、たけのこ、緑茶、紅茶、コーヒー、ココア、未熟なバナナなど。

役に立つ参考書としてはミンナ・ローズ著『The Low Oxalate Cookbook Book Two』（未邦訳）がある。レシピだけでなく、シュウ酸による身体のトラブルとその治療法についても書かれている。シュウ酸が含まれる食品のリストも載っている。残念ながら発達障害とはまったく無関係の内容だが。発達障害の低シュウ酸ダイエットについては、ウィリアム・ショー博士の『Oxalates Control is a Major New Factor in Autism Therapy（自閉症の治療におけるシュウ酸抑制という新たな重大要素）』という論文が参考になるだろう。ショー博士が所長を務めるグレート・プレーンズ・ラボラトリーのウェブサイト（www.greatplainslaboratory.com）で入手できる。

○ファインゴールド・ダイエット

ＧＦ／ＣＦダイエットをしていても、多動や自己刺激行動が治まらないときは、ファインゴールド・ダイエットを試してみるといい。多くの場合、落ち着きのなさ、不注意、なかなか寝ない、多動、衝動性、攻撃性などの症状がこの食事で改善する。改善が見られたら、三日から三週間はつづけてみる。ファインゴールド協会（www.Feingold.org）という非営利団体では、この食事法をはじめる家族のサポートをしている。ジェイン・ハーシー著『Why Can't My Child Behave?（どうしてうちの子はお行儀よくできないの？）』（未邦訳）という本も、この協会から出版されていて、食事法の説明と改善するおもな症状について詳しく書かれている。簡単にまとめると、この食事法では、着色料、香料、化学調味料、保存料などすべての人工添加物と、サリチル酸塩を含む食品を除去する。子どもたちの行動や学習のトラブルを起こさせることもあるサリチル酸塩は、アーモンド、トマト、キュウリ、ある種の果物などに含まれている。数週間つづけて症状に改善が見られたら、一種類ずつ食事に戻し、症状が戻らないかどうか観察する。加工食品の表示はあてにならないので、ファインゴールド協会ではいろいろな食品のブランドを調査して、食べても大丈夫な食品と食べてはいけない食品のブランドを公開している。ファインゴールド協会に連絡すれば、このリストをもらえる。会員になると、食事法に関する情報やレシピ、ニュースレターなどが送られてきて、電話相談にも応じてもらえる。ＡＲＩの親たちの評価では、八百九十九人中、五十六％が改善したと答えている。効果なしは四十二％、悪化したは二％。

〈この章のまとめ〉

発達障害の改善に役立つ、じつにさまざまな食事法があることが、おわかりになったと思う。でもどうか圧倒されて挫けてしまわないように。なにごとも一歩ずつだ。食べることが楽しみの私たちにとって、食事制限は生易しいことではない。けれども発達障害の行動や身体の症状を改善できる重要な手段であり、ほかの補完的な療法を効果的に行うためのしっかりした身体の基礎を作ってくれる。この章では、手はじめにお薦めの食事法と、それに加えて行うと効果的ないくつかの食事法について解説した。ここで一つ忠告を。同じ食事法に関する本でも、書いた人によって内容が矛盾していたりするのはありがちなこと。でもそこでパニックになって、放り投げてしまわず、誰の説をメインに信じるかを決めて、前進しつづけよう。ほかの人の説で気になることがあったら、食事法に慣れてから、試してみればいい。それぞれの食事法は、実践している人々がたくさんいて、効果があるからつづけているのだから。食事法には希望がある。一番むずかしいのは、あなたの特別なお子さんにどの食事法が最適か、どの組み合わせがベストかを選択することだろう。でもあなたの苦労はきっと報われる。さて、食事の話はこれくらいにして、つぎの章からは腸内細菌叢を健全に保つ方法について説明していこう。

第二十六章　腸の改善法：腸内細菌叢《そう》について

〈この章のおもな内容〉

この章では、健全な腸内細菌叢を維持することの恩恵と、そのための療法について説明する。腸内細菌叢を調べる方法と、その長所、短所についても詳述していく。真菌の過剰繁殖を抑える方法や、しばしば起きるダイオフ反応を避ける、あるいは最小限にくいとめる方法、さらに善玉菌を補充して、腸内環境を改善し、細菌たちのバランスを正常化する方法も紹介する。最後に、悪玉菌を退治すべき状況と、その撃退法についても説明する。

〈カビを抑制するとなぜいいのか？〉

真菌の過剰繁殖の問題がある子どもたちは、真菌を抑えることで奇跡的な改善効果が期待できる。注意集中力、アイコンタクト、会話、社交性、多動性・攻撃性・自傷行動・スティミングの鎮静化、などいろいろな分野で改善が見られる。GF／CFダイエットと並行して、真菌を抑えていくことは、発達障害の症状を改善させるもっとも効果的な方法の一つだ。発達障害の子どもたちには、最優先で実践すべきだろう。

ARIの親たちの評価では、薬物の改善効果がそれほどでもないのに対して、食事法などのほかの自然な療法の効果はきわめて高い傾向にあるが、二つだけダントツに効果の高い注目すべき薬がある。ナイスタチンとジフルカンという抗真菌薬で、つまりカビキラーだ。真菌の過剰繁殖がある子どもは、このような抗真菌薬で驚くべき改善効果があり、しかも継続的な行動の改善が見られる。抗真菌薬は行動を治療する薬ではないが、背景にある真菌の増殖などの身体の問題を治療することで、行動が改善するのだ。抗真菌薬は水もれ《リーキー》しているボートに栓をする役割を果たしてくれる。これに対して、精神科で処方される薬は、表面化している行動を抑えるだけで、根本的な問題はなにも改善しない。水もれしている《リーキー》ボートが沈まないことを祈りながら、ただ延々と水を汲《く》みだしているだけなのだ。

〈理想の世界での腸内細菌叢検査〉

理想の世界では、人の腸内にいる善玉菌と悪玉菌と真菌の数を、簡単かつ正確に調べられる。自分の腸内にいる何百ものエキゾチックな菌の名前と数が一目でわかるリストをもらえる。そういう正確な情報があれば、トラブルのある場所を見つけて、そこを集中攻撃する戦略を考えられる。増殖して悪さをしている真菌や悪玉菌の種類を特定し、一番効果的に退治できる物質を送りこめる。善玉菌が減ってしまったら、特別なサプリメントですぐに補える。

〈現実の世界での腸内細菌叢検査〉

残念ながら、現実の世界の腸内細菌叢検査はそれほどあてにならないし、詳しくもない。そういう短所もわかった上でなら、食事や治療の選択をする際の助けになるだろう。けれども検査は必ずしも必要なわけではない。検査はパスして、カビ対策をして様子を見るのでもかまわない。いい効果があったら、真菌の過剰繁殖が問題だったことがわかる。従来の治療とは違うやり方だが——存在が判明している問題ではなく、存在するかもしれない問題を治療する——この場合は、それで効果があったのだ。検査の話に戻るが、腸内細菌叢を調べるには二つの一般的な方法がある。便の検査と、尿中有機酸検査で、真菌と悪玉菌の状態を調べることができる。

○便の検査

人間の腸に棲んでいる菌たちの命ははかない。陣地争いのあいまに食べ、子孫作りにいそしむあいだに大量の食べ物の洪水にさらわれ、気づいたら便の一部となってトイレに流され、無情にも下水管へ。けれども下水に流される前に救出し、検査機関の安全で快適な場所で育ててあげれば、種類が特定され、かれらの故郷である腸内にどういう種類の菌がいるかがわかる。それぞれの菌がどれぐらいの割合でいるかも、だいたい予想がつく。

けれども検査で培養できなかった微生物については、

なにもわからない。腸のなかでどんな状態なのか、たくさんいるのか、まったくいないのか、さっぱり不明だ。腸内の微生物のすべてを検査で培養できない理由はいくつかある。腸内細菌のほとんどの種類は、嫌気性菌といって、ビフィズス菌やクロストリジウム菌など生育に酸素を必要としない細菌で、空気にさらされると死滅してしまう。酸素がある環境でも生き延びられるのは、通性嫌気性菌と言って、大腸菌や腸球菌など。真菌は攻撃的で侵襲的に変化すると、腸壁にとげのある触手でしがみついてしまうため、食べ物と一緒に流されなくなり、便にも検出されなくなる。さらに複雑なのは、免疫システムが真菌の増殖を阻むために、IgA抗体で包みこんでしまうことだ。IgA抗体に包まれた真菌は、便として出てきても培養できない。だから腸内で大繁殖していても、検査ではわからないのだ。

便の分析でわかるのは、腸内細菌叢という氷山のほんの一角にすぎない。それでもやはり、食事法やサプリメントを選ぶ上で、なんの情報もないよりは役に立つだろう。腸内細菌叢のおおよその状態を予測できるし、培養できた菌が実際に腸のなかにいたことも理解できる。それらの菌が悪玉菌であれば、効果的に撃退する方法がわかる。善玉菌が少なければ、新たに補充し、生育しやすい腸内環境にする方法を選択できる。

便の分析で調べられるのは腸内細菌叢だけではない。食べ物の残渣《ざんさ》から、肉が多く残っているとか、野菜の繊維が残っているとか、脂肪や炭水化物が未消化のままだとかいうのを見て、消化・吸収の状態を知ることができる。腸が健康であれば、消化されずムダになった栄養物は便のなかにほとんど残っていないはずだ。便のなかに未消化物が多ければ、消化・吸収能力が弱っていることが予想され、さらにその原因として腸内の炎症や免疫の状態を予測することができる。ほとんどのバイオメディカル療法の検査と同じで、便の検査でも結果を詳しく解説してあるレポートをもらえるので、それを見れば症状が起きた理由や治療法がわかる。

○尿中有機酸検査

腸内に棲む真菌、悪玉菌などは、有機酸として知られる副産物を排出する。これらの有機酸が血流に入ると、腎臓で濾過され、尿として排泄される。尿中有機酸検査では、それぞれの菌の副産物の量を調べる。真菌、悪玉菌の排泄物が多ければ、それらの菌が過剰に増殖していることがわかる。

この検査では、悪玉菌ばかりではなく、身体の代謝によって産生される有機酸も調べられるので、ある種のビタミンの不足だとか、代謝に関わる重要なポイントでなんらかの障害が起きていることなどもわかる。たとえばフェニルケトン尿症、メイプルシロップ尿症、高シュウ酸尿症などの遺伝病なども調べることもできる。検査結果に詳しいレポートもついていて、基準値を超えている成分についての解説も書かれている。

尿中有機酸検査を行っている機関のなかでも、いくつかの検査機関では発達障害に特化した情報を調べられる特別バージョンの検査を行っているところもある。尿中有機酸検査とお薦めの検査機関については、『Autism：Effective Biomedical Treatment（自閉症の効果的なバイオメディカル療法）』（未邦訳）の四ページに詳しく載っている。

あともう一つだけ、受けてみる価値のあるテストがある。腸内細菌叢だけでなく、消化器官全体の機能についてのテストだ。真っ白な紙にきれいに印刷された報告書はもらえないけれど、お金はまったくかからないテストなので、ぜひ試してみてはいかがだろうか。

○お下品な言葉で申しわけないが、ウンチのこと

自動車のエンジンの精巧な仕組みについて詳しくなくても、車の調子がおかしいときは誰でもわかる。後ろのパイプからブスン、ブスンと変な爆発音がしたり、真っ黒な煙が出たりしたら、誰だってまずい事態だとわかるだろう。消化管というエンジンについても同じことが言える。ただしこの場合は排気ガスではなく、ウンチだ。ほかの言葉で言い換えても、もちろんかまわない。たとえば便、フン、お通じ。ここでは全国共通語のウンチという言葉を使わせていただき、無礼講でざっくばらんに語らせていただくことにする。そもそもウンチは誰もがするものだ。大統領も、あなたの恋人も、大きなデスクにふんぞりかえった大会社の重役も。出ないときは、どうか出ますようにと必死に祈る。消化管の健康について語る上で、ウンチは欠かせないものなのだ。毎日のトイレやおむつの観察結果も、重要な情報だ。

ウンチのルールとは？　毎日一回は出るべきである。大量すぎても、少なすぎてもいけない。ウサギのフンみたいなコロコロウンチは、便秘の証拠だ。ゆるかっ

たり、水っぽかったり、粒々だったり、マッシュポテトみたいに柔らかかったりしてはいけない。固すぎて、なかなか出ないのも困る。水に浮くウンチは、脂肪が消化・吸収できていない証拠。脂肪を含んだ便は水より軽いので浮くのだ。正しいウンチの色は茶色で、それより薄い色でも黒でもいけない。たいていウンチは臭いけれど、刺激臭や腐敗臭など、あまりに臭すぎてもいけない。腸内に悪玉菌がはびこっている証拠だ。未消化の腐った食べかすを栄養分にして、どんどん増殖しているはず。粘液や血液がウンチについていてもいけない。これらのルールに違反するウンチが出たら、消化、吸収、炎症、食べ物、悪玉菌などの問題が起きていることを、身体が教えているのだ。

お子さんの排泄物に問題があるときは、ウンチの写真を撮って、アルバムにしておこう。いやいや、冗談ではなく。日付順に整理して、余白に実践中のバイオメディカル療法や食事法などの情報を書きこんでおく。そうすることで、いろいろな療法の影響や効果を評価できる。そんなぎょっとした顔をしないで。探偵であるからには、便の観察も必要な調査なのだ。ウンチ・アルバムを作っておくと、非常に役に立つ。おこづかいでもレゴでも、なんでも好きなもので釣って、お子さんにも協力させよう。バイオメディカル療法の主治医がいるなら、ぜひ見せるべきだ。百聞は一見にしかず。論より証拠。医科大学でさんざんグロいものを見てきた医師が、ウンチごときでたじろぐわけがないのだから。

○真菌の増殖を調べる究極の検査

検査機関の結果とトイレの観察結果は一致することもあるけれど、矛盾することもある。尿中有機酸検査では真菌の過剰繁殖ありと出たのに、同じ日に出た便にはその証拠はない、など。その反対もある。ものすごくいいお通じなのに、検査してみると真菌の過剰繁殖が判明することもある。消化管の不調をなにも感じなくても、偏食の子どもは真菌が過剰繁殖している場合がある。では、検査や観察になんの意味があるのか？　判断の材料にはなるけれど、限界があることも覚えておこう。確実な正解ではないのだ。真菌の増殖があるという結果が出たら、気をつけるべきだ。けれども問題なしという結果が出たときも、真菌の増殖が絶対にないとはかぎらない。

確実な結果がわかる究極の検査は、すなわち治療の実践だ。とにかくカビ対策に取り組んでみれば、過剰繁殖があったかどうか、わかるだろう。治療の結果から推理して、真菌の過剰繁殖があったことをつきとめるのだ。存在しないかもしれない問題に対してアプローチするというのは、この世界での従来のやり方に反しているが、真菌に関しては常識破りの方法を試してみるべきだ。発達障害の人々は、真菌に対して深刻なほど抵抗力が低いというのが、その理由だ。真菌の過剰繁殖が発達障害の子どもたちのほとんどに見られること、リスクの少ない療法であること、自閉症様の症状が改善する可能性がとても大きいこと、などを考えたら、むしろ実践しない理由が見つからないのでは？この現実の世界に生きなければならない以上、これが最善の方法なのだ。専門的な検査やトイレの観察をしのぐ究極の検査手段、それは治療の実践だ。

〈カビ対策〉

真菌は非常に頑固な敵にもなる厄介な存在だ。真菌に対しては、三方向から同時に攻める。低糖質ダイエット、プロバイオティクス（善玉菌）、抗真菌薬。人によって、いったん腸内環境を修復すれば、簡単に良い腸内細菌叢を維持できる人もいれば、なかなか維持しにくい人もいる。その場合は、腸内環境が修復されたあとも、努力と観察を怠らないようにしなくてはいけない。真菌はしつこいいじめっ子のように、ふたたび襲いかかるチャンスを虎視眈々と狙っているのだ。

○カビ攻撃：低糖質ダイエット

糖は真菌の大好物で、糖を与えると元気になって、どんどん繁殖する。だから糖を控えた食事によって、真菌をおとなしくさせるのだ。糖の問題をなおざりにしていると、ほかの真菌を攻撃する治療の効果も半減してしまう。低糖質ダイエットについては、前章を参照されたい。

○カビ攻撃：プロバイオティクス

プロバイオティクスは善玉菌のことで、錠剤や粉のサプリメントがある。これについてはこの章の後半で詳しく説明する。ここでは簡単に、プロバイオティクスというものがあり、これを摂取すれば、腸内で数少なくなってしまった善玉菌を増やせるということだけお伝えしておこう。かれらは真菌をやっつけてくれる私たちの味方だ。第二のミッション、悪玉菌攻撃も果たしてくれる。狡猾で、日和見主義の悪玉菌たちは、ライバルの真菌が攻撃されている隙に、天下を横取りするチャンスを狙っている。けれども、私たち人間にとって、悪玉菌、とりわけ裏切り者のクロストリジウム属は迷惑な存在だ。だからプロバイオティクスで、かれらもやっつけてもらう［訳註　実際はバチルス科クロストリジウム属には、善玉菌も悪玉菌も日和見菌もいて、整腸剤「ミヤリサン」の宮入菌もクロストリジウム属だが、悪玉菌のクロストリジウム・ディフィシル菌をやっつけてくれる善玉菌］。けれども、腸内細菌叢のバランスが壊滅的に崩れてしまっているときは、プロバイオティクスだけでは改善できない。でも、悪玉菌や真菌をやっつけて減らしてから、プロバイオティクスで善玉菌を補っていけば、腸内にふたたび平和が訪れるだろう。

○カビ攻撃：抗真菌薬

抗真菌薬は、真菌の繁殖を抑える戦略の重要な武器の一つだ。抗生物質が細菌を殺すように、抗真菌薬は真菌（酵母などのカビ類）を殺す。けれども、最初に〝ダイオフ反応〟と呼ばれるものについて、説明しておくべきだろう。真菌薬を飲むのが憂うつになるかもしれないが、これはぜひ知っておかなければいけない。

◎ダイオフ反応

抗真菌薬で攻撃された真菌は、断末魔の苦しみで大量の毒素を吐きだす。だから戦いに勝っても、一時的に腸内にあふれた毒素の影響で、敗北したかのような苦しみを味わうかもしれない。大量の毒素は、ダイオフ反応と呼ばれる症状を引き起こし、何日もつづくことがある。子どもは回復前に、一時的に症状がひどく悪化する。お腹のなかが戦場になっているのだから、気分が悪いのも当然だろう。でもそこをどうにかこらえて、抗真菌薬を使いつづけよう（注釈：強いダイオフ反応を押してつづけるべきではないと考える。まずは最小限にする方法を取り入れ、ダイオフを予防する準備をした上で行い、また強い場合は抗真菌薬でなくハーブなどの自然なものや、使う量を減らしたり、隔日投与を行う。まず安全が第一で、バイオメディカル療法の主治医と相談しながら行うのが良い）。ダイオフ反応が起きるのは、実際に真菌が過剰繁殖していて、抗真菌薬が効果的にかれらをやっつけてくれた証拠なのだ。それを確かめられたことは、今後の治療を選択する上で大いに役に立つ。ダイオフ反応による一時的な退行を補って余りある成果と言える。ダイオフ反応は、インフルエンザ様の高熱や吐き気、関節痛や頭痛や筋肉痛などの身体の痛みのようなものだ。いらいら、攻撃性、多動、自己刺激行動《スティミング》、極度の疲労感、退行、望ましくない行動の悪化など、ときには深刻なほど症状がひどくなることもある。けれども覚えておいてほしい。不快でつらいけれど、害はないということを。

◎ダイオフ反応を避ける、あるいは最小限にする

ダイオフ反応を避ける、あるいは最小限にするには、抗真菌薬を使う二週間くらい前に、つぎの下準備をしておく。

・真菌のエサとなる糖分を控えて、あらかじめ真菌を弱らせ、数を減らしておく。
・お通じを良くして便秘にならないようにする。便秘だと、腸内に毒素を封じこめてしまうことになる。便秘解消法については、パングボーン医師とベイカー医師の共著『Autism : Effective Biomedical Treatments（自閉症の効果的なバイオメディカル療法）』（未邦訳）が参考になるだろう。

これらの予備措置に加えて、ダイオフ反応が起きているときに使える薬局で市販されている製品がある。活性炭というもので、ダイオフ反応を一時間ほどで静めてくれるすごい効き目がある。黒い粉で、カプセルや錠剤の形で売られていて、スポンジのように真菌の毒素を吸い取り、安全に中和してくれる。活性炭は毒の治療で用いられてきた長い歴史がある。一八三一年、ある一人の教授が、フランス学士院の優秀なる同僚たちの前で、致死量のストリキニーネを活性炭と一緒に飲みこんで、無事であることを見せ、活性炭が効果的に毒を吸収することを証明した。同時に大ばか者であることも証明したのではないかと思うが、それはさておき。活性炭は、真菌退治のときに、手元に置いておくと役に立つ。活性炭は、ダイオフ反応とはまったく関係のない問題行動に奇跡的な改善をもたらしてくれる場合もある。

どういう目的にせよ、活性炭を服用するときは、食べ物や薬やビタミン類と一緒に飲まないように気をつ

けよう。消化管を下る途中で出会うものは見境なく吸いこんでしまうので。腸内の真菌の毒素を吸収させるためには、一時間以上子どもが空腹の状態のときに飲ませて、さらに一時間はなにも飲んだり食べたりしないようにする。切羽つまっている場合は、活性炭を飲む前後三十分空けるだけでも効果はある。ダイオフ反応の兆しが見えたら、一カプセル飲ませ、四時間おきにそれを繰り返す。服用量はおおよそ一日四錠（四カプセル）。ダイオフ反応が治まってきたら、それに応じて回数を減らしていく。

子どもが活性炭のサプリメントを飲みこめないときは、錠剤なら砕いて、カプセルは空けて中身を出し、少量の水に混ぜて飲ませる。味はないが、多少舌にざらつくかもしれない。いやがる子どもに無理やり飲ませるのは大変なので、粉のタイプの活性炭を水の代わりにスプーン一杯のハチミツか、濃縮ぶどうジュースにこっそり混ぜると、黒い色もごまかせて、甘くておいしいので、飲んでくれると思う。この溶液をスポイトで吸って、口のなかにぴゅっと入れてあげてもいい。活性炭を飲むと、真っ黒な便が出るので、驚かないように。

何度も言うけれど、私は医者ではない。〈Defeat Autism Now!〉に賛同する医師たちが本に書いていることを、ここで繰り返しているだけだ。安心のためには、ご自身でそれらの本を読み、知識を身につけることをお勧めする。

◎抗真菌薬によるカビ退治

真菌の過剰繁殖が疑われる場合の、抗真菌薬の使用について。理想の世界では腸内にいるどの種族の真菌を殺せばいいのか正確にわかるけれど、現実はそうはいかない。抗真菌薬の種類によって、殺せる菌と殺せない菌があり、特定がむずかしいのだ。使用した抗真菌薬がどんなに強力でも、決まった種類の真菌にしか効果はなく、すべてを殺すことはできない。どんな標的かわからないのに、どうやって武器を選べばいいのか？

『Autism：Effective Biomedical Treatment』では、最初に真菌を抑えこむために、数種類の抗真菌薬を順番につづけて飲む方法を勧めている。どれか一種類の抗真菌薬に子どもが良い反応を示したら、標的に命中したということだ。一通りの抗真菌薬を飲み終えても、なにも改善が見られなければ、そもそも真菌の問題は存在しなかったことがわかる。従来の薬の使用法とは異なっているけれど、限界のある現実世界では、ほかにあまり選択肢はない。〝抗真菌薬パレード〟と呼ばれるその方法について、詳しく見ていこう。六種類の強力な抗真菌薬があり、順番に試したあとで、反応を見ながらもう一回、一通り飲む必要があるかもしれない。一種類飲むごとに、標的に命中したかどうか、手がかりを探す。行動や身体の症状に目立った改善が見られたら、成功したしるしだ。ダイオフ反応が起きた場合も、標的を仕留めたという証拠だ。そのままその薬を飲みつづけよう。ダイオフ反応が治まったら、自閉症状の改善が表れてくる。最初に尿中有機酸検査を受けていたなら、もう一度受けてみると、真菌の問題が解消されたのがわかるかもしれない。

抗真菌薬を飲んでも、なんの反応も見られないときは、判断がむずかしい。カビの問題はなかったということなのか？　それとも腸内で繁殖している真菌は、服用した抗真菌薬に耐性のある種類なのか？　それを確かめるには、べつの抗真菌薬を試すしかない。先に飲んだ抗真菌薬の反応をもとに、つぎに飲んだ抗真菌薬の反応を見る。それによって、やっぱり先に飲んだ抗真菌薬のほうが効果があったようだから、もう一度飲んでみる、ということになるかもしれない。その場合は、前よりも多めに飲むか、長い期間飲むようにする。そういう試行錯誤を繰り返す。

改善効果が見られ、真菌が減ったと感じられたら、抗真菌薬を飲むのをやめて、真菌の繁殖を予防し、管理する段階へと移る。あるいは、抗真菌薬を変えて、もう少し様子を見る。すべて飲み終えてもなんの反応もなければ、そもそも真菌の過剰繁殖はなかったことがわかる。そういう結論になったとしても、試してみる価値はあったのだと自分をなぐさめよう。真菌の問題がなかったことは確かめられたのだから。

◎カビの予防と管理

さて、あなたは見事、真菌を制圧したとしよう。それで？　一般的には、病気や怪我が治ったらそれでおしまい。あとはなにもしない。けれども真菌の場合はそうはいかない。一度過剰繁殖していた人は、ぶり返しやすい。免疫システムが弱まっているせいだろう。真菌はブーメランだと想像してみてほしい。思い切り遠くへ放り投げて、安心して立ち去ろうとすると、弧を描いて戻ってきて、油断しているあなたの後頭部を直撃する。残念ながら、体内に戻ってきた真菌は、ようやくバランスを取り戻した腸内でふたたび陣地を広げていく。だから真菌を寄せつけない予防手段と、増やさない管理が日々必要なのだ。自然の抗菌作用のある植物や食べ物を取り入れて、再発のきざしがないかどうか、目を配っておくようにしよう。低糖質ダイエットやプロバイオティクスなど、真菌を抑える予防策も意識的につづけよう。真菌退治は一度で終わりではなく、気長に取り組んでいかなければならない。

◎抗真菌薬の種類

抗真菌薬パレードで順番に試すものと、予防・管理の段階で使うものについて説明しよう。強力な抗真菌薬のパレードでお勧めの順番は、サッカロミセス・ブラウディという薬局で買える真菌のサプリメントからスタートし、処方薬のナイスタチン、アムホテリシンBへと移る。そのあとの四種類の抗真菌薬は、どういう順番でもかまわない。ジフルカン、ニゾラール、スポラノックス（イトラコナゾール）、ラミシル（テルビナフィン）。処方薬なので、服用量や服用する期間については、医師に相談すること。

◎カビ退治の戦士

真菌を退治してくれる頼もしい味方はいろいろある。一つを試して、真菌の過剰繁殖が治まらなかったら、べつのものを試してみよう。

・サッカロミセス・ブラウディ。この天然の抗真菌薬は、薬局や自然食品店で手に入る。『Autism：Effective Biomedical Treatments』では、抗真菌薬パレードで最初に試すべき王道の武器とされている。このサッカロミセス・ブラウディも酵母菌の仲間なのだが、人間の腸内には存在しない種類で、腸内の真菌を軒並み駆逐してくれる。しかもおまけに、腸壁を修復し、健全な腸内細菌叢の維持にも貢献してくれる。そしてさらに、細菌の毒素を中和し、免疫力を高めてもくれる。これらの理由から、ひどいダイオフ反応を起こしがちにもかかわらず、サッカロミセス・ブラウディは正義の味方として大人気だ。服用をやめると、もともと人間の腸内にいない真菌なので、外へ出て、故郷へ帰っていく。本来の生息地はライチの実の皮なのだ。

サッカロミセス・ブラウディを試した人の三分の二が、効果があったと答えている。〈Defeat Autism Now!〉の共同創立者の一人で、発達障害の子どもたちの真菌対策の経験が豊富なシドニー・ベイカー医師が勧める服用法はつぎのとおりだ。初日は一カプセルを、そのまま飲むか、中身を食べ物や水に混ぜて服用する。それで調子が良くなれば、飲む回数を一日三回に増やす。それを十日から十四日つづける。改善が見られるようなら、さらに一日三回、三カプセルずつに増やし、さらに十日から十四日つづける。劇的な改善があれば、真菌の過剰繁殖が問題を起こしていたことが確認でき、より強力な抗真菌薬を使うときの判断基準になるかもしれない。ダイオフ反応がそれほどひどくなく、良い効果が出ている場合、そのまま安定するのを待つという選択もできる。改善効果の程度によって、その先をどうするかはそれぞれの判断だ。ただし、サッカロミセス・ブラウディを日常的に長期間服用することは、お勧めできない。期間を空けて、ときどき服用するのが望ましい。

サッカロミセス・ブラウディを必要な期間飲み終えて、効果が見られなくても、それだけではカビの問題がないとは断定できない。腸内で繁殖している真菌に、サッカロミセス・ブラウディは有効でなかったというだけのことかもしれず、つぎの抗真菌薬を試すべきか、判断しなければならない。

サッカロミセス・ブラウディについて、知っておくべきことがいくつかある。サッカロミセス・ブラウディは生きている微生物で、死んだ状態で服用しても効果はない。冷蔵棚で売っているものを買い、家庭の冷蔵庫で保存しよう。そのほうが長生きする。釣り好きの人が、冷蔵庫で釣り餌のミミズを飼っておくのと同じだ。釣り道具と一緒にボックスに入れたままだと、すぐに死んで腐ってしまう。さらに、サッカロミセス・ブラウディも酵母菌の一種なので、抗真菌薬を同時に飲むと、死んでしまうので意味がない。最後に、便の検査では、サッカロミセス・ブラウディと、ほかの悪玉の酵母菌の区別がつかないので、酵母菌の過剰繁殖を調べるための便検査は、サッカロミセス・ブラウディの服用をやめて一ヵ月たってから受けよう。

・**ナイスタチン**。古くから使われている安全な処方薬だが、ひどいダイオフ反応が起きる可能性がある。アメリカでは五十年前から使われていて、長期間飲みつづけても安全とされている。ナイスタチンと、いとこ的な存在の経口用アムホテリシンBとは、腸で吸収されるほかの多くの薬と違って、消化管のトンネル内、つまり身体の〝外側〟にとどまって作用する。そしてやがて便と一緒に出ていく。その安全性から、天然の抗真菌薬サッカロミセス・ブラウディのつぎに試すべき抗真菌薬なのだ。ナイスタチンで症状が改善しても、服用をやめるとぶり返すという場合は、数週間から数ヵ月つづけても安全とされている。ナイスタチンとアムホテリシンBの短所は、重症の真菌感染症に対して、ほかの処方薬の抗真菌剤ほどの効き目はないことだ。三週間飲みつづけても効果がないときは、服用量を増やしてみて、それでも効果がなければ、つぎの抗真菌薬を試す頃合いだ。残念ながら、長年使用されてきたナイスタチンには、多くの真菌が耐性を持っている。だから、まだアメリカでは広く使われていない経口用アムホテリシンBのほうがいいかもしれない。どちらの抗真菌薬も、真菌が隠れる隙のない空腹時の服用が最適だ。

・その他の処方薬の抗真菌剤。これらの薬は、腸から血液に吸収される。ジフルカン（ジェネリック：フルコナゾール）、ニゾラール（ジェネリック：ケトコナゾール）、スポラノックス（ジェネリック：イトラコナゾール）、ラミシル（ジェネリック：テルビナフィン）。一九八〇年代になってこれらの抗真菌薬が開発される前まで、重度の真菌感染症の薬は非常に毒性が強く、肝臓にダメージを与えることで知られていたため、ナイスタチン以外の抗真菌薬に対して慎重な医師は今でも多い。これらの新しい抗真菌薬の説明書にも肝臓へのダメージは記載されているが、リスクは低く、何千人もの患者が大きな恩恵を受けている。それでも念のため、これらの抗真菌薬を服用しているあいだは、定期的に血液検査をして、肝臓の状態を確かめながら行うべきだろう。ナイスタチンやアムホテリシンBが効かないときでも、これらの抗真菌薬が役に立つかもしれない。ナイスタチンでは届かない、腸壁のひだに潜んでいる真菌までも仕留めてくれる。

カビの問題を解決することによって得るものは非常に多く、『Autism：Effective Biomedical Treatment』では、これらの抗真菌薬をそれぞれ三週間ずつ、順番に試してみることを勧めている。その結果、発達障害の症状が大きく改善するか、なにも効果はなく、カビの問題はなかったことが判明するか、どちらかの答えが得られるだろう。

・**その他の市販で買える天然の抗真菌薬**。医師の処方がなくても購入できる抗真菌薬はいろいろとある。Lauricidin（登録商標名）、カプリル酸、オレガノ、グレープフルーツシード・エクストラクト［訳註　グレープフルーツの種子の抽出液で、カンジダ症に効くとされている天然の抗菌剤］、オレガノ、パウダルコ［訳註　南米産のノウゼンカズラ科の高木で、インカ時代から樹皮を煎じてマラリアやカンジダ症や呼吸器疾患やリウマチの治療に使われてきた。カンジダ菌や白癬菌《はくせん》（水虫）に抗菌作用があることが確認されている］、ウンデシレン酸（登録商標名 Undecyn）［訳註　ひまし油に由来する不飽和脂肪酸で、白癬菌などの真菌に効果的とされている］、熟成ニンニクエキス（登録商標名 Kyolic）、オリーブリーフ・エキスなど。いろいろな抗菌作用のある成分を合わせたサプリメントも販売されている。Biocidin、Yeast Aid、Candicyn など。これらの天然の抗菌剤はとても効果的だが、重症の真菌感染症の場合は、やはり抗菌薬パレード療法を試すほうがいい。いったん真菌の増殖が抑えられたら、天然の抗菌剤をローテーションで使って、効果的に再発を抑えていこう。

・**Candex**。市販で買えるサプリメントで、攻撃方法がちょっと変わっている。真菌の細胞壁を食べてしまう消化酵素なのだ。食べられてしまった真菌は毒素を吐きだすこともないので、ダイオフ反応を減らせる（注釈：細胞壁が壊れるときに、なかにあるものが出るので多少はダイオフ反応が起きる）。Candex の効果を高めるには、最低一時間以上なにも食べていない空腹時に服用する。

〈腸内細菌叢のバランスを正す〉

良い腸内細菌叢にするにも個人差が関係してくる。悪い腸内細菌叢がなかなか改善しない人もいる。効果的な療法としては、今までにも述べたが、抗真菌薬、低糖質ダイエット、プロバイオティクス、悪玉菌退治などがある。つぎからはプロバイオティクスと、それらの善玉菌を応援する方法、さらに悪玉菌の退治法について説明しよう。

○善玉軍団を送りこむ

善玉菌と呼ばれる細菌は、私たち人間を助けてくれる働きをする。それぞれの種族は特別な働きを持っている。

・真菌や悪玉菌と戦ってくれる
・リーキーガットの穴をふさいで、遅延型食物アレルギーを軽減してくれる
・食べ物に潜んでいる病原菌をやっつけて、免疫システムをサポートしてくれる
・食べ物からビタミンを取りだし、消化を助けてくれる
・ビオチンやビタミンKなどの人間に必要なビタミンを作りだしてくれる
・分解しにくいある種の糖類やタンパク質をあらかじめ消化して小さくしてくれる
・腸内に不快感を引き起こす食べ物に含まれるある種の複合物を減らしてくれる
・吸収、代謝、解毒を助けてくれる
・腸内の炎症を抑えてくれる

発達障害の子どもたちの腸内にいる善玉菌は、絶滅危惧種の野生動物のようなものだ。絶滅から救うには、仲間の動物を野生に放って数を増やしてやらなくてはいけない。腸内の善玉菌に対しても同じように、新しい仲間をどんどん送りこんで数を増やしてあげるのだ。善玉菌を含むヨーグルトを食べたりするのはこのためだ。プロバイオティクスも同じ目的だが、ヨーグルトと違い、善玉菌の数が桁違いに多くて、乳製品を含まない製品もある。

プロバイオティクスは、さまざまな種類の善玉菌の詰まった小さな細菌叢のかたまりだ。餌を与えられて、培養され、収穫されて、錠剤や粉としてパッケージされる。錠剤を飲みこめない子どもには、食べ物や飲み物に混ぜられる粉が便利だ。プロバイオティクスは腸内の気に入った場所に棲みつき、繁殖し、役に立つ仕事をする。発達障害の子どもたちのほとんどは、日常的にプロバイオティクスを補う必要がある。それだけで劇的な改善効果があったり、腸内細菌叢が良くなったりするわけではないが、日々補っていかなくてはならない。腸内環境が悪い場合、抗真菌薬で真菌を一掃するだけでなく、悪玉菌を殺して、善玉菌が棲みやす

い環境を作りだす手段も、同時に講じていかなくてはいけない。プロバイオティクスは弱った腸をふたたび健康な状態に導いてくれる重要な味方なのだ。とくに抗生物質を服用したあとでは、プロバイオティクスが必要となる。

飲み薬として製造されたプロバイオティクスは休眠状態だが、ちゃんと生きている。そして腸内にたどり着くと、目覚めて活動しはじめる。製造から口へ運ばれるまで、冷蔵状態で保管されていると、より生きている確率が高くなる。残念ながら冷蔵庫に入れていれば死なないわけではないが、それでも少しは長持ちさせられる。冷蔵保存しなくても大丈夫という製品もあるが、そういうものはたいてい有用な種類の菌が入っていなくて、細菌叢の数も少ない（注釈：死菌でも効果がある場合もあるので、死菌が無効というわけではない。これも個々人による）。

プロバイオティクスに使われるなかで、とくに役に立つ種類の善玉菌は、ラクトバチルス・ラムノサス、ラクトバチルス・アシドフィルス、ビフィズス菌、サーモフィラス菌など。このなかの一種類のスーパー善玉菌を大量に含み、その名前を冠した製品もある。けれどもいろいろな種類が混ざっていると、幅広く有用な働きをしてくれるという利点がある。一種類だけを大量に含むものも、多種類を混ぜたものも、どちらも有効だ。パッケージの成分表に、どの種類の善玉菌がどれだけの量入っているかが書いてあるはず。生きた善玉菌が何百万とか何十億とか、コロニー形成単位（ＣＦＵ）など［訳註　たとえば20CFU/gは一グラム中に菌が二十個存在することを示している］。

プロバイオティクス製品は百以上のブランドが薬局、自然食品店、オンラインショップなどで売られている。素晴らしい効果を望むなら、高容量で多種類の善玉菌を含む上質なブランドのものをお薦めする。たくさんの良い製品があるなかで、〈Defeat Autism Now!〉で薦めているのは、Culturelle、Kirkmanというブランドの Pro-Bio Gold、Klaire Labというブランドの Therbiotic シリーズの Natren、Primal Defense などの製品だ［訳註　いずれもamazon.co.jp、iHerbなどで購入可能］。いくつかの製品をローテーションで使うと効果的だ。腸内細菌叢のバランスを回復するためには、一日あたりの摂取量は二百億から千億ＣＦＵとされている。バランスが整ったら、維持管理のために百億から二百五十億CFUを摂取することが勧められている。高容量の製品では、一、二カプセルに相当する。大量に摂取しても、プロバイオティクスは安全で、多く摂取すればその分高い効果が得られるだろう。

けれども、腸内でひどい炎症があるときは、プロバイオティクスが炎症を広げてしまうことがあるようなので、安全のために、少量からはじめて、しだいに量を増やしていくことをお勧めする。一つの製品で子どもの反応が良くなければ、べつの製品を試してみよう。なかには乳製品を原料にしているものもあるので注意が必要だ。パッケージなどの表示に記載されているはずなので、確認しよう。乳製品に過敏な子どもには、乳製品を含まない製品を選ぼう。

○善玉軍団をサポートする

野生動物が絶滅の危機に瀕するおもな理由は、生息環境が失われたことにある。腸内の善玉菌にも同じことが言える。腸内の環境が過酷であれば、いくら仲間を送りこんでも、善玉菌たちはつぎつぎに死んでしまう。ほとんどの発達障害の子どもたちの腸内は、こういう状態になっていて、よほど大量に摂取しないかぎり、プロバイオティクスの効果は望めない。便の検査でも、腸内細菌叢のバランスがひどく悪く、プロバイオティクスの種類を変えても、効果は上がらない。善玉菌が定着するのをただ待つよりは、あらかじめ善玉菌が暮らしやすいような環境を用意してあげるべきなのだ。それにはつぎのような手段がある。

1．悪玉菌を殺す。

2．食事制限で過敏な食べ物を避け、遅延型食物アレルギーによる腸内環境への影響を軽減する。

3．お通じを良くする。便秘がちなら、マグネシウムとビタミンCで規則正しい便通をうながす。便秘解消については『Autism: Effective Biomedical Treatments』にも詳しく書かれている。

4．消化酵素を服用する。消化を助けてくれる消化酵素については、次章で紹介する。

5．善玉菌のエサとなる野菜や豆類などの不溶性食物繊維を摂る（注釈：ただしカビが大量に存在するときは要注意）。砕いたフラックスシード（亜麻の実）や、オオバコの種子、セルロース・パウダーなどを、毎日スプーン一杯摂るのも良い。

6．フラクトオリゴ糖を摂る。フラクトオリゴ糖は善玉菌（とくにビフィズス菌）の餌になり、しかも真菌、サルモネラ菌、大腸菌などの悪玉菌の餌にはならない。ただしクレブシエラ・ニューモニエ（肺炎桿菌）という悪玉菌は例外で、検査で陽性とされた場合は、その治療が終わるまでフラクトオリゴ糖は摂らないようにする。フラクトオリゴ糖は玉ねぎ、アスパラガス、バナナなどの野菜や果物や穀物のなかにも少量だが含まれている。フラクトオリゴ糖の分子は大きすぎて身体には吸収されず、消化管のなかに残って善玉菌の餌になる。白い粉状で砂糖の半分くらいの甘みがあり、一日当たりスプーン一杯くらいを摂取すると、善玉菌を増やす助けになるだろう。プロバイオティクス製品のなかには、フラクトオリゴ糖を含んでいるものもあるので、パッケージの成分表示を見てみよう。

7．pH《ピーエイチ》を調整する。pHというのは、酸性／アルカリ性のバランスの測度で、理想的な尿のpHは七で、七以下だと身体が酸性に、七以上だとアルカリ性に傾いていることを示している。真菌の作りだす副産物は酸性なので、身体も酸性になり、そのせいで腸内細菌叢のバランスを回復しにくくなっている。薬局でリトマス試験紙を買って、尿を調べてみよう。目盛りと色でpHがわかるようになっている。製品によって多少の目盛りの差があるが、ほとんど差がないような数値だったら深刻な問題があるということだ。

尿のpH値が七よりずっと下（酸性）だったら、どうすればいいだろう？　いくつかの選択肢がある。Alka Seltzer Gold［訳註　商標名］を飲む。これはインターネットで手に入る。ナトリウムと炭酸水素カリウムしか含まない一般的なアルカセルツァーと違い、身体の酸性化を抑える働きがある。一、二錠をコップの水に溶かして、一日に三回から四回、なるべく空腹時に飲むようにする。もう一つの選択肢は、レモン汁、またはアップル・サイダー・ビネガー［訳註　りんご酢］を飲むこと。問題はどうやってこの酸っぱいものを子どもに飲ませるか、だ。

8．必要があれば、消化器内科で診てもらう。胃腸の状態を正しく診察し、適切な治療をしてくれるだろう。

○クロストリジウム属の細菌が問題を起こしていることを確かめるには

健康な人の腸内には、五百種類以上もの異なる細菌たちが棲んでいるが、これらの大半は嫌気性タイプなので、便から抽出して培養できるのは半数以下である。けれども毒性が強かったり、免疫反応を起こさせたりする容疑者たちは嫌気性菌なのだ。その容疑者の一つがクロストリジウム属の細菌だ。嫌気性の悪玉菌で、ふつうはごくわずかしか腸内に存在しない。けれども発達障害の子どもたちにしばしば見られるように、過剰繁殖してしまうと、ひどく厄介なのだ。［訳註　整腸剤のミヤリサンの宮入菌もクロストリジウム属だが、こちらはクロストリジウム・ディフィシル菌を駆逐してくれる善玉菌］

なかでもたちが悪いのがクロストリジウム・ディフィシル菌で、腸の内壁をはがしてしまう毒素を放出し、激しい下痢を起こさせる。けれどもほかのクロストリジウム属の仲間と同様に、嫌気性菌なので、便検査で抽出して培養することができない。しかしこの悪玉菌が出す毒素は調べられるので、便に毒素が見つかったら、腸内にクロストリジウム・ディフィシル菌がいるということだ。この検査では、クロストリジウム・ディフィシル菌の毒素しか調べられないので、ほかのクロストリジウム属が腸内にいるかどうかまではわからない。

クロストリジウム属全体を調べる方法がもう一つある。クロストリジウム・ディフィシル菌を含むクロストリジウム属の副産物を調べる尿中有機酸検査だ。HPHPA、あるいはDHPPAとして知られるクロストリジウム属の細菌の副産物の量を調べる。定型発達の子どもに比べて、発達障害の子どもの尿には多量に含まれていることが、調査研究でわかっている。このクロストリジウム属の細菌の副産物が尿から多量に検出された子どもたちは、いちじるしく異常な行動が見られた。

○クロストリジウム属の細菌と戦う

便の検査でクロストリジウム・ディフィシル菌の毒素が見つかった、あるいは尿中有機酸検査で多量のHPHPAが検出された場合は、医師の処方で治療するのが望ましい。クロストリジウム属の細菌はふつうの抗生物質には耐性があり、特別に強力な抗生物質でないと効かないのだ。それらの強力な処方薬の抗生物質はフラジール（ジェネリック：メトロニダゾール）、バンコマイシン（ジェネリック：バンコシン）、ゲンタマイシンなど、聞き慣れない名前で、残念ながらほかの一般的な抗生物質同様に、腸内の善玉菌もすべて死滅させてしまう。それでもやはり、たちの悪い悪玉菌は一掃して、一から腸内細菌叢を形成していくことにも意義はある。強力な抗生物質を使用するときは、ジフルカンのような処方薬の抗真菌薬も必ず併用する。そうしないと、ライバルの細菌たちがいなくなって、真菌の天下になってしまうからだ。クロストリジウム属の細菌が出す毒素によって、ダイオフ反応が起きることが予想される。クロストリジウム属の細菌と真菌の毒素によるダイオフ反応のダブルパンチを避けるには、抗生物質を飲む時期と抗真菌薬を飲む時期を二、三日ずらす。腸内の大掃除が終わったら、大量のプロバイオティクスを投入して、善玉菌を復活させる。クロストリジウム属の細菌はたちが悪く、抗生物質の治療が終わると、すぐに戻ってくる。強力な芽胞を形成して身を守り、抗生物質の猛攻撃が過ぎ去るのを待って、芽胞というシェルターのなかからふたたび腸内へ出てくるのだ。けれども、幸いにもプロバイオティクス、とくにラクトバチルス・アシドフィルスGG（商品名はCulturelle）を大量投入しておくと、やつらを追い払うことができる。

〈ここまでのまとめ〉

ここまでバイオメディカル療法の腸の治療について、詳しく説明してきた。二十三章では、発達障害に共通して見られる腸の問題について。二十四章と二十五章では、行動や身体の症状を悪化させる食べ物を避ける食事法について。この章では、腸内細菌叢の状態を調べ、健康的なバランスを回復させる方法について。腸内細菌叢のバランスを回復させるには、真菌を殺し、善玉菌を補充し、善玉菌が生育しやすい環境を整え、必要であれば悪玉細菌を死滅させる。あなたはここまで、じつに多くのことを学んできた。もう少しだけ頑張ろう。腸の治療については、あとほんの一章だ。つぎの章では腸の健康に役立つ豆知識を紹介していこう。

第二十七章　腸の治療：最後の大事なこと

〈この章のおもな内容〉

　ここでは腸の治療に関して、食事法や腸内細菌叢の章には当てはまらなかった諸々の知識を紹介する。けれどもこれらの豆知識も発達障害の有益な治療手段になる。消化酵素、リーキーガットを修復するサプリメント、セクレチン［訳註　小腸で分泌されるポリペプチドホルモン。膵臓《すいぞう》を刺激し、膵液を分泌させる］など。

〈消化酵素のサプリメント〉

　正常に機能している膵臓は、さまざまなタイプの消化酵素を分泌する。これらの消化酵素は食べ物のタンパク質を小さなペプチドに分解し、さらにアミノ酸へと分解して、身体の栄養にする。それぞれの消化酵素によって働きが異なり、分解できる食べ物が決まっている。たとえばリパーゼという消化酵素は脂肪の分解だけを行い、ラクターゼは乳糖（ラクトース）だけを分解する。

　残念ながら、発達障害の人々は、これらの消化酵素による分解がうまく行われていない。膵臓からじゅうぶんな消化酵素が分泌されていない場合もあれば、胃酸過多、もしくは胃酸不足によって問題が起きている場合もある。過剰な胃酸が食べ物と一緒に小腸に流れこむと、消化酵素の働きが妨げられてしまう。どういう問題があるにせよ、結果的に消化酵素の働きが悪くなり、食べ物を消化できなくなる。便の検査で、消化能力が調べられる。この検査は消化酵素を調べるのではなく、便に残った未消化の脂肪、炭水化物、肉や野菜の繊維などから判定する。未消化物が多ければ、おそらく膵臓からじゅうぶんな消化酵素が分泌されていないせいだろう。

　幸いなことに、消化酵素は人工的に製造されてカプセルになったものが売られている。食べ物と一緒に服用すると、消化分解を助けてくれるので、身体に栄養がまわるようになる。さらにありがたいことに、未消化物が腸内に残らず、悪玉菌に餌を与えずにすむ。このように消化能力が改善すると、二倍もいいことがあるのだ。栄養が身体に行きわたり、腸内の悪玉菌が飢え死にする。もう一つおまけに、消化酵素を摂ると、腸壁を刺激するペプチドが減るので、炎症も緩和することができる。

発達障害の治療に有効な組み合わせの消化酵素の製品がいろいろとある。もっとも最適なのは、発達障害の子どもたちに少ないとされている一連の種類の消化酵素をすべて含んでいるものだ。ＤＰＰ４（カゼインとグルテン）、リパーゼ（脂肪）、ラクターゼ（乳糖）、さらに多糖類やでんぷんを分解するマルターゼ、イソマルターゼ、パラチナーゼなど。そのほかの消化酵素もいろいろと含まれている。いろいろな製品を試してみて、お子さんに合うものを見つけよう。お薦めのブランドは、Kirkman社のEnZym-Complete/DPP IV®、DPP-IV Isogest Formula®、Klaire Labs社　のVital-Zymes Complete®、ほかに医師の処方が必要なPancrecarb®という消化酵素のサプリメントがある。プロバイオティクスと同様に、消化酵素も継続的に日々摂取する。

消化酵素の服用量は、体重や年齢とは関係なく、それぞれの消化の必要性に応じて判断する。たくさんの食べ物を消化する必要があれば多めに。容器に適用量が書いてあるはずだ。消化酵素は食前か、食べはじめに一緒に飲む。カプセルを飲みこめない場合は、中身を食べ物にふりかけてもいい。

子どもに消化酵素のサプリメントを飲ませるときは、最初は少しの量からはじめて、状態に応じて増やしていく。なかには改善する前に、一時的に症状が悪くなる子どももいる。いらいら、多動、かんしゃく、自己刺激行動、そのほかの不適切な行動や退行など。これにはいくつかの理由が考えられる。一つは、餌がなくなって悪玉菌が飢え死にするときに毒素を放出したことによるダイオフ反応。けれどもたいていダイオフ反応は一週間程度で治まり、このダイオフ反応が起きたのは、消化酵素が効いている証拠であることを覚えておこう。一時的な退行の理由として、もう一つ考えられるのは、オピオイド作用が関係している場合だ。服用した消化酵素のサプリメントにＤＰＰ４が含まれていれば、未消化のオピオイド・ペプチドが減り、オピオイドの離脱症状が起きる可能性がある。離脱症状は五日から十日で抜けていくが、子どもによってはもう少しかかることもある。消化酵素のサプリメントでも、起きる可能性があるので、同時にはじめないようにしよう。まずは食事から。その後、何週間かしてから、ＧＦ／ＣＦダイエットでも、オピオイドの離脱症状が消化酵素を取り入れるかどうか考えよう。そうすればダイオフ反応と離脱症状のダブルパンチを避けられる。

けれども消化酵素は消化を助けてくれるが、身体の弱った消化・吸収力を改善してくれるわけではない。だから、消化酵素さえ飲んでいれば、なにを食べてもいいわけではなく、やはり食事改善は必要なのだ。消化酵素だけでは、望ましい効果は上がらない。たとえばＧＦ／ＣＦダイエットと消化酵素のサプリメントを比べると、消化酵素は二分の一の効果しかない。最大限の効果を上げるには、食事制限に消化酵素のサプリメントを補足的につけ加えるのがいいだろう。両方を合わせることで、食べ物をより効率的に消化し、うっかり口にしてしまった〝御法度の〟食べ物の影響もくいとめられる。ＡＲＩの親たちの消化酵素についての評価では、千五百人中、五十八％が改善効果があったと答えている。効果なしは三十九％、悪化したは三％。

〈リーキーガットの治療〉

リーキーガットは負のスパイラルを加速させ、収拾がつかなくしてしまう。しかし幸いにも、腸壁が修復されれば、その下降スパイラルをくいとめられる。そのために大事な一歩は、腸壁を刺激する食べ物を除去すること。それに加えて、悪玉菌の過剰な繁殖を抑えることも重要だ。未消化物や悪玉菌、真菌の毒素によって、つねに刺激されていると、腸壁は治るひまがない。また、健康な腸壁を保つのに有効な栄養素もある。たとえばＬ－グルタミンというアミノ酸は、慢性的な腸のトラブルがある発達障害の子どもたちの多くに不足している栄養素だ。Ｌ－グルタミンはリーキーガットを効果的に修復してくれる頼もしい味方で、腸壁の免疫細胞の栄養となり、腸の免疫力を高め、腸の働きを良くしてくれる。けれどもＬ－グルタミンは真菌の餌にもなってしまうので、腸内細菌叢が改善してから摂るようにしよう。適用とされる服用量は、一日におよそ一〇〇〇㎎から四〇〇〇㎎。ほかに腸壁を修復してくれる栄養素としては、Ｎ－アセチルグルコサミン、

DGL［訳註　脱グリチルリチン・リコリス。カンゾウ根からグリチルリチンを除去したもの］が有効とされている。単体のサプリメントと、いろいろと組み合わせたタイプのサプリメントがある。コンビネーション・タイプのサプリメントでは、Vital Nutrientsというブランドの GI Repair Nutrients と、Tyler というブランドの Permeability Factors という製品がある。ほかにも炎症を鎮めるサプリメントがある。なかでもフィッシュオイルは効果的とされ、カプセルや液体のタイプがある。粗悪なフィッシュオイルには、有害金属（水銀）が含まれている可能性があるので、品質の確かな製品を選ぼう。腸壁を修復するサプリメントは薬局、健康食品店、オンラインショップなどで購入できる。二十四章で紹介したリーキーガットの検査（腸管透過性検査）を受けて、サプリメントの効果を確かめられれば理想的だ。

〈セクレチン：効果がある人には最大の突破口〉

小腸の特定の細胞は、胃酸が食べ物と一緒に入ってくるのを察知して、セクレチンというホルモンを血液のなかに分泌する。セクレチンは、酸を中和するアルカリ液と食べ物を消化する酵素を小腸に送ってくれと膵臓に伝える伝令の役割を果たしているのだ。

セクレチンは処方薬としても存在し、膵臓による消化酵素の産生の度合いを内視鏡検査で調べるときに用いられる。一九九六年に、この検査をある自閉症の男の子に行った際に、セクレチンの投与によって、自閉症様の行動や身体の症状がめざましく改善した。それ以前は、言葉を発さず、いつもぼんやりしていて、慢性的な下痢症に悩まされていた。ところがセクレチンの投与から数日以内に、二年間ではじめて言葉を発し、視線が合うようになり、夜に一度も起きることなく朝まで眠れるようになった。腸の活動も正常になり、顔面のチック症状も治まった。この奇跡に驚愕した母親のヴィクトリア・ベックは、『Unlocking the Potential of Secretin（セクレチンの驚異の可能性）』（未邦訳）という本を書いて、同じ自閉症児を持つ親たちに伝えた。この発見により、セクレチンによる自閉症の治療の研究が行われることとなり、特定の自閉症児の健康状態や行動が、セクレチンによって改善する理由が究明されている。まだはっきりと解明されたわけではないが、ともかくセクレチンによって安全に自閉症を治療できることがわかったのだ。

けれども残念ながら、セクレチンでめざましい効果がある子どもはごく一部しかいない。便がゆるく、言葉を発しないという特徴がある。わずかな例外はあるものの、三歳から四歳ぐらいまでの子どものほうが、それ以上の年齢より反応がある。セクレチンの効果がある子どもは、消化管の機能と自閉症様の行動が、一時的であれ、大きく改善する。社交性、言語性、消化管の運動性に劇的な改善が見られる。

個人差があるが、これらの改善効果は数週間から数ヵ月で消えてしまうため、退行の状態を見ながら、五週間から六週間おきに定期的にセクレチンの点滴をする必要がある。糖尿病患者のインシュリン注射と似ている。身体が作りだせないホルモン物質を外から補うのだ。肌から吸収されるクリームタイプのセクレチンもある。毎日、あるいは週に二、三日、夜に塗るようにする。セクレチンの治療に関するＡＲＩの親たちの評価では、点滴については四百六十八人中、四十四％が改善したと答えている。効果なしは四十九％、悪化したは七％。クリームでは、百九十六人中、三十七％が改善したと答えた。効果なしは五十三％、悪化したは十％。

〈ここまでのまとめ〉

発達障害のバイオメディカル療法について、これまで代謝機能、有害金属の過剰蓄積と解説してきて、腸の治療に関する一連の章では、発達障害に共通する腸の問題、食事による改善法、腸内細菌叢の改善法、そしてその他の豆知識について解説してきた。おめでとう！　ゴールはもうすぐだ。残るは最後の直線コースのみ。あとほんの数章なので、頑張ろう。つぎの章では免疫システムの問題とその治療法、そのつぎの章ではバイオメディカル療法を行う上での注意点などについて、説明していく。

第二十八章　免疫システムの問題とその治療法

〈この章のおもな内容〉

　発達障害の治療では、免疫システムの働きを健全にすることが、重要な鍵となる。この章ではまず健全な免疫システムの働きについて、そして発達障害に見られる弱った免疫システムの働きとその原因、さらにその改善法について説明していく。

〈理想的な免疫システム〉

　健全な免疫システムによって、私たちは守られている。あらゆる病気のなかで、ＡＩＤＳ（後天性免疫不全症）は、免疫システムの重要性をもっとも如実に物語る病気だろう。免疫システムは、鋭い識別力と機敏な警戒態勢を備えた、有能で強力な部隊でなければいけない。理想的な免疫システムとは

○すべての異質な侵入者を正確に識別する
○侵入者を迅速に、効果的に退治する
○鋭い記憶力（抗体）で、同じ侵入者からの感染を防ぐ
○自分の身体を傷つけるような真似（自己免疫疾患）は、絶対にしない

〈発達障害の人の免疫システムが弱っている証拠〉

　いくつかの研究で、発達障害の人の免疫システムは理想とはほど遠い状態であることがわかっている。それらの研究によると、発達障害の患者の三割から七割は免疫システムが損なわれているということで、さまざまなダメージが見られる。

○諸々の感染症、とくに耳の感染症
○細菌感染症、ウイルス感染症
○腸内の真菌の過剰繁殖
○呼吸器アレルギー
○食物過敏

○腸をはじめとするさまざまな炎症

免疫システムのミスによるこれらの症状は、免疫が正しく機能していないことを示している。あるときは過剰なまでに反応し、あるときは弱まり、混乱している。これに加え、発達障害の子どもたちは、家族に自己免疫疾患を持つ人がいる場合が多く、とくに母親に多い。慢性関節リウマチ、インシュリン依存性糖尿病（1型）、乾癬、甲状腺機能低下症、全身性エリテマトーデス、リウマチ熱など。そういう家族の病歴は、遺伝的に免疫システムの働きが弱いということを示唆している。つまり生まれつき特定の環境的な要因によって、免疫力が低下しやすいのだ。

〈免疫システムのバランスが崩れている〉

発達障害の子どもたちの免疫システムは、病気に対しては弱腰ないっぽうで、花粉や食べ物など無害な物質に対して、過剰に警戒して猛攻撃をしかける。どうしてこんなふうになってしまうのだろうか？

免疫システムには、外部からの侵入者と戦う二つの部隊があり、この二つの部隊のバランスが取れている必要がある。どちらの部隊も〝危険な侵入者〟と戦うのだが、両者の戦い方は異なっている。一つの部隊はTh1と呼ばれ、細胞のなかで細菌やウイルスやカビやがん細胞と戦う。Th1は、腸内に過剰繁殖する真菌と戦う重要な任務も担っている。もう一つの部隊はTh2と呼ばれ、抗体を武器にして外部からの侵入者と戦う。

たとえば、あなたの国が、ほかの国からの危険な侵略者たちに襲われているとイメージしてみてほしい。あなたたちは、陸と海で応戦するとしよう。効果的に国全体を守るには、軍隊をちょうど半分ずつ、陸と海に配備するのが理想的だろう。この作戦でうまくいっていたのだが、ある日、どういうわけか、海を守っていた部隊が、陸のほうに来てしまった。防御のバランスが崩れ、海の部隊が少なくなって、敵に負けはじめ、陸では戦士が増えすぎて、ひまをもてあました戦士たちは、略奪や焼き討ちをするようになった。

これと同じようなことが、発達障害の子どもたちの身体で起きている。免疫部隊の分配が不平等で、わずかな戦士しかいないTh1部隊は外敵の侵略を防ぎきれず、感染症になり、腸内の真菌の増殖も止められなくなってしまう。同時に、戦士が多すぎるTh2部隊は抗体の砲弾をやたらめったら発射して、花粉や食べ物など無害なものまで攻撃しはじめる。このように免疫システムの二つの部隊、Th1とTh2のバランスが崩れると、自分を間違って攻撃したり、力を発揮できなくなってしまったりするのだ。

〈バランスの崩れた免疫システムの特徴〉

子どもの頃、冬に近所の凍った池の上でスケートをした。おっかなびっくりで、よろよろしながら両手を伸ばしてバランスを取ろうと必死になっている私を見て、妹いじめが大好きな兄のバーニーは、背後からすうっと寄ってきて、私の腕をつかんで猛スピードで滑りだした。意地悪な兄は、氷上で私を突き放す気なのだ。岸にぶつかって転ぶか、最悪、木に激突するに違いない。案の定、兄はいきなりつかんでいた腕を離し、私は前に後ろによろけながら、迫り来る岸にぶつかるまいと、命がけでバランスを取ろうとした。そんな思い出から、発達障害の子どもたちの免疫システムに、私は同情を禁じ得ない。

発達障害の子どもたちの免疫システムも、氷上で放りだされた私のように、必死でバランスを取ろうともがいている。免疫システムの状態は、容易に見て取れる身体のサインとして表れている。

1．力不足。免疫システムの攻撃力が不十分で、いつも戦いに負け、すぐ病気にかかる。

2．機能不全。免疫システムの攻撃の仕方が間違っていて、多くの戦いに負け、病気にかかりやすい。

3．過敏。免疫システムのTh2抗体が、花粉や食べ物などの無害なものに過敏に反応し、身体的・行動的な症状をともなうアレルギーや過敏症を起こす。

4．炎症（傍観者の怪我）。健全な免疫システムは、侵入者を見つけると、素早く攻撃して、引きあげるので、巻き添えでまわりの組織が傷つくことが少ない。切り傷が化膿して、赤く腫れて熱を持ち、痛みがあるとき、それはまわりの組織が免疫システムの攻撃の巻き添えになっているのであって、侵入してきた微生物が炎症を起こしているわけではない。免疫システムは、攻撃を仕掛けるときとやめるときのタイミングを、的確に心得ていなければならない。慢性的な炎症は、免疫システムが過剰に反応して必要以上に攻撃し、自分の身体の組織を過度に巻き添えにしてしまうことによるものだ。

5．自己免疫（自分で自分の脚を撃つ）。免疫システムの攻撃をかわすために、微生物の侵入者たちは、しばしば巧妙に身体の細胞とそっくりに変装する。そう、羊の皮をかぶったオオカミのように。機能不全で弱った免疫システムは、敵と味方の区別がつけられず、無実の羊に銃を向けてしまう。これが自己免疫と言われる反応だ。自分の免疫システムによって、身体の組織が攻撃されてしまう。自分で自分の脚を撃ってしまうのだ。脚というのはたとえで、攻撃される場所は人それぞれ異なっている。

〈炎症について〉

発達障害の子どもたちは、全身いたるところに炎症が見られる。なかでも手に負えないのが腸と脳の炎症だ。二〇〇五年に、ジョンズ・ホプキンズ大学付属病院で、事故死した自閉症の子どもたちの脳の解剖を行ったところ、すべての子どもたちの脳で炎症が見られた。研究者は、炎症が子どもたちの自閉症様の症状に一役買っていたことを確信した。ほかの研究でも、脳の炎症の証拠が見つかっている。そのような炎症と自己免疫反応は、アルツハイマー病、パーキンソン病、ＡＬＳ（多発性硬化症）、ＨＩＶに関連した認知症などの慢性的な脳疾患においても共通して見られる。

全身の炎症もまた、さまざまな病気と共通している。発達障害のほかに、湿疹、花粉症、食物アレルギーなど。炎症は、悪化した腸内細菌叢、免疫システムの機能不全、喘息などとも大きく関係している。サイトカインと呼ばれる免疫システムのメッセンジャーによって、炎症は身体の一部分からほかの部分へと広がっていく。このサイトカインは、免疫反応の程度や期間を管理していて、使い走りの少年のように、免疫細胞から免疫細胞へメッセージを届けると同時に、身体のほかのシステム、とりわけ神経系にもメッセージを届ける。あるタイプのサイトカインは、炎症を起こせというメッセージを届け、べつのタイプのサイトカインは、あとからやってきて、危機は去ったから炎症を鎮めるようにと伝えてまわり、不必要な組織の炎症を最小限にくいとめる。ところが、研究によると、発達障害の場合、危険を知らせて炎症を起こさせるタイプのサイトカインが異常に多く、炎症を鎮めさせるタイプのサイトカインが異常に少ないことがわかっている。だから たとえば、花粉や食べ物で腸内に炎症が起きると、炎症した細胞たちがたくさんのサイトカインを全身に送りだし、危機を知らせる。しかし炎症を鎮めるタイプのサイトカインが少ししかいないため、関節や気道の粘膜や腸の内壁や脳にまで飛び火した炎症は、危機が去ったから炎症を鎮めて良いというメッセージを受け取らないまま、それぞれがまた危機を知らせるサイトカインを送りだし、炎症はさらに広がっていく。ジョンズ・ホプキンズ大学付属病院の研究結果は、脳で起きている炎症と免疫反応のそもそもの原因は脳にあるのではなく、全身を駆けめぐっている過剰に多いサイトカインのせいであることを示している。けれども不幸中の幸いは、ある部分の炎症を鎮めれば、ほかの部分の炎症も鎮められる可能性があることだ。たとえば、呼吸器アレルギーの人は、消化管の炎症という大元の原因を治せば、呼吸器アレルギーも治る可能性がある。

〈免疫システムの検査〉

何百人もの発達障害の子どもたちに免疫システムの検査を行ってきた結果、自分の身体を攻撃する抗体（自己免疫）を産生しやすいという傾向を含めて、さまざまな機能不全があることがわかっている。発達障害全般に共通する免疫システムの特徴がわかったことは役に立つ。けれども一人一人の子どもの検査結果が、必ずしも治療に役立つ情報に結びつくとはかぎらない。したがって現在では、一人一人の子どもを検査するよりも、全般的な特徴をもとに治療が行われている。けれども、一部の子どもにとっては、免疫システムの検査をしたほうが良い場合もある。〈Defeat Autism Now!〉の免疫学が専門のジェーン・エルダー医師によると、感染症を繰り返す発達障害の子どもは、免疫学の専門医の検査を受けるべきだそうだ。湿疹、慢性鼻炎、喘息、深刻な腸の症状、繰り返す呼吸器の感染症などがあるときは、IgE の吸入因子と食物のアレルギー検査を受けたほうがいい。さて、今度は、免疫システムを弱らせる要因について見ていこう。

〈免疫システムを弱らせるものとは？〉

免疫システムの力を、いろいろな方法で弱らせる敵がたくさんいる。一種類の敵が単体でダメージを及ぼす場合もあれば、何種類かの敵がかたまって襲ってきて、免疫システムを打ちのめす場合もある。したがって、免疫システムがやられるかどうかは、侵入のタイミングが決定要因となる。全身の免疫細胞の六割から七割は、腸に集中していることを、しっかりと覚えておこう。免疫システムと腸は密接な関わりがあり、どちらかにトラブルがあれば、もういっぽうもダメージを受ける。両者は切っても切れない関係なのだ。免疫システムを弱らせる敵はつぎのようなものがある。

・有害金属、毒素（ワクチンの水銀やほかの有害金属も含む）
・抗生物質の使いすぎ
・小児ワクチン
・ウイルス
・細菌
・真菌（腸内の酵母菌の過剰繁殖も含む）
・栄養不足（とくに偏食や消化・吸収に問題がある場合）
・食べ物の人工添加物や化学調味料
・アレルギーや過敏症がある食べ物
・花粉、カビ、ほこり、その他のアレルギーを起こさせる異物
・精神的なストレス（感情も免疫システムを低下させる要因になる）
・極端に清潔すぎる環境

これらのほとんどは、前の章で説明してきたものだが、いくつかを詳しく見ていこう。抗生物質の使いすぎ、極端に清潔すぎる環境、ウイルス、小児ワクチン。

○抗生物質の使いすぎで呼吸器アレルギーになる

とくに乳幼児期に抗生物質を使いすぎると、免疫システムのバランスが崩れて、Th2抗体が強くなりすぎてしまう。抗生物質は腸内の善玉菌までも死滅させ、真菌の大繁殖を招く。真菌は毒素を出して免疫システムに負担をかけるだけでなく、二十三章で説明したような腸内における負のスパイラルの引き金となる。負のスパイラルは、呼吸器のアレルギーや過敏症を起こさせる。ネズミの実験で、抗生物質を投与した個体は、吸引したカビに対して、有意にアレルギーになった。

○極端に清潔すぎる環境

人間の免疫システムは、何百万年もの昔から、まわりの環境にいる敵を打ち負かしながら、進化してきた。一度勝った病原菌に対して、私たちは抵抗力を身につ

け、つぎからはその病気にかからなくなった。免疫システムは、筋肉のように、訓練して鍛えることができるのかもしれない。反対に、鍛えていないとだらけてしまうのではないだろうか。そういう考えをもとにしたある衛生学的な仮説がある。より清潔でない、衛生的に良くない環境で暮らす人ほど、抵抗力が強く、ほこりやカビや動物の毛などの異物に敏感に反応しない、バランスのいい免疫システムが備わっている。その反対に、極端に清潔すぎる環境では、私たちの免疫システムは祖先のように自然の抵抗力を養うチャンスに恵まれない。

たとえば、妹のローラと私を例にとってみよう。子どもの頃、ローラは泥んこ遊びが大好きで、よく母を困らせていた。ローラを連れて出かけると、どこでもすぐに泥の山や水たまりを見つけて遊びはじめる。ひょっとすると、幼き科学者の彼女は、先ほどの衛生学的な仮説を身をもって試していたのかもしれない。その証拠に、妹はアレルギーとは一切無縁だった。その反対に、きれい好きで潔癖症の私は、ティッシュの箱が手放せず、しょっちゅうアレルギーを静める注射を打ってもらっていた。免疫システムは、強くなって敵を見分ける識別力を身につけるために、多少は鍛える必要があるのかもしれない。

○発達障害の子どもたちにウイルスが及ぼす影響

ウイルスはある一部の発達障害の子どもたちにとって深刻な問題であるいっぽう、それほど問題にならない子どもたちもいる。ウイルスの影響が出やすい子どもは、抗ウイルス薬治療によって、発達障害の症状が改善する可能性がある。ウイルスが問題を起こしているサインが出ていないか、お子さんをよく観察してみよう。そのサインとは、とても疲れやすい、いぼができる（ウイルス性の）、単純疱疹（顔面や口のまわりにできる吹き出物）、目を細める、斜めに見るなどの傾向、慢性的な腸のトラブル、MMRワクチン（はしか、おたふく風邪、風疹の混合ワクチン）を受けたあとの退行、など。さらにウイルス、とくにはしかに対して非常に強い免疫反応を示す子どもたちもいる。

○MMRワクチン（はしか、おたふく風邪、風疹の混合ワクチン）

ワクチンに使われるウイルスは、死んでいるものと、生きているものがある。どちらのタイプも、免疫システムを刺激して抗体を作り、本物の病気にかからないようにする。けれども生きているウイルスのワクチンのほうが、より強い抗体を作れる。ウイルスは弱められているので病気にかかる心配はないが、死んでいるウイルスに比べると安全性は低いので、妊婦や免疫力の弱い人には勧められない。死んでいるウイルスは増殖しないので、病気を発症することはない。

ＭＭＲワクチンは、三種類の生きているウイルス（はしか、おたふく風邪、風疹）を一回で注射する混合ワクチンで、一九七九年に小児ワクチンの定期接種スケジュールに追加された。それ以前は、それぞれべつのワクチンとして接種していた。アメリカ疾病予防管理センター（ＣＤＣ）によると、子どもはＭＭＲワクチンを生後十二ヵ月から十五ヵ月で一回、その後四歳から六歳までにもう一回受けるべきとされている。心配な方のためにお知らせしておくと、ＭＭＲワクチンには、水銀の防腐剤チメロサールは使われていない。水銀は生きているウイルスを殺してしまうからだ。

イギリスの小児消化器内科医のアンドリュー・ウェイクフィールド医師は、一九九八年に、ある論文で論争の嵐を巻き起こした。ウェイクフィールド医師が行った一連の生体検査で、退行性の自閉症（生後二、三歳くらいで発症する）の子どもたちの炎症した腸から採取した組織に、はしかのウイルスが見つかった。その子どもたちはいずれも慢性的な下痢と下腹部痛に悩まされていて、ＭＭＲワクチン以外にはしかの感染源は見つからなかった。ほとんどの子どもたちは、ワクチン接種後十四日以内に腸の不調が表れた。ウイルスのＤＮＡを比較した結果、ウェイクフィールド医師は、子どもたちがはしかウイルスに感染した原因は、ＭＭＲの生ワクチンだと結論づけた。

ウェイクフィールド医師の最初の研究につづき、多くの研究所やクリニックで同様の調査研究が行われ、彼の結論を支持する結果がつぎつぎと出た。ワクチン由来のはしかウイルスが腸の組織、血液、脳脊髄液などから見つかった。また、ＭＭＲに対する間違った免疫反応で、脳を攻撃する抗体が作りだされてしまうという研究結果も出ている。これらのさまざまな研究により、ワクチン由来のはしかウイルスが、退行性の自閉症や消化管の症状がある一部の子どもたちに影響を及ぼしていることが示された。

ところがほとんどの統計調査では、ＭＭＲと自閉症のあいだに明確な関係性は認められないという結果が出ている。これらの調査研究は、偏りがあり、自閉症の症例に関する報告も不完全で、方法論的な欠陥があるとして、批判の声が上がっている。ＭＭＲワクチンと自閉症の関連性についての論争は非常に過熱しているので、イギリス、デンマーク、日本、アメリカのデータについて、ぜひここで見比べてみたいと思う。

○イギリスのデータ

まずＭＭＲワクチンは自閉症の原因ではないとした一九九九年のテイラーらの研究について。その論文にはこう書かれている。「われわれの研究結果によって、親御さん方が安心し……ＭＭＲワクチンを信頼してくれることを願いたい」これは客観的な科学者の言葉とは思えない、とりわけこの研究者の一部は、イギリスの公衆衛生局のメンバーであることからして、客観性を欠いているとの批判の声が上がっている。この調査研究では、ＭＭＲと自閉症の関連性について、三つの角度から調査した。一つは、ＭＭＲを接種後半年で、子どもの発達を心配している親たちの集団に聞き取りをし、親たちの記憶があいまいだとして、関係性を否定した。二つめは、ＭＭＲワクチンを生後十八ヵ月以前に接種した子どもと、それ以降に接種した子どもでは、自閉症と診断された年齢に差はなかったとするもの。三つめは、自閉症児の指数的な増加は、ＭＭＲワクチンが一九八八年にイギリスに導入される二年ほど前に生まれた子どもたちからはじまっており、導入後に急激に増加したわけではない、とした。しかしスコットらによる調査研究では、これに反論した。一九八八年以前に生まれた有意に多くの子どもたちは、追加接種でＭＭＲワクチンを受けたことを指摘し、この事実を考慮に入れて再分析した結果、ＭＭＲワクチンの導入と、自閉症児の増加の関係性は明らかだとした。冒頭のテイラーの調査研究は、親たちの記憶をもとにした統計表を分析すること自体が正確性を欠いていると批判された。さらにその調査で自閉症の規準に当てはまる子どもは四十一％しかいなかったこと、自閉症と診断される年齢に達しない乳幼児が調査対象に多く含まれていたことなどが指摘されている。

○デンマークのデータ

二〇〇二年のマドセンらの調査は、このワクチンに関するはじめての全国統計調査だ（デンマークでは、一九八七年にMMRワクチンが導入された）。この調査研究では、MMRワクチンを接種した子どもと接種していない子どもを対象に調査し、一九九〇年代から継続的な自閉症の増加が見られるものの、ワクチンを接種したグループと接種していないグループで差はなかったとし、その後もMMRの接種後に自閉症が集団発生したケースもないとした。しかしこの調査研究のメンバーのうち三人は、デンマークの最大手ワクチン製造会社に雇われていたとして、批判されている。さらにデンマークの統計データを分析したほかの研究グループは、異なる結論を出している。

・ラウリッツェンらの分析調査では、MMRワクチン導入後の一九九〇年代から自閉症が急増しているという結果が出た。

・ゴールドマン&ヤツベクは、一九九五年以降、明らかな自閉症の増加が見られるとし、マドセンらの統計調査では、自閉症と診断されるには幼すぎる乳幼児が含まれていたこと、さらにその多くはMMRワクチンを接種できる月齢に達していなかったことを指摘した。

マドセンらの調査チームは、補正係数だと説明した。しかし調査結果の信頼性は、全面的にこの補正係数の正確性にかかっている。この補正係数を入れなければ、MMRと関連した自閉症のリスクは、統計的に有意な四十五％の増加を示す。

・スコットらの分析では、自閉症の増加率を、診断された年齢ではなく誕生日をもとに調査した。MMR導入以前は、毎年の自閉症増加率は一定していたが、導入後は、調査が終了する一九九二年まで、右肩上がりに急増（十四・八％）しているという結果が出た。

MMRワクチンと自閉症の関連性について、ほかにもいろいろな角度からデンマークの統計データの分析調査が行われているが、いずれも関連性は見いだされていない。それと同時に、これらの分析結果は、偏りがあり、自閉症の症例の報告が不完全で、方法論的な欠陥があるとの批判が寄せられている。

〇日本のデータ

日本のデータは興味深い。日本は先進国のなかで唯一、一九八九年にMMRワクチンが導入されたあと、一九九三年に使用を中止しているからだ。中止になったのは、ワクチンに混合されていたおたふく風邪のウイルスによる髄膜炎が問題となったためだ。日本でMMRが使用されていた期間、髄膜炎を怖れてワクチンを接種する子どもの数が激減した。その後、MMRの代わりに、三種類のウイルスのワクチンを、四週間後ごとにべつべつに接種することになった。本田らの研究調査で、MMRが使用中止になったあとでも自閉症の発症率は増加しているので、MMRが自閉症の原因ではないと結論された。しかし、ウェイクフィールド医師はこの結果に反論し、わずか四週間の間隔で、三種類のワクチンを接種することは、生物学的にMMRを接種した場合と同等の影響があると主張した。この見解は、発達の重要な段階で、数ヵ月以内から一年以内にこれらのウイルスにつづけて感染した場合に、有害な複合反応が引き起こされるという研究結果によって裏づけられる。その証拠に、日本での自閉症の発症率は、MMRを中止したあとではいったん減っているが、三種類のワクチンを連続して接種するようになってから、ふたたび増加している。

○アメリカのデータ

・ガイヤー&ガイヤーのVAERSのワクチン・データをもとにした分析で、MMRワクチンとDTPワクチンを接種後、三十日以内に起きた神経学的な症例（自閉症を含む）を比較した。DTPは興味深い比較対象だ。神経学的な症状を引き起こすリスクが非常に高いDTaPワクチンの代わりとして、導入されたワクチンだからだ。ガイヤーらは、接種後すぐに神経学的な症状が起きる確率は低いものの、DTPワクチンに比べて、MMRワクチンのほうが有意に確率が高いと結論した。この研究調査は、いくつかの点で批判されたが、一番の理由はVAERSのデータの信頼性が低いことだった。さらにこの調査では、三十日以降のワクチンによる反応は調べていない。

・二〇〇六年に、リッチラーらは腸の問題を抱えている自閉症の子どもの下位集団を対象に、MMR接種後に退行した（発達によって身につけたスキルが失われた）かどうかを調べた。退行した子どもと、退行しなかった子どもを比較した結果、興味深いことがわかった。退行した子どもたちはつぎのような特徴があった。

◎腸疾患がある子が有意に多かった

◎退行する前に、異常な発達の兆候が見られた

◎より幼い月齢でMMRワクチンを接種している（十四・三ヵ月対十七・七ヵ月）
◎比較的遅い月齢で自閉症様の症状が表れた（十九ヵ月対十四・五ヵ月）
◎言語IQがより低く、より深刻な社交性の問題があった

MMR接種から自閉症発症までの期間は、有意に短くはなかった。結果として、MMRは自閉症の原因にはならないと結論づけられたが、このデータからははっきりした結論はわからないとする批判もある。データが正確だとすれば、自閉症様の症状はMMR接種のすぐあとには表れないという結果が出るはずだ。その場合も、遅れて表れた退行についての疑問が残る。はしかのウイルスは、接種してから数年後でも、脳に破壊的な影響力を持ちつづけているからだ。亜急性硬化性全脳炎［訳註　はしかウイルスによって引き起こされる中枢神経への感染。はしか感染後、数年たってから発症する］は、感染してから平均して八年前後で発症する。

○MMRと Defeat Autism Now!

MMRのはしかウイルスは、自閉症の子どもたちのより脆弱な下位集団の自閉症様の症状の原因となるのだろうか？〈Defeat Autism Now!〉の医師たちの多くは、チメロサールを含むワクチンが、より影響を受けやすい子どもたちの免疫システムを弱らせると考えている。免疫システムの弱まった子どもたちが、その後にMMRを接種すると、生きているはしかウイルスに対して、身体を守りきれず、軽度の感染症にかかる。この感染症が、自己免疫疾患、炎症、リーキーガット、その後の負のスパイラルの一因となっている。〈Defeat Autism Now!〉の医師たちの多くは、MMRに含まれるウイルスのワクチンを、それぞれべつべつに、何ヵ月も間隔を空けて接種することを勧めている。そうすれば、免疫システムは、三種類のウイルスの攻撃に対して、じゅうぶんに余力を蓄えられるだろうから。

〈小児ワクチン〉

かつては、ジフテリアや百日咳などの恐ろしい伝染病でわが子を失う危険に、親たちが怯えていた時代があった。ポリオなど身体に障害が残る病気も猛威をふるっており、フランクリン・ルーズベルト大統領でさえ車椅子生活を余儀なくされた。しかし現代の親たち

は、それらの伝染病に怯えずにすんでいる。私たちのほとんどは、ジフテリアがどんな病気か知らないが、一九二〇年代には年間一万三千人もが命を落とす恐ろしい病気だった。今日の私たちは、ワクチンの発明という人類の偉大な功績を忘れがちだ。ワクチンは致命的な、あるいは身体に障害を残す病原菌に、安全な形で免疫をつけさせ、病気を予防してくれる。健康な免疫システムは、抗体を作り、現実にその病原菌に出会っても、撃退してくれるのだ。特定の病気に対する免疫力を測るには、その病気に対する抗体が血液のなかにどれぐらいあるかを調べる。抗体がじゅうぶんにあれば、その病気に対する免疫力があるということだ。

けれどもワクチンが私たちに与える影響は、免疫力だけだろうか？　じつのところ、ワクチンが身体の分子や細胞にどのように作用するのか、科学者も知らないことがたくさんある。現在では、小児ワクチンはアレルギーや喘息を引き起こすという研究結果も出ている。イギリスの研究で、小児ワクチンを接種した子どもは、接種していない子どもに比べて喘息になるリスクが十四倍高いという結果も出ている。さらに湿疹やアレルギー性の皮膚炎にかかるリスクは九・四倍だという。はしかのワクチンを接種した子どもと、実際にはしかにかかって回復した子どもを比較した研究では、実際にはしかにかかった子どものほうが、食物アレルギーや呼吸器アレルギーになるリスクが五十％も低かった。このような理由で、多くの研究者はワクチンがアレルギー発症の一因になる可能性について、調査をするようになった。

免疫システムが、ウイルスと戦う仕組みについて考えてみてほしい。ウイルスが身体の細胞に侵入すると、細胞のなかで戦うTh1部隊が攻撃を開始する。けれども小児ワクチンで侵入してきたウイルスに対しては、Th1部隊は出動せず、代わりにTh2部隊が過剰に活動して、免疫システムのバランスが崩れてしまう。このように、ワクチンによって人工的に免疫をつけさせようとすると、思わぬ副作用で、アレルギーになりやすくなってしまうのだ。

驚くなかれ、アメリカでは自己免疫疾患にかかる子どもたちが非常に多い。若年性関節リウマチ、若年性糖尿病、小児喘息、小児クローン病、ギランバレー症候群（ウイルス感染のあとに起こる多発性の神経炎。筋力の低下、ときには麻痺にいたる）など。実際、アメリカをはじめ、多くの先進国では、自己免疫疾患はがんと心臓病に次ぐ三大疾患になっている。そうしたことから、ワクチンの臨床実験に疑問が投げかけられるようになった。通常、ワクチンを接種した被験者の経過観察は、数時間から数日、長くても数週間しか行われない。腫れや発熱といった副作用については、それでじゅうぶんかもしれないが、自己免疫反応は何ヵ月、あるいは何年もたってから表れるのだ。

二〇〇七年に、小児ワクチンと神経発達障害および喘息との関連性が強く疑われ、調査が行われた。CDCに全国統計調査を行うよう求めて、Generation Rescueという非営利団体が費用を投じ、ワクチンを接種した子どもたちと接種していない子どもたちの比較調査を行った。この調査は、CDCの自閉症やADHDなどの神経発達障害の罹患率に関する全国統計調査の形式を忠実に真似て行われた。カリフォルニアとオレゴンの一万二千家庭を対象に、四歳から七歳までの一万七千人の子どもたちのデータが集められた。このうち千人近くの子どもが、ワクチンをまったく接種していなかった。調査の結果、ワクチンを接種した男児は、接種していない男児に比べて、神経発達障害になる確率が一五五％高かった。ADHDになる確率は二二四％高く、自閉症になる確率は六一％高かった。女児では、ワクチンと神経発達障害の関連性は見つからなかった。もっと大勢の女児を対象に調査をすれば、違う結果が出るかもしれない。ワクチンを接種した男児と女児では、接種していない男児と女児に比べて、喘息になる確率は一二〇％高かった。

この調査結果は、さらなる調査研究が必要であることを強く示している。さらに重大な疑問を呈している。「私たちは子どもたちにワクチンを過剰に接種させているのではないか？」一九八三年をふり返ってみよう。その年のアメリカで定期接種が定められていたワクチンは、ポリオ、MMR（はしか、おたふく、風疹）、DTP（ジフテリア、破傷風、百日咳）だけだった。CDCが定めたこれらの三種類のワクチンは、六歳までに合計十回に分けて受けることになっていた。二〇〇八年の三十六回もの定期接種とは雲泥の差だ。表28・1は、一九八三年と二〇〇八年の定期接種のスケジュールを比較したものだ。大昔の祖先から受け継がれた私たちの身体は、かつてこれほど幼い時期にこれほど多量の病原体にさらされたことはなかったに違い

1983 **ワクチン**	**推奨月齢**	**2008** **ワクチン**	**推奨月齢**
DTP（三種混合）	2	インフルエンザ	出生前
ポリオ生ワクチン	2	B型肝炎ワクチン	出生時
DTP（三種混合）	4	B型肝炎ワクチン	1
ポリオ生ワクチン	4	DTaP（三種混合百日咳不活性ワクチン）	2
DTP（三種混合）	6	インフルエンザ菌b型	2
MMR（麻疹・おたふく・風疹）	15	不活化ポリオ	2
DTP（三種混合）	18	肺炎球菌結合型	2
ポリオ生ワクチン	18	ロタウイルス	2
DTP（三種混合）	48	B型肝炎ワクチン	4
ポリオ生ワクチン	48	DTaP（三種混合百日咳不活性ワクチン）	4
		インフルエンザ菌b型	4
		不活化ポリオ	4
		肺炎球菌結合型	4
		ロタウイルス	4
		B型肝炎ワクチン	6
		DTaP（三種混合百日咳不活性ワクチン）	6
		インフルエンザ菌b型	6
		不活化ポリオ	6
		肺炎球菌結合型	6
		インフルエンザ	6
		ロタウイルス	6
		インフルエンザ菌b型	12
		MMR（麻疹・おたふく・風疹）	12
		水痘	12
		肺炎球菌結合型	12
		A型肝炎ワクチン	12
		DTaP（三種混合百日咳不活性ワクチン）	15
		A型肝炎ワクチン	18
		インフルエンザ	18
		インフルエンザ	30
		インフルエンザ	42
		MMR（麻疹・おたふく・風疹）	48
		DTaP（三種混合百日咳不活性ワクチン）	48
		不活化ポリオ	48
		水痘	48
		インフルエンザ	54
計10回		**計36回**	

表28. 1　CDC アメリカ疾病予防管理センターの小児ワクチンスケジュールの比較

ない。多くの人々が、発達障害、アレルギー疾患、喘息の子どもたちの急増と、増えるいっぽうのワクチン接種との因果関係を危惧している。さらにワクチン接種のタイミングや混合の組み合わせも、問題視されている。私たちは大切な赤ちゃんの免疫システムがしっかりと機能できるようになる前に、どんどん病原体を注入しているのではないだろうか？　いろいろな病原体を混ぜ合わせたものを注射して、本当に大丈夫なのだろうか？　乳幼児の未発達の免疫システムに、多種類の病原体による同時攻撃を仕掛けることになるというのに。

〈親としてどうするべきなのか？〉

わが子のワクチン接種についての判断はきわめて重大だ。ワクチンの定期接種は一応決められたものではあるけれど、あなたには選択する権利がある。ステファニー・ケイヴ医師は、〈Defeat Autism Now!〉のなかで、小児ワクチンに関する専門家的な存在だ。ケイヴ医師は、ルイジアナの彼女のクリニックで、二千人以上もの発達障害の子どもたちを診察してきた。二〇〇一年に、ケイヴ医師はデボラ・ミッチェルと共著で『What Your Doctor May Not Tell You About Children's Vaccinations（小児ワクチンについてお医者さんが教えてくれないこと）』（未邦訳）という本を書いている。私も読み込んでふせんだらけの一冊を持っていて、わが家の子どもたちにワクチン接種の決断を迫られたときは、つねに参考にしている。ワクチンの実験やチメロサール、アルミニウム、ホルムアルデヒドなどの添加剤に関することも含め、さまざまな疑問に対する答えが、この本には書かれている。ワクチンの種類や、どのような病気を予防するものなのか、それぞれの病気の感染源、症状、治療法、どういう人がリスクが高いか、ということが詳しく書かれている。それぞれのワクチンの有効性や起こり得る副反応、健康上の理由から、人によっては受けるべきでないワクチンについても詳しく説明されている。接種のタイミング、組み合わせ、などに関する実用的な安全対策も詳述されている。さらに、今後ＣＤＣが導入する予定の、性的感染症、呼吸器多核体ウイルス（ＲＳＶ）感染症など、多数のワクチンについての説明も載っている。これらの新しいワクチンは、乳幼児にも接種が勧められ、おもな接種年齢は十一歳から十二歳とされている。この本の最後には、親の権利と、もし望むならワクチンを免除してもらう方法について記されている。著書のほかにも、ケイヴ医師は〈Defeat Autism Now!〉のカンファレンスで、定期的にワクチンに関する最新情報を伝えてくれている。彼女のワクチンに関する最新情報の動画は、インターネットで無料で視聴できる（www.autism.com）。

〈ふたたび私たちの話：ウィルの兄弟について〉

有害金属やワクチンとアレルギーや免疫システムの関係について、今までウィルのために学んできたが、ほかの二人の息子たちは大丈夫だろうかと、ふと心配になった。アランとルーカスも、ウィルと同じ遺伝子プールから、それぞれ遺伝子を受け継いでいる。どちらも同じように小児ワクチンの定期接種をした。アランは一九九一年から、ウィルは一九九三年から、ルーカスは一九九六年から。三人とも、水銀を含むワクチンの使用がピークだった時期に受けている（一九九一年から二〇〇一年頃まで）。三人とも乳幼児期にいろいろな感染症、とくに耳の感染症で、繰り返し抗生物質を飲んでいた。ウィルだけが発達障害になったけれど、ほかの二人は見た目のとおり、免れたのだろうか？　水銀が免疫システムにとって有害であることを学んだので、乳幼児期によく感染症にかかり、今も吸入因子アレルギー（花粉、ハウスダストなど）がある二人のことが心配になった。今までは、私自身もアレルギー体質なので、しかたがないと思っていたが。

とくに三男のルーカスは、もっともひんぱんに耳の感染症を繰り返し、治療のために耳にチューブを埋めこんでいた。ふつうは耳のチューブで症状は治るのだが、ルーカスの場合はなかなか治らず、小児科で血液検査をして、免疫システムを調べてもらったところ、抗体が少なくて、免疫システムが弱いことがわかった。それで耳の感染症が治らなかったわけだが、ほかに治療もなく、治ることをひたすら祈るしかなかった。幸い、その後、治ってくれた。

それから何年もたった今、心配でたまらなくなり、フランスのフィリップ・オーギュスト研究所［訳註　パリにある医療研究所］に、メールで尿中ポルフィリン検査のキットを申しこんだ。ルーカスに有害金属の過剰蓄積があるかどうか、検査してもらって、なんでもなければ安心できると思っていた。ところが、打ちのめされる結果となった。ルーカスの、農薬や有害化学物質や水銀の蓄積濃度は、基準値を上まわっていた。検査レポートには「中程度の水銀毒」と書かれていて、安心するどころか、震えあがってしまった。

そうなると、アランのほうも心配になり、検査をしてもらったところ、アランの水銀の蓄積濃度は規準の範囲内だったが、上限ぎりぎりで、検査レポートにはルーカスと同様「中程度の水銀毒」と書かれていて、真っ暗な気持ちになった。なんらかの理由で、アランとルーカスはウィルのように発達障害にはならなかったものの、水銀の被害から免れたわけではなく、今までずっと蓄積したままだったのだ。

〈発達障害とアレルギー疾患・喘息の関係についての本〉

ちょうどその頃、まさしく絶妙なタイミングで、二〇〇七年に『Healing the New Childhood Epidemics : Autism, ADHD, Asthma, and Allergies（新たな子どもたちの流行病の治療――自閉症・ＡＤＨＤ・喘息・アレルギー疾患）』（未邦訳）という本が出版された。発達障害とアレルギー疾患や喘息を関連づける本は、私にとっては初めてだった。ケネス・ボック医師とキャメロン・ストースによる共著で、ボック医師は〈Defeat Autism Now!〉のアプローチで子どもたちを治療してきた豊富な経験があり、カンファレンスでもしばしば講演をしている。ボック医師いわく、過去二十年間でこれらボック医師が〝４Ａ〟と名づけた流行病は劇的に増加しているそうで、自閉症は一五〇〇％から六〇〇〇％に跳ねあがり、ＡＤＨＤは四〇〇％、喘息は三〇〇％、アレルギー疾患は四〇〇％、それぞれ増加している。合計すると、二〇〇〇万人の子どもたちがこれらの症状にかかっている計算になり、その数はアメリカ全体の子どもの三分の一に相当する。さらに、命に関わる食物アレルギーの一つ、ピーナッツ・アレルギーは、一九九七年以来、二倍に増えている。これらの４Ａ疾患の大流行の原因は、アメリカの子どもたちの環境における四つの大きな変化だとボック医師は語っている。

◎過去二十年間に、食べ物・水・空気に環境汚染が広がったこと
◎身体の解毒を助ける栄養が不足している食生活
◎一九九一年以降、小児ワクチンの接種数が二倍に増

えたこと
◎子どもたちの体内の毒を解毒する代謝能力が落ちていること

さらにありがたいことに、この本には4Aすべてを対象とした治療プログラムも紹介されている。食事法、栄養のサプリメント、デトックス、適切な薬物治療など。

〈免疫システムを回復させる治療法〉

この章では発達障害の子どもたちの弱った免疫システムと、その原因について説明してきた。では、どうすればいいのだろうか？　私たちが一番知りたいのはそこだ。

小児免疫学が専門のジェーン・エルダー医師は、二〇〇七年春の〈Defeat Autism Now!〉のカンファレンスで、免疫システムを回復させるもっとも重要な方法は、すべてのバイオメディカル療法を行うことだと提言した。つまり、バイオメディカル療法は、免疫力を上げる治療でもあるということだ。免疫システムを刺激する物質を避けることで、過剰な活発状態を静め、免疫システムを直接サポートする栄養を摂り、免疫システムの敵となる細菌や真菌を死滅させる。そうしたすべての療法が、免疫システムの回復をうながすのだ。

1．食事法の実践（二十四章から二十五章）。食事法によって、いろいろな面で免疫システムを助けることができる。アレルギーや過敏症のある食べ物を避けて、免疫システムを静める。低糖質ダイエットで、真菌を飢え死にさせ、免疫システムを弱らせる毒素を減らす。ローテーション・ダイエットで、免疫システムを刺激しないようにする。

2．腸の状態を改善する（二十六章から二十七章）。身体の免疫細胞の六割から七割は、腸に集中しているという話を覚えておいでだろうか。腸は全身の免疫システムの調整に大きな役割を果たしているので、腸を回復させれば、免疫システムも回復させることになるのだ。たとえばプロバイオティクスで腸内細菌叢を改善させると、免疫システムの機能も改善することが、多くの研究でわかっている。さらに、プロバイオティクスは、細胞内で戦うTh1の働きを助け、崩れてしまった免疫システムのバランスを整えるのに役立つ。

3．栄養状態の改善。身体に必要ないろいろな栄養のサプリメントがあるが、なかでも免疫システムにとって重要なのは、ビタミンA、C、D、グルタチオン(ウルトラガイ)、メチルB12、オメガ3脂肪酸、亜鉛だ。

4．代謝機能を助ける（十八章）。

5．蓄積している有害金属・毒素を取りのぞく（十九章）。

6．有害金属や毒素を取りこまないようにする（二十章から二十二章）。

7．免疫システムの敵と戦う（ウイルス、真菌、悪玉細菌、サナダムシやギョウチュウなどの寄生虫）。これらの敵がトラブルを起こしているとき、援軍がいれば免疫システムは大いに助かる。抗真菌薬、抗ウイルス薬、抗生物質、虫下し薬など。抗真菌薬と抗生物質については二十六章で説明した。抗ウイルス薬については、この章の後半で説明する。

〈炎症の治療について〉

炎症を治療するには、その原因を見きわめて、それに対して働きかけることが重要だ。

◎食べ物。炎症を起こす一番大きな原因は食べ物だ。飽和脂肪酸が多く、必須脂肪酸の少ない食事などは炎症を引き起こしやすい。

◎感染症。感染症は炎症を起こす。発達障害の子どもたちの多くは、とくに腸に慢性的な炎症が見られる。

◎小児ワクチン。有害金属を含むワクチンや、MMRワクチンなどのように、生きているウイルスで軽度の感染をさせるワクチンは、炎症の原因になる。

◎ストレス。

〈ウイルスに対する治療法〉

ウイルスについては医学で解明されていないことが多くある。発達障害のような複雑な病気にどういう作用をしているのかについては、なおのこと不明だ。それでも、ウイルスに悩まされている特定の発達障害の子どもたちにとっては、高い改善効果のある治療法が存在する。疲労、偏食・小食、糖質過多の食事、長期間つづく心理的・身体的ストレス、社会的な孤立状態などによって、ウイルスに感染しやすくなってしまうため、生活習慣を改めることが必要だ。天然のサプリメントも役に立つ。Lauricidin®、オリーブ葉エキス、エルダーベリー、グルタチオンなど。ローテーションで服用すると良い。アシクロビル、バラシクロビル（商品名はバルトレックス）、ファムビルなど、処方薬の抗ウイルス薬もある。バルトレックスによる治療に対するＡＲＩの親たちの評価では、六十五人中、五十二％が改善したと答え、効果がなかったのは四十二％、悪化したと答えたのは六％だった。

アンドリュー・ウェイクフィールド医師によって報告された、腸内のはしかウイルスについては、特別な治療法はないが、炎症を鎮めるバイオメディカル療法とビタミンＡの大量投与（25000iu/day）などで対応する。ビタミンＡの大量投与で、はしか感染を防御できることがわかっている。ビタミンＡの過剰摂取は有害な場合もあるので、必ず医師の診断、検査、適切な処方に従って行うこと。

〈免疫システムを直接サポートする：ＩＶＩＧ〉

今までに説明してきたバイオメディカル療法に加えて、ＩＶＩＧ［訳註　免疫グロブリン療法］で、免疫システムに直接働きかけることもできる。ＩＶＩＧは人から人へ、抗体を渡すようなもので、免疫システムによって作りだされる抗体（免疫グロブリン）を、人間のドナーの血液から取りだし、加工処理し、べつの人に点滴で注入する。免疫グロブリン療法はとても高額で、一九五二年から免疫システムの弱い人の治療としてはじまったが、自閉症の治療にも効果があることがわかっている。一九九九年の研究で、ＩＶＩＧによって自閉症の子ども十人のうち四人に症状の改善が見られ、そのうちの一人は非常に有意な回復を見せた。二〇〇五年に、二十六人の自閉症の子どもにＩＶＩＧを四週間おきに六ヵ月行ったところ、会話、多動、社交性、自己刺激行動などで有意な改善が見られた。しかし残念ながら、二十六人中二十二人は、ＩＶＩＧをやめてから四ヵ月以内にふたたび退行してしまった。

ＡＲＩの親たちの評価では、七十九人中、四十六％が改善したと答え、効果がなかったとした人は四十四％、悪化したと答えた人は十％だった。

〈将来のために〉

免疫システムの問題、検査、治療について、より詳しく知りたい方は、ジャクリーン・マッカンドレス医師の『Children with Starving Brains』の第八章を読まれることをお勧めする。〈Defeat Autism Now!〉のカンファレンスや出版物などでも、情報を得られる。けれども学ぶべきことをすべて学んだあとも、あなたはまだ不十分と感じるだろう。免疫システムの働きと、ワクチンや抗生物質やほかの環境因子が免疫システムにどのように影響するかについて、この先もっと解明されていけば、今よりもっと有効な手段で子どもたちを元気にしてあげられるようになるだろう。いまだ解明されていない生命の仕組みについて、今後の研究が待たれる。私たちの必要性に応えてくれる、政府や企業の思惑に左右されない研究が行われることを祈る。

私たちは今後、ワクチンの定期接種を推進している政府に対して、その人材と資金をワクチンの問題の解明に注いでもらうよう働きかけていかなければならない。そのためのアイディアや専門知識は、あなたの手の届くところにある。私たちは心を啓き、これから国を担っていく大切な子どもたちのために、行動を起こしていかなければならない。同時に、有害金属や化学系の毒素や食品添加物について慎重に研究調査をし、身体に取りこまないようにしていかなければいけない。そういう環境因子が私たちの子どもたちの発達期の身体にどのように影響するかを解明していくことで、多くの子どもたちの発達障害を改善させ、予防していけるのだ。

第二十九章　バイオメディカル療法を実践するための小さな秘訣

〈長い道のりをよくぞここまで〉

すべてのバイオメディカル療法の章を通り抜け、長い道のりを来られたことを祝福します。この大いなる知識が、これから先の旅に役立つことだろう。発達障害の子どもたちを苦しめている身体の問題を理解し、わが子に当てはまる問題を知った今、あなたはお子さんを救うために、とてつもなく大きな一歩を踏みだしたのだ。あなたは今、お子さんを癒し、人生を変える力を手にした。そしておそらくあなたの人生をも変える力を。あなたが学んだこの新しい知識を実行に移す上で、この章では役に立ついくつかの秘訣をご紹介したい。治療法の優先順位、強力な栄養プログラム、専門機関での検査、記録のつけ方、最新のバイオメディカル事情に追いつけるよう、自習するコツなどについて。

〈治療の優先順位〉

発達障害という言葉は、特定の行動を表すもので、原因については説明されてない。けれども発達障害には、さまざまな複合的な原因があり、いろいろな方法でそれらの原因に働きかけていくことで、子どもの症状を改善していける。子どもたちはそれぞれ固有の遺伝子を受け継いで生まれ、それぞれ異なる環境因子の作用を受けているので、表れる症状も十人十色だ。だから発達障害のバイオメディカル療法において、この治療をすればこうなると一律に断言することはできない。治療の優先順位も、やはりオーダーメイドで決めていかざるを得ない。けれども、そんな個々の違いを考慮した上で、〈Defeat Autism Now!〉の医師たちの多くが、ほとんどの子どもたちに改善効果があると認めている治療法をご紹介しよう。

○腸の炎症を鎮める

○免疫システムを強化する
○代謝機能の異常を正す
○蓄積している有害金属を取りのぞく
○有害金属や毒素を取りこまないようにする

最初のステップとして、アレルギーやリーキーガットで問題となる食べ物を除去し、腸内細菌叢を健全にし、基本的な栄養のサプリメント（サプリメントの服用については、巻末の資料を参照）を飲む。そのつぎのステップで、メチルB12の注射で、炎症とも関係している解毒機能を改善する。場合によって、ウイルス感染の治療も行う。それらの治療は、医師の助けを借りる必要があるだろう。腸の状態が悪いと、ほかの治療の効果もなくなってしまうので、腸を治すのが先決だ。これらの段階が成功したら、あとは決まった順番はない。それぞれの子どもの状態や反応を見ながら、その子に合った方法を選択していく。

食事法や抗真菌薬やメチルB12の注射やデトックス療法で、めざましい改善をする子どもたちがいる。けれども多くの子どもたちは、いろいろな療法を、ときには同時に行っていくことが必要だ。そしてまた、因果関係を確かめるために、ときには一度に一種類だけの治療を行うこともある。べつの治療法を試すときは、少なくとも一つの治療を最低でも一週間はつづけてみたあとで考えよう。必要と思われる期間つづけても効果がなかったら、すっぱりとやめる。やめてみて、お子さんに反動が見られなかったら、つぎの療法を試すようにしよう。

なかにはすぐに効果が表れる治療法もある。必要がなくなったら、だらだらつづけずに中止しよう。反対に、効果が表れるまで長い期間を要する治療法もある。プロバイオティクスや真菌の退治などは、長期間つづけないと効果が出ない子どもたちが多い。

〈強力な栄養プログラム〉

バイオメディカル療法では、たくさんのビタミンやミネラルやその他のサプリメントを摂るのがあたりまえだ。偏食や消化・吸収力が低いため、発達障害の子どもたちのほとんどが、ビタミン・ミネラル・脂肪酸・など必要な栄養素が不足しているためだ。ほとんどの子どもたち、とくに幼い子ほど、栄養療法でめざましく改善する。効果は数日から数週間で表れ、会話、アイコンタクト、行動、睡眠などが大きく改善する。

医師の薦める服用量や商品名なども載せてある巻末の栄養療法についての付録を参照されたい。

〈不確かさに慣れる〉

バイオメディカル療法を実践していると、よくわからない、不確かなことに慣れっこになっていく。たとえば真菌が本当に過剰繁殖しているかどうかわからないとき。さらにその治療を行って、どんな効果があるか、わからないとき。私はつねに考えてばかりいた。つぎはどうしよう？　効果がないみたいだからもうやめようか、それとももう少しつづけてみようか？　引き際がむずかしい。でもこれは子どもの謎を解く探偵の仕事なのだから、わからないのはあたりまえなのだ。それに、バイオメディカル療法の不確かさには、良い面もある。主流派の薬物治療や療育や特別支援教育に頼っていた頃、私は無力だった。先天的な障害だとあきらめ、なすすべがなかった。でも今は違う。息子の人生を、そして私自身の人生も変えていけるチャンスを手に入れたのだから。頑張りさえすれば解ける謎であれば、むしろ大歓迎だ。

〈試してみようと思う治療について自分で勉強する〉

食事法やサプリメントや薬物治療などを行うときは、まず勉強しておかなければならない。その治療法をよく理解しておけば、子どもに合っているかどうかわかるはずだから。それに精神面でも、しっかりした知識があるほうが安心だ。試してみないと、効果がわからない治療法もあるので、実行するかどうか、判断するにも知識は必要だ。知識があれば、自信を持って子どもにふさわしい治療法を選び、最大限の効果を上げることができる。

簡単な治療法であれば、本を見て二、三分で要領をつかめるだろう。食事法など、複雑なものに関しては、本やウェブサイトでよく勉強しなくてはならない。かつて妹のローラは、自分の赤い自転車を、銀のスプレーペンキで塗り替えようと思い立った。けれども思いつきで実行したため、家族のワゴン車に自転車を立てかけたまま、スプレーを吹きつけてしまった。その結果、半分だけ銀色の斬新な自転車ができあがり、私たち一家は自転車の抜き型が銀色で吹きつけられた世にもめずらしいワゴン車で、近所を走るはめになり、ローラはまたしてもこってりとしぼられた。ローラの思いつきは悪くないと思う。ただ、ペンキの塗り方をちゃんと勉強してから、実行すべきだった。それと同じで、いいと思う治療法を見つけたら、お子さんのために時間をかけてしっかりと知識を身につけてから実行しよう。

それから、治療法を実践するときは、なるべく忠実にやろう。食事法は厳密に、サプリメントや処方薬は、服用量を守る。忠実にルールを守ることで、より正確に効果を確かめられる。そのあとでなら、多少ルールをゆるめてもかまわないだろう。そうかといって、ルールを守ろうとするあまり、現実的に無理なことまで自分に課してしまうのも良くない。できる範囲でルールに忠実でありながら、どうしても無理なことは頑張らないようにしよう。なにもしないよりは、ずっといいのだから。

〈バイオメディカル療法の実例で自信をつける〉

バイオメディカル療法を実践しているほかの親たちの体験談を読んで、自信をつけよう。励ましが欲しい方には、スティーブン・エーデルソン医学博士＆バーナード・リムランド医学博士の『Recovering Autistic Children（自閉症の子どもたちの回復例）』（未邦訳）という本がお薦めだ。バイオメディカル療法を実践した親たちによる三十一例の体験談が紹介されている。バイオメディカル療法をはじめる前の子どもたちの症状を表にまとめてあり、自分の子どもにあてはまる症状があれば、その子の親が試した治療法を参考にできる。それぞれの治療法に関する記事も興味深いだろう。

自信をつけるためのほかの方法としては、バイオメディカル療法を実践した親たちにメールをしてみることだ。〝救いの天使〟と呼ばれる親たちの名前とEメールのアドレスは、Generation Rescueのウェブサイトで入手できる（www.generationrescue.org）。国や州ごとにアドレスが分類されているので、地元の親と連絡を取り、地元の情報を教えてもらうこともできる。

〈私たちのこれまでの体験〉

わが家の場合、バイオメディカル療法をはじめて最初の一、二年くらいは、すぐに目に見える改善がつぎつぎと表れ、心躍る日々だった。大変だったのは、あまりにも多くのことを一気に学ばなければならないことで、ときには圧倒されそうになった。それからまた、私は自分が選んだ治療が最大の効果があるものかどうか、正しく実行できているかどうか、ということをあまりにも心配しすぎていた。三年目になった今、いろいろな療法を一通り試してみて、ウィルの改善ぶりはゆるやかになり、それほど目立つ変化も表れなくなった。横ばい状態がつづいたり、たまに微妙に後退することもあるが、それは一時的なもので、全体に見れば確実に前へ進んでいる。ときどき、なにが理由でウィルがこんなに進歩したのか、わからないことがある。今、実践中の療法の成果なのか、以前からずっとつづけている療法がついに実を結んだおかげなのか。けれども息子が前進しているかぎり、原因がわからなくても気にならない。それにバイオメディカル療法にも慣れて、気楽に実践できるようになった。バイオメディカル療法の〝試してみて、結果から学ぶ〟やり方のコツがわかり、自分のしていることに確信を持てるようになった。変化に柔軟に対応できるようになり、以前のように完璧にやろうとしてストレスを感じることもなくなった。自由裁量で、臨機応変にやり方を変える余裕も生まれた。

今の悩みは時間が足りないこと。それでも新しい本を読み、〈Defeat Autism Now!〉のカンファレンスに参加し、つねにアンテナを張って、勉強しつづけている。新しいアイディアを得たら、実践してみる。それで良い効果があれば、励みになり、もっと学ぶ意欲が湧いてくる。カンファレンスではよく、「バイオメディカル療法は短距離走ではなく、長距離マラソンです」と言われるけれど、それは本当だなと思う。長い目で、コツコツつづけることが大事なのだ。

〈専門機関の検査について〉

専門的な検査を受けなくても、バイオメディカル療法では、自分でできることがたくさんある。けれども、検査を受けておくと、目に見えない身体の状態が数値としてわかるので、それをもとにより的確に治療を選ぶことができる。最初の頃は、どの医者も調べてくれなかったウィルの身体のいろいろな事実がわかって、驚きと興奮の連続だった。

○専門機関と検査キット

バイオメディカル療法の検査はふつうの病院では行っていないので、発達障害に特化した検査を専門とする機関に、郵送で検査を依頼する。検査機関によって専門が分かれているので、目的に応じて、検査機関を選択する。バイオメディカル療法の主治医、もしくは自分で検査機関に申しこみをして、検査キットを受け取る。使用説明書と、検査試料（尿、髪の毛など）を入れる容器と、返送用の封筒がセットになっている（速達便）。検査試料となる尿、便、髪の毛、唾液などは、自分で（子どもの場合は親が）採取する。学校の理科実験みたいな感じだ。けれども、血液検査の場合は、医師のもとで採血してもらい、処理をして、専門機関へ送ってもらわなければならない。バイオメディカル療法に詳しい医師であれば、手順もすべて心得ているので安心だ。〈Defeat Autism Now!〉のカンファレンスで、専用ブースを設置している検査機関は、つぎのようなものがある。

◎Doctor's Data（イリノイ州）
www.doctorsdata.com
◎Genova Diagnostics（ノースカロライナ州）
www.gdx.net
◎Great Plains Laboratory（カンザス州）
www.greatplainslaboratory.com
◎Immunosciences Lab（カリフォルニア州）
www.immunoscienceslab.com
◎Metametrix（ジョージア州）
www.metametrix.com

ほとんどの検査機関では、医師、栄養管理士、看護師、カイロプラクター、自然療法士など、医療の専門家のサインが必要だ。

○かかりつけの医師がいない場合の検査の受け方

発達障害に特化したいろいろな検査をウェブサイトで申しこむこともできる。Direct Laboratory Services（www.directlabs.com）というサイトで、検査試料の採取や手続きに協力してくれる医師を紹介している。保護者が自分で検査結果を解釈するのは大変なので、心配して力を貸してくれる医師も多くいることをぜひ知っておこう。費用に関しては、私がドクター・バイオメディカルを通して同じ検査機関で受けた同じ検査に比べて、料金がやや高めだ。ウェブサイトで申しこんだ検査のレポートは簡潔なことしか書かれていないけれど、その検査機関のウェブサイトを見れば、より詳しい意味がわかるだろう（注釈：医療機関の料金は、検査代に読解料、治療に対するアドバイス、適した検査を選んだり、状況を把握するための診察や評価が含まれていると考えたら納得できる）。

○検査とその結果の意味について、よく知っておこう

検査の結果は一〇〇％信頼できるわけではなく、知りたいことが確実にわかるとはかぎらないことを心に留めておこう。あくまで治療法を選ぶときの判断材料として活用するのがいいだろう。いろいろな検査によって、より確実な結果がわかるものとそうでないものとがあり、結果がイエスと出れば信頼できるけど、ノーと出た場合はあてにならない、あるいはその逆の場合など、じつにさまざまだ。だからそれぞれの検査について、あらかじめよく知っておき、その意義と短所をわかった上で受けることをお勧めする。検査とその結果について、参考になる情報源をつぎに紹介しよう。

◎バイオメディカル療法の経験が豊富な医師
◎ジョン・パングボーン医学博士＆シドニー・ベイカー医師『Autism：Effective Biomedical Treatments』
◎ジャクリーン・マッカンドレス医師『Children with Starving Brains』
◎検査機関のウェブサイト

バイオメディカル療法をはじめるまで、私は自分の検査でも子どもの検査でも、結果レポートなんて見せられたことは一度もなかった。医師が数値を見て、なにかコメントし、カルテと一緒にしまっておくもので、患者が見ても読み取れるものではないのだと思っていた。けれどもバイオメディカル療法の検査は、結果からどんなことがわかるか、自分で読み取ることができる。その結果をもとに、親が自分でわが子のために適切な治療法を選択できる、とても有用なものなのだ。

ほとんどのバイオメディカル療法の検査機関では、医師と患者用に検査結果のレポートを二部くれる。自分たち用の結果レポートをもらうと、自分の意志で検査を受けて調べてもらっているという実感が持てる。そして数値を見て、ではどうしようと自分で方策を考えることができる。検査結果には基準値も書かれているので、自分の結果が高いのか低いのかふつうなのかということもわかる。さらに規準から外れた結果に対

する解釈のコメントも書いてある。全部理解できるわけではないけれど、だいたいのことはわかり、今では慣れて、これはこういうことだなとすぐわかるようになった。定期的に検査を受けると、数値の変化から自分が選んだ治療法で改善していることが確かめられるので、とても役に立っている（注釈：通常の病院の検査も二部あり、患者用にもらえるところや、コピーをしてくれる医療機関も多い）。

○検査結果を整理しておく

検査結果とレポートは、バインダーで綴じて、検査の種類ごとにインデックスをつけておくといい。

・遅延型食物アレルギー（食物過敏）検査
・便検査
・デトックス検査（尿中ポルフィリン検査、尿中有害金属検査）
・赤血球成分検査
・血液機能（これらの検査は医師に依頼し、LabCorp、Questなどの検査機関で行う）
・一回かぎりの検査（一度受ければいい検査はまとめておく）

検査キットについていた使用説明書や請求書や申込用紙などもコピーして一緒にしまっておくと、つぎに依頼するときなどに便利だ。

○悪い結果は良い知らせ

はじめて検査を受けて、わが子のブラックボックスのなかをのぞき、悪い結果が出たら、とても落ちこむのはよくわかる。でも、そういうときはこう考えてみよう。〝悪い結果は良い知らせ〟。検査を受けたのは、お子さんの状態がどこかおかしいと心配していたからで、その原因がわかったのだから。その知識はあなたの力になる。その知識をもとに、背景にある問題を治療すれば、身体の症状や行動を改善できるのだ。悪い結果に落ち込むより、チャンスをつかんだことを喜ぼう。むしろ検査結果でなにも問題がなければ、お子さんを助けてあげる手がかりも得られないのだから。

〈親としての罪悪感と〝もし○○していたら……〟という後悔の念〉

ほとんどの親たちが、バイオメディカル療法を知る前は、不運な遺伝子のせいで脳に障害を負ってしまったのだから、しかたがないとあきらめていた。治療できる、予防できる病気なのだということを知らずにいた。そしてバイオメディカル療法をはじめると、環境因子や生活習慣が影響していたことを知り、有害金属の蓄積などの検査結果を知って、自責の念に苛まれる。けれども罪悪感はあなたのエネルギーを消耗させ、真の目的から注意をそらさせてしまう。わが子のために力を発揮できなくなってしまう。自分を責めるのはエネルギーのムダにしかならない。同じように、〝あのとき、こうしていたら……〟と後悔の念に苛まれるのも、やはり時間とエネルギーのムダだ。そんなことで、自分を痛めつけるのはよそう。あなたはお子さんを愛していて、そのとき最善だと思う努力をしてきたのだから。お子さんを治してあげたいと思って、この分厚い本を読んでいるのが、なによりの証拠ではないか。障害にしかならない罪悪感の重荷は捨ててしまおう。あなたという親を持って、お子さんは本当に幸運だ。過去はふり返らず、前だけを向いて進もう。過ぎたことは変えられない。だから今を見つめよう。

〈わが子のケアマネージャーになる〉

母親である私は、ウィルのケアマネージャーとしてまさに適任だ。ウィル以外の二人の息子たちも、いろいろな怪我や病気をしてきた。骨折したり、耳の感染症になったり。けれどもそれらはマネージメントが必要なケースではない。学校生活にしても同じだ。アランとルーカスは、ごくあたりまえに登校し、宿題も自分でやる。ときには問題も起こすけれど、全学年を通じて心配してやらなければいけないようなことではない。

いっぽうウィルには、医療面、心理面、学習面、療育面など、さまざまな面に渡る長く複雑な経歴がある。彼のケアマネージャーである私は、そのすべてを把握している。教師や医師や療育士はそのときどきで変わるけれど、私はずっと息子のケアマネージャーでありつづける。すべての問題を管理し、重要な情報を記録しておくのは、とても大変な作業だ。そこへバイオメディカル療法が加わり、さらに仕事が増えた。だから記録を残して、情報を整理しておくと、役に立つ。私が便利だと思った方法をいくつかご紹介しよう。

○情報整理にバインダーとパソコンのファイルを活用する

バイオメディカル療法をしていると、検査結果など、外部からの情報がいろいろと入ってくるので、整理してバインダーに綴じておくと、見返すときに便利だ。それ以外にも、役に立ちそうな情報や、ビタミンを注文したときのメモなど、インデックスをつけて、バインダーに整理しておくといい。それから、パソコンのファイルに情報を保存しておくことも役に立つ。ビタミンの服用スケジュールなど、時に応じて変化するものは、パソコンで管理する。医師に見せる病歴など、長い文書もパソコンで書いて保存しておく。

○自分で記録しておくと役立つ情報

バイオメディカル療法のケアマネージャーとして、つぎのようなことを記録しておくと非常に役に立つ。

1．ビタミンの服用スケジュールと治療計画表。この二つを記録しておくと、見返すときに本当に便利だ。ビタミンの服用スケジュールは巻末に載せてある。

2．治療を変更したときの記録。子どもの治療で変更があったら、とにかくなんでもメモしておく。食事法の変更、サプリメントや治療をはじめたとき、中止したとき、服用量を変更したとき、サプリメントのブランドを変えたときなど。食事や治療法を変更して、効果が表れたら、その日付と、どんな効果があったかを記録しておく。服用量、サプリメントのブランド名、実施した時期、変更した理由なども必要であれば書きとめておく。いろいろな治療法に、子どもがどんな反応を示したか、あとで見返して、いつ、どんなことをしていたのか、確かめることができる。これらの記録は、あとあといろんな目的に使えて、とても便利だ。

3．治療に対する反応を記録する。さまざまな治療に、子どもがどのように反応したかを記録しておく。具合が悪くなった場合も、記録しておく。行動や症状で目立つ変化があったときに書きとめておくと、あとで見てすぐに思い出せる。もっと詳細なチェックリストを作って、細かく管理している親もいる。

4．サプリメントなどの購入履歴を残しておく。バイオメディカル療法のために、どこでなにを買ったか、料金はいくらだったか、すぐに忘れてしまうので、購入履歴を残しておくと、同じものをまた買うときや、べつの店と値段を比べるときなどに役に立つ。なにかを購入したら、そのつど記録しておく。購入日、購入先（店名やウェブサイト）、商品の説明、値段なども書いておく。

5．医師の診察を受けたときの記録。パソコンで医師の名前をつけたフォルダーを作り、診察を受けたときの日付と、内容を記録しておく。医師に聞きたいことや報告したいことがあれば、思いついたときに記録しておくと、つぎの診察のときに忘れないですむ。診察日にプリントアウトして持っていけば、チェックリスト代わりになるし、医師に言われたことをメモしておける。自宅に戻ったら、メモした内容を、診察用のフォルダーに書き加え、またつぎの診察日になったら、見返せるようにしておく。

6．今後、試してみようと思う治療法のリスト。つぎに試してみようと思う治療法を見つけたら、忘れないように書きとめておく。どんな治療法か、どこで知ったかなど。ときどき見返して、実行する気になったら、書きとめておいた情報源で詳しいことを調べる。

〈発達障害というパズルを解く〉

発達障害は非常に難解なパズルのようだ。全身のあらゆる機能や組織に浸透していて、どこを見てもパズルのピースが見つかり、それが原因なのか、結果なのかわからない。あらゆる医学的、生物学的な知識と技術を必要とする、この難解な病気の謎に、いったいどうやって取り組んでいけばいいのだろう？　パズルのピースは、遺伝子や有害金属、毒素、代謝機能、解毒機能、腸、炎症、栄養不足、免疫システム、アレルギー、ウイルスなどの病原菌、細菌、真菌、感染症、ワクチン、抗生物質の過剰使用、神経系、そして脳など、いたるところに散らばっている。じつに途方もなく複雑なパズルなのだ。

ＡＲＩと〈Defeat Autism Now!〉では、発達障害の治療は、あらゆる分野の専門家が協力して取り組むことが重要だと考えている。〈Defeat Autism Now!〉のカンファレンスには、多岐にわたる分野の優秀な専門家が集結する。内科医学、小児科医学、神経学、免疫学、薬理学、生化学、精神医学、栄養学、神経生物学、などなど。じつにさまざまな分野の専門家が、それぞれの知識を持ち寄り、少しずつパズルの重要な部分を組み立てつつある。パズルが完成していくにつれて、この先はもっと有効な発達障害の治療法や予防法が見えてくるだろう。回復した多くの子どもたちの姿は、発達障害が治療できる病気であることを教えてくれる。けれどもそれを成功させるためには、私たちは力を合わせて、古い枠を外し、新しい考えを受け入れていかなければならない。発達障害というパズルはいつの日か、必ず完成するだろう。私たちはできる——やらなければならない——かけがえのない宝である子どもたちを守るために。

第三十章　ここでお別れ。健闘を祈ります

最後に、私が十二歳の頃、家族でキャンプに出かけたときの話をしよう。曇り空の下、誰もいない海辺を歩いていた私とローラは、トンネルを掘ろうと思いついた。そこで一メートルほど離れた位置から、お互いに砂浜に穴を掘りはじめた。腰まで入る穴が掘れると、今度は横に向かって掘っていった。きっとすごい立派なトンネルができるに違いないと、期待に胸を躍らせながら。

ところが、真ん中あたりまで進んだとき、突然視界が真っ暗になり、ずっしりと重く湿った砂に全身を包まれるのを感じた。私は必死でローラに助けを求めて叫んだ。どうして助けに来てくれないの？　伸ばした片手は砂を握りしめたまま、引っこめることもできず、重たい砂に押しつぶされて、銅像みたいに微動だにできない。ローラったら、なにしてるんだろう？　急に怖くなって、私は叫ぶのをやめた。すると砂の墓場の向こう側で、ローラも叫んでいるのがかすかに聞こえた。その瞬間、恐怖とともに悟った。二人とも砂に埋まってしまったのだ。このまま誰にも助けてもらえなかったら、窒息死してしまう！

私はどうにか動かせる足先を、必死にばたつかせた。こうやって蹴りだしていれば、少しは砂の重荷がゆるむかもしれない。それが唯一の手段だった。私より背の低いローラは、たぶん足先まですっぽり埋まっているだろうから。けれども重たい砂の締めつけはまったくゆるまなかった。妹と二人、このまま砂に埋もれて息絶えてしまうのだろうか。

そのとき、足先がなにかを蹴った。今のはなに？　蹴るのをやめて、じっと息をつめていると、力強い手が私の足首をつかみ、砂のなかから一気に引っぱりだした。新鮮な空気と明るさに目をぱちくりさせて見ると、兄のバーニーだった。そのときほど、兄の姿を見

てうれしかったことはない。いつも妹たちをいじめるのが趣味の兄が、なんと救いの神だったとは。その一件以来、命の恩人である兄に対してちょっぴり優しい気持ちを持てるようになった。実際は母と父が、兄に私たちを探しに来させたのだが、それでも奇跡の救出だった。

＊　＊　＊

その後、何十年かして、私はふたたび砂に埋もれて身動きできなくなりました。今回、私と一緒に埋もれたのはウィルで、発達障害という名の重たい砂の下で、光と空気と自由を求めて、私たちは必死にあがいていました。その砂の下から私たちを引っぱりだしてくれた、素晴らしいヒーローたちに心からの感謝を捧げます。なかでも自閉症研究所（ＡＲＩ）と〈Defeat Autism Now!〉のみなさん。そして、医師の方々、検査機関の方々、調剤薬局の方々、サプリメントの製造会社の方々の、得がたいご尽力にも心からの感謝を。私たちを支えてくださった、献身的な学校の先生方、療育士の方々、家族のみんな、リッチ、アラン、ルーカス、ほかにもたくさんの方々にお世話になりました。私とウィルがここまで来られたのは、みなさんのおかげです。

ウィルもまたヒーローです。彼は本当によく頑張りました。厳しい食事制限を忠実に守り、毎日毎日、必要で有用な治療とはいえ、サプリメントやら薬やらクリームやら、山のように飲んだり、塗ったりすることに耐え、専門検査のために検査試料を提供し、プライベートを公開されても、文句一つ言わず。延々とつづけられるさまざまな療法や、家庭での勉強も、いつも前向きに精いっぱい頑張ってきました。重たい砂に埋もれてしまったのは、本人のせいではないのに。けれどもまわりの人々に助けられ、彼は果敢に起き上がり、回復の道を歩んでいます。どんなときも笑顔で、一生けんめいで、我慢強い、本当に頑張り屋の自慢の息子です。

この本を読んでくださったあなたのまわりにも、きっとヒーローがいるはずです。協力してくれる人を探してみてください。発達障害について、学んでください。あなたの特別なお子さんを理解し、尊重してあげてください。お子さんができないことではなく、得意なことに注目してあげてください。そしてあなた自身も、世界を変える力を秘めていることを忘れないで。あなたもあなたの物語のヒーローなのです。あなたもぜひ冒険の旅で得た知恵や才能を、発達障害のコミュニティにもたらしてください。

あなたとあなたの特別なお子さんの成功と幸せを、私とウィルも心から祈っています。本書があなたがたの助けになれば幸いです。楽しみながら読んでいただけたら、うれしいのですが。もしもおもしろくなかったら、妹のローラに言ってやってください。「私が本を書いてあげる」と、いつも息巻いていたので。まったく妹になにがわかるのやら。

付録　サプリメントの服用

〈強力な栄養を補う必要性〉

小食や偏食、消化吸収力の低下などの理由で、ほとんどの発達障害の子どもたちは、さまざまなビタミン、ミネラル、必須脂肪酸、その他の必要な栄養が不足している。大半の子どもたち、とくに幼い子ほど、栄養を補うことで、めざましく改善する。変化は数日から数週間で表れるだろう。おもに大きく改善するのは、会話、アイコンタクト、行動、睡眠など。発達障害の子どもも大人も、亜鉛、ビタミンC、カルシウム、マグネシウム、タラの肝油（ビタミンA、D、オメガ3脂肪酸が豊富）などの必須栄養素を必要としている。ほかにも補うべき栄養素がある。この付録では、必要とされる栄養のサプリメントと、服用量、お薦めのブランド、購入先などについてご紹介するので、参考にしていただければと思う。ほかにも、サプリメントの効果的な服用をつづけるための、ちょっとした工夫などもご紹介する。

〈発達障害のための栄養プログラムの参考書籍〉

〈Defeat Autism Now!〉の医師たちが書いた本には、発達障害の子どもたち向けの栄養プログラムや服用量が詳しく説明されている。

○『Children with Starving Brains, 3rd ed（脳が飢えている子どもたち）』ジャクリーン・マッカンドレス医師（未邦訳）

○『Healing the New Childhood Epidemics（新たな子どもたちの流行病の治療）』ケネス・ボック医師&キャメロン・ストース（未邦訳）

○『Autism：Effective Biomedical Treatments（自閉症の効果的なバイオメディカル療法）』ジョン・パングボーン医師&シドニー・ベイカー医師（未邦訳）

〈服用量〉

表Cは、発達障害の子どもに、もっともお薦めとされる栄養素と、一日当たりの摂取量だ。一般的な摂取量の目安よりかなり高用量だが、一般的な目安は健康な人のために設定された量であり、発達障害のように栄養不足の問題を抱えている人向けではないので、症状の改善を目的とする場合は、ふつうの目安よりかなり多めに摂取しなければならない。栄養のサプリメントは、身体の機能や行動に強力な効き目を及ぼすので、最初は少しの量からはじめて、子どもの様子を見ながら増やしていくと良い。表Cは『Children with Starving Brains, 3rd ed』からの引用。

〈高品質のブランド、購入先〉

発達障害の治療に適した配合のサプリメントを製造しているメーカーがいくつかある。その特徴としては
○錠剤、チュアブル、液体、粉、クリームなど、親が子どもに飲ませやすいようにいろいろなタイプがある。
○乳、グルテン、大豆、人工着色料、香料などを含まない。念のため、容器の成分表示をよく読んで、確認しよう。
○発達障害の子どもに必要な高用量の栄養素が含まれている。Kirkman の Super Nu-Thera, Nu-Thera など。
○発達障害の治療に最適なP5P（活性型）ビタミンB6などが含まれている。

いろいろなブランドの良い製品があるが、すべてをご紹介することはできないので、〈Defeat Autism Now!〉御用達のいくつかのブランドを紹介しておこう。BrainChild, Kirkman, Klaire Labs, New Beginnings, Nordic Naturals. これらのブランドの製品を私も使っていて、とても満足している。けれどもあなたの特別なお子さんに最適なものを選ぶのはあなただ。フィッシュオイルに関しては、粗悪なものだと水銀が含まれている可能性があるので、とりわけ品質の良いものを選ばなくてはいけない。Kirkman, Nordic Naturals, Coromega, Eskimo-3, OmegaBrite, ProDHA Jr などがお薦め。

これらの良質なブランドの製品は、調剤薬局や自然食品店などで販売されている。Our Kids（www.OurKidsASD.com）や Wellness Pharmacy（www.WellnessHealth.com）などのオンラインショップでも購入できる。それぞれ品揃えが豊富なので、あちこち

（注釈：あくまでも参考です。人種差もあり、本文中に記載されているように少量からはじめて徐々に増やすもしくはバイオメディカルの主治医と相談しながら行ってください）

サプリメント	1日当たりの適用量	コメント
ビタミンA	2, 500-5, 000iu	タラの肝油に含まれる。
ビタミンC	Up to 1, 000mg	体内に長く留まらないので１日３～４回に分けて服用する。緩衝化されたものの方がお腹をこわしにくい（下痢をしにくい）。
ビタミンD	1, 000-2, 000iu	日光に当たらず、肌が浅黒く、授乳中の子供には2000iu。それ以外は1000iu。
ビタミンE	200-400iu	５歳以下は200iu。５歳以上は400iu。高γ（ガンマ）トコフェロールが最適。
ビタミンB6	50-100mg	５歳以下は50mg。５歳以下は50-100mg。活性型ビタミンB6が望ましい。マグネシウムと一緒に摂る。
カルシウム	1g 少々	１日数回に分ける。
コエンザイムQ10	30-200mg	粉やゲル状などタイプによる。また年齢・体の大きさ、他の治療の有無・症状にもよる。
消化酵素	ラベルを参照	食事の量による。二十七章を参照。
DMG（ジメチルグリシン）	125-750mg	125mgのカプセルまたは舌下で１日１～６回。DMGかTMGどちらかで、併用はしない。
フオリン酸	800mcg	１日２回0. 5ml。
グルタチオン	クリーム（外用）	250mgの濃縮タイプは医師の処方が必要。
	点滴	200-300gからはじめ、600-800mg（週に１回）に増やす。医師の処方が必要。
	経口	経口の場合の効果は不明。リポソーム型にかぎる。１日２回服用。容器の表示を参照。

表Ｃ．１　ビタミン・ミネラル・その他サプリメントの適用量

サプリメント	1日当たりの適用量	コメント
マグネシウム	200-400mg	グリシン結合タイプが吸収が良い。
メラトニン	0. 5-3mg	夜に服用。年齢、体の大きさ、他の治療、症状による。
メチルB12	注射	750-2, 500mcgを週に２回。医師の処方が必要。毎日の注射で40%の子どもに効果あり。
	鼻スプレー	反応により１日１～２回、もしくは週２回。医師の処方が必要。
オメガ３DHA	250-500mg	
オメガ３EPA	750mg	
オメガ３GLA	50-100mg	
プロバイオティクス	10-100billion CFU	健康な腸内環境を回復するには200-1, 000億CFU。健康な腸内環境を維持するには100-250億CFU。二十六章で紹介したような高品質高容量のものを選ぶ。
セレン	75-200mcg	５歳以下は75-150mcg。５歳以上は150-200mcg。多量に摂るとまれではあるが有害な場合もある。
TMG（トリメチルグリシン）	500-2, 000mg	DMGかTMGどちらかで、併用はしない。
亜鉛	20-50mg	DMPS、DMSA、EDTAなどで有害金属をデトックス中なら１mg／1b＋20mgまで。亜鉛ピコリン酸が吸収が良い。

表C．2　つづき

から買うより、一つの店でまとめて買うほうが、送料を節約できる。メーカーのウェブサイトで購入できる場合もあるので、Kirkman, Vitamin などのキーワードで検索してみよう。

〈サプリメントは効果が表れるまで時間がかかる〉

処方薬は、数時間から数日で反応があるけれど、サプリメントは効果が表れるまでにやや時間がかかることが多い。栄養素によって差があり、また個人差もあるが、たとえばビタミンB12やメラトニンは、早い人で数時間から数日で効果が表れることがあるが、人によっては、数週間かかることもある。消化酵素や亜鉛は、効果が出るまでにもっと時間がかかり、だいたい数日から数週間見なければならない。もっと時間を要するのは、ビタミンA、カルシウムなどで、数週間から数ヵ月かかる。ビタミンEのサプリメントで脳機能が改善するまでには、だいたい半年かかる。すぐに効かないからといって、あきらめないことが肝心だ。役に立つかどうか判断するのには、時間をかけてみよう。

〈毎日のサプリメントの服用スケジュールを管理する〉

私の場合は、ウィルに飲ませるサプリメントを、一日三回、一週間分をセットできる容器が役に立った。週に一度、ビタミン類の瓶と一緒に置いてあるスケジュール表にしたがって、サプリメントをセットしておく。スケジュール表は、手書きかパソコンで作成しておき、飲むビタミンの種類や量が変わったら、そのつど変更する。朝食時、夕食時、就寝時などに分けて、それぞれ必要なサプリメントと量を記す。粉や液体やクリーム、冷蔵保存のものなどは、ピル容器に入れておけないので、スケジュール表にサプリメントの名前を書いて、下線を引いておき、ピル容器に入っていないことがすぐわかるようにしておく。このスケジュール表のコピーを、ピル容器にセットできない製品が置いてある棚に貼っておくと便利だ。

〈服用の目安表〉

いくつかのサプリメントを子どもに飲ませていると、それぞれいろいろなビタミンやミネラルが含まれているので、トータルでどれぐらいの量を摂取しているのか、わからなくなってしまいがちだ。治療法の変更などがあると、適量なのかどうか、判断するのがよけいにむずかしい。だから毎日の服用スケジュールに量を記して、目安表と一緒に貼っておくと、適切な量の範囲内かどうか、すぐに確認できる。このスケジュール表で、今現在どういう治療をしているかも一目でわかるので、診察のときに医師に見せる報告書としても最適だ。今、どんなサプリメントを飲んでいるかがすぐわかり、医師が今後の治療方針を決めるのにも役に立つ。

パソコンで作ると便利だが、苦手なら手書きでもじゅうぶんだ。表C・3のように、一番上に、「ビタミン・ミネラル以外の治療」として、実行中の食事法、処方薬、消化酵素などその他のサプリメントを記しておく。表の左端にビタミン・ミネラルの名前を書き、そのとなりの欄に、推奨される目安量を記す。その横に一日の摂取量の合計を書き、そのまた横に自分の子どもに与えているサプリメント名と、それぞれの摂取量を、一カプセルとか三錠とかスプーン一杯とか書いておき、下の欄に一日分の合計量を記す。そうすると、一日の摂取量が目安量に収まっているかどうかが一目でわかる。

ビタミン・ミネラル以外の治療： GF／CFダイエット
消化酵素　商品名
プロバイオティクス　商品名
エプソムソルト入浴　週４回

ビタミン ミネラル サプリメント	1日 当たりの 適用量	1日の 合計量	タラの肝油 ブランドX	マルチ ビタミン ブランドY	カルシウム ブランドZ	ビタミンC ブランドY	TMC ブランドX
ビタミンA	2500–5000iu	5000iu	5000iu				
ビタミンC	Up to 1000mg	810mg		60mg			
ビタミンD	1000–2000iu	940iu	540iu		400iu	750mg	
ビタミンE	200–400iu	300iu		30iu			
亜鉛	20–50mg	40mg		10mg			
ビタミンB6	50–100mg	50mg		50mg			
オメガ３DHA	250–500mg	500mg	500mg				
オメガ３EPA	750mg	500mg	500mg				
カルシウム	1g or more	1. 1g			630mg		
フォリン酸	800mcg	800mg		400mcg			400mcg
マグネシウム	200–400mg	400mg		100mg	300mg		
セレン	75–200mcg	100mcg		25mcg			

表C．3　治療プランの参考例

訳者あとがき

たくさんの発達障害に苦しむ純粋な子どもたちを一刻も早く救うために、今、日本で一番必要とされる革命的な一冊だと思います。本来なら健康で楽しい人生を過ごせたはずの大勢の子どもたちが、食べ物やワクチンや抗生物質の多用のせいで〝発達障害〟になり、本来なら受けるはずのない誤解や偏見、差別やいじめに遭い、〝学習障害〟で勉強がわからず、自尊心がずたずたになり、やがて不登校、ひきこもり、統合失調症、あるいは非行、自殺という悲劇の道筋をたどっています。最悪の事態にいたらないまでも、たくさんの〝発達障害〟と診断された子どもたちが、〝障害者〟としてさまざまな生きづらさに苦しみながら、社会のなかでけんめいに努力をして生きています。しかし実際は先天的な脳の障害などではなく、じつは有害金属や抗生物質の飲みすぎや食べ物やカンジダ菌というカビが、脳に影響を及ぼしている状態を、わたしたちは〝発達障害〟とみなしている。これが事実だとしたら、とんでもなく大変な事態ではないでしょうか。

訳者自身の息子も広汎性発達障害と診断されています。母親の私は自己免疫疾患（アトピー、ぜんそく）があり、夫も花粉症で、息子もアトピー、ぜんそくで赤ちゃんの頃から小児科通いが欠かせず、予防接種もきちんきちんと受けさせていました。本書を訳し終えた今、胸に鉛がつかえたような苦しい気持ちでこれを書いています。

小学校一年のときに発達障害と言われ、本書のウィル君と同じで、小学校三年生の頃から、ここで言うバイオメディカル的な治療をはじめました。もっともうちの場合は、発達障害の治療という意識はなく、重症のアトピーで、遅延型食物アレルギーの検査をして、グルテン、カゼイン、卵、大豆、そのほか野菜、果物などいろいろアレルギーがあって、これはリーキーガットだね、と言われ、消化酵素のサプリと腸内環境改善のサプリと除去食の取り組みをはじめました。おかげでアトピーはすっかりきれいになり、体も丈夫になって、快眠・快便、登校をいやがり不安が強かった性格も明るくひょうきんになり、友達も増えて、見違えるように元気いっぱいに学校に通えるようになりました。

けれども学習障害のほうはいまひとつで、とくにウィル君と同じで算数がまるきしわからない。運動もすごい不器用。低緊張で姿勢がぐにゃぐにゃ。物忘れ、おっちょこちょい、ぶつかりやすい、などの症状は残っていました。六年生の終わり頃、有害金属のデトックスについての本を読み（『「重金属」体内汚染の真実』大森隆史）、著者の大森先生のクリニックへ息子を連れて行きました。大森先生はもともとは化学畑のご出身だそうで、身体の解毒反応について熟知しておられて、有害金属デトックスに取り組まれていましたが、ＮＨＫで自閉症とワクチンの水銀の関係についての番組があり、その直後に自閉症児の親たちから問い合わせが殺到し、現在はおもに発達障害の子どもの有害金属デトックスを中心に、化学的・効率的に必要な栄養素を補うサプリメントを独自に開発されて、治療に取り組まれています。

息子の場合、中学に上がってから反抗期に突入し、母親の言うとおりにするのがとにかくいやで、食事制限で好きなものを食べられなかった反動もあり、コンビニやファストフード店で買い食いして、家の食事をきちんと食べず、サプリメントも飲まなくなってしまったので、効果を確かめられなくなってしまいましたが、逆に飲まなくなってからの負の下降スパイラルぶりは、まさに本書に書いてあるとおりでした（いつも下痢、腹痛、食欲不振、吐き気、鬱、攻撃的、激しくキレる、慢性疲労、すぐに風邪引く、睡眠障害、昼夜逆転、不登校などなど）。そんな状態で、三年あまりひきこもっていましたが、最近、ようやく説得してふたたび大森先生のサプリメントを飲むようになったので、遅ればせながら結果に期待したいと思います。このサプリメントは、本書のような有害金属キレーションの薬を服用して必要なミネラルも全部流してしまう負担の大きいものではなく、アルファリポ酸というかぎ爪を持つアミノ酸で有害金属をつかまえて（アミノ酸なので脳関門を通って、脳に蓄積している有害金属もつかまえられる）、ほかのビタミンやアミノ酸で体の外に排出させるやり方なので、安心してつづけられます。本書で解毒や腸壁の修復に有効と説明されていたＬ－グルタミンや、Ｎ－アセチルグルコサミンなどの必須アミノ酸も、代謝や解毒機能を念頭に入れて化学的に配合されています。これらのアミノ酸について調べたところ、一流のアスリートたちが好んで活用しているようで、やはり心身の最大のパフォーマンスを発揮するには、代謝や解毒機能を円滑にするのがベストなやり方なのだと納得しました。

けれども現在の日本ではいずれも保険のきかない自由診療で、遅延型食物アレルギーや毛髪ミネラル検査、尿検査もそれぞれ高額で、サプリメントも一ヵ月分が一万五千円程度と高めなので、ためらう方も多いかもしれません。その場合は、グルテン（小麦製品）だけでもやめてみるとか、砂糖を控えるとか、なるべく加工食品や添加物は摂らないように、炭水化物を少なめにして、良質の肉や野菜を食べるようにするだけでも、体調がよくなって発達障害の症状も軽減されるのではないかと思います。本書のバイオメディカル療法に興味を持たれた方は、ここで紹介されていることを、できることから少しずつ取り組まれるのがいいかと思います。

著者のサリーさんが言うように、大人が企業や政府の思惑にふりまわされずに、体と健康の仕組みについて勉強し、しっかりとした本当の知識を身につけて、未来の社会を担っていくべき大事な子どもたちを守っていかなければならないと痛感します。発達障害の子どもたちがみずから〝炭坑のカナリア〟になって、身をもって示してくれている警告に、わたしたち大人は気づかなければなりません。

母性愛にあふれるあたたかな文章で、とても緻密に、それでいてユーモアたっぷりにわかりやすく書かれた本書は、原書のタイトルのとおりまさしく「希望の書」であり、多くの親たち、発達障害の当事者たち、医療や栄養学の専門家、教育関係者に読んでもらいたい必携の書であると思います。訳者が息子のために取り組んだ当時は、遅延型食物アレルギーや腸内フローラ、グルテン・フリーなどという言葉は、周囲の誰も聞いたことがありませんでしたが、幸いにも今は、ジョコビッチ選手のおかげで、グルテン・フリーはハリウッド・セレブも実践する流行の最先端のようになっていますし、医療監修を引き受けてくださいました内山葉子先生をはじめとして、本書のバイオメディカル療法に相当する治療を日本で実践されているお医者さまも増えてきました。翻訳する上で、参考にさせていただいた書籍をここでいくつか紹介させていただきま

す。まずは医療監修をしてくださった内山葉子先生のご著書から
『子どもの病気は食事で治す』（評言社）
『おなかのカビが病気の原因だった』（マキノ出版）
『パンと牛乳は今すぐやめなさい！』（マキノ出版）
『毒だらけ』（評言社）

『発達障害を克服するデトックス栄養療法』（大森隆史医師　阿部出版）
『発達障害を治す』（大森隆史医師　幻冬舎新書）
『発達障害の子どもが変わる食事』（ジュリー・マシューズ　大森隆史医師監修　青春出版）
『最強の栄養療法「オーソモレキュラー」入門』（溝口クリニック院長　溝口徹医師　光文社新書）
『子どもの「困った」は食事でよくなる』（溝口徹医師　青春出版社）
『医師が教える「あなたのサプリが効かない理由」』（宮澤クリニック院長　宮澤賢史医師　イースト・プレス）
『大人のフードアレルギーを治す食べ方』（宮澤賢史医師監修　マガジンハウス）
『自己治癒力を高める医療　実践編　バイオロジカル検査でわかるあなたの「治る力」』（小西統合医療内科院長　小西康弘医師　創元社）
『小腸を強くすれば病気にならない』（江田クリニック院長　江田証医師　インプレス）
『「腸の力」であなたは変わる』（デイビッド・パールマター医学博士　白澤卓二医学博士監修　三笠書房）
『リーキーガット症候群』（トンプソン真理子）
『ジョコビッチの生まれ変わる食事』（ノバク・ジョコビッチ　三五館）
『ココロの不調回復　マンガでわかる　食べてうつぬけ』（精神科　奥平智之医師　主婦の友社）

本書の翻訳出版を「これは良い本だ！」と快諾してくださいましたヒカルランドの石井健資社長に、心より深く御礼申し上げます。そして医療監修を快くお引き受けくださいました内山葉子先生にも深く感謝申し上げます。お忙しいなか、診療の合間を縫って、細やかに原稿をチェックしていただき、本当にありがとうございました。

最後にこの本のテーマにぴったりな詩を紹介させていただきます。

『この子の名前は今日　His Name is Today』

われわれは多くの過ちや罪を犯している
しかし最大の罪は、子どもたちを見捨てていることだ
この生命の泉を無視していることだ

多くの必要なことは待つことができる
しかしこの子にはそれができない
今、彼の骨がつくられ、血がつくられ、
感覚が育っているのだ

この子に対して、わたしたちは「明日ね」と
言うことはできない
この子の名前は「今日」なのだ
　ガブリエラ・ミストラル（チリ、ノーベル賞作家）

二〇一八年十月　　　訳者

文献目録

Adams, J. (2007) *Summary of Biomedical Treatments for Autism*. ARI Publication 40. San Diego, CA: Autism Research Institute.

Adams, J., Levine, K. and Lin-Wen, H. (2006) "Mercury in First-cut Baby Hair of Children with Autism vs. Typically-Developing Children." *Proceedings of the Autism Society of America Annual Conference*, Providence, RI, July.

Altmann, D. (2000) "Autism and measles, mumps, and rubella vaccine." *Lancet 355*, 9201, 409–10.

American Psychiatric Association. (1994) *Diagnostic and Statistical Manual of Mental Disorders*. 4th ed. Washington, D.C.: American Psychiatric Association.

Ashwood, P., Anthony, A., Torrente, F. and Wakefield, A. (2004) "Spontaneous mucosal lymphocyte cytokine profiles in children with autism and gastrointestinal symptoms: Mucosal immune activation and reduced counter-regulatory interleukin-10." *Journal of Clinical Immunology 24*, 6, 664–67.

Attwood, T. (2006) "What Is Asperger's Syndrome?" In K. Simmons, *The Official Autism 101 Manual*. Alberta, Canada: Autism Today.

Autism Research Institute. (2005) *Treatment Options for Mercury/Metal Toxicity in Autism and Related Developmental Disabilities: Consensus Position Paper Feb 2005*. San Diego, CA: Autism Research Institute.

Baker, S. (2004) *Detoxification and Healing*. New York: McGraw-Hill.

Baker, S. (2006a) "Individuality." In Autism Research Institute, *DAN! Conference Proceedings Fall 2006*. San Diego, CA: Autism Research Institute.

Baker, S. (2006b) "Notes for Orphan Organ Lecture." In Autism Research Institute, *DAN! Conference Proceedings Fall 2006*. San Diego, CA: Autism Research Institute.

Baker, S. (2006c) "Summary for New DAN! Parents." In Autism Research Institute, *DAN! Conference Proceedings Fall 2006*. San Diego, CA: Autism Research Institute.

Baker, S., James, J. and Milivojevich, A. (2006) "Patterns of Thiol Chemistry in Autistic Children." In Autism Research Institute, *DAN! Conference Proceedings Spring 2006*. San Diego, CA: Autism Research Institute.

Barkley, R. (2005) *Taking Charge of ADHD*. New York/London: The Guilford Press.

Beck, V. (1998) *Unlocking the Potential of Secretin*. San Diego, CA: Autism Research Institute.

Bernard, S., Enayati, A., Roger, H., Binstock, T., Redwood, L. and McGinnis, W. (2000) *Autsim: A Unique Type of Mercury Poisoning*. Cranford, NJ: ARC Research. Accessed on 7/12/08 at www.safeminds.org.

Bernard, S., Enayati, A., Redwood, L., Roger, H. and Binstock, T. (2001) "Autism: A novel form of mercury poisoning." *Medical Hypotheses 56*, 4, 462–71.

405

Binstock, T. (2007a) "Autism, Metals, and the Mercury in Vaccines." In J. McCandless, *Children with Starving Brains*. 3rd ed. Putney, VT: Bramble Books.

Binstock, T. (2007b) "Intra-Body Toxins." In J. McCandless, *Children with Starving Brains*. 3rd ed. Putney, VT: Bramble Books.

Bock, K. and Stauth, C. (2007) *Healing the New Childhood Epidemics: Autism, ADHD, Asthma, and Allergies*. New York: Ballantine Books.

Bradstreet, J. (2006) "Simplified Evaluation and Treatment of Autism Using Biomarker Directed Algorithms." In Autism Research Institute, *DAN! Conference Proceedings Fall 2006*. San Diego, CA: Autism Research Institute.

Bradstreet, J., Geier, D., Kartzinel, J., Adams, J. and Geier, M. (2003) "A case-control study of mercury burden in children with autistic spectrum disorders." Journal of American Physicians and Surgeons 8, 3, 76–79.

Buie, T. (2003) "Examining GI Issues in Children with Autism and the Effectiveness of Traditional GI Medications." In Autism Research Institute, *DAN! Conference Syllabus Spring 2003*. San Diego, CA: Autism Research Institute.

Cave, S., with Mitchell, D. (2001) *What Your Doctor May Not Tell You About Children's Vaccinations*. New York: Warner Books.

Center for Disease Control and Prevention. (2008a) *What is the Prevalence of Autism?* Atlanta: Center for Disease Control and Prevention. Accessed on 1/6/08 at www.cdc.gov/ncbddd/autism/faq_prevalence.htm#whatisprevalence.

Center for Disease Control and Prevention. (2008b) *Childhood Immunization Schedule*. Atlanta: Center for Disease Control and Prevention. Accessed on 1/17/08 at www.cdc.gov/vaccines/recs/schedules.

Chinitz, J. and Baker, S. (2007) *We Band of Mothers*. San Diego, CA: Autism Research Institute.

Comi, A., Zimmerman, A., Frye, V., Law, P. and Peeden, J. (1999) “Familial clustering of autoimmune disorders and evaluation of medical risk factors in autism.” *Journal of Child Neurology 14*, 6, 388–94.

Compart, P. and Laake, D. (2006) *The Kid-Friendly ADHD&Autism Cookbook*. Beverly, MA: Fair Winds Press.

Cordain, L. and Friel, J. (2005) *The Paleo Diet for Athletes*. Emmause, PA: Rodale Inc.

Croen, L., Grether, J., Yoshida, C., Odouli, R. and Van de Water, J. (2005) “Maternal autoimmune diseases, asthma and allergies, and childhood autism spectrum disorders: A case-control study.” *Archives of Pediatrics and Adolescent Medicine 159*, 2, 151–57.

Crook, W. (1999) *The Yeast Connection Handbook*. Jackson, TN: Professional Books, Inc.

Crook, W. (2001) *Dr. Crook Discusses Yeasts and How They Can Make You Sick*. Jackson, TN: Professional Books.

Deth, R. (2006) “Methionine Synthase: The Redox Sentinel.” In Autism Research Institute, *DAN! Conference Proceedings Spring 2006*. San Diego, CA: Autism Research Institute.

Deth, R. (2007a) “Update on Methionine Synthase, Adaptive Enzyme Functioning, Cobalamin, and Methylation of Phospholipids at the D4 Receptor.” In J. Pangborn and S. Baker, *Autism: Effective Biomedical Treatments 2007 Supplement*. San Diego, CA: Autism Research Institute.

406 HOPE FOR THE AUTISM SPECTRUM

Deth, R. (2007b) “D4 Dopamine Receptors and Methionine Synthase in Human Cortex.” In Autism Research Institute, *DAN! Conference Proceedings Spring 2007*. San Diego, CA: Autism Research Institute.

Deth, R. (2007c) “Oxidative Stress and the Metabolic Pathology of Autism.” In Autism Research Institute, *DAN! Conference Proceedings Spring 2007*. San Diego, CA: Autism Research Institute.

D'Eufemia, P., Celli, M., Finocchiaro, R., Pacifico, L. et al. (1996) "Abnormal intestinal permeability in children with autism." *Acta Paediatrica 85*, 9, 1076–79.

Edelson, S. (2006a) "Following the vision of Dr. Rimland." *Autism Research Review International 20*, 3, 3.

Edelson, S. (2006b) "Stephen M. Edelson, Ph.D., named Director of ARI." *Autism Research Review International 20*, 3, 1.

Edelson, S. (2006c) "Why is Autism on the Rise?" In K. Simmons, *The Official Autism 101 Manual*. Alberta, Canada: Autism Today.

Edelson, S. (2007a) "Talk about recovery." *Autism Research Review International 21*, 1, 3.

Edelson, S. (2007b) "Survey: Vaccinated boys far more likely than other boys to have neurological disorders." *Autism Research Review International 21*, 2, 1.

Edelson, S. and Cantor, D. (1998) "Autism: Xenobiotic influences." *Toxicology and Industrial Health 14*, 4, 553–63.

Edelson, S. and Rimland, B. (2006) *Recovering Autistic Children*. San Diego, CA: Autism Research Institute.

Eggleston, D. and Nylander, M. (1987) "Correlation of dental amalgams with mercury in brain tissue." *Journal of Prosthetic Dentistry 58*, 6, 704–707.

El-Dahr, J. (2006a) "Inflammation and Disordered Immunity in Autism Spectrum Disorders." In Autism Research Institute, *DAN! Conference Proceedings Spring 2006*. San Diego, CA: Autism Research Institute.

El-Dahr, J. (2006b) "Inflammation from A to Z in ASDs." In Autism Research Institute, *DAN! Conference Proceedings Spring 2006*. San Diego, CA: Autism Research Institute.

El-Dahr, J. (2007a) "Immunologic Issues in Autism." In Autism Research Institute, *DAN! Conference Proceedings Spring 2007*. San Diego, CA: Autism Research Institute.

El-Dahr, J. (2007b) "Improving Immunity and Understanding Inflammation." In Autism Research Institute, *DAN! Conference Proceedings Spring 2007*. San Diego, CA: Autism Research Institute.

Faherty, C. (2000) *Asperger's...What Does It Mean to Me?* Arlington, TX: Future Horizons.

Fall, C. and Urwick, J. (2006) "Keeping It Simple: Starting a GF/CF Diet." In Autism Research Institute, *DAN! Conference Proceedings Fall 2006*. San Diego, CA: Autism

Research Institute.

Feingold, B. (1975) *Why Your Child is Hyperactive*. New York: Random House.

Freedenfeld, S. (2005) "Recognizing and Removing Environmental Toxins for General Health." *Presentation at the DAN! Conference, Fall*, accessed on 1/15/06 at www.DANwebcast.com.

Furlong, J. and Hanaway, P. (2006) "Autism and the Gut: Finding the Source." In Autism Research Institute, *DAN! Conference Proceedings Spring 2006*. San Diego, CA: Autism Research Institute.

BIBLIOGRAPHY 407

Furlong, J. and James, M. (2006) "Autism and the Gut: Finding the Source, Treating the Source." In Autism Research Institute, *DAN! Conference Proceedings Spring 2006*. San Diego, CA: Autism Research Institute.

Garrison, R. and Somer, E. (1995) *The Nutrition Desk Reference*. 3rd ed. New Canaan, CT: Keats Publishing.

Geier, M. and Geier, D. (2003) "Pediatric MMR vaccination safety." *International Pediatrics 18*, 2, 203–8.

Generation Rescue. (2008) *Vaccination Information*. U.S.A.: Generation Rescue. Accessed on 1/18/08 at www.generationrescue.org/vaccines.html

Gershon, M. (2003) *The Second Brain*. New York: Quill.

Goldman, G. and Yazbak, F. (2004) "An investigation of the association between MMR vaccination and autism in Denmark." *Journal of American Physicians and Surgeons 9*, 3, 70–75.

Gorman, C. with Hyde, M. (2001) *Less-Toxic Alternatives*. Texarkana, TX: Optimum Publishing.

Gottschall, E. (2004) *Breaking the Vicious Cycle*. Baltimore, Ontario, Canada: Kirkton Press.

Grandin, T., Rimland, B., Adams, J. and Edelson, S. (2006) "Advice for Parents of Young Autistic Children: Spring 2004." In K. Simmons, *The Official Autism* 101 Manual. Alberta, Canada: Autism Today.

Green, J. (2005) "Chelation Panel and Question/Answer Session." *Presentation at the DAN! Conference, Fall*. Accessed on 1/26/06 at www.DANwebcast.com.

Green, J. (2006a) "Overview: Detoxification through chelation therapy." *Autism Research Review International 20*, 1, 3.

Green, J. (2006b) "Environmental Chemicals and Autism." In Autism Research Institute, *DAN! Conference Proceedings Spring 2006*. San Diego, CA: Autism Research Institute.

Green, J. (2006c) "What Else Besides Mercury Is Injuring Our Children?" In Autism Research Institute, *DAN! Conference Proceedings Fall 2006*. San Diego, CA: Autism Research Institute.

Haley, B. and Small, T. (2006) "Interview with Dr. Boyd E. Haley: Biomarkers supporting mercury toxicity as the major exacerbator of neurological illness, recent evidence via the urinary porphyrin tests." *Medical Veritas 3*, 1, 921–34.

Halsey, N. (1999) "IVS Perspective on the Use of Thimerosal-Containing Vaccines." Presentation from *Workshop on Thimerosal and Vaccines*, Institute for Vaccine Safety, John Hopkins Bloomberg School of Public Health, August 11–12.

Hamilton, L. (2000) *Facing Autism*. Colorado Springs, CO: WaterBrook Press.

Hanaway, P. (2006) "Balance of Flora, Galt and Mucosal Integrity." In Autism Research Institute, *DAN! Conference Proceedings Fall 2006*. San Diego, CA: Autism Research Institute.

Hardy, P. (2004) "Essential Fatty Acids, Membrane Fluidity and Prostanoids." In Autism Research Institute, *DAN! Conference Proceedings Spring 2004*. San Diego, CA: Autism Research Institute.

Herbert, M. (2006) "Autism Biology and the Environment." In Autism Research Institute, *DAN! Conference Proceedings Fall 2006*. San Diego, CA: Autism Research Institute.

Hersey, J. (1999) *Why Can't My Child Behave?* Alexandria, VA: Pear Tree Press, Inc.

Hidaka, H., Tashiro, Y. and Eida, T. (1987) "Effect of fructo-oligosaccharides on intestinal microflora." *Nahrung 31*, 5–6, 427–36.

Hidaka, H., Tashiro, Y. and Eida, T. (1991) "Proliferation of bifidobacteria by oligosaccharides and their useful effect on human health." *Bifidobacteria Microflora 10*, 1, 65–79.

Holmes, A. (2001) *Autism Treatments: Chelation of Mercury*. Baton Rouge, LA: Self-published. Accessed on 12/29/07 at www.healing-arts.org/children/holmes.

htm#results.

Holmes, A., Blaxill, M. and Haley, B. (2003) "Reduced levels of mercury in first baby haircuts of autistic children." *International Journal of Toxicology 22*, 4, 277–85.

Honda, H., Shimizu, Y. and Rutter, M. (2005) "No effect of MMR withdrawal on the incidence of autism: a total population study." *Journal of Child Psychology and Psychiatry 46*, 572–79.

Horvath, K., Papadimitriou, J., Rabsztyn, A., Drachenberg, C. and Tildon, J. (1999) "Gastrointestinal abnormalities in children with autistic disorder." *Journal of Pediatrics 135*, 5, 559–63.

Hu, L., Bernard, J. and Che, J. (2003) "Neutron activation analysis of hair samples for the identification of autism." *Transactions of the American Nuclear Society 89*, 681–82.

Jackson, L. (2002) *Freaks, Geeks and Asperger Syndrome: A User Guide to Adolescence*. London: Jessica Kingsley Publishers.

James, J. (2006a) "New Evidence and Implications of DNA Hypomethylation in Autistic Children." In Autism Research Institute, *DAN! Conference Proceedings Spring 2006*. San Diego, CA: Autism Research Institute.

James, J. (2006b) "New Evidence for DNA Hypomethylation and Increased Vulnerability to Oxidative Stress." In Autism Research Institute, *DAN! Conference Proceedings Fall 2006*. San Diego, CA: Autism Research Institute.

James, J. (2007) "Oxidative Stress and the Metabolic Pathology of Autism." In Autism Research Institute, *DAN! Conference Proceedings Spring 2007*. San Diego, CA: Autism Research Institute.

James, J., Cutler, P., Melnyk, S., Jernigan, S. et al. (2004) "Metabolic biomarkers of increased oxidative stress and impaired methylation capacity in children with autism." *American Journal of Clinical Nutrition 80*, 6, 1611–17.

James, J., Melnyk, S., Jernigan, S., Cleves, M. et al. (2006) "Metabolic endophenotype and related genotypes are associated with oxidative stress in children with autism." *American Journal of Medical Genetics Part B: Neuropsychiatric Genetics 141*, 8, 947–56.

James, M. (2006) "A Natural Approach to Healing the Gut in Autism." In Autism Research Institute, *DAN! Conference Proceedings Spring 2006*. San Diego, CA: Autism Research

Institute.

Jepson, B. and Johnson, J. (2007) *Changing the Course of Autism*. Boulder, CO: Sentient Publications.

Kanner, L. (1943) "Autistic disturbances of affective contact." *The Nervous Child 2*, 3, 217–50.

Kartzinel, J. (2006) "Current Uses of Nutritional Supplements for Adjunctive Therapy in Children with Autism Spectrum Disorders." In Autism Research Institute, *DAN! Conference Proceedings Fall 2006*. San Diego, CA: Autism Research Institute.

Kavanaugh, L., Fraser, J. and Dietrich, F. (2006) "Recent evolution of the human pathogen Cryptococcus neoformans by intervarietal transfer of a 14-gene fragment." *Molecular Biology and Evolution 23*, 10, 1879–90.

Kirby, D. (2005) *Evidence of Harm*. New York: St. Martin's Press.

BIBLIOGRAPHY 409

Krigsman, A. (2004) "Current Concepts in the Treatment of Autistic Spectrum Associated Enterocolitis." In Autism Research Institute, *DAN! Conference Syllabus Spring 2004*. San Diego, CA: Autism Research Institute.

Kushak, R., Winter, H., Farber, N. and Buie, T. (2005) "Gastrointestinal symptoms and intestinal disaccharidase activities in children with autism." *Journal of Pediatric Gastroenterology and Nutrition 41*, 4, 508.

Lauritsen, M., Pedersen, C. and Mortensen, P. (2004) "The incidence and prevalence of pervasive developmental disorders: A Danish population-based study." *Psychological Medicine 34*, 7, 1339–46.

Levinson, A. (2006a) "Reversing Autism...One Child at a Time." In Autism Research Institute, *DAN! Conference Proceedings Spring 2006*. San Diego, CA: Autism Research Institute.

Levinson, A. (2006b) "Understanding the Biomedical Approach and Making the Right Choices." In Autism Research Institute, *DAN! Conference Proceedings Fall 2006*. San Diego, CA: Autism Research Institute.

Lewis, A. (2005) "Using a biomedical and biochemical model to better understand and treat autism." *Advocate 1*, 18–21.

Lewis, L. (1998a) *Special Diets for Special Kids*. Arlington, TX: Future Horizons Inc.

Lewis, L. (1998b) "Dietary Intervention for the Treatment of Autism: Why Implement a Gluten and Casein Free Diet?" In W. Shaw, *Biological Treatments for Autism and PDD*. Overland Park, KS: self-published.

Lewis, L. (2006) "Dietary Interventions for Autism Spectrum Disorders." In Autism Research Institute, *DAN! Conference Proceedings Fall 2006*. San Diego, CA: Autism Research Institute.

Lewis, S. and Fink, D. (2005) *Allergy and Candida Cooking*. Coralville, IA: Canary Connect Publications.

Madsen, K., Hviid, A., Vestergaard, M., Schendel, D. *et al*. (2002) "A population-based study of measles, mumps, and rubella vaccination and autism." *New England Journal of Medicine 347*, 19, 1477–82.

Martin, N. (2006) "How to Deal Emotionally with Spousal and Other Relationships Around Autism." In K. Simmons, *The Official Autism 101 Manual*. Alberta, Canada: Autism Today.

Matthews, J. (2007) "Excerpt from *Nourishing Hope*." In Autism Research Institute, *DAN! Conference Proceedings Spring 2007*. San Diego, CA: Autism Research Institute.

McAfee, J. (2002) *Navigating the Social World*. Arlington, TX: Future Horizons Inc.

McCandless, J. (2003) *Children with Starving Brains 2nd Edition*. USA: Bramble Books.

McCandless, J. (2005) "Clinical use of methyl-B12 in autism." *Autism Research Review International 19*, 4, 3.

McCandless, J. (2006a) "How Chelsey Changed Our Lives." In S. Edelson and B. Rimland, *Recovering Autistic Children*. San Diego, CA: Autism Research Institute.

McCandless, J. (2006b) "Viral/Immune Issues and Treatments in ASD." In Autism Research Institute, *DAN! Conference Proceedings Spring 2006*. San Diego, CA: Autism Research Institute.

McCandless, J. (2006c) "Detoxification Panel — Evaluating and Treating Mercury Toxicity." In Autism Research Institute, *DAN! Conference Proceedings Fall 2006*. San Diego, CA: Autism Research Institute.

McCandless, J. (2006d) "Viral/Immune Issues and Treatments in ASD." In Autism Research Institute, *DAN! Conference Proceedings Fall 2006*. San Diego, CA: Autism

Research Institute.

McCandless, J. (2007) *Children with Starving Brains*. 3rd ed. Putney, VT: Bramble Books.

McCarthy, J. (2007) *Louder Than Words*. New York: Dutton.

McDonnell, M. (2006a) "Gastrointestinal pathology and the use of SCD in ASD." In Autism Research Institute, *DAN! Conference Proceedings Fall 2006*. San Diego, CA: Autism Research Institute.

McDonnell, M. (2006b) "The Role of Diet in Autism." In Autism Research Institute, *DAN! Conference Proceedings Fall 2006*. San Diego, CA: Autism Research Institute.

Megson, N. (2000) "Is autism a G-alpha protein defect reversible with natural vitamin A?" *Medical Hypotheses 54*, 6, 979–83.

Mumper, E. (2005) "Autism from a Cellular Perspective." *Presentation at the DAN! Conference, Spring*. Accessed on 7/27/05 at www.DANwebcast.com.

Mumper, E. (2007) "Vicious Cycles in Autism." In Autism Research Institute, *DAN! Conference Proceedings Spring 2007*. San Diego, CA: Autism Research Institute.

Mumper, E. (2008a) Personal communication: email dated 29 January.

Mumper, E. (2008b) "The Crucial Role of Intestinal Health." In Autism Research Institute, *Defeat Autism Now! 2008 Spring Conference*. San Diego, CA: Autism Research Institute.

Myles, B. and Southwick, J. (1999) *Asperger Syndrome and Difficult Moments: Practical Solutions for Tantrums, Rage, and Meltdowns*. Shawnee Mission, KS: Autism Asperger Publishing Co.

Nataf, R., Skorupka, C., Amet, L., Lam, A., Springbett, A. and Lathe, R. (2006) "Porphyrinuria in childhood autistic disorder: Implications for environmental toxicity." *Toxicology and Applied Pharmacology 214*, 2, 99–108.

Neubrander, J. (2002) *Methyl-B12: Myth, Masterpiece, or Miracle?* Edison, NJ: Self-published. Accessed on 12/29/07 at www.drneubrander.com/Files/Methyl-B12;%20Myth,%20Masterpiece,%20or%20Miracle.doc

Neubrander, J. (2006) "The Methylation Puzzle: Methyl-B12 et. al." In Autism Research Institute, *DAN! Conference Proceedings Spring 2006*. San Diego, CA: Autism

Research Institute.

Owens, S. (2006) “What a Low Oxalate Diet Has Been Changing in Children with Autism.” In Autism Research Institute, *DAN! Conference Proceedings Fall 2006*. San Diego, CA: Autism Research Institute.

Owens, S. (2007) “Low Oxalate Diet.” In J. McCandless, *Children with Starving Brains*. 3rd ed. Putney, VT: Bramble Books.

Pangborn, J. (2006a) “Nutrition Panel Comments.” In Autism Research Institute, *DAN! Conference Proceedings Spring 2006*. San Diego, CA: Autism Research Institute.

Pangborn, J. (2006b) “Digestive Deficiencies in Autism — Benefits of Digestive Aids.” In Autism Research Institute, *DAN! Conference Proceedings Fall 2006*. San Diego, CA: Autism Research Institute.

Pangborn, J. (2006c) “Overview of the DAN! Biomedical Approach: A Message to Parents and Clinicians.” In Autism Research Institute, *DAN! Conference Proceedings Fall 2006*. San Diego, CA: Autism Research Institute.

Pangborn, J. and Baker, S. (2005) *Autism: Effective Biomedical Treatments*. San Diego, CA: Autism Research Institute.

BIBLIOGRAPHY 411

Pangborn, J. and Baker, S. (2007) *Autism: Effective Biomedical Treatments 2007 Supplement*. San Diego, CA: Autism Research Institute.

Pardo, C., Vargas, D. and Zimmerman, A. (2005) “Immunity, neuroglia and neuroinflammation in autism.” *International Review of Psychiatry 17*, 6, 485–95.

Rapp, D. (1991) *Is This Your Child?* New York: William Morrow and Company, Inc.

Rea, W. (2007) “The Environmental Aspects of ASD.” In Autism Research Institute, *DAN! Conference Proceedings Spring 2007*. San Diego, CA: Autism Research Institute.

Rhogam FYI (n.d.) *Thimerosal*. California: Einstein Law Inc. Accessed on 12/29/07 at www.rhogamfyi.com/thimerosal.html.

Richler, J., Luyster, R., Risi, S., Hsu, W. *et al*. (2006) “Is there a ‘regressive phenotype’ of autism spectrum disorder associated with the measles–mumps–rubella vaccine? A CPEA study.” *Journal of Autism and Developmental Disorders 36*, 3, 299–316.

Rima, B. and Duprex. W. (2006) "Morbilli viruses and human disease." *The Journal of Pathology 208*, 2, 199–214.

Rimland, B. (1964) *Infantile Autism*. New York: Meredith Publishing Company.

Rimland, B. (2005) "Child's death due to drug error, not chelation." *Autism Research Review International 19*, 3, 1 and 3.

Rimland, B. (2006a) "Methylation: The Link Between Thimerosal and Autism?" In S. Edelson and B. Rimland, *Recovering Autistic Children*. San Diego, CA: Autism Research Institute.

Rimland, B. (2006b) "Chelation: The story behind the headlines." *Autism Research Review International 19*, 3, 3.

Rimland, B. (2006c) "Harvard researchers confirm GI/autism link." *Autism Research Review International 20*, 1, 4.

Rimland, B. (2006d) "Thimerosal again linked to neuronal death." *Autism Research Review International 20*, 1, 5.

Rimland, B. (2006e) "Viewing autism: Researcher says 'systemic' approach more valuable than 'genes/brain/behavior' approach." *Autism Research Review International 20*, 1, 7.

Rimland, B. (2006f) "High rate of gastrointestinal problems identified in autism spectrum children." *Autism Research Review International 20*, 2, 2.

Rossignol, D. (2007) "The use of urinary porphyrins analysis in autism." *Medical Veritas 4*, 1, 1276–81.

Sandler, R., Finegold, S., Bolte, E., Buchanan, C. et al. (2000) "Short-term benefit from oral vancomycin treatment of regressive-onset autism." *Journal of Child Neurology 15*, 7, 429–35.

Semon, B. (1998) "Treating Yeast in Children with Autism: Typical Results of Anti-Yeast Therapy." In W. Shaw, *Biological Treatments for Autism and PDD*. Overland Park, KS: Self-published.

Semon, B. and Kornblum, L. (1999) *Feast Without Yeast*. Milwaukee, WI: Wisconsin Institute of Nutrition.

Seroussi, K. (2002) *Unraveling the Mystery of Autism and Pervasive Developmental Disorder*. New York: Broadway Books.

Shattock, P. and Savery, D. (1997) "Autism as a Metabolic Disorder." In W. Shaw, *Biological Treatments for Autism and PDD*. Overland Park, KS: Self-published.

412 HOPE FOR THE AUTISM SPECTRUM

Shattock, P. and Whiteley, P. (2002) "Biochemical aspects in autism spectrum disorders: Updating the opioid-excess theory and presenting new opportunities for biomedical intervention." *Expert Opinion on Therapeutic Targets 6*, 2, 175–83.

Shaw, W. (1998) *Biological Treatments for Autism and PDD*. Overland Park, KS: Self-published.

Shaw, W. (2004) "Medical testing for autism, Asperger's syndrome and PDD." *Autism/Asperger's Digest Magazine*, July–August, 8–12.

Shaw, W. (2006) *Oxalates Control Is a Major New Factor in Autism Therapy*. Lenexa, KS: Great Plains Laboratory.

Shaw, W. (2008) *Porphyrin Testing and Heavy Metal Toxicity: Unresolved Questions and Concerns*. Kansas: Great Plains Laboratory. Accessed on 3/8/08 at www.greatplainslaboratory.com/porphyrin_gpllabcorp_vs_auguste_philippe%20_2_.pdf.

Stewart, K. (2002) *Helping a Child with Nonverbal Learning Disorder or Asperger's Syndrome*. Oakland, CA: New Harbinger Publications, Inc.

Stott, C., Blaxhill, M. and Wakefield, A. (2004) "MMR and autism in perspective: The Denmark story." *Journal of the American Physicians and Surgeons 9*, 3, 89–91.

Sweeten, T., Bowyer, S., Posey, D., Halberstadt, G. and McDougle, C. (2003) "Increased prevalence of familial autoimmunity in probands with pervasive developmental disorders." *Pediatrics 112*, 5, e420.

Taylor, B., Miller, E., Farrington, C., Petropoulos, M. *et al*. "Autism and measles, mumps and rubella vaccine: No epidemiological evidence for a causal association." *Lancet 353*, 9169, 2026–29.

Torrente, F., Ashwood, P., Day, R., Machado, N. et al. (2002) "Small intestinal enteropathy with epithelial IgG and complement deposition in children with regressive autism." *Molecular Psychiatry 7*, 4, 375–82.

U.S. Court of Federal Claims (2008) "Docket of Omnibus Autism Proceeding." *Autism Update —May 25, 2007*. Washington D.C. Accessed on 3/10/08 at www.uscfc.uscourts.gov/node/2718.

Usman, A. (2006) "Journey to Recovery...Finding the

Way." In Autism Research Institute, *DAN! Conference Proceedings Spring 2006*. San Diego, CA: Autism Research Institute.

Usman, A. (2007) "Biomedical Individuality and Effective Treatment Strategies Using the DAN! Approach." In Autism Research Institute, *DAN! Conference Proceedings Spring 2007*. San Diego, CA: Autism Research Institute.

Vargas, D., Nascimbene, C., Krishnan, C., Zimmerman, A. and Pardo, C. (2005) "Neuroglial activation and neuroinflammation in the brain of patients with autism." *Annals of Neurology 57*, 1, 67–81.

VP Foundation. (2005) *The Low Oxalate Cookbook — Book Two*. Memphis, TN: Wimmer Companies.

Wakefield, A (1999) "MMR vaccination and autism." *Lancet 354*, 9182, 949–50.

Wakefield, A. and Montgomery, S. (2000) "Measles, mumps, rubella vaccine: Through a glass, darkly." *Adverse Drug Reactions and Toxicological Reviews 19*, 4, 265–83.

Wakefield, A. and Stott, C. (2005) "No effect of MMR withdrawal on the incidence of autism: A total population study." Austin, TX: Thoughtful House Center for Children. Accessed on 5/2/08 at www.thoughtfulhouse.org/pr/pr_030805072428.htm.

Wakefield, A., Murch, S., Anthony, A., Linnell, J. et al. (1998) "Ileal-lymphoid-nodular hyperplasia, non-specific colitis, and pervasive developmental disorder in children." *Lancet 351*, 9103, 637–41.

Wakefield, A., Anthony, A., Murch, S., Thomson, M. et al. (2000) "Enterocolitis in children with developmental disorders." *American Journal of Gastroenterology 95*, 9, 2285–95.

Walsh, W., Usman, A., Tarpey, J. and Kelly, T. (2002) *Metallothionein and Autism*. 2nd ed. Naperville, IL: Health Research Institute Pfeiffer Treatment Center.

Waly, M., Olteanu, H., Banerjee, R., Choi, S. et al. (2004) "Activation of methionine synthase by insulin-like growth factor-1 and dopamine: A target for neurodevelopmental toxins and thimerosal." *Molecular Psychiatry 9*, 4, 358–70.

Waring, R. and Klovrza, L. (2000) "Sulphur metabolism in autism." *Journal of Nutritional and Environmental Medicine 10*, 1, 25–32.

White, J. (2003) "Intestinal pathophysiology in autism." *Experimental Biology and Medicine 228*, 6, 639–49.

Zhou, W., Pool, V., Iskander, J., English-Bullard, R. *et al.* (2003) "Surveillance for safety after immunization: Vaccine Adverse Event Reporting System (VAERS) — United States, 1991–2001." *MMWR Surveillance Summaries 52*, 1, 1–24.

Zimmerman, A., Jyonouchi, H., Comi, A., Connors, S. et al. (2005) "Cerebrospinal fluid and serum markers of inflammation in autism." *Pediatric Neurology 33*, 3, 195–201.

Zukin, J. (1996) *Raising Your Child Without Milk*. Rocklin, CA: Prima Publishing.

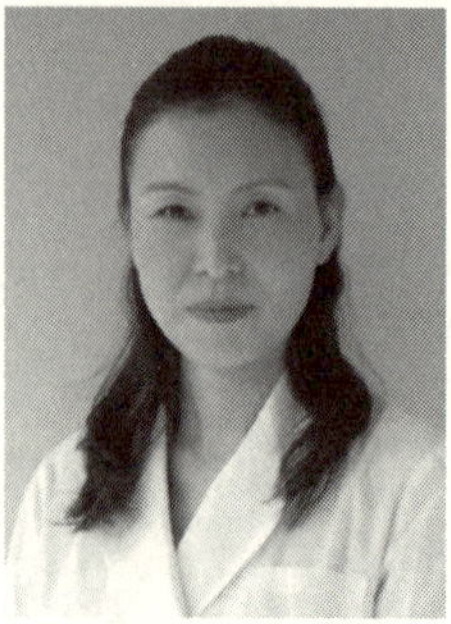

内山葉子　うちやま ようこ
医学博士、総合内科専門医、腎臓内科専門医、ホメオパシー専門医。

福岡県北九州市　葉子クリニック院長。

関西医科大学卒業後、大学病院・総合病院で循環器・腎臓内科・内分泌を専門に臨床・研究を行った後、自然医療や栄養療法、漢方・機能性食品などの補完・代替医療と西洋医学、こころのケアなど統合的に行い、全人的にみる医療で難治性の疾患の診療を日々行っている。

主な著書に、『子どもの病気は食事で治す』『毒だらけ』（評言社）、『パンと牛乳は今すぐやめなさい！』『おなかのカビが病気の原因だった』『この薬、飲み続けてはいけません！』（マキノ出版）など。

石原まどか　いしはら まどか
東京女子大学英米文学科卒。翻訳家。
主な訳書に、マベル・カッツ著『さとりのホ・オポノポノ』、アニ・セノフ著『宇宙からの伴侶 スピリットメイト』『ピュア・インディゴ＆ピュア・クリスタルの子供たち』『女性のためのエネルギー護身術』、メグ・ブラックバーン・ローシー著『新時代の子供たち』（すべてヒカルランド）など。他、別名義でも訳書多数。

発達障害は栄養で良くなる
新時代に希望をもたらす未来医療

第一刷 2019年3月31日
第二刷 2020年3月10日

著者 サリー・カーク
訳者 石原まどか
医療監修 内山葉子

発行人 石井健資
発行所 株式会社ヒカルランド
〒162-0821 東京都新宿区津久戸町3-11 TH1ビル6F
電話 03-6265-0852 ファックス 03-6265-0853
http://www.hikaruland.co.jp info@hikaruland.co.jp
振替 00180-8-496587

本文・カバー・製本 中央精版印刷株式会社
DTP 株式会社キャップス
編集担当 溝口立太

ISBN978-4-86471-671-0

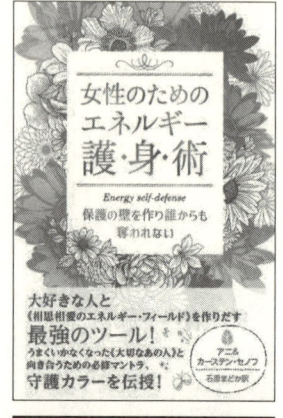

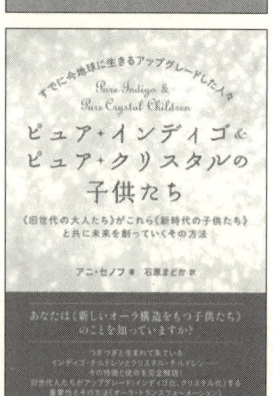

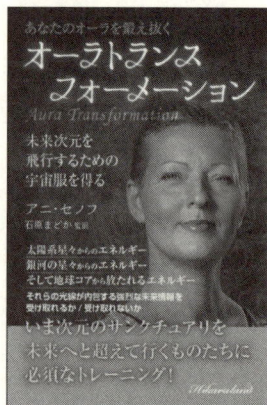

ヒカルランド　好評既刊！

地上の星☆ヒカルランド　銀河より届く愛と叡智の宅配便

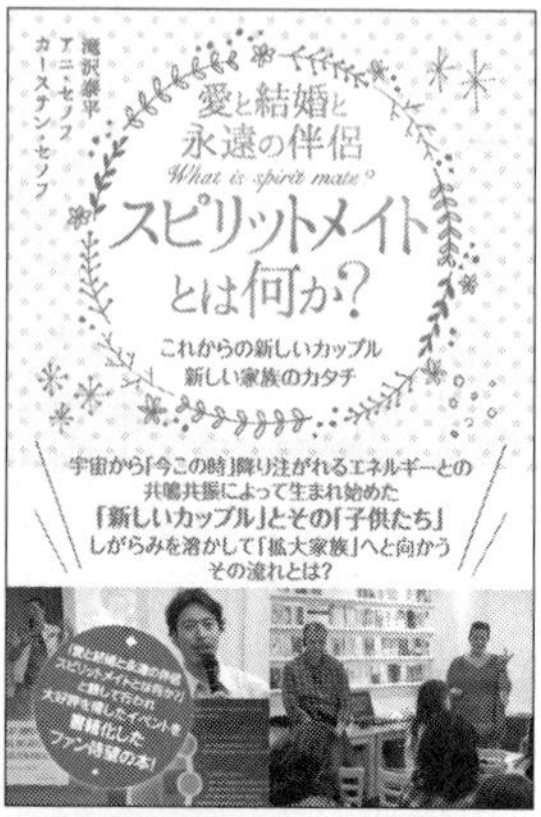

愛と結婚と永遠の伴侶
スピリットメイトとは何か？
著者：滝沢泰平／アニ・セノフ／カーステン・セノフ
四六ソフト　本体 1,815円+税

宇宙から「今この時」降り注がれるエネルギーとの共鳴共振によって生まれ始めた「新しいカップル」とその「子供たち」。しがらみを溶かして「拡大家族」へと向かうその流れとは？「愛と結婚と永遠の伴侶 スピリットメイトとは何か？」と題して行われ大好評を博したイベントを書籍化したファン待望の本！

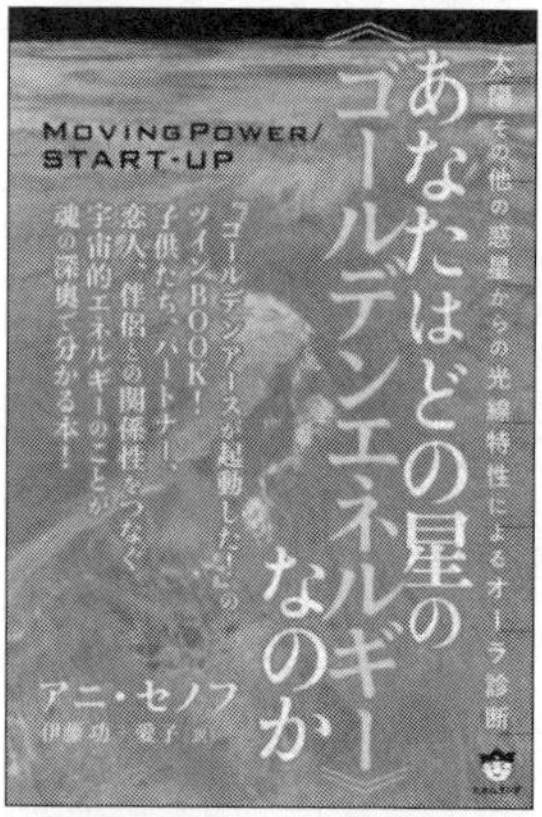

あなたはどの星の《ゴールデンエネルギー》なのか
太陽その他の惑星からの光線特性によるオーラ診断
著者：アニ・セノフ
訳者：伊藤 功＋愛子
四六ソフト　本体 1,750円+税

生きにくい。あるいは子供達やパートナーその他の人間関係がなぜかうまくいかない。ゴールデンエネルギーの降り注ぐ新時代を輝いて宇宙の追い風に乗って生きるために――いま日本人のオーラを調整・進化させるべく、夫カーステン・セノフと共に日本での活動を開始したアニ・セノフ！《新たなるゴールデンエネルギー》にアジャストとして質の高い人生をクリエイトするための指南書!!

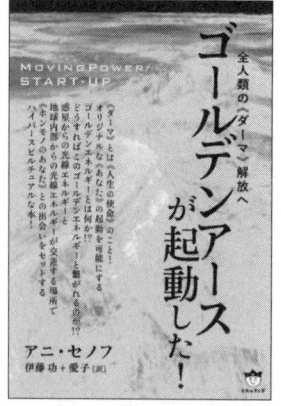

全人類の《ダーマ》解放へ
ゴールデンアースが起動した！
著者：アニ・セノフ
訳者：伊藤 功＋愛子
四六ソフト　本体 1,815円+税

《ダーマ》とは《人生の使命》のこと！　オリジナルな《あなた》の起動を可能にするゴールデンエネルギーとは何か!?　どうすればこのゴールデンエネルギーと繋がれるのか?!　惑星からの光線エネルギーと地球内部からの光線エネルギーが交差する場所で《ホンモノのあなた》との出会いをセットするハイパースピルチュアルな本！　さあ、新時代エネルギーとのバランスを保ちながら本来の人生にシフトしましょう!!

自然の中にいるような心地よさと開放感が
あなたにキセキを起こします

神楽坂ヒカルランドみらくるの1階は、自然の生命活性エネルギーと肉体との交流を目的に創られた、奇跡の杉の空間です。私たちの生活の周りには多くの木材が使われていますが、そのどれもが高温乾燥・薬剤塗布により微生物がいなくなった、本来もっているはずの薬効を封じられているものばかりです。神楽坂ヒカルランドみらくるの床、壁などの内装に使用しているのは、すべて45℃のほどよい環境でやさしくじっくり乾燥させた日本の杉材。しかもこの乾燥室さえも木材で作られた特別なものです。水分だけがなくなった杉材の中では、微生物や酵素が生きています。さらに、室内の冷暖房には従来のエアコンとはまったく異なるコンセプトで作られた特製の光冷暖房機を採用しています。この光冷暖は部屋全体に施された漆喰との共鳴反応によって、自然そのもののような心地よさを再現。森林浴をしているような開放感に包まれます。

みらくるな変化を起こす施術やイベントが
自由なあなたへと解放します

ヒカルランドで出版された著者の先生方やご縁のあった先生方のセッションが受けられる、お話が聞けるイベントを不定期開催しています。カラダとココロ、そして魂と向き合い、解放される、かけがえのない時間です。詳細はホームページ、またはメールマガジン、SNSなどでお知らせします。

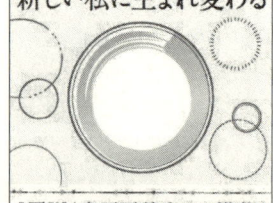

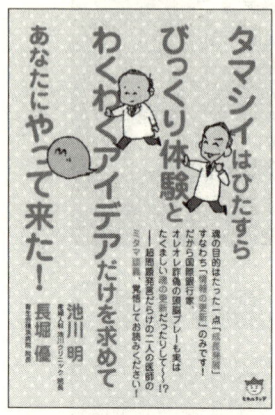

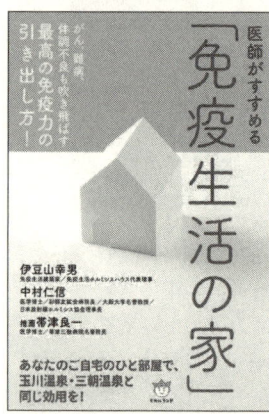